科学出版社普通高等教育案例版医学规划教材

案例版

药事管理学

第 3 版

主　编　翁开源　梁　毅

副主编　何　迅　张立明　李　歆　俞双燕

编　委（按姓氏笔画排序）

于　泳（东南大学成贤学院）　　　　成　洁（山西药科职业学院）

李　歆（南京医科大学）　　　　　　何　迅（贵州医科大学）

张可人（贵州医科大学）　　　　　　张立明（宁夏医科大学）

张　琦（广东药科大学）　　　　　　张慧锋（吉林医药学院）

张　鑫（南方医科大学）　　　　　　罗崇彬（广州市花都区

俞双燕（江西中医药大学）　　　　　　　　　　人民医院）

昝　旺（成都医学院）　　　　　　　袁　妮（大连医科大学）

徐小军（赣南医科大学）　　　　　　翁开源（广东药科大学 /

唐亚岚（重庆医科大学）　　　　　　　　　　广州华商学院）

梁　毅（中国药科大学）　　　　　　戴　忠（广东医科大学）

臧恒昌（山东大学）

科学出版社

北　京

郑 重 声 明

为顺应教学改革潮流和改进现有的教学模式,适应目前高等医学院校的教育现状,提高医学教育质量,培养具有创新精神和创新能力的医学人才,科学出版社在充分调研的基础上,首创案例与教学内容相结合的编写形式,组织编写了案例版系列教材。案例教学在医学教育中,是培养高素质、创新型和实用型医学人才的有效途径。

案例版教材版权所有,其内容和引用案例的编写模式受法律保护,一切抄袭、模仿和盗版等侵权行为及不正当竞争行为,将被追究法律责任。

图书在版编目(CIP)数据

药事管理学 / 翁开源,梁毅主编. —— 3版. —— 北京 : 科学出版社,2025. 1. —— (科学出版社普通高等教育案例版医学规划教材). —— ISBN 978-7-03-081047-2

I. R95

中国国家版本馆 CIP 数据核字第 2025DK8017 号

责任编辑:李　植/责任校对:周思梦
责任印制:张　伟/封面设计:陈　敬

科 学 出 版 社 出版

北京东黄城根北街 16 号
邮政编码:100717
http://www.sciencep.com

天津市新科印刷有限公司印刷
科学出版社发行　各地新华书店经销

*

2009 年 9 月第　一　版　开本:787×1092　1/16
2025 年 1 月第　三　版　印张:21
2025 年 1 月第十三次印刷　字数:578 000

定价:**88.00** 元
(如有印装质量问题,我社负责调换)

前　言

　　本教材是为了适应教育部教学改革和改进现有的教学模式，由科学出版社组织国内十余所多年从事药事管理学教学实践与研究的具有丰富经验的多名教师编写而成。本教材主要包括：绪论、药事组织、药品管理立法与药品管理法、药品注册管理、药品上市后监督管理、药品信息管理、特殊管理的药品、中药管理、药品生产质量管理、药品经营质量管理、药品流通监督管理、医疗机构药事管理等内容。

　　"药事管理学"课程是药事管理学科在高等药学教育教学体系中的知识、理论和方法的凝练体现。药事管理学科作为药学科学的分支学科之一，是研究药事管理活动的基本规律和一般方法的应用学科，它应用社会学、法学、经济学、管理学与行为科学等多学科的理论与方法，对药品研制、生产、经营、使用、监督管理等活动或过程进行研究，分析政治、社会、经济、法律、技术、伦理等环境因素和相关管理因素与使用药品防病治病、维护人们健康之间的关系，总结其基本规律，以实现药学事业的健康发展。因此，药事管理学内容高度关联国家政策与法律、法规的变化和发展。《中华人民共和国国民经济和社会发展第十四个五年规划和 2035 年远景目标纲要》明确指出，要加强监管能力现代化，严格食品药品安全监管，加强和改进食品药品安全监管制度，完善食品药品安全法律法规和标准体系。党的二十大报告也把推进健康中国建设，深化医药卫生体制改革，促进中医药传承创新发展，强化食品药品安全监管，作为新时代新征程增进民生福祉，推进国家安全体系和能力现代化，全面建设社会主义现代化国家的重要使命任务之一。本教材的编写，紧跟我国医药事业发展和改革的步伐，紧扣药事相关法律、法规的更新，以我国目前的药事管理体制及《中华人民共和国药品管理法》(2019 年修订版) 为主线，本着准确、实用、适度的原则，力求展示药事管理相关新法规、新知识、新进展，并融入课程思政内容，立德树人。全书章节结构完整、逻辑性强，内容清晰、实用，文字表述简洁、通俗易懂，图、表、文结合，重点突出。

　　本教材的编写以实际案例的阐述以及解决方法为切入点，极大地调动了学生学习的主动性。本教材适合作为药学、中药学、制药工程等相关专业的本科生教材，也可作为药学相关专业研究生、医药行业从业者、国家执业药师资格考试应试者的参考书。

　　由于编者水平、经验有限，教材中难免有欠妥之处，敬请读者批评、指正！

翁开源　梁　毅
2024 年 11 月

目　　录

第一章 绪 论

本章将介绍药事管理的相关概念，国内外药事管理与药事管理学科的产生和发展，药事管理学的研究内容与方法，药事管理学与相关学科的关系和药事管理学教学内容、教学要求及教学方法等内容。

第一节 药事管理学概述

一、药事管理的相关概念

"药事"一词早在我国古代就已使用，史书《册府元龟》记载："北齐门下省尚药局，有典御药二人，侍御药二人，尚药监四人，总御药之事。"反映出当时的药事是指与皇帝用药有关事项。本书对药事（pharmaceutical affair）的定义为药学事业的简称，泛指一切与药有关的事业，包括药品的研制、生产、流通、使用、检验、价格管理、广告管理、质量监督管理及药学教育等活动有关的事项。

"管理"（management）就是在特定的环境下，为了实现预期的目的，对组织所拥有的资源有效整合的活动。管理是人类社会特有的行为，人是管理的主体。管理的客体是指管理过程中组织所能控制的对象，是管理主体作用的对象，主要由组织的资源组成，一般而言，包括组织所拥有的人、财、物。

"药事管理"有狭义和广义之分，狭义的"药事管理"是指国家为保证药品质量，保障人体用药安全，维护公众的生命健康权和用药的合法权益对涉药相关活动实施的管理活动，又称"药政管理"或"药品监督管理"（drug administration）。广义的"药事管理"则既包括药品监督管理活动，还包括药品生产经营组织、药物研发机构或药品使用组织等药学事业的相关组织机构自身的经营管理活动。

"药事管理学"以药事管理为研究对象，运用现代管理科学的基本原理及法学、社会学、经济学、行为科学等学科的理论方法对药学事业各部分的管理活动进行研究，是一门总结药事管理活动基本规律，指导药学事业健康、合理发展的科学。药事管理学旨在通过运用管理学、法学、经济学等社会科学的研究方法解决药学事业发展过程中的实际问题，最终推动药学事业健康、有序、蓬勃发展，提高全人类的健康水平。药事管理学具有自然科学和社会科学交叉的鲜明特点，具有较强的边缘性和渗透性，它既是药学等自然科学的分支学科，又是管理学等社会科学的分支学科，更是药学实践的重要组成部分，是药学专业学生必修的课程。

二、药事管理的产生和发展

（一）国外药事管理的产生和发展

药品是人类社会预防、诊断、治疗疾病的武器，它与人类生命健康关系密切，因此，药事管理在国家医药卫生管理领域应处于重要的地位。从历史发展的角度考察，早在几千年前的中东国家，药事管理活动就已经产生了。例如，公元前18世纪，古巴比伦汉谟拉比王朝用楔形文颁布的法令中，有两条惩罚医药致死致残的条文。在管理体制上，古代药事管理呈现出医药不分的特点，它的目的是保证王公贵族药品供应与用药安全，巩固帝王统治，保障战争和防治瘟疫流行的药品供应。它以集权体制下的行政管理为手段，颁布刑律惩罚误用药于王公贵族的行为，或使用假药致人死亡的行为。13～18世纪，药事管理在欧洲一些国家迅速发展，一些国家开始了立法活动，1407年热那亚市颁布的《药师法》是最早的药师职业法定标准，1683年，布鲁日市颁布法令，禁止医生为自己的患者配药，推动了医药行业的发展。

19世纪以来，随着医药科学技术飞速发展，药品生产的品种、数量快速增长，西方发达国家逐渐形成了药学事业。在此背景之下，各国政府开始对药品采取严格管制的态度，加强药事立法，建立药事管理组织，制定药品标准，合理引导工商业组织进行药品生产，控制药品质量，保障供应，防止药物滥用并做到合理用药，建立健全药品全过程监督管理的体制。这是各国在经历了曲折复杂的药学实践的基础上才得出的经验和教训的总结，特别是西方发达国家在20世纪经历了多次惨痛的药物灾难事件之后，才不断完善药事立法，进一步对药品加强监督管理。本章以美国、英国和日本为例，介绍西方发达国家的药事管理的发展历程。

1. 美国药事管理的产生和发展　美国是当今世界医药工业最发达的国家之一。20世纪初的美国现代医药科学还处于摇篮时期，市场上大量充斥着所谓的"专利药品"。1848年美国国会正式认可《美国药典》（U.S. Pharmacopoeia，USP）作为官方药品标准规范。1906年美国国会通过了第一部联邦药品管理法律《纯净食品和药品法》（Pure Food and Drug Act，PFDA），由农业部化学局负责执行。该法案明确规定禁止掺假或冒牌的食品、药品州间贸易，同时授权美国农业部化学局通过查封或没收违法产品和惩处犯罪来制止违法行为，但并未要求制造商在药品上市前证明其安全性和有效性，且不对药品药效的宣传作任何限制，允许药品标签提供更多的信息。1930年，化学局正式更名为食品药品监督管理局（Food and Drug Administration，FDA），随后1937年美国发生了"磺胺酊剂事件"，酿成了107人死亡的悲剧，促使美国国会于1938年通过并颁布《食品、药品和化妆品法案》（Food，Drug，and Cosmetic Act，FDCA），替代了原来的PFDA。FDCA要求：在1938年后所有的新药在投放市场之前应当向FDA提交新药申请（New Drug Application，NDA），证明新药的安全性。但是1938年FDCA仅强调了药品的安全性，忽视了药品的有效性，导致后来一大批疗效不确切的药品上市，它对新药申请的审查尺度也非常宽松，在新药申请后60天内如果未接到FDA的通知，审评就算通过，可以立即上市。

1961年，联邦德国发生的"沙利度胺事件"造成的药害灾难震惊了世界。在1938年FDCA实施的背景下，美国政府加强了对新药上市前的安全审查，"沙利度胺事件"在美国基本未发生，但它依然引起了美国社会的重视。1962年国会修改了1938年FDCA，通过了《基福弗-哈里斯修正案》（Kefauver-Harris Amendments），规定在新药上市前，药品制造商不仅要向FDA提供安全性证明，还要提供产品药效证明材料，即保证药品的安全性和有效性，还要求：制药企业应执行药品生产质量管理规范（Good Manufacturing Practice，GMP）；发布处方药广告必须经过FDA的审批；新药研究者在进行临床试验以前，应提交研究用新药申请（Investigational New Drug Application，IND），还应承诺保护受试者的安全。《基福弗-哈里斯修正案》的颁布是美国药品监督管理进程中的里程碑式的事件，此后美国政府不断加强对药品的监管，形成了一整套国际上公认的药品管理的科学体制。

案例 1-1　　　　　　　　　　**卡 特 事 件**

　　1955年，美国中西部五个州约20万名儿童接种了脊髓灰质炎疫苗，随后发生了多起接种疫苗儿童瘫痪事件。调查最终追溯到这些疫苗的生产商，位于加利福尼亚州伯克利的一家家族医药企业卡特实验室（Cutter Laboratories），因疫苗未能有效灭活病毒，共造成4万人感染，113人终生瘫痪，5人死亡。这起美国医学史上最严重的疫苗事件，被称为"卡特事件"（Cutter Incident），经此事后，美国民众对于疫苗的信任度一度降至冰点。成千上万的诉讼接踵而至，"承担无过错的责任"是1958年美国法院对Cutter Laboratories的最终判决，在保罗·奥菲特（Paul Offit）看来，该判决的含义：该医药公司在没有过错的情况下，依然要承担后果，即便它们在疫苗研发制造过程中使用的是当时最高的医学标准。卡特事件是美国疫苗生产和政府监管疫苗历史上的一个转折点，它促进政府建立了更好的疫苗监管体系。

问题：
1. 卡特事件说明了药品应当具备何种基本属性？
2. 制药厂商在产品上市前应当向药品监督管理部门提供哪些证明资料？
3. 卡特事件给整个美国的疫苗市场带来了让人始料未及的影响。由于法院"承担无过错的责任"的判罚，加之疫苗的研发周期长，在接下来的近30年中，疫苗一度成为首个在美国医疗市场上濒临"灭绝"的产品。在意识到问题的严重性后，美国政府开始从立法层面帮助建立一套能够同时保护疫苗生产方和消费方的机制，帮助该市场健康有序发展。对此谈谈你的看法。

2. 英国药事管理的产生和发展　英国很早就运用法律手段管理药品及其药学实践活动，1540年英国法律授权任命四名伦敦医生为检查员，他们受命对"药商、药品和原料"进行检查，以保护消费者使其免受不法药商的欺骗。英国皇家药学会的前身伦敦药剂师协会于17世纪早期成立，它运用行业协会的管理手段控制毒药零售供应，加强对药剂师的注册管理。1961年的"沙利度胺事件"，英国深受其害，从政府到公众都认识到应加强对药品的管理。1963年英国成立了药品安全委员会，1968年议会通过颁布了《药品法》（The Medicines Act），也称作《1968年药品法》，该法规定在英国进行药品生产、销售、供应或进口都必须具有相关的执照、临床试验的证书或豁免材料，否则为非法，同时还系统地规定了核发执照的程序和要求。

3. 日本药事管理的产生和发展　日本的药事管理活动起源于19世纪，1847年日本政府颁布的《医务工作条例》明确了对医师调配药品的管理规定。日本也是"沙利度胺事件"的受害国家之一，日本厚生省在1967年采取了严格审批新药上市，实行药品再评价及强制制药企业向国家管理当局报告不良反应等措施，加强对药品的监督管理。

20世纪60年代日本发生了斯蒙事件，有一万多名日本人患斯蒙病即亚急性脊髓视神经炎，该病初期症状为剧烈腹痛，继而出现视神经障碍和运动麻痹等。日本卫生行政部门开始认为这是一种传染病，直到1970年才查出是使用肠道感染药物——喹诺仿（氯碘羟基喹啉，vioform）所致，斯蒙事件导致死亡的人数达到400人。后来斯蒙事件受害者向法院提出诉讼，要求制药公司和批准生产"喹诺仿"的日本政府给予赔偿。斯蒙事件再一次引起了日本各有关方面对药事管理法律的关注。日本国会于1979年通过《药事法》修订案，一年后开始施行，修订案进一步把确保药品的质量、有效性、安全性作为自己的宗旨。

知识链接 1-1　　　　**美国《食品、药品和化妆品法案》的内容介绍**

《食品、药品和化妆品法案》主要内容如下。

只有安全、有效和标签正确的药物方可进入州间贸易；属于本法案管理的食品和化妆品必须安全、标签必须无误；药品的生产、加工、包装、储存必须符合FDA所规定的现行药品质量管理规范（cGMP）；FDA执行本法案；非处方药（OTC）必须贴有规定的标签，以便消费者按标签安全使用；处方药品只能根据处方调配给个人，或者由医生或其他有权开处方者直接开给个人；药品处方只有经医生或其他有权开处方者批准认可，方可重配；调配发出的药品，如违反了本法案的标签要求，则认为是冒牌药品；含有污物、腐败物和分解物的药品，以及在不卫生条件下包装和保存的药品，被认为是掺假药；首次违反本法案，通常被判为轻罪，但二次违反者从重处罚；FDA对制造或加工药品、食品、医疗器械和化妆品的工厂、仓库及各机构有广泛的检查权和监督权；FDA有权对某些药房行使有限的监督权；药品生产者、加工者应向FDA注册登记。

（二）中国药事管理的产生和发展

中国是建立古代医药管理制度最早的国家之一，并不断充实完善持续两三千年，对世界药事管理的发展影响深远。早在西周时期我国就建立了一整套医药行政管理制度，公元前11世纪，属天官管理的医师"掌医之政令，聚毒药以供医事。"秦汉时期，设太医令和太医丞掌握医药之政令。到了唐代，出现了管理药品质量的药品标准或医药书籍，如唐代显庆四年（659年）颁布的本草学著作《新修本草》是世界上最早的一部由国家权力机关颁布的，具有法律效力的药学专著，被认为是世界上最早出现的药典。宋朝设立了全国最高药政机构"尚药局"。后北宋王安石变法，推行新政，按"市易法"设立了国家的药物贸易机构——"官药局"，后改为"太平惠民局"，这是我国历史上最早的由政府设立的药事组织，也使药事管理纳入国家法制管理的范围，由国家控制药品贸易，实行专营，制止商人投机，对制药实行监管。"太平惠民局"还制定了生产药品的法定标准《太平惠民和剂局方》。

中华民国成立后，国民政府照搬美国模式成立了卫生部负责管理全国医药卫生工作，同时设立药品检验机构负责卫生实验及药品检验工作，先后公布了一批药品监督的法律、法规。1930年卫生部颁布了《中华药典》，它以《美国药典》1926年版为蓝本，参考《英国药典》和《日本药局方》等组织编订而成，收载药物763种。1907年，中华药学会成立，1942年该学会更名为中国药学会，这是我国成立最早的药学学术团体。

1949年，中华人民共和国的成立使我国的药事管理进入历史发展的新阶段。中华人民共和国成立之初，党和政府为了促进药学事业的发展，颁布了一系列的药事规范性文件，并基本建立了从中央到地方的药事管理体制，由卫生部统一负责药品监督管理工作，在全国建立起了药品检验技术监督机构。1953年，我国政府颁布了中华人民共和国第一部药典，即1953年版《中华人民共和国药典》（简称《中国药典》），它收载了当时国内已能大量生产和短期内能大量生产的品种。1963年卫生部下达了《关于药政管理的若干规定（草案）》，其中专设药品新产品一章，对有关新药审批管理问题作出了规定。从1954年到1966年，国务院和卫生部制定并发布了上百个法律文件，逐步将我国药事管理工作纳入法治化的轨道。一段时期后，我国药学事业进入蓬勃发展的新时期，政府部门恢复、建立和加强了药事管理工作。1978年国务院批准试行的《药政管理条例》中明确规定了新药研制和生产的必经程序。

1984年9月20日第六届全国人民代表大会常务委员会（以下简称全国人大常委会）通过《中华人民共和国药品管理法》（以下简称《药品管理法》），并规定于1985年7月1日实施。这是中华人民共和国历史上第一部真正意义上的药事法律，是我国药事管理发展历程中具有里程碑意义的事件。随后，从1984年至1998年，国务院、卫生部、国家医药管理局、国家中医药管理局、国家工商行政管理局和国家计划委员会等政府部门先后颁布了300多个有关药事管理方面的行政法规和部门规章，初步形成了我国药事管理的法律体系。1998年，根据当时国务院机构改革的"三定"方案，我国组建了国家药品监督管理局（State Drug Administration，SDA），由其统一行使原来分散在各个政府部门中的药品监管的权限。SDA成立后，制定并颁布了一系列新的药品监督管理的部门规章，如《药品生产质量管理规范》（Good Manufacturing Practices，GMP）、《药物非临床研究质量管理规范》（Good Laboratory Practices，GLP）、《药物临床试验质量管理规范》（Good Clinical Practices，GCP）和《药品经营质量管理规范》（Good Supply Practices，GSP）等。这些规范的实施，推动了药品质量管理的科学化、规范化和法治化进程，规范了药品监督执法的程序，强化了药品监督管理职能。

2001年2月28日第九届全国人大常委会修订通过了《药品管理法》修订案，自2001年12月1日起施行。《药品管理法》修订案在立法理念和立法技术上进一步成熟完备，体现了确保药品安全有效的核心价值和依法行政、权责一致的精神，它针对1985年《药品管理法》中部分不适应社会主义市场经济体制的内容进行了修订，将十几年来在实践中总结出的一些行之有效的药品监督管理制度加以确认。2015年，为了进一步简化行政部门工作流程，推进药品价格改革，第十二届全国人大常委会再次对《药品管理法》进行了修正，删去了药品生产、经营行政许可过程的工商登记的强制性要求及药品价格管理中政府定价的规定。2019年8月26日，第十三届全国人大常委会对《药品管理法》进行了第二次修订，颁布了现行《药品管理法》修订案。

2003 年国务院在国家药品监督管理局的基础上组建了国家食品药品监督管理局（State Food and Drug Administration，SFDA），增加了食品、化妆品和保健品安全监管的部分职能。2008 年的政府机构改革将国家食品药品监督管理局并入卫生部管理，成为卫生部的下属局，并重新对卫生部与国家食品药品监督管理局在食品与药品监督管理方面的职能进行了调整。2013 年根据新一轮的政府机构改革方案，国务院决定将国家食品药品监督管理局改名为国家食品药品监督管理总局（China Food and Drug Administration，CFDA），明确了国家食品药品监督管理总局是国务院综合监督管理药品、医疗器械、化妆品、保健食品和餐饮环节食品安全的直属机构。国家食品药品监督管理总局整合了国务院食品安全委员会办公室、国家食品药品监督管理局、国家质量监督检验检疫总局、国家工商行政管理总局等部门的相应职责，实现了对食品、药品的生产、流通、消费环节的全过程监管。这一系列举措加快了我国药品监督管理体制与发达国家接轨的步伐。2018 年，根据新一轮的政府机构改革方案，国务院组建了国家市场监督管理总局，在国家市场监督管理总局下设国家药品监督管理局（National Medical Products Administration，NMPA），国家药品监督管理局隶属国家市场监督管理总局，其主要职责是负责药品医疗器械和化妆品安全监督管理，拟订监督管理政策规划，组织起草法律法规草案，拟订部门规章，并监督实施。

三、药事管理学科的形成与发展

（一）国外药事管理学科的形成

19 世纪至 20 世纪初，随着西方发达国家制药工业新药研发能力和生产能力的提高，可供临床使用药品的种类、数量出现了大幅度的增长，药品的作用日益受到经济、社会、管理等因素的制约或促进，药学实践也逐渐和社会、经济、法律、教育、公众心理等因素相互融合，药学学科也从纯粹的自然科学发展成一门与社会科学相互交叉的复合型科学。与此同时，西方发达国家政府及医药生产经营组织的药事管理活动也逐渐开展。药事管理学科（the discipline of pharmacy administration）作为药学分支学科，在此背景下应运而生。它运用管理学、法学、社会学、经济学等社会科学的知识和方法专门研究药学事业管理活动中出现的各种问题，探索药事管理活动的规律和方法，研究如何优化药物资源的配置，指导药物研发、药品生产流通和药品使用等药事活动，提高药事活动的效率。

（二）国外药事管理学科的发展

随着药事管理学科的发展，药事管理学逐渐成为西方发达国家药学教育体系中的重要组成部分，在药学教育和科研体系中取得了一定的地位。药事管理类课程在西方发达国家高等药学教育发展的初期阶段就被列入药学教育基本课程之中。例如，早在 1821 年美国费城药学院建立之时，"药房业务管理"就被列为药学学校教育课程。美国药学院校协会（American Association of Colleges of Pharmacy，ACCP）颁布的 5 版药学教育大纲中，药事管理学科课程均列为基本课程。1950 年经美国药学院校协会同意，这类课程被正式更名为药事管理。20 世纪 50 年代以后，随着医学模式向生物–心理–社会模式的发展，西方药学教育向 6 年制临床药学博士（doctor of pharmacy，Pharm. D）学位教育发展，药学教育的主要任务是培养参与临床药物治疗、保证合理用药的临床药师。具有社会性特色的临床药学（clinical pharmacy）成为药学学科的主流，药事管理学科在高等药学教育中更加重要。在美国 Pharm. D 学位教学计划中，开设 5～6 门该学科的课程，占总学时的 10% 左右。目前，美国药学院校开设的药事管理类课程主要有药房管理（pharmacy management）、医药市场营销（pharmaceutical marketing）、药事法律（pharmacy law）、药物经济学（pharmacoeconomics）、药物流行病学（pharmcoepidemiology）、药事管理研究（research in pharmacy administration）、医院药事管理（hospital pharmacy administration）和社会与行为药学（social and behavioral pharmacy）等多门课程。

20 世纪 50 年代，药事管理学科可设硕士、博士学位。从 20 世纪 50 年代到 90 年代，美国各药学院校纷纷成立药事管理系，如明尼苏达大学药学院、普渡大学、威斯康星麦迪逊大学、南加州大学药学院、俄亥俄州立大学、辛辛那提大学、亚利桑那大学等。2014年度，美国共有50多所院校招收药事管理类专业研究生，目前攻读药事管理的硕士、博士研究生占全美药学研究生的8%左右。与此同时，药事管理学的科研工作也逐渐开展起来，药学院校出现了专职从事药事管理学教学和科研工作的教师，该学科的教师人数与药物化学、药剂学、药理学等学科基本相同。学术界创办了多本被社会科学引文索引（Social Science Citation Index，SSCI）或科学引文索引（Science Citation Index，SCI）收录的药事管理类学术期刊，如《食品和药品法杂志》（*Food and Drug Law Journal*）、《药物经济学杂志》（*Pharmacoeconomics*）、《社会与管理药学研究》（*Research in Social & Administrative Pharmacy*）、《美国卫生系统药房杂志》（*American Journal of Health-System Pharmacy*）、《国际临床药学杂志》（*International Journal of Clinical Pharmacy*）、《健康价值杂志》（*Value In Health*）、《世界卫生组织公报》（*Bulletin of the World Health Organization*）、《公共科学图书馆·医学》（*Plos Medicine*）等。每年刊载在这些高水平学术期刊上的研究论文极大地提高了药事管理学科的研究水平，促进了该学科的迅速发展。

（三）中国药事管理学科的产生与发展

药事管理学科在我国形成较晚，20世纪20～40年代，有少数教会学校开设了"药房管理""药物管理法及药学伦理"等课程。1954～1964年，各高等药学院校效仿苏联药学教学课程体系，普遍开设了"药事组织"课程，成立了药事组织学教研室，高教部颁布的药学教育教学计划中也将"药事组织"列为高等药学院（系）药学专业的必修课程和生产实习内容。1984年《药品管理法》颁布后，我国药事管理学科开始受到教育、医药卫生行政主管部门的重视。1985年秋季，华西医科大学药学院率先给药学类各专业本、专科学生开设药事管理学课程，随后北京大学药学院、上海医科大学药学院、第二军医大学药学院等先后将药事管理学列为必修课程。1986年，中国药学会组建成立药事管理专业委员会，是我国第一个药事管理学二级学术机构。1987年国家教育委员会决定将药事管理学列入药学专业必修课。1993年出版发行了我国第一部药事管理学规划教材。

经过20多年的发展，我国药事管理学科体系逐渐完善。至2009年各高等药学院校（系）普遍开设了药事管理学课程，专任教师从数人发展到百余人。目前，药事管理学已成为高等药学院校药学及相关专业的重要必修课之一。药事管理学科课程从原来仅有一门药事管理学，已发展为药事法规、医院药事管理、医药市场营销学、医药国际贸易、医药消费行为学、药物经济学等一系列课程群。1995年起，国家执业药师资格考试将"药事管理与法规"和"药学综合知识与技能"列为必考科目。药事管理学科所涉及的知识点占全部执业药师资格考试应考知识点的1/4。教育部在本科专业目录中设置了药事管理专业，2004年和2005年，中国药科大学和沈阳药科大学相继招收药事管理专业的本科学生，培养既精通药学专业知识又掌握社会科学基本理论和研究方法的复合型药学人才。

一些高等药学院校成立了药事管理教研室，建立了专职或兼职的药事管理师资队伍。其中，中国药科大学成立了国际医药商学院，沈阳药科大学成立了工商管理学院，广东药科大学成立了医药商学院。北京大学药学院、四川大学华西药学院、复旦大学药学院、西安交通大学等设置药事管理学系。从1994年起，中国药科大学等15所高等药学院校开始招收药事管理方向的硕士研究生，目前已为政府部门、医药企业、高等院校培养了一批药事管理的研究型和应用型人才。从2000年开始，中国药科大学、沈阳药科大学、四川大学、天津大学、西安交通大学等高校开始招收药事管理方向的博士研究生。

我国药事管理学的科研工作从20世纪80年代起步。学术界创办了《中国药事》《中国药房》《中国药物经济学》《中国药业》《上海医药》《药物流行病学》《药学实践杂志》《中国药物警戒》等期刊刊登药事管理类的研究论文，其他的一些药学类期刊和卫生管理类期刊也专门开辟了药事管理专栏，供学者进行学术交流。近年来，我国每年公开发表的药事管理类研究论文数量迅速增长，论文的质量也有了大幅度的提高，其中已有一些高质量的论文刊载在《管理世界》《法学》《经济研究》等中文社会科学引文索引（Chinese Social Science Citation Index，CSSCI）来源期刊上。国内学者亦开始在 SCI 或 SSCI 收录的国际期刊上发表反映我国药事管理研究结果的高水平论文，包括基本药物制度、抗菌药物管理、临床药学服务等反映我国药事管理领域的热点问题的研究结果越来越多地被国际同行认可，我国药事管理领域研究水平持续提高。此外，每年均有一定数量的药事管理类研究课题受到了国家社会科学基金或国家自然科学基金资助，研究主题涉及基本药物、药品监管、合理用药、药品不良反应、药品价格、医药供应链、医药知识产权、药学服务、药物政策等。

经过 20 多年的学科建设与发展，目前我国药学院校药事管理学科已经形成了一批药事管理类课程群，具体的课程包括以下几大类。

1. 法学类 目前国内药学院校普遍开设了药事法规（pharmacy law）或药事管理与法规（pharmacy administration and law）课程。该类课程的内容以适应国家执业药师资格考试的要求为出发点，以介绍我国现行药品管理法的基本内容为主线，要求学生熟悉、了解或掌握《药品管理法》、《中华人民共和国药品管理法实施条例》（简称《药品管理法实施条例》）、《麻醉药品和精神药品管理条例》、《药品注册管理办法》、GMP、《药品进口管理办法》及《中华人民共和国刑法》部分章节等数十个法律、法规、部门规章等规范性文件的规定。

2. 管理学类 这类课程运用管理学基本理论知识和方法，研究药品经营企业、制药企业等管理过程活动的规律。目前，国内药学院校开设的这类课程主要包括药事管理学、医院药事管理、医药企业管理、医药生产企业管理、药品生产质量管理、医药商业企业管理和药品质量管理等课程。

3. 经济学类 这类课程主要介绍药品、药事的经济活动的特点和规律，基本属于微观经济学或宏观经济学范畴。我国药学院校开设的医药市场营销学、药物市场学、药物经济学、医药产业经济学、国际医药贸易等课程，均属经济学类课程。

4. 方法学和信息学类 方法学（methodology）和信息学（informatics）课程的主要教学目的是提高药学生对药学的社会、管理方面分析和解决问题的能力，主要包括药事管理研究方法、药品信息评价方法、药学信息检索与药品信息学等。

第二节 药事管理学的研究内容与研究方法

一、药事管理学的研究内容

药事管理学的研究内容与各国药学事业发展的整体水平关系密切，在一定程度上受各国社会经济发展状况、医药卫生体制等多方面因素的影响。总的来说，药事管理学的研究内容主要包括以下几个方面。

（一）药事法律体系的研究

依法管理药学事业，是现代法治国家发展药学事业的主要途径和方法。鉴于药品的特殊性，世界各国都非常重视通过立法、执法和司法等法律手段加强药品和药事活动的管理。一国的药事法律体系是指由国家制定或认可，并由国家强制力保证实施，具有普遍效力和严格程序的行为规范体系，是调整和保护公民在药事活动中为维护人体健康生命权益而形成的各种社会关系的法律规范的总和。20 世纪 60 年代以来，各国的药事法律体系在总结历史经验教训的过程中迅速得到建设和发展。

当前我国药事法律体系研究的主题是如何制定并执行符合国情的药事管理法律、法规、规章等规范性文件。"他山之石，可以攻玉"，我国建立完善药事法律体系，应充分吸收借鉴发达国家药事立法、执法和司法的经验，并回顾总结自身的历史经验教训，既立足于本国实际，又积极与国际接轨。

（二）药品监督管理体制研究

药品监督管理体制研究主要研究国家行政机关关于药品监督管理机构的设置、职能配置及运行监督机制等方面的制度，主要包括国家药品监督管理部门及被授权组织与相邻国家机关之间的权限划分关系，如国家药品监督管理部门与国家卫生行政部门、国家工商行政部门等其他涉及药品监督管理的政府部门之间的关系；药品监督管理系统上下级行政机关之间、不同职能或不同地域的行政机关之间的权限划分关系，如中央和地方药品监督管理部门之间的关系；药品监督管理机构对内的构成关系，即药品监督管理机关各内部组织机构之间、行政机关与公务员个体之间、公务员之间的地位、权限、职责的划分和确定关系，如国家药品监督管理局内部各组织机构之间的权限确定关系。

（三）药品质量管理研究

随着科学技术的进步和生产力的发展，质量管理在经历了质量检验阶段、统计质量管理阶段后进入了全面质量管理的新阶段。药品质量管理同样经历了质量检验阶段、统计质量管理和全面质量管理阶段。药品质量管理的内容包括制定药品质量标准、执行药品质量标准、制定影响药品质量工作的标准技术性规范等。药品质量管理关系到全医药行业的质量管理水平，它需要综合运用药学、统计学、管理学等学科的知识和方法。

（四）药品生产、经营管理的研究

药品生产、经营管理是药事管理的重要组成部分，运用管理科学的原理和方法研究政府对药品生产、经营企业运营状况的管理，研究药品生产经营企业自身进行的管理活动。药品生产经营企业是医药经济的细胞，除了必须按政府制定的药品生产、经营质量管理规范（如GMP、GSP）组织生产、经营活动外，如何合理地安排和分配企业拥有的资源，实现生产经营效率的最优化，是每一个企业经营者所应关注的课题。药品生产、经营管理的研究即是运用企业管理的原理和方法，结合药品企业和医药行业的特点，指导药品企业正确的生产经营内容和方向，保证企业适时得到适当数量和种类的经营资源，成功地销售转换这些资源得到的产品，充分实现产品的价值。

（五）药房管理的研究

药房（pharmacy）通常分为社会药房（community pharmacy）和医院药房（hospital pharmacy），社会药房又称作零售药店。发达国家多以社会药房为分发销售药品的主要途径，形成医、药职业上的分工，现被称为"医药分业"。药房管理已经成为药事管理学中研究的主要内容，主要研究内容包括现代药房的作用与地位、门诊药房的发展、药房的业务运转等。随着社会的发展进步，药房管理研究的内容已由单纯地调配分发药品，向保证合理用药的方向发展。要求药房向患者提供全面的药学服务，制订用药方案，提供用药信息，保证合理用药。自2000年起，我国实施了药品分类管理制度，实施处方药和非处方药（OTC）管理。非处方药在社会药房中具有潜在的市场前景，社会药房在公众保健中将发挥一定作用，医疗保障制度的改革，将推动社会药房的发展。因此，医院药房和社会药房的发展及其作用的变化，都将成为药房管理研究的重点。

（六）药品市场的研究

药品市场即医药商品交换的领域和药品流通的中间环节，与医药经济发展密切相关。药品市场研究即是通过市场调查与预测等科学方法对药品市场的现状、未来的发展趋势进行分析，评估并衡量对企业的影响，为经营决策提供依据。早期的药事管理学科发展的主要方向便是商业药学。典型的药品市场研究的主题如某地区药品市场特点分析、消费者自我药疗行为研究、某品牌感冒药的促销策略、某年世界药品市场销售额的预测、大型跨国公司（企业）市场占有率研究及制药公司研究与开发费用分析等。

（七）中药管理的研究

中药管理即对中药的综合管理。中医药是我国卫生事业的重要组成部分，独具特色和优势。我国传统医药与现代医药互相补充，共同承担着保护和增进人民健康的任务。中药作为药品，在国家法律、法规等管理上与其他药品有共同的方面，也有不同的管理措施。中药的种植栽培、生产管理、研究、使用、科技与教育管理等方面已经形成独特的领域，受到国内外普遍的重视。加强中药管理，保护药材资源和合理利用，提高中药质量，积极发展中药产业，推进中药现代化已成为我国医药产业和科技进步的重要任务。研究中药管理，对加速中医药事业发展，提高中医药整体管理水平具有重要意义。

（八）药品知识产权保护研究

知识产权保护就是用法律手段对知识所有者（发明人）的智力成果进行产权保护。知识产权是一种无形资产，主要的表现形式包括专利、商标、商业秘密、著作权等。药品的研究创新投资大、风险大，作为高技术密集型的产品，研究时间长、投资风险大，一旦开发成功，在知识产权保护期内，可获丰厚的回报。例如，在世界医药市场年销售额突破 3000 亿美元的药品中绝大多数都是尚处在专利保护期内的药品。

随着 1992 年 1 月中美两国政府签署的《中美两国政府关于保护知识产权的谅解备忘录》，以及我国政府相继与欧盟、日本、瑞士等签署中外双边知识产权协议，我国药品知识产权保护走上了法治化的轨道。2001 年我国加入世界贸易组织（WTO）并签署的《与贸易有关的知识产权协议》（TRIPs），要求我国在药品知识产权保护方面遵守国际惯例和公约，维护知识所有者的权益。因此，建立药品知识产权保护法律体系，制定药品知识产权保护战略等成为我国药事管理学科研究内容中的新领域。

（九）社会与行为药学研究

随着现代药学由工业药学向临床药学的转变，药学技术人员的职能和角色也在发生深刻的变化。药学技术人员由过去面向药品转变到面向患者，为患者提供临床药学服务，保证合理用药，提高医疗质量。社会与行为药学（social and behavior pharmacy）研究在此背景下应运而生，它基于社会学、心理学与行为科学的原理和方法研究药学技术人员与其他医护人员、患者的关系，角色变化；研究药品在使用过程中药学技术人员、医护人员及患者的心理和行为对用药效果的影响；研究药学实践活动中的沟通技巧；研究年龄、性别、文化教育、性格、态度及传统文化背景等社会行为因素与药学的联系和影响。

（十）药学情报评价和药学信息管理的研究

药学情报评价和药学信息管理的研究是指运用研究与评价的原理、方法及现代电子计算机信息技术对药学情报和药学信息进行整理、评价，对药品信息的接收、处理，正确运用和有效性进行研究，此类研究的目的是使医生和药学技术人员深入了解有关药品的信息及其情报评价，为临床及时、正确、合理地使用药品提供依据。

二、药事管理学研究方法

药事管理学与药物化学、药理学、药剂学和药物分析等药学其他分支学科的主要基础理论存在较大差异，研究方法亦不相同。药事管理学的研究对象以"人"及"社会"为主，其研究环境与条件、研究结果的解释程度等均与以"物"为研究对象的自然科学研究有所差别。与自然科学相比较，它的研究结果复制性低、普遍性低、误差较大。国内外药事管理学研究常采用实证研究的方式进行。实证研究是社会科学基本研究方法之一。所谓实证研究是指通过对研究对象大量的观察和调查，获取客观材料，从个别到一般，归纳出事物的本质属性和发展规律的一种研究方法。实证研究方法建立在事实观测基础之上，通过一个或若干个具体事实或证据而归纳出结论，它不仅能为药事管理学提供丰富的素材，还可以丰富药事管理学的理论，使之更好地为药学实践服务。开展药事管理实证研究，对药事领域中所存在的大量与药事管理有着直接、密切联系的现象和事实进行调查研究，这是药事管理学研究取之不尽的活的源泉。

实证研究主要采用现场调查和实验研究两种方法进行。

（一）现场调查

现场调查又称问卷调查研究（survey research）或社会调查（social survey），是指研究者以特定群体为对象，应用访问测量问卷或其他工具，向研究对象样本询问问题，收集有关群体的资料及信息，以研究对象样本回答问题的数据为基础，了解该群体的普遍特征。现场调查是收集第一手数据用以描述一个难以直接观察的大总体的最佳方法，它通过收集客观事实资料，产生感性认识，对客观事实资料进行分析研究，继而产生理性认识。药事管理学研究中常采用现场调研的方法开展课题研究，调查涉及药事管理的相关执业人员的态度、观点，以及某项药事管理的政策或措施产生的效果或影响，如国家基本药物制度的实施对基层医疗机构的影响调查、临床药学服务对住院患者药物治疗服务满意度的影响调查、制药企业对药物经济学认知情况调研、市民对药品分类管理的认知与态度调查、市民对执业药师认知情况调查等；或是对药事领域中的现状进行调查分析，如某市社会药房执业药师工作现状调查、某市社区卫生服务机构实施药品"零差率"政策效果评价、城镇居民自我药疗行为的影响因素研究等。现场调研的一般程序如图1-1所示。

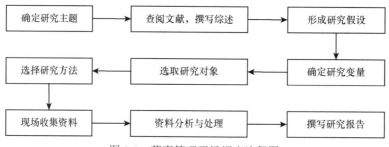

图 1-1 药事管理现场调查流程图

如上述流程图所示，药事管理现场研究可分为9个步骤，但这9个步骤并非依次按顺序进行，研究者可结合研究课题的实际情况作出调整。

1. 确定研究主题 研究主题是研究的核心和起点，药事管理研究主题的主要来源包括医药行业中与老百姓就医用药密切相关的热点问题、医药行业急需解决的问题、接受国家政府部门委托的研究课题、基于研究者个人兴趣产生的主题等。无论研究动机如何，研究主题必须满足科学发展的需要，具备一定的创新性和新颖性，以客观事实和理论作为依据，此外，研究主题的选择还需考虑研究团队的各种条件，如研究人员的数量、知识、技能及研究经费的保障等主客观因素。

2. 查阅文献，撰写综述 与研究主题有关的文献资料可为研究工作的顺利进行提供研究理论基础和研究方法上的借鉴。通过查阅并整理归纳文献，撰写综述可以帮助研究者了解在研究主题的相关范围内，前人已开展过哪些研究工作，已有哪些研究结论，使用了哪些研究方法，哪些问题尚未得到解决或无人进行过相关研究探讨等情况。研究者根据文献综述的结果来建立研究框架。

3. 形成研究假设 研究假设是指在研究开始时提出的有待检验的命题，它是对某种与研究主题相关的行为、现象或事件作出的一种合理的、尝试性的并有待检验的解释，它表明研究者对研究结果的一种设想，对于研究问题中变量间关系的一种预期。研究者提出假设后，接下来应收集数据和事实来检验假设，无论验证结果是否支持假设，研究工作都将为药事管理理论与实践作出贡献。

4. 确定研究变量 研究假设形成后，接下来要将假设中所涉及的各种概念转换成可观测的变量，即研究变量，明确研究变量的内涵并清晰地界定其涉及的范围，以便设计出可操作的数据观测方案。例如，研究制药企业的无形资产对制药企业市场竞争能力的影响，可设计出三个反映制药企业无形资产比重的指标，即新药研发能力、营销能力和管理水平，再为这三个指标设计三个可供测量的变量，即研发费用、广告费用及员工持股比例。

5. 选取研究对象　药事管理研究对象通常是与药事活动有关的个人、群体、组织、社会、产品或社会成员及其行为。研究者在收集资料之前，必须确定研究总体（study populations），即所有研究对象的集合，并决定从研究总体中抽样的方法，常用的抽样方法包括随机抽样、滚雪球抽样、分层随机抽样、整群抽样、偶遇抽样等。

6. 选择研究方法　如同自然科学的实验室研究需要采用天平、显微镜、分光光度计、湿度计、高效液相色谱仪等仪器作为测量工具，药事管理学的现场调查也需要采用一定的研究手段进行定量或定性分析。研究者应根据研究主题的性质，结合研究目的及研究对象的特征，决定现场收集资料的方法。药事管理学现场调查常使用实地观察、问卷调查、数据库二手数据分析等技术来收集资料，需要编制调查问卷、观察量表等。

7. 现场收集资料　药事管理现场调研收集资料的方法主要包括问卷法和访谈法。问卷法是管理学现场调研中所普遍采用的方法，问卷法费时少、成本低、样本量较大，随着电子邮件技术的发展，可采用通过互联网发送问卷的方式进行。一份有效的问卷主要包括问卷名称、封面信、问候语、问题及答案几个组成部分。在问卷答案中常包含量表，量表的作用是为被测量的变量属性赋予一定的数字或符号，以便对答案进行统计分析处理。常见的量表有总加量表、李克特量表（Liket scale）和语义差异量表等。问卷发放的方式有个别发送法、集中填答法、邮寄填答法等。访谈法是另一种现场调研收集数据的方法，问卷法中的问卷是自填式问卷，要求回答者自己阅读并填写答案，而访谈法是由研究者根据事先设计好的问卷或访谈提纲，采用面对面式的问询方法向被访者口头提问并及时记录答案。访谈法可以得到深入的资料，但是较费时、成本高、样本数量有限。

8. 资料分析与处理　应用各种研究工具所收集的资料是"原始资料"，必须经过进一步的处理、整理与分析，使其具有一定的质量与表现形式，才能进行适当的描述或阐述。定量分析还要求进行数据处理（data process），将原始数据输入并储存在计算机中，利用软件进行编码或转换成代码和规范的数字并进行归类。在数据处理的基础上还需进行数据分析（data analysis），将描述性统计技术和推断性统计技术运用到药事管理研究中。

9. 撰写研究报告　研究报告的内容大致包括摘要（调研的目的、方法、结果、结论）、导言（所调研的问题、调研的意义）、资料数据来源、研究对象概况描述、收集分析资料的方法、结果（通过调研发现的问题）、讨论（依据研究结果，探讨解决问题的对策和途径）、参考文献（期刊、教材、专著、网络资料等）。

（二）实验研究

自然科学主要采用实验研究进行数据观测，但是在药事管理领域实验研究的应用相对少很多。验证原因和结果关系的假设常采用实验研究方法进行，即研究分析"为什么"。实验研究的核心是通过探讨经过"处理"的实验组与未接受处理的控制组的比较分析，探索是否存在假设的因果关系。所谓"处理"是指对研究对象施加一定的干预措施，观察干预措施对实验对象产生的影响。通常采用随机化分组的形式开展研究，将研究对象分为实验组（experimental group）和控制组（control group），实验组是指接受干预措施的一组研究对象，控制组是指未接受干预措施的一组研究对象，实验结束时，比较实验组和控制组便可分析出干预措施产生的差异。实验研究的优点在于研究者可以按照自己提出的假设来决定研究变量，通过实验设计排除自然状态下的干扰因素，使得实验结果清晰、可靠，具有一定的可验证性和可重复性。相对于现场调研，实验研究的成本较低，所需样本量较少，差旅费用不高。实验研究的主要缺点是在非自然状态下开展研究，由研究者人为制造实验条件，研究结果的外部效度不高，难以推广研究结果。

知识链接 1-2　　　　　　　　**药事管理的准实验评价研究**

　　近年来，我国药事管理研究学者开始采用实验研究的方法对药事管理、药物政策的实施效果进行评价研究，目的是验证一项新的管理方法或政策是否与提高药物使用的质量水平存在因果关系。这类研究借鉴了流行病学的实验设计思路，增强了药事管理研究的科学性。例如，Xu 等（2022）运用整群对照准实验法对某医院血管外科实施的抗菌药物管理措施的效果进行评价，运用双重差分模型研究结果显示，抗菌药物导向策略（antimicrobial stewardship，AMS）的实施使得干预组患者的平均住院日、人均抗菌药物使用频度和费用均具有统计学意义的下降；Yang 等（2014）运用配对整群随机实验法验证了处方指标公开对改进社区医生治疗上呼吸道感染的抗菌药物处方质量的效果，该研究将20家社区卫生服务中心按照服务能力、医生数量等因素进行两两配对，分别将10家社区卫生服务中心分入干预组或对照组，对干预组的社区卫生服务中心实施月度抗菌药物处方指标公开制度，结果表明该项措施可以有效减少口服抗菌药物和联合使用抗菌药物的处方。

第三节　药事管理学与相关学科的关系

　　药事管理学的基础理论是管理学、法学、经济学、社会学、卫生事业管理学等社会科学，它们为药事管理学提供理论支持和研究方法，为药事管理学学术水平的提升提供连绵不断的发展动力。药事管理学更是药学的重要分支，只有将药事管理学的研究成果运用到药学这门自然科学的领域中，才能发挥重要的作用。

一、药事管理学与管理学

　　管理学是研究管理活动的基本规律和一般方法的科学，它综合运用经济学、哲学、社会学、历史学、心理学、人类学、数学及各种专门的工程技术学和计算机科学指导管理实践。药事管理学是管理学的分支学科之一，它与管理学是特殊与一般的关系。药事管理学运用管理学的理论和方法指导药学事业管理实践，如管理的基本职能是通过计划、组织、领导和控制等手段实现对现实资源的有效整合，而药事管理学的研究内容之一就是如何有效运用计划、组织、领导和控制等手段实现对药物资源的有效整合，实现药事组织的目标。管理学可以吸收药事管理学中具有普遍意义的原理和规律来丰富自己的理论体系。

二、药事管理学与法学

　　法学（jurisprudence）又称法律科学，是研究法、法的现象及与法相关问题的专门学科，是关于法律问题的知识理论与体系，它以法和法律现象及其发展规律为研究对象。研究者可以运用法学理论和方法开展药事管理研究。法律方法是药事管理的方法之一，运用药事立法、司法和执法等手段规范与监督药事组织及其成员的行为，以使药事管理目标得以顺利实现，即通常所说的依法治药、依法管药。

三、药事管理学与经济学

　　经济学（economics）是研究商品或服务的生产、交换、分配和消费，以及这一过程中有限资源的消耗和使用的学科总称。药品也是商品之一，它的研制、生产、流通和使用也必须遵循经济活动的一般规律。经济学的原理和方法是药事管理学研究的手段之一，药学事业活动中的经济问题也是药事管理学研究的内容之一。药事管理学常以药品、药学服务、人民健康与社会经济发展之间的相互制约关系、药事领域内的经济关系和经济资源的合理使用为研究对象，以揭示药事领域内经济规律发生作用的范围、形式和特点。与药事管理密切联系的经济学分支学科有药物经济学、卫生经济学、医药产业经济学等。

四、药事管理学与社会学

社会学（sociology）是从社会整体出发，通过社会关系和社会行为来研究社会的结构、功能、发生、发展规律的综合性学科。社会学是药事管理学的重要理论基础之一，研究者常应用社会学的原理和方法来研究药事管理活动，药事管理学的研究方法如现场调查等方法均来自社会学。临床药学兴起后，社会和行为科学（social and behavioral science）研究成为药事管理学的研究热点之一，研究药品使用过程中药师、医护人员、患者的心理与行为，医护人员与患者之间的交流沟通等均需要运用社会学乃至社会心理学的知识。美国等西方发达国家将药事管理学称为社会药学（social pharmacy）或社会与管理药学（social and administrative pharmacy），这表明药事管理学已发展到研究社会因素对个体和群体用药效果的影响及其规律的阶段。

五、药事管理学与伦理学

伦理学（ethics）是关于道德的科学，又称道德学、道德哲学。伦理学以道德现象为研究对象，不仅包括道德意识现象（如个人的道德情感等），而且包括道德活动现象（如道德行为等）及道德规范现象等。药事管理学研究也涉及伦理学，诸如新药研制过程中的人体试验行为、药品使用过程中的医师职业道德问题、临床药师的职业道德规范管理问题等。这些问题的研究需要运用伦理学的原理和方法。

案例 1-2　　　　　　　　　**某患者参与药物临床试验纠纷案**

2012 年 8 月 18 日，患者在某医科大学附属第二医院住院治疗期间，参加了由某医学研究公司申办、该大学生物医学伦理委员会审查批准、该医科大学附属第二医院实施开展的"改进高血压管理和溶栓治疗的卒中研究"药物临床试验，本人及亲属均签署知情同意书。之后，患者经该医科大学附属第二医院治疗无效于 2012 年 8 月 25 日死亡，死亡原因为大面积脑梗死和脑疝形成。患者的妻子和儿子作为原告提起诉讼，诉请某医学研究公司赔偿 150 万元，该大学和该医科大学附属第二医院承担连带责任。同时，两原告还以医疗损害侵权为由对该医科大学附属第二医院提起了诉讼。最终判定被告医学研究公司构成违约，该医科大学附属第二医院存在医疗过失。

问题：

1. 在医药科研过程中应该遵循哪些伦理基本原则？

2. 按照当时《药物临床试验质量管理规范》第四十三条的规定，申办者应对参加临床试验的受试者提供保险，谈谈该规定的意义。

3. 该案例说明在我国新药临床研究中应注意什么问题？

六、药事管理学与卫生事业管理学

卫生事业管理学是研究卫生事业发展规律的一门学科，它研究卫生事业管理的理论和方法、卫生事业发展规律、与中国国情相适应的卫生政策和宏观卫生发展规划，探索如何科学合理地配置和使用卫生资源以最大限度满足人们对医疗卫生服务的需求。药事管理学是卫生事业管理学的分支学科，二者在理论基础和研究方法方面相似，存在极为密切的联系。卫生事业管理学的原理和方法对药事管理学的发展起着重要的示范和促进作用。

案例 1-3　　　　　　　　　**福建某生物药业有限公司违规事件**

2017 年 11 月 1～3 日，国家食品药品监督管理总局核查中心和福建省三明市食品药品监督管理局对福建某生物药业有限公司进行了飞行检查。检查组对该公司生产硫酸庆大霉素片所用原料的购进和使用情况进行了重点检查，发现该公司在多个环节存在违法违规行为。

（1）购进使用不符合《中国药典》（2015年版）标准的硫酸庆大霉素原料药生产硫酸庆大霉素片并上市销售。

（2）伪造、更换硫酸庆大霉素原料药生产企业标签，伪造原料药硫酸庆大霉素生产企业检验报告书。

（3）关键质量管理人员用已经检验合格的原料药硫酸庆大霉素样品，替换取样人员所取样品，导致检验结果不真实。

（4）在该公司违法购进、使用出口欧盟的执行BP2002/EP4标准的原料药硫酸庆大霉素生产硫酸庆大霉素片的操作过程中，企业关键管理人员不能依法依规履职尽责。

（5）质量控制主管负责原辅料检验报告书的签发，同时又负责原辅料的审核放行。

在国家主管部门公布的几行字中，蕴含着许多伪造文件、造假、抗法、企业关键管理人员与执法人员实施"猫捉老鼠游戏"的事实。因为该公司的严重违法违规行为，2017年12月29日，国家食品药品监督管理总局发布相应通告，要求："福建省食品药品监督管理局，收回涉事企业的药品GMP证书，责令企业召回所有已销售产品，对企业涉嫌违法违规生产行为立案调查，涉嫌犯罪的依法移交公安机关处理。"2018年1月3日，福建省药品监督管理局发出公告，依法收回该企业片剂GMP证书。

问题：

1. 药品作为一种特殊商品，与人类健康息息相关，对其生产、管理过程进行规制的法律法规应当具备怎样的性质？

2. 以此案例为出发点，谈一谈你对药品生产、管理过程重要性的认识。

3. 结合本案例谈谈你对药品管理法案与卫生事业管理之间的关系的看法。

七、药事管理学与药学

药学是以现代化学、医学为主要指导理论，研究、开发和生产用于治病、防病药物的一门科学。药学是化学和医学之间的桥梁学科，它的任务是研究新药、阐明药物作用的机制、制定药品的质量标准、开拓医药市场和规范药品管理，最终使命是促进人类健康事业的持续发展，维护人类的生命健康权。这与药事管理学的使命完全一致。药学和药事管理学两者相辅相成，一方面，药学的理论和知识及其研究成果被运用到药事管理的过程中，使药事管理的内容更具有一定的科学性；另一方面，药事管理和药事管理学的研究成果为药学学科的蓬勃发展提供保障。例如，随着药学与临床医学的联系越来越密切，药学学科逐渐形成了一门新兴分支学科——临床药学（clinical pharmacy），临床药学以合理用药为己任，以提高临床用药质量为目的，以药物与机体相互作用为核心，重点研究药物临床合理应用方法。临床药学学科发展以临床药学实践为基础，而临床药学实践需要医疗机构中的临床药师通过直接参与临床药物治疗活动，向患者、医师、护士和管理人员提供最新的药物信息和合理用药咨询，提高临床药物治疗水平，减少不良反应和降低医疗费用。但是，目前我国医院临床药学实践受多种障碍性因素的影响，难以顺利开展。例如，医院的逐利行为限制了药师对临床诊疗活动的参与，使得药师合理用药干预作用难以发挥；药学教育的滞后导致药师自身的知识结构无法满足临床诊疗的需要；由于医疗权威受到了挑战，医师往往对药师参与临床诊疗活动持消极态度等。药事管理学研究可为扫清这些障碍性因素的影响及推动临床药学学科的发展提供可行的策略。研究者可通过现场调查对当前我国医院已经开展的临床药学实践的实施效果进行评价，识别影响医院临床药学服务开展及其效果的各种动力因素与阻力因素，定量分析各影响因素之间的相互关系和程度，探索医院开展临床药学实践活动的管理模式，为我国临床药学的发展提供科学合理的发展策略和政策建议。

案例 1-4　　**取消 GAP 认证的困惑**

2016 年 2 月 15 日国家食品药品监督管理总局官网发布消息，国务院印发《关于取消 13 项国务院部门行政许可事项的决定》，规定取消《中药材生产质量管理规范》（Good Agriculture Practice，GAP）认证。国家食品药品监督管理总局为何取消实施了 12 年的 GAP 认证？GAP 面临哪些困惑？

专业人士回答，GAP 认证的知晓度不高，即便是该认证被取消对于中医药产业也不会造成多大的影响，公开数据显示，2004～2012 年，国家食品药品监督管理局发布了 16 个公告，共有 70 多家企业（不计重复）、95 个基地、60 多个中药材品种通过中药材 GAP 认证。2015 年，国家食品药品监督管理总局通过了 24 个中药材 GAP 认证。GAP 认证重注册轻管理，很多企业为了获得认证，投入了很大的资金和精力通过认证，然而获得证书后，并没有专门的监管部门进行管理。此外，按照 GAP 规范化种植药材，投入成本高，而且对土壤结构、生长环境、选种等要求极其严格。我国中药材种类繁多，真正具有大规模开发利用价值的品种却很少。在种植基地建设中，首要充分考虑经济效益，高的效益产出需要优良的中药材品种，而目前我国又缺少专门从事中药材优良品种研究的机构。中药材 GAP 种植基地的建设需要巨大的前期投入，而这些对于散户种植户来说，实施起来很是艰难，导致大批药材没有 GAP 认证的基地，也就不能在市场中体现 GAP 认证的意义。

问题：

1. GAP 认证的取消说明了药品监管应注重什么原则？

2. 你认为取消 GAP 认证后，下一步国家药监部门会采取怎样的措施对中药材种植质量管理进行进一步的监管。

第四节　药事管理学教学内容、教学要求和教学方法

一、药事管理学的教学内容

（1）药事管理与药事管理学的相关概念、国内外药事管理与药事管理学科的产生与发展、药事管理学的研究内容与方法、药事管理学与相关学科的关系。

（2）药师的含义、分类及其功能，包括药学技术人员、药师、执业药师及临床药师的含义，国内外执业药师资格制度发展现状，我国执业药师资格制度，执业药师考试、注册、继续教育，以及药师职业道德规范等内容。

（3）药事组织，包括组织与药事组织的概念、药品监督管理组织体系、药品生产经营组织体系、药学事业性组织和社会团体及国外药事管理体系。

（4）我国现行的药事管理法律、法规、规章，包括药事法的概念与特征、药事法的基本原则、药事立法的理论基础、药品管理法及其实施条例等内容。

（5）药事管理政策与制度，包括国家基本药物政策、医疗保障与基本医疗保险用药政策、药品分类管理制度、国家药品储备制度、药品价格管理制度。

（6）药品注册管理，包括药品注册管理的概念、药品注册的基本要求、药物临床前研究和临床研究的要求、药品申报与审批程序、药品专利保护等。

（7）药品生产质量管理，包括质量和质量管理的基本概念，GMP 的基本思想、具体要求与主要内容介绍，GMP 及其有关术语的含义。

（8）药品经营质量管理，包括药品经营企业开办与管理、GSP 概述、GSP 认证管理、药品流通监督管理。

（9）医疗机构药事管理，包括医疗机构药事管理组织及其职责，医疗机构药品调剂、处方及供应管理，医疗机构制剂管理，药物临床应用管理。

（10）中药管理，包括中药概念与分类、中药行业的发展、中药现代化、野生药材资源管理、中药材与中药饮片管理、中药品种保护管理。

（11）特殊管理药品管理，包括麻醉药品和精神药品管理、医疗用毒性药品管理和放射性药品管理。

（12）药品标识物、商标及广告管理，包括药品包装、标签与说明书管理的内容，药品商标的概念与功能，药品广告管理的相关规定及互联网药品信息服务管理。

（13）药品监测与药品召回管理，包括药品不良反应相关概念与分类、药品不良反应监测机构及其职责、药品不良反应报告要求、药品上市后再评价制度、药品整顿与淘汰制度、药品召回管理。

二、药事管理学的教学要求

药事管理学的教学任务是要求学生通过对药事管理学课程的学习，深刻领会药事管理学的基本理论知识、基本原则和基本观点，为进一步分析和解决药事管理中的各种实际问题打下坚实的理论基础，要求学生在基础知识掌握的前提下，运用药事管理学中的基本原理分析和解决药学实践中涉及的管理问题。

通过本课程的教学，学生还应初步掌握药事管理学科研工作的能力，包括掌握专业文献资料检索的方法、现场调查的方法、数据整理与分析的方法及撰写药事管理学研究论文的能力等。

三、药事管理学的教学方法

除了在教学中采用传统的授受式教学方法外，教师还可根据药事管理学课程的特点，灵活选择以下教学方法开展课堂教学或课外实践教学。

（一）案例式教学法

案例式教学法在药事管理类课程的教学过程中常大量采用。案例式教学法有以下几种具体形式。

1. 举例式教学　教师可在课堂上列举现实生活中发生的案例对某一特定知识点进行说明，引导学生主动参与、积极思考，充分保障教学效果。例如，在《药品管理法》"假劣药的法律界定"这部分内容的教学过程中，教师可针对媒体充分曝光的亮菌甲素假药案、"欣弗"劣药案件、上海某药厂的"甲氨蝶呤"案件等近年来医药行业发生的真实案例进行具体说明。不仅让学生分析分别认定假劣药的依据，还引导学生分析发生这些案件深刻的社会背景及可采取的相应对策。

2. 案例讨论式教学　该法可以发挥学生学习的主观能动性，鼓励学生参与课堂教学，积极运用所学知识解决问题。教师事先布置若干个现实生活中发生的案例，将学生分成若干小组，要求学生在规定的时间内围绕案例所揭示的问题进行讨论，每小组推选一名代表进行课堂发言，其他学生和教师进行评议。

3. 模拟法庭式教学法　该法主要适用于药事管理法律、法规部分的教学。由教师事先选定1～2个医药行业发生的疑难案例，将学生分成三组，分别代表原告、被告和审判法官，要求学生模拟真实审判程序自己组织法庭审判。学生通过参与模拟法庭审判，熟悉法庭的程序，提高实务操作能力，使理论知识得到细化，锻炼学生的法庭组织能力、法学知识的运用能力，并且能够锻炼学生在实务操作中的综合素质。模拟法庭因其生动的形式，吸引了众多学生的参与，在学生中造成了较大的影响。

（二）现场观摩教学法

对于如药品生产质量管理、药品经营质量管理、医院药房管理等实务性很强的教学内容，教师可组织学生到医药生产经营企业、医疗机构进行实地观摩，使学生对书本上的知识有一个从抽象到具体的认识，从而达到理论与实际的良好结合。

（三）基于问题导向的教学法

基于问题导向的教学法（problem based learning，PBL）是一种以问题为导向的学习方法，将学习者放在问题的中心，让他们通过解决问题来学习知识。它强调学习者的参与，让学生发挥自己的创造力，激发他们的兴趣，提高学生的学习能力。例如，在药事管理教学中，围绕电影《我不是药神》中的案例，教师引导学生开展问题思考和研讨，启发学生的思维和创造性，在掌握药事管理知识的同时，培养学生的PPT制作、口头演讲等能力。

（四）研究性教学法

研究性教学是指教师在学生掌握一定学科基础知识和分析方法的基础上，鼓励学生主动发现问题、分析问题、解决问题，在探究过程中能动地获取知识、发展技能、培养能力，特别是培养研究创新能力。相对于以授课为学习基础的授受式传统教学法，研究性教学能够有效改变教学中"填鸭式"的知识灌输，学生主动性、参与性差，创新能力培养不足等弊端。教师可以抓住能够引起学生兴趣且与药事管理课程相关的社会热点问题设计出可行的研究软课题，指导学生运用所学知识进行研究设计，在教师帮助下引导学生亲自参与实践，开辟第二课堂，深入学校、社区、企业和医疗机构开展实证调研，撰写研究报告，组织研讨。这样不仅能激发学生主动学习的积极性，改变学生只能被动听讲、不主动思考、靠死记硬背的方式进行学习的弊端，还有助于实现本课程的教学目标，实现教学方法与课程特点的紧密结合。例如，教师事先设计出几个具备可行性的研究课题，将学生分成若干小组，每个小组抽签选择课题，要求学生利用课余时间完成研究设计、问卷设计、现场调查、数据录入分析、撰写研究报告和进行课堂汇报的全过程。这类课题应与药事管理学课程紧密联系、难度适当，与学生的能力和知识结构相适应。可供教师选择的课题有药品广告对消费者购药行为影响因素研究、药学院应届本科毕业生就业意向调查、公众对药物临床试验受试者的认知态度调查、患者对社会药房药学服务偏好调查、社区居民对过期药品处理的现状调查，某地区感冒药市场分析、某地区医院医师对仿制药临床使用的态度与认知调查、患者对门诊药学服务的偏好调查等。

思　考　题

（1）什么是药事、药事管理和药事管理学？
（2）药事管理学的研究内容有哪些？
（3）举例说明药事管理学与管理学的关系。
（4）我国现阶段药学院校药事管理学类的课程包括哪几类？
（5）围绕公众对抗菌药物使用的认知与态度问题设计一份调查问卷。

（翁开源　李　歆）

第二章　药师及职业道德

药师是药事管理的基本要素和主要对象之一。在药品保障人类自身健康的同时逐渐形成了药学科学和药师职业，成为现代医疗卫生事业的重要组成部分。本章主要对药师的概念、工作职责、职业道德及管理政策进行阐述。

第一节　药　师

人类在漫长的生存斗争中发现了防治疾病的药品，而药品的不断发现又促进了药学科学和药师职业的形成。药学职业是指经过系统学习药学科学的基础和专业理论知识，掌握药学技术，具有药学工作能力，并经国家考核合格，运用所掌握的药学知识和技术，遵循药学伦理准则，为人类健康事业服务，依靠提供这种服务所得的收入为生的工作。从事这种工作性质的群体构成一种社会体系，统称为药学职业。药师作为一种职业存在于社会，它的功能对药学科学的发展壮大至关重要。

为了人类的健康，保证用药的安全、有效、合理，药师在医疗、保健体系中发挥着重要作用。随着社会的进步，经济的发展，药师的职能作用面临着新的要求和发展。药师的工作重点，从过去的以分发调配、提供药品为中心的职能，转移到参与临床服务，以患者为中心，促使医生和患者经济合理地使用药品，提高药品使用的安全性、有效性及经济性。因此，药师职业的重要性已逐渐被民众所认可，我国有关法规对配备药学技术人员也做了明确规定。在美国和加拿大药师职业已经成为最受人尊重的职业。

案例 2-1　　　　　　　　　　如此开设的药师培训班

四川省某市人事局、食品药品监督管理局举办药师培训班，一个班七八百人，参加培训的人员没有上过专门的学校，每人缴纳的培训费 1000 元，培训教材只有《药理学基础》和《药品经营与管理》。培训时间长则 1 周，短则 3 天，有的参加培训的人员甚至连课都没上过也照样通过了考试，拿到了药师资格证书。

问题：

1. 本案例主要问题是什么？
2. 我国对药师资格条件是如何规定的？

一、药师的概念

《辞海》对药师的定义："受过高等药学专业教育，在医疗预防机构、药事机构和制药企业中，从事药品调剂、制备、检定和生产等工作并经卫生部门审查合格的卫生技术人员"。

1. 广义的药师（pharmacist）　泛指具有高等药学院校毕业的学历，从事药学各种工作，经过行业主管部门及人事部门审查合格的人员。

按职称级别药师可分为初级药士（员级）、药师（初级）、主管药师（中级）、副主任药师（副高）和主任药师（高级）。

前三个一般都要考试，但是在医院或者一些当地的医药公司，可以评选，后两个是有必须在核心期刊发表论文和工龄要求的，后一级以前一级为基础。

按是否依法注册药师可分为执业药师（中药师）和药师。

药师按所学专业药师可分为西药师、中药师和临床药师。

西药师是我国人事职称制度为药学专业技术人员设立的专业技术职称，西药师在学生阶段所学的为药学类专业，毕业后主要从事西药方面的专业技术工作。

中药师是我国人事职称制度为中药学专业技术人员设立的专业技术职称，中药师在学生阶段所学的为中药学类专业，毕业后主要从事中药方面的专业技术工作。

由于我国的医疗卫生政策提倡中西医结合，因此在课程设置上各医药院校药学、中药学专业课程有一定的交叉融合，在实际工作中工作内容也有一定的相关性，只是工作分工的侧重点不同。

临床药师是经过高等临床药学专业教育，具有扎实的现代临床药学专业理论知识与技能，又具有医学和与医学及相关专业的基础知识与技能，参与临床药物治疗方案的设计与实践、研究与实施合理用药的知识与技能，并承担医疗机构临床药学技术工作的专业人才。临床药师的工作核心是合理用药。一个合格的临床药师应该是能找出处方或医疗方案中存在的问题并能指出问题的依据，提出解决问题的方案。

国外许多国家如美国临床药师工作早已进入正轨，而我国临床药师工作还处在完善阶段。2007年底，卫生部医政司确定在19个省市的44家医院进行为期2年的临床药师制试点工作。旨在尽快推进我国临床药师工作的规范化。

知识链接 2-1　　　临床药师制试点工作方案（卫医疗便函〔2007〕190号）

为促进临床合理用药，提高医疗质量和药物治疗水平，充分发挥药师保护患者用药权益的作用，更好地开展临床药师制试点工作，制订本工作方案。

一、试点目的

通过试点工作，探索适合我国国情的临床药师准入标准、配备标准、管理制度、工作模式、岗位职责及临床药师工作的评价体系，促进临床药师制的健康发展。

二、试点内容

（一）临床药师的准入标准与配备标准。

试点医院根据临床药师任职专业技术基本要求选配临床药师，并根据床位数和医疗服务量确定临床药师数量，原则上三级医院不少于5名，二级医院不少于3名。

（二）临床药师根据工作职责开展工作，工作中注意探讨总结积极有效的工作模式。

三、试点安排

（一）试点工作周期为2年。

（二）启动阶段：2007年10～12月。召开临床药师制试点工作会议，布置试点工作，对试点医院临床药师进行集中培训。

（三）组织实施阶段：2008年1月～2009年12月。试点医院按要求进行试点。其间，卫生部医政司将委托中国医院协会药事管理专业委员会组织有关专家对试点医院进行中期评估、专项检查和督导工作，实施阶段末期组织专家组对经过自评的试点医院，进行复评。

（四）总结阶段：2010年1～2月。组织召开试点工作总结会议，讨论完善临床药师制的相关工作制度，起草有关规范化管理文件。

根据工作单位药师可分为药房、经营企业、生产企业、药物科研单位、药检所和药品监督管理等部门药师。

2. 狭义的"药师" 系指执业药师。执业药师是指经全国统一考试合格，取得执业药师资格证书并经注册登记，在药品生产、经营、使用单位中执业的药学技术人员，是实行《药师法》管理的国家和地区，实行统一的药师资格考试，合格后按规定要求注册并执业的药师，亦称作执照药师或注册药师。

对于取得药师专业技术资格（职称）和执业药师资格，在生产、经营、使用单位专业技术工作岗位的人员，均属《药品管理法》规定的"依法经过资格认定的药学技术人员"。

衡量一个国家公众健康保障水平，特别是公众药学保健水平的指标之一就是看药师占人口的比例。在美国、英国、法国、日本等发达国家，开办药店不仅必须有执业药师，而且有的国家的执业药师学历已达到博士水平，他们的执业药师占人口的比例大约是1∶1500。我国有执业药师资格的药学技术人员有16万多人，平均8000多人才拥有一名执业药师。因此，必须加快我国执业药师队伍建设，从而满足广大人民群众对执业药师和高质量药学服务的迫切需要。

知识链接 2-2　　　《国家食品药品监管总局办公厅关于现有从业药师使用
管理问题的通知》（食药监办人〔2015〕165 号）

《国家药品安全"十二五"规划》（以下简称《规划》）提出到2015年末零售药店全部配备执业药师，但由于执业药师数量不足，分布不均等原因，目前难以实现《规划》目标。2001～2004年期间，国家药品监管部门实施从业药师政策。通过考核，认定一批具备一定药学专业技术职称、实践经验丰富、长期在药品经营企业工作的人员为从业药师，从业药师一直发挥着重要作用。为弥补执业药师数量的不足，充分发挥现有药学服务能力，保障公众用药安全，经研究，决定实施从业药师过渡政策。现将有关工作通知如下。

一、延长具备条件的从业药师资格有效期

有条件地延长现有从业药师资格期限至2020年。自2015年12月1日起至2015年12月31日止，由省级食品药品监管部门组织对本行政区域符合条件的从业药师开展确认工作；2016年1月1日至2020年12月31日期间，经确认在册的从业药师可有条件地继续在岗执业；从2021年1月1日起，药品经营企业必须按照要求配备执业药师。

二、确认具备条件的从业药师

（一）确认从业药师继续从业资格，须同时符合以下条件

（1）持有原国家药品监督管理局统一印制的从业药师资格证书，且未获得执业药师资格。

（2）近三年一直在药品经营企业药学服务岗位从业，并连续参加执业药师继续教育。

（3）身体条件能够胜任岗位工作。

（二）确认和复核工作程序

（1）各省级食品药品监管部门负责本行政区域内从业药师确认工作，结合实际，制订具体工作方案，并组织实施。

（2）各省级食品药品监管部门须于2016年1月31日前，将经确认并登记在册的从业药师名单，按照附件格式填写并报送总局执业药师资格认证中心。

（3）总局执业药师资格认证中心负责对各省级食品药品监管部门报送的名单进行复核，结果及时反馈。

（4）各省级食品药品监管部门应在政务网站将本行政区域通过确认和复核的人员名单及其从业企业等信息予以公开，接受社会监督。

（5）上述工作应于2016年2月底前结束。

三、过渡期从业药师的使用和管理

（一）2020年12月31日前，由经过确认的从业药师承担执业药师职责的药品经营企业，视为符合执业药师配备要求。

（二）从业药师过渡性政策仅限于已有的药品经营企业，新开办药品经营企业必须配备执业药师。

（三）经确认的从业药师不得随意变更从业企业，其所在企业不再具备药品经营资格时，方可向原确认登记部门申请变更登记，不得跨省登记。未经变更登记自行变更从业企业的，不再具有从业药师资格。

（四）已配备了执业药师的经营企业，不得使用从业药师替换执业药师。

（五）各省级食品药品监管部门要做好从业药师从业登记管理工作，建立专门数据库，并在省级食品药品监管部门政府网站和总局执业药师资格认证中心网站提供数据查询。

（六）从业药师应当按照执业药师继续教育的相关规定参加继续教育，不断提高素质和能力。不按要求参加继续教育者，取消其资格。

（七）从业药师考取执业药师资格或因健康等原因不宜继续从业的，应主动报请登记部门注销其从业登记。

（八）药品监督检查中发现从业药师严重违反从业规定的，应及时通知省级执业药师管理部门按规定查处，注销其从业登记。

四、相关工作要求

（一）各省级食品药品监管部门对从业药师使用管理工作要精心组织确认，严格审核条件。严禁在此期间变相认定新的从业药师。对在从业药师确认过程中弄虚作假的个人，取消其参加确认资格；已经通过确认的，撤销其资格。对弄虚作假的企业，按违反GSP情节严重情形予以处罚。

（二）高度重视执业药师数量与能力发展，在认真总结"十二五"工作基础上，制定本地区零售药店配备实施规划，加大执业药师宣传力度，采取切实有效措施，按时间、分层级完成配备任务，强化执业药师执业指导与监督，坚决打击"挂证"等违法行为。

（三）各省级食品药品监管部门要准确掌握政策，处理好发展执业药师和做好从业药师过渡工作关系。既要充分发挥过渡期内从业药师弥补执业药师不足的作用，又要积极推进执业药师的发展，确保到2020年基本实现执业药师全配备目标。

二、我国对药师职称的规定

《人力资源社会保障部　国家卫生健康委　国家中医药局关于深化卫生专业技术人员职称制度改革的指导意见》（人社部发〔2021〕51号）中，药师职称报名条件的规定如下。

①遵守国家宪法和法律，贯彻新时代卫生与健康工作方针，自觉践行"敬佑生命、救死扶伤、甘于奉献、大爱无疆"的职业精神，具备良好的政治素质、协作精神、敬业精神和医德医风。②身心健康，心理素质良好，能全面履行岗位职责。③参加药士/药师/主管药师考试的人员，除必须达到上述基本条件外，还应分别具备以下条件。

（一）参加药士资格考试

取得药学专业中专或专科学历，从事本专业技术工作满1年。

（二）参加药师资格考试

（1）取得药学专业中专学历，受聘担任药士职务满5年。
（2）取得药学专业专科学历，从事本专业技术工作满3年。
（3）取得药学专业本科学历或学士学位，从事本专业技术工作满1年。
（4）取得药学专业硕士学位。

（三）参加中级资格考试

（1）取得药学专业中专学历，受聘担任药师职务满7年。
（2）取得药学专业专科学历，受聘担任药师职务满6年。
（3）取得药学专业本科学历，受聘担任药师职务满4年。
（4）取得药学专业硕士学位，受聘担任药师职务满2年。
（5）取得药学专业博士学位。

有下列情形之一的不得申请参加药学专业技术资格的考试。

（1）医疗事故责任者未满 3 年。

（2）医疗差错责任者未满 1 年。

（3）受到行政处分者在处分时期内。

（4）伪造学历或考试期间有违纪行为未满 2 年。

（5）省级卫生行政部门规定的其他情形。

报名条件中学历或学位的规定，是指国家教育和卫生行政部门认可的正规院校毕业学历或学位。对符合报考条件的人员，不受单位性质和户籍的限制，均可根据本人所从事的工作选择报考专业类别参加考试。

三、药师的职责

药师的基本职责是对药品质量负责，保证人民用药安全有效、提供药学服务、指导合理用药。由于药品生产、经营、使用等领域工作内容不同，药师的职责也不相同。

1. 药品生产企业药师的职责

（1）制订生产计划，保证药品供应。

（2）制订药品生产工艺规程、岗位操作法、标准操作规程等生产管理文件并严格实施，保证生产出合格的药品；推行 GMP 管理。

（3）依据药品标准，承担药品检验和质量控制工作，出具检验报告。

（4）负责药品质量稳定性考察，确立物料储存期、药品有效期。

（5）从事新产品的研制、质量标准制订及申报工作。

（6）销售药品。

（7）负责药品不良反应的监测和报告等工作。

2. 药品批发企业药师的职责

（1）制订并监督实施企业质量登记制度，推行 GSP 管理。

（2）参与编制购货计划，负责进货企业的资格审定。

（3）负责首营企业和首营品种的审核，验收。

（4）指导药品保管人员和养护人员对药品进行合理储存和养护。

（5）建立企业所经营药品的质量档案。

（6）对单位职工进行药品知识、药事法规的宣传教育，承担培训工作等工作。

3. 药品零售企业药师的职责

（1）提供用药咨询服务，对药品的购买和使用进行指导。

（2）负责处方的审核和监督调配处方药。

（3）负责本单位药品分类管理的实施。

（4）从事药品检验、验收、保管、养护工作。

（5）制订企业质量管理制度，推行 CSP 管理。

（6）对单位职工进行药品知识、药事法规的宣传教育，负责职工培训等工作。

4. 医疗机构药师的职责

（1）严格执行药品管理法律法规，科学指导合理用药，保障用药安全、有效。

（2）认真履行处方调剂职责，坚持查对制度，按照操作规程调剂处方药品，不对处方所列药品擅自更改或代用。

（3）严格履行处方合法性和用药适宜性审核职责。对用药不适宜的处方，及时告知处方医师确认或者重新开具；对严重不合理用药或者用药错误的，拒绝调剂。

（4）协同医师做好药物使用遴选和患者用药适应证、使用禁忌、不良反应、注意事项和使用方法的解释说明，详尽解答用药疑问。

（5）严格执行药品采购、验收、保管、供应等各项制度规定，不私自销售、使用非正常途径采购的药品，不违规为商业目的统方。

（6）加强药品不良反应监测，自觉执行药品不良反应报告

——摘自卫生部、国家食品药品监督管理局和国家中医药管理局 2012 年 6 月 26 日组织制定的《医疗机构从业人员行为规范》。

5. 药物研究机构药师职责

（1）确定药品的物理化学性质和剂型，这些将影响药品均匀一致性、稳定性和生理活性。

（2）根据新药管理要求研究处方和生产工艺。

（3）在科学调查研究的基础上，在质量或成本方面，改进现有处方和生产过程。

（4）评价新原料，如赋形剂、溶剂、防腐剂等在药物剂型中潜在的价值。

（5）进入临床试验新药的制备、包装和质量控制。

（6）所有新药的稳定性研究，并提出储藏的条件要求。

（7）在常规生产中初次使用的新设备的优缺点方面的科学研究。

（8）对提出的包装材料和容器的稳定性的调查研究。

（9）新药质量标准的研究。

6. 临床药师的主要职责

（1）参与临床药物治疗方案设计与实施，协助临床医师选药和合理用药，使患者不受或减少与用药有关的损害，提高临床药物治疗水平，提升患者生活质量。

（2）开展药学信息与咨询服务，进行用药教育，宣传、指导患者安全用药。

（3）进行临床药学研究，为提升药物治疗水平提供科学的监测或实验数据。

（4）承担医院临床药学教育和对药师、医师、社区医师进行培训，开展患者用药教育。

7. 执业药师的职责

（1）管理药品质量和药学服务质量，依法组织制订、修订并监督实施能够有效保证药品质量和药学服务质量的管理规章及制度。

（2）审核、监督医师处方，管理处方药调配、销售或供应过程，保证处方药调配、销售或供应工作的质量。

（3）指导甲类非处方药的购买、销售和使用，保证安全、有效、经济、合理用药。

（4）与医师合作为特殊患者制订安全、有效、经济、合理的临床用药方案，监测药物使用情况。

（5）管理麻醉药品、精神药品、医疗用毒性药品等特殊管理的药品及抗生素等处方药的使用，保证此类药品安全、有效、合理地使用。

（6）向患者及医护人员提供用药咨询和保健咨询，指导其安全、有效、经济、合理地使用药品。

（7）确定购进药品的品种及渠道，管理药品储存过程，保证购进、储藏药品的质量。

（8）与医师合作收集并依法及时报告新的药品不良反应情况。

（9）指导、监督其技术助理的药学技术工作，保证药学技术业务工作质量。

（10）宣传药品、保健知识和有关法律知识。

（11）开展用药调查及药品利用评价。

（12）参与慢性病的治疗及用药。

（13）依法签署有关药学业务文件。

（14）开展社区药学保健服务。

（15）指导药学实习生实习。

第二节 执业药师管理制度

1994 年 3 月 15 日，人事部和国家医药管理局下发了《执业药师资格制度暂行规定》，1995 年举行了首次执业药师考试、认定和注册，填补了我国执业药师的空白。1998 年，国务院机构改革，

成立了国家药品监督管理局，并赋予其实施执业药师资格制度的职能。1999 年 4 月 1 日，人事部、国家药品监督管理局修订印发了《执业药师资格制度暂行规定》，统一了执业药师和执业中药师的管理，明确了执业药师的实施范围是在药品生产、经营、使用单位。经过十几年的努力，初步形成了执业药师资格考试、注册、继续教育的工作体系，使执业药师的数量有了较大的增长。《药品管理法实施条例》第十五条规定：经营处方药、甲类非处方药的药品零售企业，应当配备执业药师或者其他依法经资格认定的药学技术人员。因为药品是防病治病、保护人民健康的特殊商品，公众用药的安全、有效，是文明社会倍加关注的问题。执业药师是与人民生命健康安全息息相关的特殊职业。在保证药品质量、药学服务质量等方面，执业药师具有不可替代的作用，是不可或缺的药学技术力量。我国于 1984 年颁布了《药品管理法》以后，对药品的管理纳入了法治化轨道。随着我国社会主义市场经济体制的进一步深入发展，国家对药学技术人员的管理也进入了逐渐与国际接轨的管理体制。

《执业药师资格制度暂行规定》第三条规定："执业药师是指经全国统一考试合格，取得执业药师资格证书并经注册登记，在药品生产、经营、使用单位中执业的药学技术人员。"第四条规定："凡从事药品生产、经营、使用的单位均应配备相应的执业药师，并以此作为开办药品生产、经营、使用单位的必备条件之一。"

一、执业药师资格考试管理

1. 考试性质　执业药师资格考试属于职业准入性考试。凡经过本考试，成绩合格者，国家发给执业药师资格证书，表明其具备执业药师的水平和能力，可以在药品生产、经营、使用单位执业。执业药师资格证书在全国范围内有效。

2. 考试目的

（1）加强对药学技术人员的职业准入控制。

（2）建立科学、公正、客观地评价和选拔人才的体系。

（3）提高药学技术人员的素质，确保药品质量，保障人民用药的安全有效，维护人民健康。

（4）逐步实现药师制度与国际执业药师资格制度接轨。

3. 考试方法　实行全国统一大纲、统一命题、统一组织的考试制度。考试方法为笔试、闭卷。试题类型全部为选择题，应考人员在固定的答案中选择正确的、最优的答案，填写在专门设计的答题卡上，无须解释和论述。

4. 考试管理

（1）参加考试必须具备的条件：中华人民共和国公民和获准在我国境内就业的其他国籍的人员。

（2）考生的专业要求：①药学、中药学专业毕业；②相关专业毕业，包括化学、化工、医学、生物、中医学。

（3）考生工作年限要求：大专学历，在药学或中药学岗位工作满 5 年；大学本科学历或学士学位，在药学或中药学岗位工作满 3 年；第二学士学位、研究生班毕业或硕士学位，在药学或中药学岗位工作满 1 年；博士学位可当年报考；相关专业相应学历或学位的人员，在药学或中药学岗位工作的年限相应增加 1 年。

（4）考试以 4 年为一个周期，参加全部科目考试的人员须在连续 4 个考试年度内通过全部科目的考试。免试部分科目的人员须在连续 2 个考试年度内通过应试科目，方可取得执业药师资格。

（5）考试科目（4 个科目）

1）执业药师：药事管理与法规（不分专业类别）；药学专业知识（一），包括药理学、药物分析、药剂学、药物化学；药学专业知识（二），包括临床药物治疗学和临床药理学；药学综合知识与技能（执业药师考试科目）。

2）执业中药师：药事管理与法规（不分专业类别）；中药学专业知识（一），包括中药学、中药化学、中药炮制学、中药药剂学、中药药理学、中药鉴定学；中药学专业知识（二），包括临床中药学、中成药学和方剂学；中药综合知识与技能（执业中药师考试科目）。

5. 考试大纲　国家执业药师资格考试各科考试大纲的内容，均按掌握、熟悉、了解三个层次要求。

在考试内容中，掌握部分约占60%，熟悉部分约占30%，了解部分约占10%。4个科目单独考试，单独计分，每份试卷满分为120分。

二、执业药师的继续教育管理

为了使执业药师始终能以较高的专业水平为人们健康服务，《执业药师资格制度暂行规定》明确规定执业药师必须接受继续教育。执业药师继续教育内容要适应各类别、各执业范围执业药师的需要，具有科学性、先进性、实用性和针对性，应以现代药学科学发展中的新理论、新知识、新方法为重点。

国家食品药品监督管理局《关于印发2006—2010年全国执业药师继续教育指导大纲的通知》（国食药监文〔2006〕532号）中指出："加强执业药师继续教育宏观指导和监督检查……增强针对性和实用性，提高质量和成效；按照缺什么补什么的原则，引导执业药师不断完善知识结构，强化药学服务理念。"

经过全国14所高等药学院校及有关专家调研论证，执业药师继续教育整个课程体系分为两大类，一是药学类；二是中药学类。每一大类中又分为专业基础课、专业课、拓展课和研讨课四种，课程总数为32门。药学类共设20门课程，其中专业基础课3门、专业课6门、拓展课6门、研讨课5门。中药学类共设20门课程，其中专业基础课4门、专业课6门、拓展课5门、研讨课5门。在药学类和中药学类课程中，内容完全相同的有8门课程，故采用同一个教学大纲，称为共用课程。除研讨专题外，每门课程的教学时间，平均为15个小时左右，相当于5个学分。由于每门课程内容不一样，执业药师继续教育施教机构可根据课程内容和执业药师实际需求适当调整教学时数。

课程体系中的研讨课，系指已通过执业药师资格考试的课程，对于这些课程将不再编写教学大纲具体内容，只列出了研讨专题。

研讨专题的数目，每门课程控制在5个或5个以内，32门课共有研讨专题148个。研讨课的教学时间，原则上每个专题为3个小时左右，可授予1个学分。

按照世界卫生组织（WHO）和国际药学联合会（FIP）提出的"七星药剂师"的角色要求，执业药师应成为健康的看护者（caregiver）、决策的制定者（decision maker）、交流者（communicator）、领导者（leader）、管理者（manager）、终身学习者（life-long learner）、教学者（teacher）。为达到这一目标，必须加强执业药师伦理道德教育，牢固树立以患者、消费者为中心的药学服务理念，把公众利益放在首位；掌握开展药学服务应当具备的法律、专业、心理健康学等方面知识，不断提高执业药师队伍的道德素质、法律素质、专业素质和人文素质，全面提升执业药师队伍的整体水平，充分发挥执业药师在卫生保健和实施国家药物政策，保障公众用药安全、有效、经济，促进公众身体健康，提高公众生命质量。

三、执业药师的注册管理

持有执业药师资格证书的人员，向注册机构申请并取得执业药师注册证后，才能以执业药师身份执业。执业药师注册内容包括执业地区、执业类别、执业范围、执业单位。执业地区为省、自治区、直辖市；执业类别为药学类、中药学类、药学与中药学类；执业范围为药品生产、药品经营、药品使用；执业单位为药品生产、经营、使用及其他需要提供药学服务的单位。药品监督管理部门根据申请人执业药师职业资格证书中注明的专业确定执业类别进行注册。获得药学和中药学两类专业执业药师职业资格证书的人员，可申请药学与中药学类执业类别注册。执业药师只能在一个执业单位按照注册的执业类别、执业范围执业。国家药品监督管理局建立完善全国执业药师注册管理信息系统，国家药品监督管理局执业药师资格认证中心承担全国执业药师注册管理信息系统的建设、管理和维护工作，收集报告相关信息。国家药品监督管理局加快推进执业药师电子注册管理，实现执业药师注册、信用信息资源共享和动态更新。

1. 申请注册

（1）申请人必须同时具备以下 5 项条件：①取得执业药师资格证书；②遵纪守法，遵守职业道德；③身体健康，能坚持在执业药师岗位工作；④经执业单位同意；⑤按规定参加继续教育学习。

（2）有下列情况之一者不予注册：①不具有完全民事行为能力之一者；②甲类、乙类传染病传染期，精神疾病发病期等健康状况不适宜或者不能胜任相应业务工作的；③因受刑事处罚，自处罚执行完毕之日到申请之日不满 3 年的；④未按规定完成继续教育学习的；⑤近三年有新增不良信息记录的；⑥国家规定不宜从事执业药师业务的其他情形的。

2. 再次注册 执业药师注册有效期为 5 年，有效期满前 30 个工作日，持证者须到原注册机构申请办理再次注册。再次注册的，须每年完成继续教育必修、选修、自修内容 30 学分。

3. 变更注册 执业药师需变更执业地区和执业单位的，应填写执业药师再次注册申请表，并提交执业药师资格证书和执业药师注册证、执业药师继续教育登记证书、县级以上（含县）疾病预防控制机构出具的健康证明原件及复印件一份、加盖公章的新执业单位合法开业证明复印件一份。注册机构受理执业药师变更注册手续，做出变更注册许可决定后，不需再通知原注册机构，网络系统将自动进行变更注册信息提示。

4. 注销注册 有下列情形之一的，执业药师注册证由药品监督管理部门注销，并予以公告：①注册有效期满未延续的；②执业药师注册证被依法撤销或者吊销的；③法律法规规定的应当注销注册的其他情形。

有下列情形之一的，执业药师本人或者其执业单位，应当自知晓或者应当知晓之日起 30 个工作日内向药品监督管理部门申请办理注销注册，并填写执业药师注销注册申请表。药品监督管理部门经核实后依法注销注册：①本人主动申请注销注册的；②执业药师身体健康状况不适宜继续执业的；③执业药师无正当理由不在执业单位执业，超过 1 个月的；④执业药师死亡或者被宣告失踪的；⑤执业药师丧失完全民事行为能力的；⑥执业药师受刑事处罚的。

5. 法律责任

（1）凡以骗取、转让、借用、伪造执业药师资格证书、执业药师注册证等不正当手段进行注册的人员，由执业药师注册机构收缴注册证并注销注册；构成犯罪的，依法追究其刑事责任。

（2）执业药师注册机构工作人员，在注册工作中玩忽职守、滥用职权、徇私舞弊，由所在单位给予行政处分；构成犯罪的，依法追究刑事责任。

四、执业药师的权力、权利与义务

1. 执业权力

（1）执业药师全权负责药品质量和药学服务质量管理工作。

（2）执业药师有权审核、监督医师的处方。对有配伍禁忌或超剂量的处方，以及危及用药安全、有效、合理的处方，有权拒绝调配。

（3）在保证药品质量和疗效等同，并且在购药者要求或同意的情况下，执业药师有权以更经济的其他商品名的该种药品进行替换，但国家特殊管理的药品和处方药除外。

（4）在病患生命安全存在危险的特殊情况下，执业药师有权紧急提供处方药品，但事后必须如实记录，并立即向执业药师管理机构报告说明情况。

（5）在没有医疗机构的地方，或者在没有执业医师时的紧急救灾、救护的情况下，执业药师有权提供处方药品。

（6）执业药师有权根据医师的诊断和医嘱向长期服用某种处方药品的慢性病患者提供该种处方药品。

（7）执业药师有权指导、监督和管理其技术助理的处方药调配、销售或供应过程。对于不正确的处方药调配、销售或供应，执业药师有权予以纠正。

（8）执业药师有权拒绝明显导致危害用药者生命健康、违反社会伦理道德的售药要求。

（9）执业药师有权否定危及安全、有效、合理用药的用药方案。

（10）执业药师有权否决危及药品质量的购进品种、购进渠道，管理药品储存过程。

（11）执业药师有权依法签署有关药学业务文件。

（12）执业药师有权选择接受继续教育的选修、自修内容及其形式和时间。

2. 执业权利

（1）以执业药师的名义从事相关业务，保障公众用药安全和合法权益，保护和促进公众健康。

（2）在执业范围内，开展药品质量管理，制订和实施药品质量管理制度，提供药学服务。

（3）参加执业培训，接受继续教育。

（4）在执业活动中，人格尊严、人身安全不受侵犯。

（5）对执业单位的工作提出意见和建议。

（6）按照有关规定获得表彰和奖励。

（7）法律、法规规定的其他权利。

3. 执业义务

（1）严格遵守《药品管理法》及国家有关药品生产、经营、使用等各项法律、法规、部门规章及政策。

（2）遵守执业标准和业务规范，恪守职业道德。

（3）廉洁自律，维护执业药师职业荣誉和尊严。

（4）维护国家、公众的利益和执业单位的合法权益。

（5）按要求参加突发重大公共事件的药事管理与药学服务。

（6）法律、法规规定的其他义务。

第三节 药学人员职业道德

道德是一种文化。它的存在和发展影响着人类文明和社会的进步。2009年3月17日中共中央、国务院关于深化医药卫生体制改革的意见中指出："构建健康和谐的医患关系。加强医德医风建设，重视医务人员人文素养培养和职业素质教育，大力弘扬救死扶伤精神。优化医务人员执业环境和条件，保护医务人员的合法权益，调动医务人员改善服务和提高效率的积极性。完善医疗执业保险，开展医务社会工作，完善医疗纠纷处理机制，增进医患沟通。在全社会形成尊重医学科学、尊重医疗卫生工作者、尊重患者的良好风气。"药师是专业性极强的职业。由于与公众信息极不对称的职业特性，药师必须依法执业，同时，也必须遵守职业道德。因为这关系着公众的用药安全及生命健康问题。因此，在药学教育中，应以培养药学技术人员的职业道德作为重要任务，贯穿于每门课程的教学之中。

一、药学职业道德基本内容

药学职业道德原则是从事药品研究、生产、经营、使用和监督管理等药学人员在药学领域活动与实践中应遵循的根本指导原则，是评价与衡量药学领域内所有人员的个人行为和思想品质的最高道德标准。药学职业道德原则概括如下。

1. 以患者为中心，实行人道主义，体现了继承性和时代性的统一。

人道主义的核心是尊重人的生命，一视同仁治愈人的疾病，保障其身心健康。在我国提倡人道主义，是主张对个人的尊重，对大众健康的关怀，贯穿于整个药学事业之中。

2. 以患者为中心，为人民防病治病提供安全、有效、经济、合理的优质药品和药学服务，是药学领域各行业药学人员共同的根本任务，也是药学职业道德的基本特点。

药学事业根本目的是保障人民健康。所以，药学人员的各项工作都必须以一切为了患者为出发点，围绕治愈疾病和提高患者生活质量开展工作。世界各国已把药物的经济性列为与安全性、有效性并列的临床用药三原则之一。所以在药品研究开发、生产、流通和临床应用过程中都必须考虑这个问题。既要为社会提供安全有效的药品，还要考虑到民众经济承受能力问题，更重要的是树立药品质量第一的理念，对人民生命健康负责，这是药学工作者神圣的使命，也是必须遵守的药学职业道德原则。

3. 全心全意为人民服务，是药学职业道德的根本宗旨。

药学人员在一生的职业生涯里，应把为救死扶伤、防病治病提供优质高效的药学服务作为一生的理想追求，应为自己从事这个神圣职业而自豪，工作中就会积极主动，任劳任怨，不计较个人得失，对业务技术才会精益求精，刻苦钻研，以饱满的热情为患者提供良好的药学服务。

案例 2-2   **"欣弗"劣药案件**

安徽某生物药业有限公司 2006 年 6～7 月生产的克林霉素磷酸酯葡萄糖注射液（欣弗）未按批准的工艺参数灭菌，降低灭菌温度，缩短灭菌时间，增加灭菌柜装载量，影响了灭菌效果。全国有 16 省区共报告欣弗不良反应病例 93 例；死亡 11 人。现已查明，该生物药业有限公司违反规定生产，是导致这起不良事件的主要原因。

问题：

1. 从职业道德层面上看该药业公司员工存在什么问题？
2. 从管理角度分析该药业公司存在什么问题？

二、药学职业道德的基本内容

1. 遵守社会公德   我国宪法中规定的社会公德是"爱祖国、爱人民、爱劳动、爱科学、爱社会主义"，这是每个公民所应遵守的。

2. 对工作、对事业极端负责   药学人员的工作质量优劣关系到人民群众健康甚至生命。每位药学人员在工作中必须有高度的责任心，严谨科学的工作态度，严格执行法律法规、规章制度和技术操作规程。

要做到对工作、对事业极端负责，首先要有高尚的药学职业道德情操，对药学事业无比热爱，对人民健康充满责任感和同情心。这样才能在药学工作实践中，避免因缺乏工作责任心而发生各种事故。

3. 对技术精益求精   在竞争激烈的市场经济中，竞争的核心是技术，而技术竞争的关键又是人才的竞争。药学人员不仅要有敬业爱岗的奉献精神，还要有娴熟的专业技术水平，德才兼备才能实现为人类解除病痛的愿望。如果仅有良好的道德修养，而缺乏熟练的业务能力，在事业上不能达到全心全意为人民服务的最高境界。所以，药学人员要树立终身学习的精神，不断扩大知识面，在工作中要关注国内外本专业的研究成果，还要了解与本学科相关知识最新的发展动态，掌握更多更新的药学技术和相关科学知识，工作中才能得心应手，游刃有余。

4. 团结协作，共同为人民健康服务   随着科学技术的发展，药学与很多学科知识交叉融合，药品在研制、生产、检验、经营和使用过程中，需要彼此密切配合才能取得预期成果。首先，要正确处理好人际关系，大家在各自平凡的工作岗位上不懈地努力，不计较个人得失。同志间要相互尊重，平等相待。工作中相互支持，技术上真诚交流，生活上互相关心，形成一个团结和谐、积极向上的良好的工作氛围，共同为发展我国的药学事业做出贡献。

5. 慎言守密   慎言守密，这是对药学人员在职业活动中言行的特殊要求。在治疗疾病过程中，药学人员也应注意贯彻保护性医疗制度，不仅要为患者严守秘密，保护隐私。还可以对患者进行适当的心理疏导，帮助患者树立战胜疾病的信心。这对于促进患者康复具有重要意义。与患者进行语言交流时，特别要讲究语言艺术和效果。做到分寸得当，避免其产生误解、疑虑、悲观等不良情绪或造成其他不必要的伤害。

6. 坚持社会效益和经济效益并重 药学事业是公益服务事业。在药品生产、经营、使用活动中首先要重视社会效益，要考虑到公共福利性和治疗疾病对药品品种的需求。当然也要重视合理的经济效益，这样做不仅可以提高企业的影响力，还可以促进企业经济的良性运转。

7. 文明礼貌 药学人员的文明礼貌有其特殊意义。在药学工作中，药学人员接待服务患者的文化素质参差不齐，经济条件也各不相同，但为人民服务的服务宗旨应当是一致的。药学人员要尊重患者，同情患者，一视同仁。提供药学服务时，态度要和蔼，特别是在交代用药方法时要耐心细致地解释，使其通俗易懂。在与患者交流时，要语气温和，让患者体会到药学人员高尚的道德情操和良好的文明素质。

8. 遵纪守法，廉洁奉公 药学技术人员在研究开发、生产、经营、配发、管理等工作中，都应严守药品管理法和有关法律法规，不能以权谋私，要依法进行药学职业活动。不能以权谋私，以药谋私，坚持原则，自觉抵制来自各方面的诱惑。这是对药学技术人员职业道德的最低要求。

三、药学职业道德规范

药学职业道德规范是社会根据其道德原则提出的，要求人们在处理个人与他人、个人与社会关系时必须普遍遵循的行为准则。药学人员的最终服务对象是患者，其职业道德行为对患者的身心康复有直接影响。因此，在药学教育中，应以培养药师的职业道德规范作为一项重要任务，贯穿于每门课程的教学之中。药师职业道德规范主要内容包括以下几部分。

（一）药师与患者的关系

1. 药师必须把患者的健康和安全放在首位。

2. 药师应向患者提供专业、真实、全面的信息。绝不能调配、推销不符合法定药品标准、疗效差的药品和保健品给患者。

3. 在患者利益和商业利益之间要做到充分考虑患者利益，药师不能利用专业服务性质在费用和价值方面欺骗患者。

4. 药师要为患者保密，必须严守病历中的个人秘密，除非法律要求，不得将患者的病情和治疗泄露给第三者。

5. 药师对患者一视同仁，尊重人们的生命和尊严。

6. 药师应不断更新和拓宽自己的专业知识，提供更好的药学服务。

（二）药师与同事的关系

1. 药师应与共事的药师及医务人员合作，保持良好的业务关系，通力合作，以提供完善的药学服务。

2. 药师应尊重同事，不应以错误方式与患者或他人讨论处方的治疗作用，以免有损开方者威信。

3. 药师绝不能同意或参与利用职业上的便利进行私下的钱财交易等行为。除非是公众提出请求，药师不应主动推荐医生或医疗服务项目。

（三）药师与社会的关系

1. 药师应维护其职业的高尚品质和荣誉 药师绝不能从事任何可能败坏职业荣誉的活动，不允许他人利用他的名字、资格、地址或照片用于面向公众的任何药品广告或表述。同时敢于揭露本行业中非法的、不道德的行为。

2. 药师在任何时候都只能为自己的服务索取公正合理的报酬 药师绝不能在可能妨碍或损害自己正常专业判断力和技能的条件下工作。

四、药学领域的道德责任

（一）药品流通领域中的道德责任

药品是特殊商品，与其他商品一样也要通过商业流通环节。药品流通领域是指药品通过销售、供应，最终用于服务对象——患者的全过程，包括生产企业的销售与供应；经营企业的采购、销售与供应；社会零售药店的采购与发售；医疗机构的采购与配发，以及仓储和运输等。在流通领域的各环节中，药学人员都必须坚守职业道德，确保药品安全、有效、经济的原则，为保障防病治病的需要尽职尽责。

1. 树立正确的经营道德观　我们经营药品的目的是为人类解除病痛。所以在经营过程中要按照《药品管理法》和有关药政法规办事；要正确处理好社会效益和经济效益的关系。

2. 做好采购供应的道德要求　药品采购供应是流通领域的重要环节，因此采购供应的关键是药品质量。采购人员要有强烈的责任感和自律性，要依法采购讲原则，进货严把质量关。采购人员要有良好的职业道德修养，要廉洁自律、克己奉公、自觉抵制各种诱惑。

3. 做好安全储运的道德要求　药品运输和储存是药品流通领域的一个重要环节，应做到按药品的性质要求正确储运，文明装卸，尽职尽责。对特殊药品的储运更要注意安全防范，严格按照《药品管理法》规定进行把关。

4. 药品销售服务中的道德要求　药品销售是药品流通领域中十分重要的环节，在销售过程中，销售人员良好的道德修养和优质的药学服务对人民防病治病及用药安全有直接影响。因此，销售工作应做到依法销售，主动热情，服务周到，实事求是，讲究信誉，不能见利忘义，这是销售工作的道德原则。

5. 药品宣传中的道德责任　药品广告宣传的目的是扩大企业的形象和对社会的影响，使消费者正确了解产品特点。药品广告不同于其他商品广告，药品是为人们防病治病的特殊商品，它的消费者是患者，因此，药品宣传中最重要的是要坚持实事求是，不言过其实，宣传内容要对社会负责，对患者负责，准确传达药品的信息，依法办事。坚持用社会公共道德和药学职业道德规范来制约宣传药品行为。

（二）药品调剂配发中的道德责任

保证患者在用药过程中的安全、有效、经济是调剂配方药学人员的基本工作责任，也是药学人员的职业道德责任。为此，必须把好药品质量关和药学服务质量关。处方调配和药品销售中，做到工作认真负责，正确指导患者的合理用药，注意收集药品不良反应。

五、执业药师职业道德准则

为了大众的健康是中国执业药师最高的职业行为准则，保障公众用药安全、有效是中国执业药师的天职。中国药师协会 2006 年 10 月发布，2009 年 6 月修订《中国执业药师职业道德准则》。中国药师协会 2007 年 3 月发布，2009 年 6 月修订《中国执业药师职业道德准则适用指导》，该指导分七章四十八条，对执业药师职业道德准则进行了诠释。

执业药师职业道德准则如下。

一、救死扶伤，不辱使命

执业药师应当将患者及公众的身体健康和生命安全放在首位，以我们的专业知识、技能和良知，尽心、尽职、尽责为患者及公众提供药品和药学服务。

二、尊重患者，平等相待

执业药师应当尊重患者或消费者的价值观、知情权、自主权、隐私权，对待患者或消费者应不分年龄、性别、民族、信仰、职业、地位、贫富，一视同仁。

三、依法执业，质量第一

执业药师应当遵守药品管理法律、法规，恪守职业道德，依法独立执业，确保药品质量和药学服务质量，科学指导用药，保证公众用药安全、有效、经济、适当。

四、进德修业，珍视声誉

执业药师应当不断学习新知识、新技术，加强道德修养，提高专业水平和执业能力；知荣明耻，正直清廉，自觉抵制不道德行为和违法行为，努力维护职业声誉。

五、尊重同仁，密切协作

执业药师应当与同仁和医护人员相互理解，相互信任，以诚相待，密切配合，建立和谐的工作关系，共同为药学事业的发展和人类的健康奉献力量。

知识链接 2-3　　　　美国药学会制定的药师职业道德规范

序言　为指导药剂师与患者、同行、其他卫生人员和公众的关系，制定本规范。

第一条　药师首先必须考虑的是维护患者的健康和安全。作为一个卫生人员，药师应奉献自己的全部才智给每一个患者。

第二条　药师绝不允许调制、推销、分发质量差、没有达到法定标准要求、缺乏疗效的药物、医疗器械或辅助品给患者。

第三条　药师应努力完善和扩大自己专业知识，并应有效地运用这些知识，使自己的专业判断力达到最佳水平。

第四条　药师有义务遵守法律，维护其职业的高尚品质和荣誉，接受本职业道德规范。药师绝不从事任何可能败坏职业荣誉的活动，同时毫无畏惧，不偏袒本行业中非法的、不道德的行为。

第五条　药师在任何时候都只能为自己的服务索取公正合理的报酬。药师绝不能同意或参与同别的卫生人员或他人利用自己职业进行私下的钱财交易和别的剥削性的行为。

第六条　药师必须严守专业记录中的个人秘密，除非因患者切身利益的需要或法律命令，否则不得在未获患者同意前公开这些记录给任何人。

第七条　药师绝不能同意在下述条件下工作：可能妨碍或损害自己正常专业判断力和技能从而使自己服务质量下降或使自己进行不道德行为的工作。

第八条　药师应尽力向患者提供专业、真实、准确、全面的信息。药师应避免在专业服务的性质、费用和价值方面欺骗患者。

思 考 题

（1）何为药师、执业药师？

（2）比较医院药房药师与生产企业药师的职责。

（3）药师的职业道德规范的主要内容包括哪些？

（4）我国对申请参加执业药师资格考试的条件是如何规定的？

（5）申请执业药师注册应具备哪些条件？

（张慧锋　刘全礼）

第三章　药事组织

药事组织（pharmaceutical affairs organization）是为了实现药学的社会任务，经由人为地分工形成的各种形式的组织机构，以及药事组织内部、外部相互协作的关系，是药事管理活动的重要组成部分。它包括药事组织机构的建立和药事管理制度的建设，以及协调药事组织与其他有关部门的组织渠道，还包括充分调动药学人员的人力和智力资源，协调药学人员和其他有关人员的关系。本章将介绍药事组织的概况，我国药品监督管理组织机构设置与职能，药品生产经营组织及行业管理，药学教育、科研机构和社会团体及国外药品监管机构简况。

第一节　药事组织概述

一、组　　织

"组织"一词，在希腊文中其原意是和谐、协调。现在一般认为，作为名词，组织是按某种需要由若干人形成的集体，即指有意识形成的职务结构或岗位结构；作为动词，则指建立组织机构的过程。因此这一概念包括了组织结构和建立组织结构的过程，即组织工作的两个方面含义。组织工作是指将实现社会任务目标所必须进行的业务活动加以分类，设置相应的机构，将监督每类活动所必需的职权授予各部门的主管人员，并规定这一单位结构内、外的上下左右间相互配合关系。通过合理的组织结构的设置和明确的职责划分，使组织结构中每个成员都明确应该做什么，应该对哪些结果负责。避免由于结构混乱和任务不明确而造成工作障碍，并为决策工作提供一个信息沟通网络，以此来反映和保证单位的目标。

各级各类药事组织机构的设置是药事管理体制的载体。如果没有一定的药事组织机构的设置，药事管理职能就不能发挥。相同或相近职能的机构如设置过多，将造成机构重叠，组织庞大臃肿；而机构设置不完备，则又会造成一些职能没有相应的机构承担。因此，合理地设置药事组织机构，建立科学的药事组织体系，是药事管理体制改革的重要内容。

二、药事组织的含义及类型

（一）药事组织的含义

药事组织是一个复杂的综合性概念，凡是药事组织机构、体系、体制都称为药事组织。一般来说药事组织概念的含义有狭义和广义之分，狭义的药事组织是指为了实现药学的社会任务所提出的目标，经由人为分工形成的各种形式的药事组织机构的总称。广义的药事组织是指：以实现药学社会任务为共同目标而建立起来的人们的集合体。它是药学人员相互影响的社会心理系统，是运用药学知识和技术的技术系统，是人们以特定形式的结构关系而共同工作的系统。

（二）药事组织的类型

药事组织大体有下列五种类型。

1. 药品生产、经营组织　药品生产、经营组织是典型的药事组织结构类型，在我国称作"药品生产企业"（即药厂、制药公司）及"药品经营企业"（即药品批发或零售企业、药店）；在欧美称为制药公司、社会药房；日本称为制药株式会社、经营株式会社和社会药局。尽管称谓不同，但其功能都是生产或经营药品。

2. 医疗机构药房组织　医疗机构药房组织是指医疗机构内以服务患者为中心，以临床药学为基础，促进临床科学、合理用药的药学技术服务和相关的药品管理工作的药学部门，常称作药剂科,现普遍称为"药学部"。医疗机构药房组织在药事组织中占有重要地位和比重,是药师比较集中的组织。

3. 药学教育和科研组织 药学教育组织的主要功能是教育,为维持和发展药学事业培养药师、药学家、药学工程师、药学企业家和药事管理的专门技术人才的组织机构。药学教育组织是较典型的模式维持组织,他的目标是双重的,即获得药学研究成果和培养药学人才进而促进药学队伍结构的优化。药学教育组织一般比较稳定,它们的子系统基本上是按学科专业划分的。

药学科研组织:在我国有独立的药物研究院,以及附设在高等医药学院校、大型制药企业、大型医院中的药物研究所、室两种类型。其主要功能是研究开发新药,改进现有药品,以及围绕药品和药学的发展进行基础研究,提高创新能力,发展药学事业。

4. 药品管理的行政组织 药品管理的行政组织是指政府机构中管理药品和药学企事业组织的国家行政机构。其功能是代表国家对药品和药学事业组织进行监督管理,制定宏观政策,对药事组织发挥引导作用,以保证国家意志的执行。

政府药品监督管理机构的主要功能作用是以法律授予的权力,对药品运行全过程的质量进行严格监督,保证向社会提供合格的药品,并依法处理违反药品管理法律、法规和规章的行为。

5. 药事社会团体、学术组织 在药事组织兴起和形成过程中,药学行业协会、学术组织发挥了统一行为规范、监督管理、联系与协调的积极作用,推动了药学事业的发展。20世纪以来,政府加强了对药品和药事的法律控制以后,药事社团组织(药学会)成为药学企事业组织与政府机构联系的纽带,发挥了协助政府管理药事的作用。

第二节 药品监督管理

一、药品监督管理组织

(一)我国药事管理体制的演变和发展

1949年10月中华人民共和国成立后,我国政府非常重视药品的监督管理工作。当年就成立了卫生部,下设药政管理处,负责全国的药品监督管理工作。1953年5月该机构更名为药政管理司,1957年改名为药政管理局。此外,还建立健全了药检机构和管理药品生产、经营的机构,颁布了一系列的药事管理法规及《中华人民共和国药典》。1984年颁布了《药品管理法》,2019年《药品管理法》第二次修订通过。药品监督管理工作从行政、检验、技术管理进入法制、科学、技术相结合的管理。药品生产经营管理体制从高度分散到相对集中的管理;药品使用管理不断完善;药学教育和科技管理逐步向现代化管理发展。总之,我国的药事管理体制经历了一个从无到有,从建立到逐步完善,不断发展的过程,并不断向法治化、科学化管理迈进。

我国药事管理体制的发展变化大体可以分为以下三个阶段。

1. 中华人民共和国药事管理制度创建时期(1949～1957年) 1949年11月1日,中华人民共和国卫生部成立,并设立了药政处,后改为药政管理局,协调全国药品生产、经营和使用各环节的药政管理。同时在有条件的省、自治区、直辖市和一些地区相继建立了药政和药检机构。1950年8月1日,中国医药公司在天津成立,统一领导全国医药商业,直属卫生部管理。自1952年开始药事管理体制进行调整,先后将药品生产企业管理划归化学工业部领导,医药商业,中药材经营划归商业部领导,并成立了医药工作委员会、中药管理委员会,由卫生部部长任主任委员,协调工作,分工负责,加强联系。1953年编纂《中国药典》(1953年版),于同年8月颁布发行,受到医药卫生界的普遍重视。通过几年实践,《中国药典》对我国药品名称的统一,制剂规格、剂量、药品质量的监督检验,都起到促进作用。

1955年3月,中国药材公司成立,负责全国中药(包括药材、饮片、成药)的生产、收购和经营工作,是农工商一体、产供销合一的企业性质的专业公司,并建立三级医药采购供应站。此外还创建了高等药学院系等,建立了中国药事管理体制,为我国药学事业的发展奠定了良好基础。

2. 我国药事管理体制的调整变化时期（1958～1998年） 1958年以后，我国医药工业发展很快，药品品种和数量大幅度增长。1964年9月1日，经国家经济贸易委员会批准，化学工业部成立了中国医药工业公司对全国医药工业实行了集中统一领导和专业化管理，制药工业初步摆脱依赖进口原料的局面，制药工业的布局也日趋合理，中药材、中成药的生产也有很大的发展。

1978年6月7日，经国务院批准，决定成立国家医药管理总局（直属国务院，由卫生部代管）。1979年1月1日，国家医药管理总局发出通知，正式成立中国药材公司、中国医药工业公司、中国医疗器械工业公司和中国医药公司。国家医药管理总局成立以后，从1978年11月到1980年1月，各省、自治区、直辖市先后成立了医药管理局或医药总公司，一些地区也相应成立医药管理机构。从此，医药事业从上到下实现了统一的管理体制。

1982年，国家医药管理总局更名为国家医药管理局，隶属于国家经济贸易委员会，负责医药（但不含中药）的行业管理。1984年9月20日，国家颁布了《药品管理法》，并于1985年7月1日正式实施。为加强药品标准工作，1993年药典委员会成为卫生部直属单位，设立国家中药品种保护审评委员会办公室和卫生部药品审评中心，挂靠在卫生部药典委员会内。此外，还设有卫生部药品监督办公室、卫生部药品不良反应监测中心和国家药品认证中心，挂靠在中国药品生物制剂检定所。

3. 我国药事管理体制新的历史发展时期（1998年至今） 1998年根据《国务院关于机构设置的通知》，组建了直属国务院领导的国家药品监督管理局，主管全国药品监督管理工作。2003年3月，第十届全国人民代表大会第一次会议通过了《国务院机构改革方案》。根据该改革方案，国务院在国家药品监督管理局的基础上组建了国家食品药品监督管理局，主管全国药品监督和食品、保健品、化妆品安全管理的综合监督管理工作。根据《国务院办公厅关于印发国家食品药品监督管理局主要职责内设机构和人员编制规定的通知》要求，对国家食品药品监管局的职责调整、主要职责、内设机构和人员编制等作了明确规定。

从总体上，我国的行政管理体制基本适应经济社会发展的要求，但面对新形势新任务还存在一些不相适应的方面。这些问题，直接影响政府全面正确履行职能，也在一定程度上制约经济社会发展，必须通过深化改革切实加以解决。2008年，国务院实施机构改革，这次改革的任务是围绕转变政府职能和理顺部门职责关系，探索实施职能有机统一的大部门体制，合理配置宏观调控部门，以改善民生为重点加强与整合社会管理和公共服务部门。2008年3月，第十一届全国人民代表大会第一次会议通过了《国务院机构改革方案》。根据方案，国家食品药品监督管理局改由卫生部管理。

当时，人民群众对食品安全问题高度关注，对药品的安全性和有效性也提出更高要求。食品安全监督管理体制，既有重复监管，又有监管"盲点"，不利于责任落实。药品监督管理能力也需要加强。为进一步提高食品药品监督管理水平，有必要推进有关机构和职责整合，对食品药品实行统一监督管理；2013年3月，第十二届全国人民代表大会第一次会议通过了《国务院机构改革和职能转变方案》，提出将国务院食品安全委员会办公室的职责、国家食品药品监督管理局的职责、国家质量监督检验检疫总局的生产环节食品安全监督管理职责、国家工商行政管理总局的流通环节食品安全监督管理职责整合，组建国家食品药品监督管理总局，主要职责是对生产、流通、消费环节的食品安全和药品的安全性、有效性实施统一监督管理等；同时，将工商行政管理、质量技术监督部门相应的食品安全监督管理队伍和检验检测机构划转食品药品监督管理部门，保留国务院食品安全委员会，具体工作由国家食品药品监督管理总局承担，国家食品药品监督管理总局加挂国务院食品安全委员会办公室牌子，不再保留食品药品监督管理局和单设的国务院食品安全委员会办公室。2018年3月，根据第十三届全国人民代表大会第一次会议批准的国务院机构改革方案，将国家工商行政管理总局的职责、国家质量监督检验检疫总局的职责、国家食品药品监督管理总局的职责、国家发展和改革委员会的价格监督检查与反垄断执法职责、商务部的经营者集中反垄断执法及国务院反垄断委员会办公室等职责整合，组建国家市场监督管理总局，作为国务院直属机构。根据方案，组建国家药品监督管理局，由国家市场监督管理总局管理。市场监管实行分级管理，药品监管机构只设到省一级，药品经营销售等行为的监管，由市县市场监管部门统一承担。

（二）药品监督管理行政机构

1. 国家药品监督管理局（National Medical Products Administration，NMPA） 内设 11 个机构，即综合和规划财务司、政策法规司、药品注册管理司（中药民族药监督管理司）、药品监督管理司、医疗器械注册管理司、医疗器械监督管理司、化妆品监督管理司、科技和国际合作司（港澳台办公室）、人事司、机关党委和离退休干部局（图3-1）。

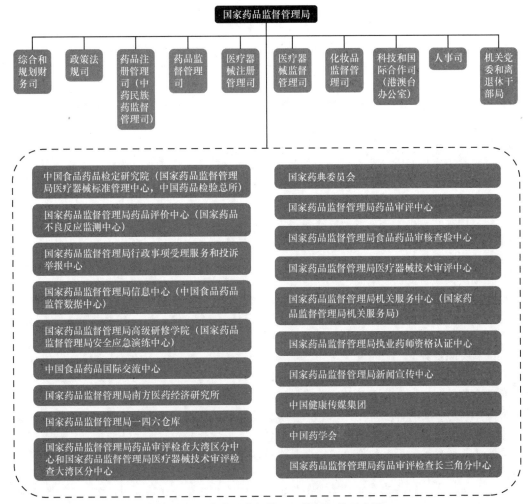

图 3-1 国家药品监督管理局组织机构示意图

2. 省级药品监督管理部门 省级药品监督管理部门主要负责药品、医疗器械、化妆品生产环节的许可、检查和处罚，以及药品批发许可、零售连锁总部许可、互联网销售第三方平台备案及检查和处罚。

3. 市、县级市场监督管理部门 市、县两级市场监督管理部门主要负责药品零售、医疗器械经营的许可、检查和处罚，以及化妆品经营和药品、医疗器械使用环节质量的检查和处罚。

4. 国家药品监督管理局直属机构 中国食品药品检定研究院（国家药品监督管理局医疗器械标准管理中心，中国药品检验总所，简称中检院）、国家药典委员会、国家药品监督管理局药品审评中心、国家药品监督管理局食品药品审核查验中心、国家药品监督管理局药品评价中心（国家药品不良反应监测中心）、国家药品监督管理局医疗器械技术审评中心、国家药品监督管理局行政事项受理服务和投诉举报中心、国家药品监督管理局机关服务中心（国家药品监督管理局机关服务局）、国家药品监督管理局信息中心（中国食品药品监管数据中心）、国家药品监督管理局高级研修学院（国家药品监督管理局安全应急演练中心）、国家药品监督管理局执业药师资格认证中心、国家药品监督管理局新闻宣传中心、中国健康传媒集团、中国食品药品国际交流中心、国家药品监督管理局南方医药经济研究所、国家药品监督管理局一四六仓库、中国药学会、国家药品监督管理局药品审评检查长三角分中心、国家药品监督管理局药品审评检查大湾区分中心和国家药品监督管理局医疗器械技术审评检查大湾区分中心（图3-1）。

知识链接3-1　　国家药品监督管理局职能配置、内设机构和人员编制规定

根据党的十九届三中全会审议通过的《中共中央关于深化党和国家机构改革的决定》《深化党和国家机构改革方案》和第十三届全国人民代表大会第一次会议批准的《国务院机构改革方案》，设立国家药品监督管理局（副部级），为国家市场监督管理总局管理的国家局。

一、职能转变

1. 深入推进简政放权　减少具体行政审批事项，逐步将药品和医疗器械广告、药物临床试验机构、进口非特殊用途化妆品等审批事项取消或者改为备案。对化妆品新原料实行分类管理，高风险的实行许可管理，低风险的实行备案管理。

2. 强化事中事后监管　完善药品、医疗器械全生命周期管理制度，强化全过程质量安全风险管理，创新监管方式，加强信用监管，全面落实"双随机、一公开"和"互联网+监管"，提高监管效能，满足新时代公众用药用械需求。

3. 有效提升服务水平　加快创新药品、医疗器械审评审批，建立上市许可持有人制度，推进电子化审评审批，优化流程、提高效率，营造激励创新、保护合法权益环境。及时发布药品注册申请信息，引导申请人有序研发和申报。

4. 全面落实监管责任　按照"最严谨的标准、最严格的监管、最严厉的处罚、最严肃的问责"要求，完善药品、医疗器械和化妆品审评、检查、检验、监测等体系，提升监管队伍职业化水平。加快仿制药质量和疗效一致性评价，推进追溯体系建设，落实企业主体责任，防范系统性、区域性风险，保障药品、医疗器械安全有效。

二、有关职责分工

1. 与国家市场监督管理总局的有关职责分工　国家药品监督管理局负责制定药品、医疗器械和化妆品监管制度，并负责药品、医疗器械和化妆品研制环节的许可、检查和处罚。省级药品监督管理部门负责药品、医疗器械和化妆品生产环节的许可、检查和处罚，以及药品批发许可、零售连锁总部许可、互联网销售第三方平台备案及检查和处罚。市县两级市场监管部门负责药品零售、医疗器械经营的许可、检查和处罚，以及化妆品经营和药品、医疗器械使用环节质量的检查和处罚。

2. 与国家卫生健康委员会的有关职责分工　国家药品监督管理局会同国家卫生健康委员会组织国家药典委员会并制定国家药典，建立重大药品不良反应和医疗器械不良事件相互通报机制和联合处置机制。

3. 与商务部的有关职责分工　商务部负责拟订药品流通发展规划和政策，国家药品监督管理局在药品监督管理工作中，配合执行药品流通发展规划和政策。商务部发放药品类易制毒化学品进口许可前，应当征得国家药品监督管理局同意。

4. 与公安部的有关职责分工　公安部负责组织指导药品、医疗器械和化妆品犯罪案件侦查工作。国家药品监督管理局与公安部建立行政执法和刑事司法工作衔接机制。药品监督管理部门发现违法行为涉嫌犯罪的，按照有关规定及时移送公安机关，公安机关应当迅速进行审查，并依法作出立案或者不予立案的决定。公安机关依法提请药品监督管理部门作出检验、鉴定、认定等协助的，药品监督管理部门应当予以协助。

二、药品监督管理组织职能

国家药品监督管理局负责制定药品、医疗器械和化妆品监管制度，负责药品、医疗器械和化妆品研制环节的许可、检查和处罚。省级药品监督管理部门负责药品、医疗器械、化妆品生产环节的许可、检查和处罚，以及药品批发许可、零售连锁总部许可、互联网销售第三方平台备案及检查和处罚。市县两级市场监督管理部门负责药品零售、医疗器械经营的许可、检查和处罚，以及化妆品经营和药品、医疗器械使用环节质量的检查和处罚。

（一）国家药品监督管理局的主要职能

（1）负责药品（含中药、民族药，下同）、医疗器械和化妆品安全监督管理。拟订监督管理政策规划，组织起草法律法规草案，拟订部门规章，并监督实施。研究拟订鼓励药品、医疗器械和化妆品新技术新产品的管理与服务政策。

（2）负责药品、医疗器械和化妆品标准管理。组织制定、公布国家药典等药品、医疗器械标准，组织拟订化妆品标准，组织制定分类管理制度，并监督实施。参与制定国家基本药物目录，配合实施国家基本药物制度。

（3）负责药品、医疗器械和化妆品注册管理。制定注册管理制度，严格上市审评审批，完善审评审批服务便利化措施，并组织实施。

（4）负责药品、医疗器械和化妆品质量管理。制定研制质量管理规范并监督实施。制定生产质量管理规范并依职责监督实施。制定经营、使用质量管理规范并指导实施。

（5）负责药品、医疗器械和化妆品上市后风险管理。组织开展药品不良反应、医疗器械不良事件和化妆品不良反应的监测、评价和处置工作。依法承担药品、医疗器械和化妆品安全应急管理工作。

（6）负责执业药师资格准入管理。制定执业药师资格准入制度，指导监督执业药师注册工作。

（7）负责组织指导药品、医疗器械和化妆品监督检查。制定检查制度，依法查处药品、医疗器械和化妆品注册环节的违法行为，依职责组织指导查处生产环节的违法行为。

（8）负责药品、医疗器械和化妆品监督管理领域对外交流与合作，参与相关国际监管规则和标准的制定。

（9）负责指导省、自治区、直辖市药品监督管理部门工作。

（10）完成党中央、国务院交办的其他任务。

（二）国家药品监督管理局内设机构职能

1. 综合和规划财务司的工作职责 负责机关日常运转，承担信息、安全、档案、保密、信访、政务公开、统计、信息化、新闻宣传等工作。对重要政务事项开展督查督办。组织开展应急管理和舆情监测工作。拟订并组织实施发展规划和专项建设规划，推动监督管理体系和信息化建设。承担机关和直属单位预决算、财务、国有资产管理及内部审计工作。组织起草综合性文稿和重要会议文件。

2. 政策法规司的工作职责 研究药品、医疗器械和化妆品监督管理重大政策。组织起草法律法规及部门规章草案。承担规范性文件的合法性审查工作。承担执法监督、行政复议、行政应诉、重大案件法制审核工作。承担行政执法与刑事司法衔接管理工作。承担普法宣传和涉及世界贸易组织的相关工作。承担全面深化改革的有关协调工作。承担疫苗质量管理体系（QMS）办公室日常工作。

政策法规司共设置了综合处、政策研究处、法规处和执法监督处等四个处室。其中，综合处的主要职责为负责司内综合事务；组织开展行政审批制度改革；承担普法宣传工作。政策研究处的主要职责为组织开展监管政策和法律制度研究；承担全面深化改革的有关协调工作；承担疫苗质量管理体系办公室日常工作。法规处的主要职责为组织起草监管法律法规及部门规章草案；承担规范性文件的合法性审查工作。执法监督处的主要职责为承担执法监督、行政复议、行政应诉、重大案件法制审核工作；承担行政执法与刑事司法衔接管理工作。

3. 药品注册管理司（中药民族药监督管理司）的工作职责　组织拟订并监督实施国家药典等药品标准、技术指导原则，拟订并实施药品注册管理制度。监督实施药物非临床研究和临床试验质量管理规范、中药饮片炮制规范，实施中药品种保护制度。承担组织实施分类管理制度、检查研制现场、查处相关违法行为工作。参与制定国家基本药物目录，配合实施国家基本药物制度。

药品注册管理司（中药民族药监督管理司）共设置了综合处（药品改革办公室）、药物研究处、中药民族药处、化学药品处和生物制品处等五个处室。其中，综合处（药品改革办公室）的主要职责为承担司内综合事务；承担药品审评审批制度改革办公室日常工作；参与制定国家基本药物目录，配合实施国家基本药物制度。药物研究处的主要职责为组织拟订并发布国家药品标准；组织拟订并监督实施药物非临床研究、药物临床试验质量管理规范。中药民族药处的主要职责为负责中药民族药、天然药物的注册管理工作；组织实施中药品种保护制度；监督实施中药饮片炮制规范；组织开展中药民族药研制环节检查，组织查处相关违法行为。化学药品处的主要职责为负责化学药品的注册管理工作；组织拟订处方药和非处方药分类管理制度；组织开展化学药品研制环节检查，组织查处相关违法行为。生物制品处的主要职责为负责生物制品的注册管理工作；组织开展生物制品研制环节检查，组织查处相关违法行为。

4. 药品监督管理司的工作职责　组织拟订并依职责监督实施GMP，组织拟订并指导实施经营、使用质量管理规范。承担组织指导生产现场检查、组织查处重大违法行为。组织质量抽查检验，定期发布质量公告。组织开展药品不良反应监测并依法处置。承担放射性药品、麻醉药品、毒性药品及精神药品、药品类易制毒化学品监督管理工作。指导督促生物制品批签发管理工作。

药品监管司共设置了综合处（经营指导处）、监管一处、监管二处、监管三处、监管四处和药物警戒处等六个处室。其中，综合处（经营指导处）的主要职责是承担司内综合事务；承担深化医药卫生体制改革工作；组织拟订并指导实施药品经营、使用质量管理规范。监管一处主要负责拟订中药生产监管制度和中药材生产质量管理规范并监督实施；组织指导中药生产环节的现场检查、质量问题处置和重大违法行为查处工作。监管二处主要负责拟订化学药品生产监管制度和GMP并监督实施；组织指导化学药品生产环节的现场检查、质量问题处置和重大违法行为查处工作。监管三处主要负责拟订生物制品生产监管制度并监督实施；组织指导生物制品生产环节的现场检查、质量问题处置和重大违法行为查处工作；指导督促生物制品批签发管理工作。监管四处主要负责拟订放射性药品、麻醉药品、毒性药品及精神药品、药品类易制毒化学品等特殊药品的生产、经营监管制度并监督实施；组织指导特殊药品的监督检查和重大违法行为查处工作。药物警戒处主要负责拟定药品不良反应监测和药物警戒制度并监督实施；拟订药品抽检制度和年度计划并组织实施，定期发布质量公告；组织开展药品再评价工作。

5. 医疗器械注册管理司的工作职责　研究药品、医疗器械和化妆品监督管理重大政策。组织起草法律法规及部门规章草案。承担规范性文件的合法性审查工作。承担执法监督、行政复议、行政应诉、重大案件法制审核工作。承担行政执法与刑事司法衔接管理工作。承担普法宣传和涉及世界贸易组织的相关工作。承担全面深化改革的有关协调工作。承担疫苗质量管理体系办公室日常工作。

医疗器械注册管理司共设置了综合处、注册一处、注册二处和注册研究处四个处室。其中，综合处主要负责司内综合事务；协调推进医疗器械审评审批制度改革工作。注册一处的主要职责是组织拟订医疗器械注册管理制度并监督实施；承担有源医疗器械、体外诊断试剂注册、高风险有源医疗器械临床试验审批工作；组织开展相关产品研制现场检查，组织查处相关违法行为。注册二处的主要职责是组织拟订医疗器械临床试验管理制度、质量管理规范并监督实施；承担无源医疗器械注册、高风险无源医疗器械临床试验审批工作；组织开展相关产品研制现场检查，组织查处相关违法行为。注册研究处的主要职责是组织拟订医疗器械标准、分类规则、命名规则和编码规则并监督实施。

6. 医疗器械监督管理司的工作职责 组织拟订并依职责监督实施医疗器械生产质量管理规范，组织拟订并指导实施医疗器械经营、使用质量管理规范。承担组织指导生产现场检查、组织查处重大违法行为工作。组织质量抽查检验，定期发布质量公告。组织开展不良事件监测并依法处置。

医疗器械监督管理司共设置了综合处、监管一处、监管二处和监测抽验处等四个处室。其中综合处主要负责司内综合事务；开展医疗器械监管制度研究。监管一处的主要职责是组织拟订并依职责监督实施有源医疗器械、无源医疗器械生产监管制度和生产质量管理规范；组织指导其生产的现场检查，组织查处其生产环节重大违法行为。监管二处的主要职责是组织拟订并依职责监督实施体外诊断试剂及临床检验器械的生产监管制度和生产质量管理规范；组织指导其生产的现场检查，组织查处其生产环节重大违法行为；组织拟订并指导实施医疗器械经营、使用质量管理规范。监测抽验处的主要职责是拟订医疗器械不良事件监测管理制度，组织开展不良事件监测并依法处置；组织质量抽查检验，定期发布质量公告；组织开展医疗器械再评价工作。

7. 化妆品监督管理司的工作职责 组织实施化妆品注册备案工作。拟订并组织实施化妆品注册备案和新原料分类管理制度。组织拟订并监督实施化妆品标准、分类规则、技术指导原则。承担拟订化妆品检查制度、检查研制现场、依职责组织指导生产现场检查、查处重大违法行为工作。组织质量抽查检验，定期发布质量公告。组织开展不良反应监测并依法处置。

化妆品监督管理司共设置了综合处、监管一处和监管二处等三个处室。其中，综合处主要负责司内综合事务；统筹化妆品监管能力建设。监管一处的主要职责是拟订并组织实施化妆品注册备案和新原料分类管理制度；组织拟订并监督实施化妆品标准、分类规则、技术指导原则。监管二处的主要职责是拟订化妆品检查制度，检查研制现场，依职责组织指导生产现场检查，组织查处重大违法行为；组织质量抽查检验，定期发布质量公告；组织开展不良反应监测并依法处置。

8. 科技和国际合作司（港澳台办公室）的工作职责 组织研究实施药品、医疗器械和化妆品审评、检查、检验的科学工具和方法。研究拟订鼓励新技术新产品的管理与服务政策。拟订并监督实施实验室建设标准和管理规范、检验检测机构资质认定条件和检验规范。组织实施重大科技项目。组织开展国际交流与合作，以及与港澳台地区的交流与合作。协调参与国际监管规则和标准的制定。

科技和国际合作司（港澳台办公室）共设置了综合处（港澳台处）、科技处、国际组织处和双边合作处等四个处室。其中，综合处（港澳台处）主要负责司内综合事务；承担外事管理和护照签证管理；承担与港澳台地区的交流与合作；指导开展非官方交流与合作；协助开展境外检查。科技处的主要职责是组织研究实施审评、检查、检验评价的科学工具和方法，以及补充检验方法等。拟订并监督实施实验室建设标准和管理规范、检验检测机构资质认定条件和检验规范。组织实施重大科技项目和国际合作项目。国际组织处的主要职责是承担与国际组织和机构间的交流与合作；协调参与国际监管规则和标准的制定。双边合作处的主要职责是组织开展政府间的双边交流与合作；承担相关合作协议的拟订和实施等工作；组织开展监管法规外文文本的审定工作。

9. 人事司的工作职责 承担机关和直属单位的干部人事、机构编制、劳动工资和教育工作，拟订人事管理及干部监督制度并组织实施。统筹管理机关和直属单位机构编制，统筹管理工资、津贴补贴及直属单位绩效工资等。指导相关人才队伍建设工作，统筹管理干部培训，加强人才队伍建设。承担执业药师资格管理工作，负责执业药师资格准入管理，制定执业药师资格准入制度，指导监督执业药师注册工作。

10. 机关党委的工作职责 负责推进机关和在京直属单位党的政治建设、思想建设、组织建设、作风建设、纪律建设，把制度建设贯穿其中。对党员进行教育、管理、监督和服务。承担党风廉政建设和反腐败工作。指导直属机关群团组织开展工作，推进精神文明建设。承担局党组巡视工作，负责内部巡视的组织实施和中央巡视的协调配合。

11. 离退休干部局的工作职责 负责机关离退休干部服务管理工作。负责机关离退休干部党的建设，承担机关离退休党员干部教育管理监督工作。负责落实机关离退休干部政治、生活待遇，组织开展文化活动。承担机关离退休经费管理工作。指导直属单位离退休干部工作。

三、药品检验机构

药品检验机构是依法成立，由药品监督管理部门设置或者指定，依据相关标准或规范开展药品检验活动，并能够承担相应法律责任的机构。药品检验机构应当满足相应法律法规及相应领域技术规范的要求，方可按照程序指定。未经指定，任何机构不得从事药品监督管理所需的检验活动。从事疫苗等生物制品批签发的机构应当由国务院药品监督管理部门指定。

为进一步加强全面药品监管能力建设，需提高检验检测能力，应瞄准国际技术前沿，以中检院为龙头、国家药品监督管理局重点实验室为骨干、省级检验检测机构为依托，完善科学权威的药品、医疗器械和化妆品检验检测体系。加快推进创新疫苗及生物技术产品评价与检定国家重点实验室建设，纳入国家实验室体系。持续加强医疗器械检验检测机构建设，加快建设化妆品禁限用物质检验检测和安全评价实验室，补齐检验检测能力短板。省级检验检测机构要加强对市县级检验检测机构的业务指导，开展能力达标建设。

（一）中检院

中检院是国家检验药品生物制品质量的法定机构和最高技术仲裁机构，前身是1950年成立的中央人民政府卫生部药物食品检验所和生物制品检定所。1961年，两所合并为卫生部药品生物制品检定所。1998年，由卫生部成建制划转为国家药品监督管理局直属事业单位。2010年，经中央机构编制委员会办公室（以下简称中央编办）批准更名为中国食品药品检定研究院，加挂国家食品药品监督管理局医疗器械标准管理中心的牌子，对外使用"中国药品检验总所"的名称。2018年，根据中央编办关于国家药品监督管理局所属事业单位机构编制的批复，中检院为国家药品监督管理局所属公益二类事业单位（正局级）。

1. 机构设置　中检院内设机构共有28个内设机构，其中业务机构主要包括食品检定所、中药民族药检定所、化学药品检定所、生物制品检定所、医疗器械检定所、体外诊断试剂检定所、化妆品检定所、药用辅料和包装材料检定所、医疗器械标准管理研究所、化妆品安全技术评价中心、实验动物资源研究所、标准物质与标准化管理中心、安全评价研究所、技术监督中心等。

2. 中国食品药品检定研究院职能

（1）承担食品、药品、医疗器械、化妆品及有关药用辅料、包装材料与容器（以下统称为食品药品）的检验检测工作。组织开展药品、医疗器械、化妆品抽验和质量分析工作。负责相关复验、技术仲裁。组织开展进口药品注册检验及上市后有关数据收集分析等工作。

（2）承担药品、医疗器械、化妆品质量标准、技术规范、技术要求、检验检测方法的制修订及技术复核工作。组织开展检验检测新技术新方法新标准研究。承担相关产品严重不良反应、严重不良事件原因的实验研究工作。

（3）负责医疗器械标准管理相关工作。

（4）承担生物制品批签发相关工作。

（5）承担化妆品安全技术评价工作。

（6）组织开展有关国家标准物质的规划、计划、研究、制备、标定、分发和管理工作。

（7）负责生产用菌毒种、细胞株的检定工作。承担医用标准菌毒种、细胞株的收集、鉴定、保存、分发和管理工作。

（8）承担实验动物饲育、保种、供应和实验动物及相关产品的质量检测工作。

（9）承担食品药品检验检测机构实验室间比对及能力验证、考核与评价等技术工作。

（10）负责研究生教育培养工作。组织开展对食品药品相关单位质量检验检测工作的培训和技术指导。

（11）开展食品药品检验检测国际（地区）交流与合作。

（12）完成国家药品监督管理局交办的其他事项。

3. 药品质量监督检验类型 国家对药品质量的监督管理采取监督检验，这种监督检验与药品生产检验、药品验收检验的性质不同。药品监督检验具有第三方检验的公正性，因为它不涉及买卖双方的经济利益，不以营利为目的。药品监督检验是代表国家对研制、生产、经营、使用的药品质量进行的检验，具有比生产或验收检验更高的权威性。药品监督检验是根据国家的法规进行的检验，在法律上具有更强的仲裁性。

药品质量检验根据其目的和处理方法不同可以分为抽查性检验、注册检验、国家检验、委托检验、进口检验和复验 6 种类型。

（1）抽查性检验：是药品监督管理部门授权的药品检验机构，根据药品监督管理部门抽检计划，对药品生产、经营、使用单位抽出样品实施检验。发现质量问题和倾向，指导并加强国家对药品质量的宏观控制，督促企业、事业单位按药品标准生产、经营、使用合格药品。抽查检验属于药品监督管理部门的日常监督，抽查检验结果由政府药品监督管理部门发布药品质量检验公告，并依法处理不合格药品的生产、经营、使用者。

（2）注册检验：注册检验是指审批新药和仿制已有国家标准药品品种进行审批时的检验及审批进口药品所需进行的检验。承担注册检验的药品检验机构应当在规定的时限内完成检验，出具药品注册检验报告，上报药品监督管理部门。

（3）国家检验：是指国家法律或药品监督管理部门规定某些药品在销售前必须经过指定的政府药品检验机构检验，合格的才准予销售。对于这种药品，虽然已经取得了药品生产批准证明文件，但是，如果在销售前没有经过药品检验机构对其药品实施检验，则该行为被认为是违法行为，所以此类型属于强制性检验。欧美许多国家的药事法中都有强制性检验的规定，我国于 2001 年开始实施，简称为"批检"。强制性检验，主要是对一些存在安全性隐患需要加强管理的品种实施上市前的检验行为。

（4）委托检验：行政、司法等部门涉案样品的送检；药品生产企业、经营企业和医疗机构因不具备检验技术和检验条件而委托药品检验所检验的药品均属委托检验。

（5）进口检验：又称口岸检验，指药品生产企业和药品经营企业依据《药品进口管理办法》、《进口药材管理办法（试行）》及《蛋白同化制剂、肽类激素进出口管理办法（暂行）》相关文件规定，提出的对抵达口岸的进口药品、药材等依法检验的申请。

（6）复验：药品被抽检者对药品检验机构的检验结果有异议，在《药品管理法》规定的时限内，可以向原药品检验机构或者上一级药品监督管理部门设置或确定的药品检验机构申请复检，也可以直接向国务院药品监督管理部门设置或者确定的药品检验机构申请复检。复检是为了保证药品检验结果的真实准确，保护当事人的合法权益。

4. 药品标准 药品标准制度是药品监管的重要保障，药品标准制定的科学合理、标准水平的高低，直接影响公众用药安全和身体健康，关系到广大人民群众的切身利益。药品标准是国家为了保证药品质量，对生产药品的质量指标、检验方法及生产工艺等技术要求，所做出科学技术规定，法定的药品质量标准具有法律的效力，是从事药品研制、生产、流通、使用、检验的单位、人员和监督管理部门，在各环节必须共同遵循的强制性技术准则和法定依据。

《药品管理法》第二十八条明确规定"药品应当符合国家药品标准。经国务院药品监督管理部门核准的药品质量标准高于国家药品标准的，按照经核准的药品质量标准执行；没有国家药品标准的，应当符合经核准的药品质量标准"。

国家药品标准是指国务院药品监督管理部门颁布的《中国药典》和药品标准。国家药品标准的制定和修订由国务院药品监督管理部门会同国务院卫生健康主管部门组织药典委员会负责。国家药品标准是国家为保证药品质量，对药品的质量指标、检验方法等作出的强制性技术规定。《药品注册管理办法》第八条第二款规定：药品应当符合国家药品标准和经国家药品监督管理局核准的药品质量标准。经国家药品监督管理局核准的药品质量标准，为药品注册标准。

同时，中药饮片应当按照国家药品标准炮制；国家药品标准没有规定的，应当按照省、自治区、直辖市人民政府药品监督管理部门制定的炮制规范炮制。

《中国药典》是国家药品标准的重要组成部分，是药品生产、检验、监管均应遵循的法定技术标准，其颁布实施必将对保障药品质量、维护公众健康、促进医药产业发展产生积极而深远的影响，在药品质量控制理念、品种收载，通用技术要求的制定和完善，检验技术的应用、检验项目及其限度标准的设置等方面，对保证药品安全有效和质量可控具有较强的前瞻性和导向性作用。《中国药典》（2020年版）持续完善了以凡例为基本要求、通则为总体规定、指导原则为技术引导、品种正文为具体要求的药典架构，不断健全以《中国药典》为核心的国家药品标准体系。《中国药典》收载的凡例、通则/生物制品通则、总论对药典收载以外的其他药品具有同等约束力；《药品注册管理办法》明确规定，药品注册标准应当符合《中国药典》通用技术要求，不得低于《中国药典》的规定。因此，《中国药典》对已上市药品的生产和药品的研发上市都具有强制约束力，作为药品监管的重要技术手段，《中国药典》对于促进医药产业结构调整、产品升级换代、生产工艺优化及淘汰落后产能等也将发挥积极的推动作用。

案例 3-1　　　　　对小败毒膏的风险控制

2020年7月，药品监管部门监测发现，天津市某生物药业有限公司生产的口服药小败毒膏出现聚集性不良反应信号。天津市药品监督管理局立即对涉案批次药品采取风险控制措施，并深入开展调查。经天津市药品检验研究院按照国家药品监督管理局《小败毒膏中莨菪碱类生物碱检查项补充检验方法》检验，天津市某生物药业有限公司生产的A批次小败毒膏（库存、留样、退回）中含莨菪碱类生物碱，与该公司库存中B批次颠茄流浸膏的成分 [《中国药典》（2015年版）一部] 相符，并与天津市药品监督管理局监督下该公司模拟添加同批次颠茄流浸膏生产的小败毒膏检验结果相同。同时，经检测，B批次小败毒膏和模拟批小败毒膏中硫酸阿托品（或硫酸天仙子胺）、山莨菪碱、东莨菪碱、东莨菪碱内脂成分、含量基本相符。综合以上检验结论，依据《药品管理法》第九十八条第二款第一项规定，天津市某生物药业有限公司生产的A批次小败毒膏为假药。

对公司生产场所现场检查，发现库存的B批次颠茄流浸膏实际重量与标签标示重量不符；其入库重量与实际库存重量、用于产品生产的重量之和不符。

综上，天津市某生物药业有限公司于2020年4月2日生产小败毒膏（批号A）过程中，混入了用于生产外用贴膏的中间品颠茄流浸膏，共生产A批次小败毒膏10 980盒，违法所得5625.5元，货值金额91 591.5元。

问题：

1. 该药业有限公司的行为违反了哪些规定？会受到什么处罚？

2. 现场检查和产品抽检属于药品质量监督检验的哪一类检验？

3. 通过该案例，谈谈药品质量监管的重要性和迫切性。而作为专业的从业人员来说，要从哪些方面严格控制药品质量？

（二）省、市级药品检验所

按照《关于加强食品药品检验检测体系建设的指导意见》文件中层级架构的基本原则，药品检验设置为国家、省、市三级检验检测机构。依照《药品管理法》的相关规定，各省、自治区、直辖市设立省级药品检验所，直属省级药品监督管理局，是承担辖区内药品、化妆品等质量检验的法定专业技术机构。地市级药品检验机构主要承担药品检验和化妆品检验等保障药品安全及用药可及的基础性工作，是药品监管的重要技术支撑。

（三）药品检验检测能力建设

药品检验检测体系是药品监管体系的重要组成部分。药品检验检测机构能力建设分为 3 个层级。其中，A 级"全面能力"、B 级"较高能力"和 C 级"常规能力"，原则上 A 级至 C 级能力逐级向下覆盖。

A 级的功能定位：能够全面提供药品监管技术支撑服务，具有较强的技术引领和指导能力，具备较强的基础性研究、技术创新、仲裁检验和复检能力；能够开展药品检验检测新技术、新方法、新标准研究；能够在相关领域开展国际交流与合作，在参与国际标准制修订中发挥积极作用，具有较强的国内外公信力和影响力。同时，能够完成相应的国家药品法定检验、监督检验、执法检验、生物制品批签发、风险监测、风险评估、司法检验等任务；能够在药品质量安全重大突发事件应对和应急检验中发挥核心技术支撑作用；能够指导 B 级和 C 级药品相关领域检验检测工作；能够为政府部门发布药品质量公告提供可靠的技术支持。

B 级的功能定位：具备较高的药品检验检测能力，优势领域能够达到国内领先、接轨国际水平；具备一定的科研能力，能够开展相关领域的交流与合作，开展基础性、关键性检验检测技术及快速和补充检验检测方法研究，开展或参与标准的制修订工作。同时，具备突发事件预警反应能力；能够完成相应的法定检验、监督检验、执法检验、应急检验、风险监测、风险评估等任务；能够指导 C 级药品相关领域检验检测工作；能够为政府部门发布药品质量公告提供可靠的技术支持。

C 级的功能定位：具备药品常规检验检测能力，满足批量、快速检验检测和区域监管的技术保障需求；能够完成相应的药品监督执法常规性检验检测、应急检验任务；能够为政府部门日常监管和执法提供可靠的技术支持；具备一定的科研能力，开展快速和补充检验检测方法研究，参与地方标准的制修订工作。

四、国家药典委员会

国家药典委员会（Chinese Pharmacopoeia Commission）（原名称为卫生部药典委员会）成立于 1950 年，根据《药品管理法》的规定，负责组织编纂《中国药典》及制定、修订国家药品标准，是法定的国家药品标准工作专业管理机构。

1. 机构设置　药典委员会的常设办事机构实行秘书长负责制，下设办公室、人事处、业务综合处、药品信息处、中药处、化学药品处、生物制品处等处室，以及《中国药品标准》杂志社等分支机构。

2. 主要职责　国家药典委员会的主要职责如下。

（1）组织编制、修订和编译《中国药典》及配套标准。

（2）组织制定、修订国家药品标准。参与拟订有关药品标准管理制度和工作机制。

（3）组织《中国药典》收载品种的医学和药学遴选工作。负责药品通用名称命名。

（4）组织评估《中国药典》和国家药品标准执行情况。

（5）开展药品标准发展战略、管理政策和技术法规研究。承担药品标准信息化建设工作。

（6）开展药品标准国际（地区）协调和技术交流，参与国际（地区）间药品标准适用性认证合作工作。

（7）组织开展《中国药典》和国家药品标准宣传培训与技术咨询，负责《中国药品标准》等刊物编辑出版工作。

（8）负责药典委员会各专业委员会的组织协调及服务保障工作。

（9）承办国家药品监督管理局交办的其他事项。

五、国家药品监督管理局药品审评中心

国家药品监督管理局药品审评中心（Center for Drug Evaluation）（以下简称为药品审评中心）

是国家药品监督管理局药品注册技术审评机构，负责对药品注册申请进行技术审评。2011年，药品审评中心进行了机构改革。新的组织架构将建立良好的审评工作机制及管理制度，强化学科间的横向联系与制约，建立审评纠错、学术监督和质量评价机制，建立职业化、专业化的审评职务体系。2016年，该中心启动大规模人才招聘工作，化学药和疫苗临床试验申请、中药各类注册申请已实现按时限审评，基本消除了药品审评积压。推进适应证团队、项目管理、优先审评、专家咨询委员会、沟通交流、信息公开等审评制度建设，初步建立了以临床疗效为核心，规范指导在前、沟通交流在中、审评决策在后的审评管理体系。

1. 主要职能

（1）负责药物临床试验、药品上市许可申请的受理和技术审评。

（2）负责仿制药质量和疗效一致性评价的技术审评。

（3）承担再生医学与组织工程等新兴医疗产品涉及药品的技术审评。

（4）参与拟订药品注册管理相关法律法规和规范性文件，组织拟订药品审评规范和技术指导原则并组织实施。

（5）协调药品审评相关检查、检验等工作。

（6）开展药品审评相关理论、技术、发展趋势及法律问题研究。

（7）组织开展相关业务咨询服务及学术交流，开展药品审评相关的国际（地区）交流与合作。

（8）承担国家药品监督管理局国际人用药品注册技术协调会议（ICH）相关技术工作。

（9）承办国家药品监督管理局交办的其他事项。

2. 机构设置　药品审评中心内设十九个部门，主要业务部门包括业务管理处、质量管理处、合规处、临床试验管理处、数据管理处、中药民族药药学部、化药药学一部、化药药学二部、生物制品药学部、药理毒理学部、中药民族药临床部、化药临床一部、化药临床二部、生物制品临床部和统计与临床药理学部等。

（1）业务管理处：负责药品申请受理、审评资料管理及审评任务的综合管理工作；负责协调与注册申请人的沟通交流和业务咨询；负责审评专家咨询委员会的相关工作；承办中心交办的其他事项。

（2）质量管理处：组织拟订中心管理制度等规范性文件并监督实施；组织拟订药品审评技术指导原则；承担药品审评质量管理及药品审评相关法务工作；承担复审组织工作；承担药品审评科研课题管理并负责组织开展相关理论研究；承担国家药品监督管理局ICH相关技术工作；承办中心交办的其他事项。

（3）合规处：承担与药品审评相关的检查、检验等合规性审查的沟通协调，并提出处理建议；负责拟订并实施相关技术性文件；承办中心交办的其他事项。

（4）临床试验管理处：负责药物临床试验登记与信息公示平台的信息审核等相关工作；负责组织与药品审评相关的药物临床试验期间非预期严重不良反应及药物研发期间安全性更新报告的接收、分析和评估；负责拟订并实施相关技术性文件；承办中心交办的其他事项。

（5）数据管理处：负责药品审评信息化相关工作；承担数据及网络安全工作；组织开展审评工作数据的分析和利用；负责拟订并实施相关技术性文件；承办中心交办的其他事项。

（6）中药民族药药学部：负责中药民族药、天然药物临床试验申请、上市申请、进口再注册申请、相关补充申请及其他申请的药学技术审评工作；负责拟订并实施相关技术审评指导原则；承办中心交办的其他事项。

（7）化药药学一部：负责化学药物新药、改良型新药和原研药品未在国内上市的仿制药、原研进口药临床试验申请、上市申请及其他申请的药学技术审评工作；负责拟订并实施相关技术审评指导原则；承办中心交办的其他事项。

（8）化药药学二部：负责化学药物原研药品已在国内上市的仿制药临床试验申请、上市申请，化学药物进口再注册申请、相关补充申请及其他申请的药学技术审评工作；负责拟订并实施相关技术审评指导原则；承办中心交办的其他事项。

（9）生物制品药学部：负责生物制品临床试验申请、上市申请、进口再注册申请、相关补充申请及其他申请的药学技术审评；负责血源筛查诊断试剂的临床试验申请、上市申请、进口再注册申请、相关补充申请及其他申请的药学技术审评；负责拟订并实施相关技术审评指导原则；承办中心交办的其他事项。

（10）药理毒理学部：负责各类药品临床试验申请、上市申请、进口再注册申请、相关补充申请及其他申请的药理毒理学技术审评；负责拟订并实施相关技术审评指导原则；承办中心交办的其他事项。

（11）中药民族药临床部：负责中药民族药、天然药物临床试验申请、上市申请、进口再注册申请、相关补充申请及其他申请的临床技术审评；负责拟订并实施相关技术审评指导原则；承办中心交办的其他事项。

（12）化药临床一部：负责精神障碍疾病药物、镇痛药及麻醉科药物、内分泌疾病药物、抗风湿及免疫药物、呼吸系统疾病及抗过敏药物、抗肿瘤药物、血液病药物、医学影像学等化学药物和治疗用生物制品（血液制品、基因治疗产品、细胞治疗产品除外）临床试验申请、上市申请、相关补充申请、进口再注册申请及其他申请的临床技术审评；负责拟订并实施相关技术审评指导原则；承办中心交办的其他事项。

（13）化药临床二部：负责神经系统疾病药物、循环系统疾病药物、肾脏泌尿系统疾病药物、生殖系统药物、消化系统疾病药物、抗感染药物、电解质酸碱平衡及营养药、扩容药、皮肤科及五官科疾病药物、器官移植、外科等化学药物和治疗用生物制品（血液制品、基因治疗产品、细胞治疗产品除外）临床试验申请、上市申请、相关补充申请、进口再注册申请及其他申请的临床技术审评；负责拟订并实施相关技术审评指导原则；承办中心交办的其他事项。

（14）生物制品临床部：负责预防用生物制品、血液制品及新型医疗产品（基因治疗、细胞治疗及其他再生医学与组织工程中涉及药品的产品）临床试验申请、上市申请、进口再注册申请、相关补充申请及其他申请的临床技术审评；负责拟订并实施相关技术审评指导原则；承办中心交办的其他事项。

（15）统计与临床药理学部：负责各类药品临床试验申请、上市申请、进口再注册申请、相关补充申请及其他申请的生物统计学、临床药理学及生物等效性试验的技术审评；负责拟订并实施相关技术审评指导原则；承担仿制药质量和疗效一致性评价相关技术协调工作；承办中心交办的其他事项。

六、国家药品监督管理局药品评价中心（药品不良反应监测中心）

根据《中央编办关于国家药品监督管理局所属事业单位机构编制的批复》（中央编办复字〔2018〕115号），国家药品监督管理局药品评价中心（国家药品不良反应监测中心）（以下简称为药品评价中心）为国家药品监督管理局所属公益一类事业单位（保留正局级）。

1. 主要职责

（1）组织制定修订药品不良反应、医疗器械不良事件、化妆品不良反应监测与上市后安全性评价及药物滥用监测的技术标准和规范。

（2）组织开展药品不良反应、医疗器械不良事件、化妆品不良反应、药物滥用监测工作。

（3）开展药品、医疗器械、化妆品的上市后安全性评价工作。

（4）指导地方相关监测与上市后安全性评价工作。组织开展相关监测与上市后安全性评价的方法研究、技术咨询和国际（地区）交流合作。

（5）参与拟订、调整国家基本药物目录。

（6）参与拟订、调整非处方药目录。

（7）承办国家药品监督管理局交办的其他事项。

2.机构设置 药品评价中心共设置8个内设机构，分别为办公室（人事党务处）、综合业务处、化学药品监测和评价一部、化学药品监测和评价二部、中药监测和评价部、医疗器械监测和评价一部、医疗器械监测和评价二部，以及化妆品监测和评价部。

（1）化学药品监测和评价一部：承担神经系统药物、精神障碍疾病药物、镇痛药及麻醉科药物、生殖系统药物、抗感染药物、电解质酸碱平衡及营养药、扩容药、皮肤科及五官科药物、器官移植、外科等化学药物的不良反应监测与上市后安全性评价工作。参与拟订、调整国家基本药物目录。承担药物滥用监测工作。承办中心交办的其他事项。

（2）化学药品监测和评价二部（生物制品监测与评价部）：承担循环系统疾病药物、肾脏泌尿系统疾病药物、内分泌疾病药物、抗风湿及免疫药物、呼吸系统疾病及抗过敏药物、消化系统药物、抗肿瘤药物、血液病药物、医学影像学等化学药物的不良反应监测与上市后安全性评价工作。承担生物制品的不良反应监测与上市后安全性评价工作。承办中心交办的其他事项。

（3）中药监测和评价部：承担中药、民族药及天然药物的不良反应监测与安全性评价工作。组织开展非处方药转换评价工作，参与拟订、调整非处方药品种目录。承办中心交办的其他事项。

（4）医疗器械监测和评价一部：承担有源类、体外诊断类医疗器械不良事件监测与上市后安全性评价工作。承办中心交办的其他事项。

（5）医疗器械监测和评价二部：承担无源类医疗器械不良事件监测与上市后安全性评价工作。承办中心交办的其他事项。

（6）化妆品监测和评价部：承担化妆品不良反应监测与上市后安全性评价工作。承办中心交办的其他事项。

七、国家药品监督管理局食品药品审核查验中心

根据《中央编办关于国家药品监督管理局所属事业单位机构编制的批复》（中央编办复字〔2018〕115号），国家药品监督管理局食品药品审核查验中心（以下简称为食品药品审核查验中心）为国家药品监督管理局所属公益二类事业单位（保留正局级）。

1.主要职责

（1）组织制定修订药品、医疗器械、化妆品检查制度规范和技术文件。

（2）承担药物临床试验、非临床研究机构资格认定（认证）和研制现场检查。承担药品注册现场检查。承担药品生产环节的有因检查。承担药品境外检查。

（3）承担医疗器械临床试验监督抽查和生产环节的有因检查。承担医疗器械境外检查。

（4）承担化妆品研制、生产环节的有因检查。承担化妆品境外检查。

（5）承担国家级检查员考核、使用等管理工作。

（6）开展检查理论、技术和发展趋势研究、学术交流及技术咨询。

（7）承担药品、医疗器械、化妆品检查的国际（地区）交流与合作。

（8）承担国家市场监督管理总局委托的食品检查工作。

（9）承办国家药品监督管理局交办的其他事项。

2.机构设置 食品药品审核查验中心共设置10个内设机构，包括办公室、信息管理处、检查一处、检查二处、检查三处、检查四处、检查五处、检查六处、人事处（党委办公室）及财务处等。

（1）检查一处：组织制修订药物临床研究相关检查制度规范和技术文件。组织开展药物临床研究机构检查。组织开展新药、生物制品临床试验研制现场检查、注册现场检查、有因检查。组织开展医疗器械临床试验的监督抽查、有因检查。承担相关检查员的考核、使用等管理工作。开展相关领域境外检查、国际（地区）交流合作及相关技术研究。承办中心交办的其他事项。

（2）检查二处：组织制修订药物非临床研究相关检查制度规范和技术文件。组织开展药物研制、药品注册相关药理毒理研究、临床药理学及人体生物等效性试验的注册现场检查、有因检查。组织开展药物非临床研究质量管理规范认证检查。组织开展仿制药质量和疗效一致性评价临床试

验检查工作。承担相关检查员的考核、使用等管理工作。开展相关领域境外检查、国际（地区）交流合作及相关技术研究。承办中心交办的其他事项。

（3）检查三处：组织制修订中药、生物制品检查制度规范和技术文件。组织开展中药、生物制品注册现场检查及生产环节的有因检查。承担相关检查员的考核、使用等管理工作。开展相关领域境外检查、国际（地区）交流合作及相关技术研究。承办中心交办的其他事项。

（4）检查四处：组织制修订化学药品检查制度规范和技术文件。组织开展化学药品注册现场检查及生产环节的有因检查。承担相关检查员的考核、使用等管理工作。开展相关领域境外检查、国际（地区）交流合作及相关技术研究。承办中心交办的其他事项。

（5）检查五处：组织制修订医疗器械检查制度规范和技术文件。组织开展医疗器械生产环节的有因检查。承担相关检查员的考核、使用等管理工作。开展相关领域境外检查、国际（地区）交流合作及相关技术研究。承办中心交办的其他事项。

（6）检查六处：组织制修订化妆品检查制度规范和技术文件。组织开展化妆品研制、生产环节的有因检查。承担相关检查员的考核、使用等管理工作。承担国家市场监督管理总局委托的食品相关检查工作。开展相关领域境外检查、国际（地区）交流合作及相关技术研究。承办中心交办的其他事项。

八、国家药品监督管理局执业药师资格认证中心

根据《中央编办关于国家药品监督管理局所属事业单位机构编制的批复》（中央编办复字〔2018〕115号），国家药品监督管理局执业药师资格认证中心为国家药品监督管理局所属公益二类事业单位（保留正局级）。

1. 主要职责

（1）开展执业药师资格准入制度及执业药师队伍发展战略研究，参与拟订完善执业药师资格准入标准并组织实施。

（2）承担执业药师资格考试相关工作。组织开展执业药师资格考试命审题工作，编写考试大纲和考试指南。负责执业药师资格考试命审题专家库、考试题库的建设和管理。

（3）组织制订执业药师认证注册工作标准和规范并监督实施。承担执业药师认证注册管理工作。

（4）组织制订执业药师认证注册与继续教育衔接标准。拟订执业药师执业标准和业务规范，协助开展执业药师配备使用政策研究和相关执业监督工作。

（5）承担全国执业药师管理信息系统的建设、管理和维护工作，收集报告相关信息。

（6）指导地方执业药师资格认证相关工作。

（7）开展执业药师资格认证国际（地区）交流与合作。

（8）协助实施执业药师能力与学历提升工程。

（9）承办国家药品监督管理局交办的其他事项。

2. 内设机构 根据上述主要职责，国家药品监督管理局执业药师资格认证中心设置4个内设机构。

（1）办公室（人事党务处）：负责中心行政事务和综合协调工作，承担综合性文稿起草，会议、公文、印章、档案管理及政务信息、新闻宣传、督查督办、安全保密、应急管理、信访接待和后勤保障工作。承担中心人事管理、机构编制、队伍建设、干部监督、退休人员管理服务、外事管理等工作。承担中心党务、党风廉政建设、纪检监察、统战及群团管理工作。承担中心财务、国有资产管理工作。承办中心交办的其他事项。

（2）考试处：组织制订并实施执业药师资格考试相关工作管理制度。承担执业药师资格考试相关工作。开展执业药师资格准入制度研究，参与拟订完善执业药师资格准入制度。组织开展执业药师资格考试命题、组卷、审卷及考试测评等工作，编写考试大纲、考试指南等考试用书。负

责执业药师命审题专家库、考试题库的建设和管理。研究制订执业药师资格制度与对应职称制度的衔接标准和方案。组织制订执业药师资格准入与药学教育衔接标准。承办中心交办的其他事项。

（3）注册管理处：组织制订执业药师认证注册工作标准和规范并监督实施。承担执业药师认证注册管理工作。开展执业药师队伍发展战略研究。拟订执业药师执业标准和业务规范。协助开展执业药师相关执业监督工作。组织制订执业药师认证注册与继续教育衔接标准。组织拟订并指导实施执业药师实训培养方案。协助实施执业药师能力与学历提升工程。指导地方执业药师认证注册相关工作。协助开展执业药师在国际或地区间的执业资格互认与合作研究。承办中心交办的其他事项。

（4）信息处：承担中心信息化工作。拟订中心信息化建设规划并组织实施。承担全国执业药师管理信息系统管理工作。负责中心网站的运行维护及信息发布工作。负责中心数据安全、保密工作。负责执业药师数据收集统计、信息服务工作。承担全国执业药师管理信息系统培训工作。承办中心交办的其他事项。

知识链接 3-2　　　　国家药品监督管理局连任 ICH 管理委员会成员

2021 年 6 月 3 日，在 ICH 2021 年第一次大会上，中国国家药品监督管理局再次当选为 ICH 管理委员会成员。

ICH 于 1990 年 4 月由欧共体、美国和日本三方政府药品注册部门和制药工业协会共同发起成立，旨在药品注册技术领域协调建立关于药品质量、安全性和有效性等的共同国际技术标准和规范，从而减少药品研发和上市成本，推动创新药品及早用于治疗患者。

中国国家药品监督管理部门 2017 年 6 月加入 ICH，2018 年 6 月当选为 ICH 管理委员会成员，并全面履行相应义务。加入 ICH，标志着国际社会对中国政府药品审评审批改革和中国医药产业的认可，意味着国际社会愿意接纳中国监管部门、制药产业和研究机构加入国际最高规则和标准的制订过程。而连任更是显示了国际社会对我国药品监管工作和药审改革成效的认可，也是我国药品监管国际化进程中的又一里程碑事件。

ICH 工作的实质是审评标准的国际化。加入 ICH 后，国家药品监督管理部门推动我国充分实施 46 个 ICH 指导原则，借鉴国际经验深化药审改革，吸引全球创新资源加速流向中国。中国上市的创新药连续增加，仅 2020 年就审评通过创新药上市申请 20 个品种、境外生产原研药品新药上市申请 72 个品种，使国内患者更快更多用上全球新药。处理 ICH 秘书处邮件 2266 封，派代表参与 ICH 各项会议 71 场，选派 69 名专家参与 36 个专家工作组、参加 1026 场议题协调工作组电话会议，转化并充分实施 46 个 ICH 指导原则……中国交出的成绩单，赢得了国际社会认可。

为了避免 ICH 指导原则在中国"水土不服"，国家药品监督管理局建立了相应的工作机制，成立了 16 个国内专家工作组，调动约 300 位专家参与协调工作，与其他部门和产业界研讨解决转化实施中可能遇到的问题。我国充分实施了 70% 以上的 ICH 全部指导原则，派出专家的数量仅次于 ICH 创始成员。标准的国际接轨推动了我国药品监督管理改革、药审制度完善和技术指导原则体系建设，便于中国参与全球研发。例如，我国实现全球同步研发、同步注册的药品从 2017 年的 3 个增长到 2020 年的 6 个。

成为 ICH 管理委员会成员后，国家药品监督管理局积极通过亚洲太平洋经济合作组织（简称亚太经合组织）卓越中心，向其他发展中国家和地区宣传 ICH 相关规则。随着药品监督管理科学行动计划的推进，国家药品监督管理局研究制定监督管理工作所需新工具、新方法、新标准，已基于行动计划"细胞和基因治疗产品技术评价与监管体系研究"项目研究成果，向 ICH 提交了关于基因治疗产品和干细胞产品研发国际协调的战略建议书。国家药品监督管理局正在国际舞台上发出更响亮的中国声音。

第三节 药品生产、经营、使用组织

我国药学实践机构的主体是药品生产、经营、使用等部门，其中药品生产经营组织是一种经济组织，它主要包括药品生产企业、药品批发企业和药品零售企业等。

一、药品生产经营企业

1.企业的概念 企业一般是指以盈利为目的，运用各种生产要素（土地、劳动力、资本、技术和企业家才能等），向市场提供商品或服务，实行自主经营、自负盈亏、独立核算的法人或其他社会经济组织。它具有以下特征。

（1）独立经营。企业是一个独立的经济实体，应具备自主经营的权利，依法自主经营。企业有权自主选择经营方式，有权安排生产经营活动，有权根据国家政策决定商品价格，有权进行自我改造、自我发展。

（2）拥有一定数量的生产资料和劳动力，并有支配和使用的自主权。

（3）独立核算、自负盈亏。

（4）具有法人资格地位。

2.企业的类型 现代企业多种多样，分类方法各不相同。

（1）按生产资料所有制形式分类，企业可分为以下5种。①全民所有制企业，即现在的国有企业。②集体所有制企业。③私营企业。④合营企业，合营的形式有同一所有制合营、不同所有制合营、公私合营等。⑤外资企业，包括中外合资经营企业、中外合作经营企业、外商独资经营企业等3种形式。

（2）按企业承担经济责任的不同分类，可分为3种。①无限责任公司：是按我国法律体系划分的一种公司形式，指由两个以上股东所组成，全体股东对于公司债务承担连带无限责任的公司。我国《公司法》中无此类公司的规定。英美法系国家不承认这种公司的法人地位。②有限责任公司：是由2个以上股东共同出资，每个股东以其所认缴的出资额对公司承担有限责任，公司以其全部资产对公司的债务承担责任的企业法人。③股份有限公司：股份有限公司其全部资本分为等额股份，股东以其所持股份为限对公司承担责任，公司以其全部资产对公司的债务承担责任的企业法人。

（3）按生产要素所占的比重分类，企业可分为劳动密集型企业、资金密集型企业、知识密集型企业等。

（4）按企业规模分类，企业规模一般指企业的生产能力、机器设备数量或装机容量、固定资产原值和职工人数等。不同行业和部门采取不同标准来划分。例如，目前我国药品经营企业规模按年销售额来划分，批发公司大型企业年销售额2亿元以上；中型企业年销售额5000万至2亿元；小型企业年销售额5000万元以下。零售药店大型企业年零售额1000万元以上；中型企业年零售额500万至1000万元；小型企业年零售额500万元以下。

3.药品生产企业 《药品管理法》对药品生产企业含义的描述：药品生产企业，是指生产药品的专营或者兼营企业。药品生产企业是依法成立的、从事药品生产活动、为社会提供药品、并独立核算、自主经营、照章纳税、具有法人资格的经济组织。截至2022年5月我国医药制造业企业有8677家。根据具体药品生产业务线的不同，《中国高技术产业统计年鉴》将我国医药制造业分为三大种类：化学药品制造、生物药品制造和中成药制造。

医药工业包括化学药制剂、原料药、中药饮片、中成药、生物药品、辅料包材、制药设备、医疗器械、卫生材料等，是关系国计民生、经济发展和国家安全的战略性产业，是健康中国建设的重要基础。

"十三五"以来，在党中央、国务院的坚强领导下，在各方的共同努力下，我国医药工业取得了突出成绩，发展基础更加坚实，发展动力更加强劲，整体发展水平跃上新台阶，产业创新取得新突破,供应保障水平不断增强,国际化步伐不断加快。但制约行业发展的问题依然突出,前沿领域原始创新能力还有不足,协同发展的产业生态尚未形成,小品种药仍存在供应风险,仿制药、中药、辅料包材等领域质量控制水平有待提高,高附加值产品国际竞争优势不强等问题需加快解决。

"十四五"时期,医药工业发展的内外部环境面临复杂而深刻的变化,健康中国建设全面推进,卫生健康事业从以治病为中心向以人民健康为中心转变;以国内大循环为主体、国际国内双循环相互促进的新发展格局加快形成,国内医药市场进入高质量发展阶段;新一轮技术变革和跨界融合加快,大数据与人工智能等深度融入医药工业发展各环节,变革性新药创制技术和创新疗法、新型药物不断出现。新发展阶段对医药工业提出更高要求,医药工业亟须加快质量变革、效率变革、动力变革,为构建新发展格局提供有力支撑。

4. 药品经营企业 指经营药品的专营企业和兼营企业。药品经营企业分为药品批发企业和药品零售企业,前者习惯称为医药公司或中药材公司,后者习惯称为零售药房。按照所经营品种分为经营西药的医药公司和经营中药材、中成药的中药材公司,以及西药房和中药房。零售药店行业的经营模式主要分为单体药店和零售连锁药店两大类,其中零售连锁药店凭借统一的管理方式、可复制化的经营模式、高效的运营效率,成为目前零售药店行业较为先进的经营模式。

二、药品生产经营行业管理

1. 药品生产行业管理 近年来,经济的发展、人均可支配收入的增加、医药卫生体制的改革及人口老龄化的加剧,进一步扩大了医药消费需求,中国医药市场得以快速发展。中国医药市场规模从 2017 年的 14 304 亿元增长至 2019 年的 16 330 亿元,2020 年受疫情影响,其市场规模有所下降,降为 14 480 亿元。

《"十四五"医药工业发展规划》明确,医药工业的发展要立足新发展阶段,贯彻新发展理念,构建新发展格局,落实制造强国战略,全面推进健康中国建设,以推动高质量发展为主题,以深化供给侧结构性改革为主线,统筹发展和安全,全面提高医药产业链现代化水平,实现供应链稳定可控,加快创新驱动发展转型,培育新发展新动能,推动产业高端化、智能化和绿色化,构筑国际竞争新优势,健全医药供应保障体系,更好满足人民群众多元化、多层次的健康需求。到 2025 年,主要经济指标实现中高速增长,前沿领域创新成果突出,创新动力增强,产业链现代化水平明显提升,药械供应保障体系进一步健全,国际化水平全面提高。到 2035 年,医药工业实力将实现整体跃升;创新驱动发展格局全面形成,产业结构升级,产品种类更多、质量更优,实现更高水平满足人民群众健康需求,为全面建成健康中国提供坚实保障。

> **知识链接 3-3** 　　　　《"十四五"医药工业发展规划》的重点任务
>
> 　　2022 年,工业和信息化部、发展和改革委员会、科技部、商务部、卫生健康委员会、应急管理部、国家医疗保障局、国家药品监督管理局、国家中医药管理局等九部门联合发布了《"十四五"医药工业发展规划》(以下简称《规划》)。《规划》围绕发展目标,提出了"十四五"期间要落实的五项重点任务,并结合技术发展趋势,以专栏形式提出了医药创新产品产业化工程、医药产业化技术攻关工程、疫苗和短缺药品供应保障工程、产品质量升级工程、医药工业绿色低碳工程等五大工程。
>
> 　　(一)加快产品创新和产业化技术突破
>
> 　　一是强化关键核心技术攻关,大力推动创新产品研发,提高产业化技术水平。二是推动创新药和高端医疗器械产业化与应用,加快新产品产业化进程,促进创新产品推广应用。三是健全医药创新支撑体系,加强产学研医技术协作,提高专业化的研发服务能力,营造激励创新的良好环境。

（二）提升产业链稳定性和竞争力

一是补齐产业链短板，开展关键技术产品攻关，深入开展重点产品和工艺"一条龙"应用示范，完善政府采购、首台（套）、首批次等政策。二是提升产业链优势，鼓励企业不断强化体系化制造优势，巩固原料药制造优势，打造"原料药+制剂"一体化优势，鼓励生物药产业化技术开发。三是分领域培育优质市场主体，实施医药领航企业培育工程，支持专精特新"小巨人"企业发展。四是优化产业链区域布局，重点支持10个左右城市发展成为产业新动能的主要引擎，重点支持7个左右民族地区发展民族药产业。

（三）增强供应保障能力

一是筑牢应急保障基础，加强医药储备体系建设，强化应急产品技术布局，提升应急生产动员能力。二是提高常态保障水平，增强易短缺药供应保障能力，加强临床急需品种开发引进。三是完善疫苗供应体系，提高疫苗应急研发生产能力，加强疫苗供应保障。

（四）推动医药制造能力系统升级

一是持续提高质量安全水平，提升重点领域产品质量，强化企业质量主体责任，健全质量监管体系。二是推动产业数字化转型，以新一代信息技术赋能医药研发，推动信息技术与生产运营深度融合，积极发展新模式新业态。三是促进全产业链绿色低碳发展，构建绿色产业体系，提高绿色制造水平，实施医药工业碳减排行动。四是提升安全风险管控能力，围绕防范生产安全风险，提升本质安全、人员技能素质、安全信息化水平。

（五）创造国际竞争新优势

一是吸引全球医药创新要素向国内集聚，吸引全球创新药品和医疗器械率先在我国注册，提升临床研究国际化水平。二是推动国内医药企业更高水平进入国际市场，支持企业开展创新药国内外同步注册，鼓励疫苗生产企业开展国际认证。三是夯实国际医药合作基础，促进国内外法规接轨、标准互认和质量互信，发挥中药标准全球引领作用，搭建医药国际合作公共服务平台。

2. 药品经营行业管理　2021 年 10 月，商务部公布《关于"十四五"时期促进药品流通行业高质量发展的指导意见》（以下简称《意见》）。《意见》对药品流通经营行业提出了总体目标，到 2025 年，培育形成 1～3 家超五千亿元、5～10 家超千亿元的大型数字化、综合性药品经营企业，5～10 家超五百亿元的专业化、多元化药品零售连锁企业，100 家左右智能化、特色化、平台化的药品供应链服务企业；药品批发百强企业年销售额占药品批发市场总额 98% 以上；药品零售百强企业年销售额占药品零售市场总额 65% 以上；药品零售连锁率接近 70%。

在完善城乡药品流通功能方面，要优化行业布局，加快建立布局合理、技术先进、便捷高效、绿色环保、安全有序的现代医药物流服务体系；加快农村药品流通网络建设，逐步完善县乡村三级药品配送体系；提高城市药品流通服务能力，支持大中型药品批发企业结合城市医疗资源调整和分级诊疗体系建设，鼓励零售企业特色化发展。

在着力提升药品流通能级方面，要发展现代医药物流，推进区域一体化物流的协调发展，鼓励第三方医药物流发展，推动建设一批标准化、集约化、规模化和产品信息可追溯的现代中药材物流基地；发展现代绿色智慧供应链，构建技术领先、便捷高效、安全有序的现代智慧药品供应链服务体系。

在稳步发展数字化药品流通方面，要推进"互联网＋药品流通"，加快 5G 网络、大数据等技术应用，优化药品流通传统模式，推动行业进行数字化改造与升级；发展新业态新模式，支持药品流通企业与电子商务平台融合发展，发展智慧供应链、智慧物流、智慧药房等新形态，推广"网订店取""网订店送"等零售新模式，引导线上线下规范发展。

此外，还应培育壮大流通主体，积极开展国际交流与合作、大力发展中医药对外贸易，推进流通标准化建设、强化经营管理能力、加强人才队伍建设、健全统计服务体系。

三、医疗机构药学部门

医院药学部门是医院专业技术科室，负责有关的药事管理和药学专业服务工作，并承担监督与推进相关药事法规落实的职责。药事管理和药学专业服务工作主要包括本医院药品保障供应与管理；处方适宜性审核、药品调配及安全用药指导；实施临床药师制，直接参与临床药物治疗；药学教育、与医院药学相关的药学研究等。

各级医疗机构应根据本机构功能、任务、规模设置相应的药学部门，配备和提供与药学部门工作任务相适应的专业技术人员、设备和设施。原则上，三级医院统一设置药学部，并可根据实际情况设置二级科室，在积极开展药学业务工作的同时，进一步加强药事管理相关工作，探索将药学部纳入医院职能部门管理范畴；二级医院及社区卫生服务中心设置药剂科；其他医疗机构设置药房。

药学部、药剂科的分区应当以患者为中心，坚持统一管理及整体性原则，确保其功能与任务的落实。应确保面积、布局和流程合理，并且能够保障其正常工作开展的需要；区域划分合理，分别设置工作区与非工作区。同时，根据医院规模、任务与开展药学专业技术工作的实际需要，药学部应当设置相应的科（室），如药品调剂科（室）、临床药学科（室）、药品供应科（室）、质量监控科（室）等；药剂科应当设置相应的工作室，如药品调剂室、药品库、临床药学室和质量监控室等。另外，承担教学和科研任务的药学部，应当设置相应的教学和科研区域。

第四节　药学事业性组织和社会团体

药学教育和药学科研组织主要是指从事药学教育、科研的各级各类大专院校与科研院所。这些组织都是药事管理体系的重要组成部分。随着改革的深入和发展，我国药学教育、科研机构和药学社会团体的体制发生了较大的变化。药学教育已形成多层次、多类型、多专业、多形式的药学教育办学体系；药学科研机构处于从事业性组织向企业性质转化阶段。药学学术团体包括中国药学会及经政府批准成立的各种协会，政府机构改革以来，其部分原有职能委托药学社团机构办理，药学社团的行业管理职能有所加强。

一、药学教育组织

我国高等药学教育创办于 1906 年，至今已经走过了 100 多年的历程，目前，我国的药学教育主要由高等药学教育、中等药学教育和药学继续教育三部分组成，已基本形成了多类型、多层次、多种办学形式的教育体系。现在全国设置药学类专业（院、系）的大多数高等院校和部分科研院所都在招收硕士、博士研究生，进行各专业研究方向的研究生培养教育。

依据《中华人民共和国教育法》《中华人民共和国高等教育法》的有关规定，设有药学类专业（院、系）高等院校和设置药学专业的中等学校，均为政府、社会力量投资兴办的事业法人单位。由企业或行业管理部门依法设立的医药职工大学和医药职工中专，也均为事业法人单位。

二、药学科研组织

我国药学科研包括国家及各级政府设置的医药科研院所和高等医药院校的科研机构，以及具有一定规模的制药企业和医疗机构设置的药学研究所（室）。目前，全国有专门独立的药学科研机构 130 多个，分别隶属于中国科学院、中国医学科学院、中医研究院、军事医学科学院等国家和地方科学院系统，以及国家和各级政府卫生、医药及教育行政主管部门，均属事业单位。

为了适应市场经济的需求，我国的科研体制的改革在逐步深化，药学科研机构的自主权也在不断扩大，国家对药学科研机构的行政事业性经费投入逐渐减少，实行了重大科研项目招标制，从而保证了国家对药学重大科研项目的扶持力度和宏观管理。同时各科研单位通过开辟科技市场、保护知识产权、进行技术转让等方式有效地克服了由当初的计划经济体制管理所带来的弊端。加强了技术创新研究的力度，加速了医药高新技术产业的形成和发展，使医药科研成果尽快地实现转换并形成了产业化发展趋势，推动了我国医药科技产业的发展。

三、药学社会团体

（一）中国药学会

中国药学会（Chinese Pharmaceutical Association，CPA）成立于 1907 年，是中国最早成立的学术团体之一，是由全国药学科学技术工作者自愿组成依法登记成立的学术性、公益性、非营利性的法人社会团体，是党和政府联系我国药学科学技术工作者的桥梁与纽带，是国家推动药学科学技术和民族医药事业健康发展、为公共健康服务的重要力量。中国药学会是国际药学联合会和亚洲药物化学联合会成员。现有注册会员 8 万多人，高级会员 3000 多人，团体会员 53 个。学会下设 7 个工作委员会，15 个专业委员会，主办 19 种学术期刊。

中国药学会的宗旨是坚持以马克思列宁主义、毛泽东思想、邓小平理论和"三个代表"重要思想为指导，全面落实科学发展观。坚持科技是第一生产力的思想，团结和组织广大药学科学技术工作者，实施科教兴国和可持续发展战略，促进药学科学技术的普及、繁荣和发展，促进药学人才的成长和提高，促进药学科学技术与经济的结合，为我国社会主义现代化建设服务，为构建社会主义和谐社会服务。维护药学科学技术工作者的合法权益，为会员和药学科学技术工作者服务。

中国药学会的主要任务是开展药学科学技术的国内外学术交流；编辑出版、发行药学学术期刊、书籍；发展同世界各国及地区药学相关团体、药学科学技术工作者的友好交往与合作；举荐、表彰、奖励在科学技术活动中取得优异成绩的药学科学技术工作者；开展对会员和药学科学技术工作者的继续教育培训；普及推广药学及相关学科的科学技术知识；反映药学科学技术工作者的意见和要求，维护药学科学技术工作者的合法权益；接受政府委托，承办与药学发展及药品监督管理等有关事项，组织药学科学技术工作者参与国家有关项目的科学论证和科学技术咨询；开展医药产品展示、提供医药技术服务与推广科研成果转化等活动；举办为会员服务的事业和活动；依法兴办符合本会业务范围的事业与企业单位。

中国药学会主管单位为中国科学技术协会，办事机构为秘书处，行政挂靠国家药品监督管理局。秘书处内设办公室、组织工作部、学术部、编辑出版部、继续教育与科普部、国际交流部、科技开发中心。

（二）药学协会

我国的药学协会主要有中国医药企业管理协会、中国非处方药物协会、中国化学制药工业协会、中国医药商业协会、中国中药协会、中国医药教育协会及中国药师协会。

1. 中国医药企业管理协会 中国医药企业管理协会（China Pharmaceutical Enterprises Association）于 1985 年 7 月成立，经中华人民共和国民政部登记注册。中国医药企业管理协会是全国性的、非营利性的社会团体法人组织。

中国医药企业管理协会业务指导部门为国务院国有资产监督管理委员会。协会的宗旨和工作总目标：宣传贯彻党的各项方针政策，面向医药企业、为医药企业和医药企业家（经营管理者）服务。推动企业管理现代化和生产技术现代化。为探索和建立现代企业制度及符合社会主义市场经济规律的中国医药企业管理体系，为不断提高医药企业、医药企业家（经营管理者）素质开展各项工作，在政府和企业之间发挥桥梁与纽带作用。

中国医药企业管理协会的基本任务：从医药经济发展的角度调查研究、传播交流、推广应用现代企业管理理论及实践经验；沟通企业与政府间的联系，做好政府委托的工作；引导企业家（经营管理者）增强法制意识，学法、守法，积极支持企业依法维护和规范自身行为，维护企业自身合法权益；向会员单位提供咨询、培训和信息服务，提高医药企业整体素质；出版发行医药企业管理书籍、内部刊物及资料；表彰医药优秀企业和优秀企业家，树立榜样，提高企业知名度和社会声誉；开展医药企业的招商引资中介服务和产品宣传、展览推荐活动；组织交流国内外医药企业先进经验和管理创新成果；组织会员同有关的国际组织及国内外社会团体开展友好交往与合作，不断提高我国医药企业现代化生产经营的管理水平。中国医药企业管理协会的领导机构是理事会和常务理事会。办事机构是秘书处。

2. 中国非处方药物协会　中国非处方药物协会（China Nonprescription Medicines Association）的前身即为中国大众药物协会，它成立于 1988 年 5 月，是团体会员制组织形式的协会，由医药及保健品相关领域的生产企业，分销企业，研究、教育、咨询机构，媒体、广告等单位组成，现有团体会员 350 个，由医药及保健品相关领域的生产企业，分销企业，研究、教育、咨询机构，媒体、广告等单位组成。

中国非处方药物协会的宗旨是面向医药行业，为会员服务，努力促进和提高我国非处方药物生产、经营管理水平，倡导负责任的自我药疗。

中国非处方药物协会的任务：沟通会员单位与政府有关部门的联系，提出有关非处方药生产、经营管理方面的政策法规建议；向会员单位提供咨询、培训和信息等各项服务；向广大消费者宣传正确合理的自我药疗知识；开展国际交流活动与合作。

3. 中国化学制药工业协会　中国化学制药工业协会（China Pharmaceutical Industry Association）成立于 1988 年 9 月 10 日，主要由制药工业和为其配套服务的制药机械、药用玻璃包装工业中的大、中型企业（集团）、地区性医药行业协会和医药科研、设计单位，以及大、中专院校等组成。它是民政部核准登记的全国性社会团体法人，其业务主管单位是国务院国有资产监督管理委员会。协会是中国工业经济联合会会员和常务理事单位，是民政部社团研究会会员，亦是亚洲药物化学联合会和该组织主要发起团体之一。现有会员单位 372 家，会员单位工业总产值接近全行业的 80%。协会下设多个专业工作机构：2 个分会，13 个工作、协作委员会和交流组。

4. 中国医药商业协会　中国医药商业协会（China Association of Pharmaceutical Commerce）是 1989 年经民政部批准成立的全国性社会经济团体，是社会团体法人组织。目前共有会员单位约 300 家。

中国医药商业协会按照建立社会主义市场经济体制的要求，按市场化原则规范和发展。通过协助政府实施行业管理，维护会员单位的合法权益，维护公平竞争与市场秩序，推动医药流通体制改革，推动医药行业健康发展。协会宗旨：为政府、行业和企业服务，促进医药经济健康、稳定、可持续发展。

中国医药商业协会作为医药流通企业的全国性行业组织，自成立以来，始终贯彻为政府、为行业服务的宗旨，以促进医药经济和医药产业健康、稳定、可持续发展为己任，在协助政府实施行业管理、维护公平竞争的市场环境、推动医药流通体制改革、促进医药行业健康发展等方面发挥着日益重要的作用。

5. 中国中药协会　中国中药协会（China Association of Traditional Chinese Medicine）筹建于 1999 年，并于 2000 年 7 月经民政部上报国务院，经国务院领导批示，2000 年 12 月 18 日民政部以〔2000〕民社登第 2 号文批准，中国中药企业管理协会更名为中国中药协会。2001 年 5 月 20 日在北京人民大会堂举行了中国中药协会成立大会，是国内代表中药行业的权威社团法人组织。

中国中药协会宗旨：为中药行业服务，维护会员单位的合法权益，促进中药行业的规范和发展，弘扬中药文化，更好地满足人民群众用药需求。

中国中药协会主要任务：①反映会员要求，协调会员关系，维护会员的合法利益。②开展中药行业、地区中药经济发展调查研究，向政府提出中药行业发展规划、立法、重大经济政策等方面的意见和建议。③研究市场发展趋势动态，收集、统计、整理、分析并反馈有关中药工业生产、商业流通、财务、价格等基础资料、编辑协会刊物，加强信息交流。④开展咨询服务，提供国内外医药经济技术信息和市场信息，开展国内、国际医药企业管理技术交流与经济合作。⑤承担中药企业的技术咨询、技术服务及技术成果的推广应用、转让工作，组织新产品、新工艺、新技术、新装备、新型原辅材料的推广和应用，组织行业间的展览、展销及技术交流活动。⑥开展与国际传统社团等非政府组织间的友好往来、技术交流与合作。⑦组织开展中药企业人才、技术和有关专业培训，指导帮助企业更新观念，提高经营管理水平。⑧参与制定、修订行业质量技术标准、行业工人技术等级（资格）标准，并协助政府部门组织贯彻实施。⑨建立行业自律性机制、制定行业道德准则等行规行约，规范行业自我管理行为。协调同行价格争议，维护行业内的公平竞争。提倡诚信经营，维护市场经济秩序。组织行业开展企业评价，表彰优秀企业家活动。组织推广中药行业优质服务活动，规范服务行为，提高职业道德和思想素质。⑩加强与地方行业协会的业务联系与工作交流，发挥协会行业管理的整体功能。⑪ 按照 WTO 规则，协助会员单位处理国际贸易争端。⑫ 承担政府有关部门委托的其他任务。

6. 中国医药教育协会　中国医药教育协会（Chinese Medicine Education Association）成立于1992 年 7 月 3 日，是全国唯一的一个医药教育学术性社团组织，其主管部门是国务院国有资产监督管理委员会。其宗旨：全面贯彻国家医药教育、药品监管、医药卫生工作方针和政策、法规，坚持以人为本的科学发展观，组织会员单位不断创新，共同发展医药教育事业，提高医药从业人员的素质，为实现医药现代化服务。

中国医药教育协会的业务范围：医药教育管理、业务培训、学术交流、专业展览、书刊编辑、咨询服务、国际合作。协会涉及的主要工作领域：高等药学教育、医药职业技术教育、药监系统和医药行业的岗位培训、医药行业继续教育、国际合作等。协会建立了全国医药教育网站，与中国药科大学，广东药学院共同主办《药学教育》杂志，并创办了《医药教育通讯》。

中国医药教育协会下设三个专业委员会和协会秘书处、培训部、学术部、国际合作部等常设工作机构。

7. 中国药师协会　中国药师协会（Chinese Pharmacists Association）成立于 2003 年 2 月 22 日，于 2014 年 5 月正式更名为中国药师协会，属于全国执业药师及药品生产、经营、使用单位，医药教育机构，地方执业药师协会等相关单位自愿结成的专业性、全国性、非营利性的社会团体。

中国药师协会宗旨：遵守我国宪法、法律、法规和国家政策；遵守社会道德；维护执业药师的合法权益，不断增强执业药师的法律、职业道德和专业素质，不断提高执业药师依法履行职责的水平，保证药品质量和药学服务质量，保证人民用药安全、有效、经济、合理；促进药品终端市场的健康发展，提高医药经济的持续发展能力。

中国药师协会业务范围如下。

（1）宣传、贯彻国家有关执业药师管理、药品监督管理、医药经济管理等方面的法律、法规和政策。

（2）调查、统计执业药师及药学业务工作情况，组织开展临床药学、药品不良反应、合理用药、药学服务、药物经济学等方面的研究工作，开展有关执业药师管理、药品监督管理、医药经济管理等方面的研究工作。

（3）向政府有关部门提出政策建议，向药品生产、经营、使用单位及执业药师提供有关执业药师和业务发展方面的咨询建议与服务，向公众提供药学信息和健康知识服务。

（4）维护执业药师的合法权利和利益。

（5）开展广泛的、形式多样的执业药师继续教育及考试培训工作。

（6）组织、开展国内、国际的执业药师学术交流与合作工作。

（7）建立执业药师网站，编辑、出版执业药师学术刊物和有关资料。

（8）接受并开展法律法规规章授权和政府有关部门委托的执业药师管理工作及其他相关工作。

（9）制定执业药师职业道德准则、规范和执业行为规范，加强执业药师职业道德建设，开展执业药师执业行为自律管理工作。

（10）开展有关执业药师的表彰、奖励活动。

第五节　国外药事管理体制

各国的药事管理体制是根据其社会制度、历史发展、国体政体等背景而形成的，因国体政体各异而有所不同。但总体的发展变化趋势均有共同之处，都是为了保障公众用药安全有效、强化药品监管、降低卫生经费支出等。药事管理体制的核心是药品质量监督管理。国外药品质量监督管理体制和卫生事业管理体制密切相关。下面简单介绍美国和日本的药品监督管理机构，以及WHO 的概况。

一、美国食品药品监督管理局

美国食品药品监督管理局（U.S. Food and Drug Administration，FDA）为直属美国卫生及人类服务部（DHHS）管辖的联邦政府机构，是美国联邦政府用来保护公共健康和安全的机构。总部位于马里兰州的洛克威尔，在全美及美属维京群岛和波多黎各拥有 13 个实验室。

FDA 由局长办公室、6 个产品中心和监管事务办公室三部分组成。局长办公室主要负责整个FDA 的事务，制定政策、法规、计划、行政管理、外联、风险管理等职能，包括行政法官办公室、首席法律顾问办公室、风险管理办公室、外联办公室、立法办公室、科学和健康协调办公室、国际活动和策划办公室、管理办公室。6 个产品中心分别是生物制品审评与研究中心、医疗器械与放射性产品健康中心、兽药中心、药品审评与研究中心、食品安全与应用营养学中心、国家毒理学研究中心；监管事务办公室是 FDA 所有地区活动的领导办公室，其监管的产品包括人用药品、人用生物制品、兽用药品、食品、化妆品、医疗器械等。它从宏观上对按地域划分的 5 大部分进行管理、评估、协助监督，并向 FDA 局长提出建议。FDA 的药品监管主要职责：①新产品上市前的审评，即对企业申报上市产品的实验室及临床数据进行审核，以决定该产品是否安全有效。②产品跟踪检查，产品上市后，FDA 将对产品的生产情况及上市后发现的各类风险因素进行跟踪检查，并抽取样品进行检验。③制定各类技术标准和相关法规，FDA 制定各类产品的技术标准及相关法规，以确保产品安全有效并符合质量标准的要求。④科学研究，FDA 同时也开展一些科研活动，为监督管理的各项决策提供科学依据，指导制定产品质量标准及风险评估。⑤监督执法，如果产品出现质量问题，FDA 将采取各种法律手段强制企业收回产品，并请法院将违法者绳之以法。

为确保 FDA 相关法规的执行，FDA 在全国各地建立了许多派出机构。各派出机构的人数约占 FDA 总人数的 1/3，是 FDA 履行职责的重要部门。FDA 分别在美国中部、东北部、东南部、西南部及太平洋区设立 5 个办公室，每个地区办公室管理若干个辖区办公室，每个辖区办公室可下辖几个监督检查站。FDA 机构庞大，人员众多，但各方面配合默契，办事效率高，与其他相关部门职责划分明晰，总部各中心之间工作相互独立，没有职能交叉。各派出机构统一归总部的监督管理办公室直接领导，与地方政府之间不存在领导和被领导的关系。这种绝对垂直管理体制保证了 FDA 的政令畅通，标准统一。总部各审评中心内部均设有法规监督处，统一负责与总部的监督管理办公室及各派出机构进行必要的联系。FDA 总部主要负责产品上市前的审评工作，各派出机构主要负责企业的日常监督管理。产品上市前审评的绝对统一，确保了全国质量标准的一致。各派出机构对企业的日常监督管理，保证了监督管理工作的及时与高效。

二、日本药品监督管理机构

日本的药品监督管理机构称为药务局，隶属于日本厚生劳动省，药物局为厚生劳动省的 9 个局之一，药务局下设 7 个课，其职能如下。①计划课：负责制定计划，在药务局权限下调整全部药品处理工作，并执行有关国家卫生科学学会及中央药事委员会的相关工作。②经济事务课：主要制定检查和调整药品、类药品、医疗器械及卫生用品的生产与贸易计划，保证药品的供应与分配，并适当调整药品价格。③审查课：负责对药品、类药品、化妆品和医疗器械的制造给予技术指导与监督。④安全课：负责制定《日本药局方》，规定常用药、类药品、化妆品和医疗器械的规格标准，研究药物的适应证、有效性、质量与安全性，加强国内药品检验及审评。⑤监视指导课：对药品的化验和国家检定进行指导，制定 GMP，并对药品生产企业进行监督及对 GMP 检查员进行技术指导。⑥生物制品与抗生素课：负责对生物制品与抗生素的生产进行技术指导，并对其进行管理批准和许可进口出售。⑦麻醉药品课：对大麻、阿片的进口，制造等进行管理，并负责制定相关的管理法规。

日本地方的各都道府县设有卫生主管部局，其机构内设有药务主管课。日本的药政管理体系虽然基本采用了美国药事管理制度和方法，但是日本在借鉴的基础上结合本国实际，建立健全了较为完整严密的药品监督管理体系。

三、世界卫生组织

WHO 是联合国下属的一个专门机构，总部设置在瑞士日内瓦，是国际上最大的政府间卫生组织。1946 年国际卫生大会通过了《世界卫生组织组织法》，1948 年 4 月 7 日 WHO 宣布成立。于是每年的 4 月 7 日也就成为全球性的"世界卫生日"。

WHO 的宗旨："使全世界人民获得尽可能高水平的健康"。WHO 给健康下的定义为"身体、精神及社会活动中的完美状态"。其职能：承担国际卫生工作的指导与协调责任；协调各国政府加强卫生义务，发展与会各国之间的技术合作，并在紧急情况给予必要的医疗卫生救助；促进流行病、地方病及其他疾病的防治工作；促进营养、环境卫生及食品、生物制品与药物等的国际标准化。

WHO 下设 5 个主要机构，即世界卫生大会、执行委员会、秘书处、地区组织和代表。

世界卫生大会是这个组织的最高权力机构，每年召开一次。其主要任务是审议总干事的工作报告、规划预算、接纳新会员国和讨论其他重要议题。执委会是最高权力机构世界卫生大会的执行机构，负责执行大会的决议、政策和委托的任务。执行委员会由世界卫生大会选出的 32 名会员国政府指定的代表组成，任期 3 年，每年改选 1/3。根据 WHO 的协定，联合国安理会 5 个常任理事国是必然的执委成员国，但席位在第 3 年后轮空 1 年。秘书处是该组织的常设机构，下设非洲、美洲、欧洲、东地中海、东南亚、西太平洋 6 个地区办事处。WHO 目前共有 192 个正式成员和 2 个准成员。中国是该组织的创始国之一，1972 年第 25 届世界卫生大会恢复了中国的合法席位后，中国出席了历届大会和地区委员会会议。

WHO 的专业机构：①顾问和临时顾问；②专家咨询和专家委员会，共 47 个，其中与药品、生物制品、血液制品有关的有 6 个，分别是生物制品标准化、药物成瘾和乙醇中毒、药物评价、人血制品和有关产品、国际药典和药物制剂、传统医学等专业委员会；③全球和地区医学研究顾问委员会；④ WHO 合作中心，我国有 42 个卫生机构已被指定为 WHO 合作中心，其中涉及药品的有 WHO 药品控制合作中心（中检院）、WHO 传统药品合作中心（中国医学科学院药用植物资源开发研究所）、WHO 传统医学合作中心（中国中医研究院中药研究所）。

思 考 题

（1）简述国家药品监督管理局的主要职能。

（2）简述国家药品监督管理局内设机构主要业务部门的主要职能。

（3）中国药品生物制品检定所的职责是什么？我国药品监督检验有哪些类型？

（4）国家药品标准的定义是什么？药品注册标准的定义是什么？国家药品标准和药品注册标准之间的关系是什么？

（5）国家药典委员会的任务和职责是什么？

（6）简述中国药学会的性质和宗旨。

（7）了解 FDA 的组织机构设置及药品监管职能。

（何 迅 张可人）

第四章 药品管理立法与药品管理法

第一节 药品管理立法概述

一、药品管理立法与药品管理法的概念

（一）药品管理立法的概念

药品管理立法是指由特定的国家机关依照法定的权限和程序，制定、认可、修改、补充、废止或解释药品管理法律规范的活动。

商品管理立法是一种立法活动，包括"过程"和"结果"两方面内容。从过程看，药品管理立法强调的是立法的法定程序，也意味着药品管理立法是一个动态过程；从结果看，药品管理立法则体现为立法活动的结果，因此药品管理立法也可泛指药品管理法律法规的总称，与广义的药品管理法一致。

（二）药品管理法的概念

药品管理法有广义和狭义之分。广义的药品管理法是指调整药品研制、生产、流通、使用和监督管理，保证药品质量和用药安全，维护人体健康活动中产生的各种社会关系的法律规范的总称；狭义的药品管理法则仅指 1984 年 9 月 20 日第六届全国人大常委会第七次会议通过的《药品管理法》，该法于 2001 年 2 月 28 日和 2019 年 8 月 26 日进行了两次修订，于 2013 年 12 月 28 日和 2015 年 4 月 24 日进行了两次修正。

二、药品管理法的渊源

药品管理法的渊源是药品管理法律规范的具体表现形式，由于这些形式的权威性质，渊源于这些形式的规范具有相应的法律效力，根据我国宪法和法律的规定，我国药品管理法的渊源主要有以下几种。

1.《中华人民共和国宪法》（简称《宪法》） 《宪法》是国家的根本大法，规定国家的根本制度和根本任务，具有最高法律权威和最高法律效力，是国家一切立法的基础，也是我国制定药品管理规范性文件的基本渊源。我国《宪法》二十一条规定："国家发展医疗卫生事业，发展现代医药和我国传统医药，鼓励和支持农村集体经济组织、国家企业事业组织和街道组织举办各种医疗卫生设施，开展群众性的卫生活动，保护人民健康。"这是药品管理法律体系中最根本的法律规范。

2. 药品管理法律 由全国人大常委会制定的专门药事管理法律有《药品管理法》、《中华人民共和国中医药法》（以下简称《中医药法》）、《中华人民共和国疫苗管理法》等。与药事管理有关的法律有《中华人民共和国刑法》《中华人民共和国民法典》《中华人民共和国行政处罚法》《中华人民共和国行政诉讼法》《中华人民共和国行政复议法》《中华人民共和国标准化法》《中华人民共和国计量法》《中华人民共和国广告法》《中华人民共和国价格法》《中华人民共和国消费者权益保护法》《中华人民共和国反不正当竞争法》《中华人民共和国专利法》等，法律中所涉及的有关药品方面的条款，则为间接渊源。

3. 药品管理行政法规 药品管理行政法规是由国务院根据《宪法》和相关法律的要求，为执行法律的规定而制定的与药品管理活动相关的行政法规，如《药品管理法实施条例》《麻醉药品和精神药品管理条例》《中药品种保护条例》等。

4. 药品管理地方性法规 药品管理地方性法规是由省、自治区、直辖市和设区的市、自治州

人民代表大会及其常委会依法制定的药品管理法律规范，其效力低于《宪法》、法律且不超出本行政区域。

5. 药品管理规章 药品管理规章是对药品管理相关的法律、法规的补充，药品管理规章分为部门规章和地方政府规章两种。部门规章是由国务院的各部委、各直属机构根据法律和国务院的行政法规、决定、命令，在本部门的权限范围内制定的部门规章，如《药品注册管理办法》《药品生产监督管理办法》《药品召回管理办法》《药品不良反应报告和检测管理办法》等。地方政府规章是由省、自治区、直辖市和设区的市、自治州的人民政府根据法律和行政法规，以及本省、自治区、直辖市的地方性法规制定地方规章，如浙江省人民政府颁布的《浙江省药品生产日常监督管理办法（试行）》，宁夏回族自治区人民政府颁布的《宁夏回族自治区基本药物监督管理办法》。

6. 民族自治地方药品管理规范 民族自治地方药品管理规范即民族自治地方人民代表大会及其常委会根据宪法、民族区域自治法和其他法律的规定，制定的自治条例、单行条例、变通规定和补充规定中的药品管理规范，在民族自治地方具有法律效力，如西藏自治区人大常委会发布的《西藏自治区实施〈中华人民共和国药品管理法〉办法》。

7. 国际药品管理条约 国际药品管理条约指我国与外国签订或批准、承认的某些国际条约或协定，如《麻醉品单一公约》《1971 年精神药物公约》等，这些条约或协定可以由全国人大常委会决定同外国缔结或由国务院按照职权范围同外国缔结。

8. 药品技术性规范 药品技术性规范包括国家药典、药品标准、工艺规程、炮制规范、GMP、GSP，都是被我国赋予法律效力的广义法律，是有关单位和个人应遵循的技术标准和准则，也是执法部门进行药品监督管理的标准，是我国药品管理法律体系的组成部分。

三、药品管理法律关系

1. 药品管理法律关系概念 法律关系是指法律所调整的人与人之间的权利义务关系，每一个法律部门都调整着特定方面的社会关系。药品管理法律关系是指药品管理法所调整的，在药品管理和药品预防保健服务过程中国家机关、企事业单位、社会团体或者公民之间的权利与义务关系。

2. 药品管理法律关系构成要素 药品管理法律关系的构成要素是指构成每一个具体的药品管理法律关系所必须具备的因素。药品管理法律关系同其他法律关系一样都是由主体、客体和内容3 个方面的要素构成。这 3 个要素必须同时具备，缺一不可。

（1）药品管理法律关系的主体：法律关系主体是法律关系的参加者、在法律关系中一定权利的享有者和一定义务的承担者。药品管理法律关系的主体是指参加药品管理法律关系，并在其中享有药事权利、承担卫生义务的人，一般称为当事人。在我国，药事法律关系的主体包括国家机关（如药品监督管理主管部门）、医疗卫生机构、企事业单位、社会团体和公民个人。

（2）药品管理法律关系的客体：药品管理法律关系的客体是指药品管理法律关系主体的药品管理权利和药品管理义务所共同指向的对象，药品管理法的目的是保障公共药品管理安全和人体健康，其调整范围涉及与人体健康相关的各个领域。药品管理法律关系的客体包括药品、生命健康、成果、行为结果等。

（3）药品管理法律关系的内容：药品管理法律关系的内容是指药品管理法律关系的主体依法享有的权利和应承担的义务，是法律规范的行为模式在实际的社会生活中的具体落实。例如，《药品管理法》规定生产、经营药品，必须经省级药品监督管理局批准，发给许可证，并规定了申请、审批程序，以及违反者应承担的法律责任。

四、药品管理法制定的程序

依据《中华人民共和国立法法》的规定，药品管理立法程序包括法律案的提出、审议、表决和公布等 4 个环节。

1. 药品管理法律案的提出 根据《中华人民共和国立法法》的规定，全国人民代表大会主席团、全国人大常委会或 10 名以上全国人大常委会委员、国务院、中央军事委员会、最高人民法院、最高人民检察院、全国人民代表大会各专门委员会、一个代表团或 30 名以上的代表联名可以向全国人民代表大会或全国人大常委会提出药品管理法律案，由主席团决定或先交有关专门委员会审议，提出意见后再决定是否列入会议议程。在全国人民代表大会闭会期间，也可以向全国人大常委会提出法律案，由全国人大常委会依法审议后，决定提请全国人民代表大会审议。

2. 药品管理法律案的审议　列入全国人大常委会会议议程的药品管理法律案，由有关的专门委员会进行审议，提出审议意见，提请全国人大常委会审议。一般应当经 3 次全国人大常委会会议审议后再交付表决。

3. 药品管理法律案的表决和通过　药品管理法律案经过全国人大常委会审议，形成药品管理法律草案修改稿，经全国人大常委会分组会议审议后，由法律委员会根据全国人大常委会组成人员的审议意见对法律草案修改稿作进一步修改，形成法律草案表决稿，可交付全国人大常委会全体会议投票表决，以全体组成人员的过半数通过。

4. 药品管理法律的公布施行　全国人大常委会通过的药品管理法律，由中华人民共和国主席签署主席令予以公布。药品管理法律的公布是药品管理立法的最后一步，是药品管理法律生效的前提。

第二节　药品管理法主要内容

《药品管理法》于 1984 年 9 月 20 日第六届全国人大常委会第七次会议通过；2001 年 2 月 28 日第九届全国人大常委会第二十次会议第一次修订；根据 2013 年 12 月 28 日第十二届全国人大常委会第六次会议《关于修改〈中华人民共和国海洋环境保护法〉等七部法律的决定》第一次修正；2015 年 4 月 24 日，第十二届全国人大常委会第十四次会议再次对《药品管理法》进行了修正，2019 年 8 月 26 日第十三届全国人大常委会第十二次会议第二次修订，共 12 章 155 条。《药品管理法实施条例》共 10 章 86 条，自 2002 年 9 月 15 日起施行。

一、总　　则

（一）立法宗旨与适用范围

本法所称药品，是指用于预防、治疗、诊断人的疾病，有目的地调节人的生理功能并规定有适应证或者功能主治、用法和用量的物质，包括中药、化学药和生物制品等。

我国《药品管理法》的立法宗旨是为了加强药品管理，保证药品质量，保障公众用药安全和合法权益，保护和促进公众健康。在中华人民共和国境内从事药品研制、生产、经营、使用和监督管理活动，适用本法。

（二）基本原则

药品管理应当以人民健康为中心，坚持风险管理、全程管控、社会共治的原则，建立科学、严格的监督管理制度，全面提升药品质量，保障药品的安全、有效、可及。国家发展现代药和传统药，充分发挥其在预防、医疗和保健中的作用。国家保护野生药材资源和中药品种，鼓励培育道地中药材。国家鼓励研究和创制新药，保护公民、法人和其他组织研究、开发新药的合法权益。

（三）药品监督管理体制

国务院药品监督管理部门主管全国药品监督管理工作。国务院有关部门在各自职责范围内负责与药品有关的监督管理工作。国家对药品管理实行药品上市许可持有人制度。药品上市许可持有人依法对药品研制、生产、经营、使用全过程中药品的安全性、有效性和质量可控性负责。从事药品研制、生产、经营、使用活动，应当遵守法律、法规、规章、标准和规范，保证全过程信息真实、准确、完整和可追溯。

药品监督管理部门设置或者指定的药品专业技术机构，承担依法实施药品监督管理所需的审评、检验、核查、监测与评价等工作。国家建立健全药品追溯制度。国务院药品监督管理部门应当制定统一的药品追溯标准和规范，推进药品追溯信息互通互享，实现药品可追溯。国家建立药物警戒制度，对药品不良反应及其他与用药有关的有害反应进行监测、识别、评估和控制。

二、药品研制和注册

（一）新药研发支持

国家支持以临床价值为导向、对人的疾病具有明确或者特殊疗效的药物创新，鼓励具有新的治疗机制、治疗严重危及生命的疾病或者罕见病、对人体具有多靶向系统性调节干预功能等的新药研制，推动药品技术进步。国家鼓励运用现代科学技术和传统中药研究方法开展中药科学技术研究及药物开发，建立和完善符合中药特点的技术评价体系，促进中药传承创新。国家采取有效措施，鼓励儿童用药品的研制和创新，支持开发符合儿童生理特征的儿童用药品新品种、剂型和规格，对儿童用药品予以优先审评审批。

（二）药品非临床研究与临床试验研究

1. 药物非临床研究 开展药物非临床研究，应当符合国家有关规定，有与研究项目相适应的人员、场地、设备、仪器和管理制度，保证有关数据、资料和样品的真实性。从事药品研制活动，应当遵守 GLP、GCP，保证药品研制全过程持续符合法定要求。GLP、GCP 由国务院药品监督管理部门会同国务院有关部门制定。

2. 药物临床试验研究 开展药物临床试验，应当按照国务院药品监督管理部门的规定如实报送研制方法、质量指标、药理及毒理试验结果等有关数据、资料和样品，经国务院药品监督管理部门批准。此外，开展药物临床试验应当符合伦理原则，制订临床试验方案，经伦理委员会审查同意。

实施药物临床试验，应当向受试者或者其监护人如实说明和解释临床试验的目的与风险等详细情况，取得受试者或者其监护人自愿签署的知情同意书，并采取有效措施保护受试者合法权益。药物临床试验期间，发现存在安全性问题或者其他风险的，临床试验申办者应当及时调整临床试验方案、暂停或者终止临床试验，并向国务院药品监督管理部门报告。必要时，国务院药品监督管理部门可以责令调整临床试验方案、暂停或者终止临床试验。对正在开展临床试验的用于治疗严重危及生命且尚无有效治疗手段的疾病的药物，经医学观察可能获益，并且符合伦理原则的，经审查、知情同意后可以在开展临床试验的机构内用于其他病情相同的患者。

（三）药品注册与标准

1. 注册要求 在中国境内上市的药品，应当经国务院药品监督管理部门批准，取得药品注册证书；但是，未实施审批管理的中药材和中药饮片除外。实施审批管理的中药材、中药饮片品种目录由国务院药品监督管理部门会同国务院中医药主管部门制定。

2. 药品审批 国务院药品监督管理部门在审批药品时，对化学原料药一并审评审批，对相关辅料、直接接触药品的包装材料和容器一并审评，对药品的质量标准、生产工艺、标签和说明书一并核准。对治疗严重危及生命且尚无有效治疗手段的疾病及公共卫生方面急需的药品，药物临床试验已有数据显示疗效并能预测其临床价值的，可以附条件批准，并在药品注册证书中载明相关事项。批准上市药品的审评结论和依据应当依法公开，接受社会监督。对审评审批中知悉的商业秘密应当保密。

3. 药品标准 药品应当符合国家药品标准。经国务院药品监督管理部门核准的药品质量标准高于国家药品标准的，按照经核准的药品质量标准执行；没有国家药品标准的，应当符合经核准的药品质量标准。国务院药品监督管理部门颁布的《中国药典》和药品标准为国家药品标准。

列入国家药品标准的药品名称为药品通用名称。已经作为药品通用名称的，该名称不得作为药品商标使用。

三、药品上市许可持有人

（一）定义与基本要求

药品上市许可持有人是指取得药品注册证书的企业或者药品研制机构等。

药品上市许可持有人应当依照本法规定，对药品的非临床研究、临床试验、生产经营、上市后研究、不良反应监测及报告与处理等承担责任。其他从事药品研制、生产、经营、储存、运输、使用等活动的单位和个人依法承担相应责任。药品上市许可持有人的法定代表人、主要负责人对药品质量全面负责。

药品上市许可持有人应当建立药品质量保证体系，配备专门人员独立负责药品质量管理。药品上市许可持有人应当对受托药品生产企业、药品经营企业的质量管理体系进行定期审核，监督其持续具备质量保证和控制能力。

（二）药品生产管理规定

药品上市许可持有人可以自行生产药品，也可以委托药品生产企业生产。药品上市许可持有人自行生产药品的，应当依照本法规定取得药品生产许可证；委托生产的，应当委托符合条件的药品生产企业。药品上市许可持有人和受托生产企业应当签订委托协议和质量协议，并严格履行协议约定的义务。国务院药品监督管理部门制定药品委托生产质量协议指南，指导、监督药品上市许可持有人和受托生产企业履行药品质量保证义务。药品上市许可持有人应当建立药品上市放行规程，对药品生产企业出厂放行的药品进行审核，经质量受权人签字后方可放行。不符合国家药品标准的，不得放行。

（三）药品销售管理规定

药品上市许可持有人、药品生产企业、药品经营企业和医疗机构应当建立并实施药品追溯制度，按照规定提供追溯信息，保证药品可追溯。药品上市许可持有人可以自行销售其取得药品注册证书的药品，也可以委托药品经营企业销售。药品上市许可持有人从事药品零售活动的，应当取得药品经营许可证。

药品上市许可持有人自行销售药品的，应当具备本法第五十二条规定的条件；委托销售的，应当委托符合条件的药品经营企业。药品上市许可持有人和受托经营企业应当签订委托协议，并严格履行协议约定的义务。药品上市许可持有人、药品生产企业、药品经营企业委托储存、运输药品的，应当对受托方的质量保证能力和风险管理能力进行评估，与其签订委托协议，约定药品质量责任、操作规程等内容，并对受托方进行监督。

（四）其他管理规定

药品上市许可持有人应当建立年度报告制度，每年将药品生产销售、上市后研究、风险管理等情况按照规定向省、自治区、直辖市人民政府药品监督管理部门报告。药品上市许可持有人为境外企业的，应当由其指定的在中国境内的企业法人履行药品上市许可持有人义务，与药品上市许可持有人承担连带责任。

中药饮片生产企业履行药品上市许可持有人的相关义务，对中药饮片生产、销售实行全过程管理，建立中药饮片追溯体系，保证中药饮片安全、有效、可追溯。

经国务院药品监督管理部门批准，药品上市许可持有人可以转让药品上市许可。受让方应当具备保障药品安全性、有效性和质量可控性的质量管理、风险防控和责任赔偿等能力，履行药品上市许可持有人义务。

四、药品生产

（一）基本要求

从事药品生产活动，应当经所在地省、自治区、直辖市人民政府药品监督管理部门批准，取得药品生产许可证。无药品生产许可证的，不得生产药品。药品生产许可证应当标明有效期和生产范围，到期重新审查发证。

从事药品生产活动，应当具备以下条件。

（1）有依法经过资格认定的药学技术人员、工程技术人员及相应的技术工人。

（2）有与药品生产相适应的厂房、设施和卫生环境。

（3）有能对所生产药品进行质量管理和质量检验的机构、人员及必要的仪器设备。

（4）有保证药品质量的规章制度，并符合国务院药品监督管理部门依据本法制定的 GMP 要求。

（二）药品生产过程与标准

药品应当按照国家药品标准和经药品监督管理部门核准的生产工艺进行生产。生产、检验记录应当完整准确，不得编造。中药饮片应当按照国家药品标准炮制；国家药品标准没有规定的，应当按照省、自治区、直辖市人民政府药品监督管理部门制定的炮制规范炮制。省、自治区、直辖市人民政府药品监督管理部门制定的炮制规范应当报国务院药品监督管理部门备案。不符合国家药品标准或者不按照省、自治区、直辖市人民政府药品监督管理部门制定的炮制规范炮制的，不得出厂、销售。

（三）质量控制要求

药品生产企业应当对药品进行质量检验。不符合国家药品标准的，不得出厂。药品生产企业应当建立药品出厂放行规程，明确出厂放行的标准、条件。符合标准、条件的，经质量受权人签字后方可放行。

（四）药品生产中的包装管理规定

药品包装应当适合药品质量的要求，方便储存、运输和医疗使用。发运中药材应当有包装。在每件包装上，应当注明品名、产地、日期、供货单位，并附有质量合格的标志。药品包装应当按照规定印有或者贴有标签并附有说明书。标签或者说明书应当注明药品的通用名称、成分、规格、上市许可持有人及其地址、生产企业及其地址、批准文号、产品批号、生产日期、有效期、适应证或者功能主治、用法、用量、禁忌、不良反应和注意事项。标签、说明书中的文字应当清晰，生产日期、有效期等事项应当显著标注，容易辨识。

麻醉药品、精神药品、医疗用毒性药品、放射性药品、外用药品和非处方药的标签、说明书，应当印有规定的标志。

五、药品经营

（一）药品经营审批与经营条件

从事药品批发活动，应当经所在地省、自治区、直辖市人民政府药品监督管理部门批准，取得药品经营许可证。从事药品零售活动，应当经所在地县级以上地方人民政府药品监督管理部门批准，取得药品经营许可证。无药品经营许可证的，不得经营药品。药品经营许可证应当标明有效期和经营范围，到期重新审查发证。从事药品经营活动应当具备以下条件。

（1）有依法经过资格认定的药师或者其他药学技术人员。

（2）有与所经营药品相适应的营业场所、设备、仓储设施和卫生环境。

（3）有与所经营药品相适应的质量管理机构或者人员。

（4）有保证药品质量的规章制度，并符合国务院药品监督管理部门依据本法制定的 GSP 要求。

知识链接 4-1   **未取得药品经营许可证经营药品案**

2021 年 11 月，四川省德阳市旌阳区市场监督管理局对德阳市旌阳区某药材经营部监督检查时发现，该经营部未取得药品经营许可证销售龟甲胶、鹿角胶等药品，且不能提供上述药品来源、购进凭证及产品合格证明，涉案药品货值金额 9769.29 元。

该经营部上述行为违反了《药品管理法》第五十一条第一款规定。2022 年 3 月，德阳市旌阳区市场监督管理局依据《药品管理法》第一百一十五条规定，对该经营部处以没收违法经营药品、罚款 150 万元的行政处罚。

（二）药品经营管理规定

从事药品经营活动，应当遵守 GSP，建立健全药品经营质量管理体系，保证药品经营全过程持续符合法定要求。国家鼓励、引导药品零售连锁经营。从事药品零售连锁经营活动的企业总部，应当建立统一的质量管理制度，对所属零售企业的经营活动履行管理责任。药品经营企业的法定代表人、主要负责人对本企业的药品经营活动全面负责。

国家对药品实行处方药与非处方药分类管理制度。具体办法由国务院药品监督管理部门会同国务院卫生健康主管部门制定。药品上市许可持有人、药品生产企业、药品经营企业和医疗机构应当从药品上市许可持有人或者具有药品生产、经营资格的企业购进药品；但是，购进未实施审批管理的中药材除外。

药品经营企业购进药品，应当建立并执行进货检查验收制度，验明药品合格证明和其他标识；不符合规定要求的，不得购进和销售。药品经营企业购销药品，应当有真实、完整的购销记录。购销记录应当注明药品的通用名称、剂型、规格、产品批号、有效期、上市许可持有人、生产企业、购销单位、购销数量、购销价格、购销日期及国务院药品监督管理部门规定的其他内容。

药品经营企业零售药品应当准确无误，并正确说明用法、用量和注意事项；调配处方应当经过核对，对处方所列药品不得擅自更改或者代用。对有配伍禁忌或者超剂量的处方，应当拒绝调配；必要时，经处方医师更正或者重新签字，方可调配。药品经营企业销售中药材，应当标明产地。依法经过资格认定的药师或者其他药学技术人员负责本企业的药品管理、处方审核和调配、合理用药指导等工作。

药品经营企业应当制定和执行药品保管制度，采取必要的冷藏、防冻、防潮、防虫、防鼠等措施，保证药品质量。药品入库和出库应当执行检查制度。城乡集市贸易市场可以出售中药材，国务院另有规定的除外。

知识链接 4-2   **违反 GSP 案**

2021 年 10 月，辽宁省药监局根据投诉举报线索在检查中发现，沈阳某药房连锁有限公司存在严重违反 GSP 的行为。经查，该公司存在未从药品上市许可持有人或者具有药品生产、经营资格的企业购进"静灵口服液"药品，在计算机系统中编造购进记录，采购药品时未向供货单位索取发票，药品采购储存配送信息不可追溯等违法行为，法定代表人赵某某从未在该公司实际工作，未能履行相关管理职责。

该公司上述行为违反了《药品管理法》第五十三条、第五十五条规定。2022 年 1 月，辽宁省药监局依据《药品管理法》第一百二十六条、第一百二十九条及《辽宁省药品监督管理局行政处罚裁量权适用规定》第十二条第一款第七项规定，符合情节严重情形，对该公司处以罚款 125 万元的行政处罚，处以该公司法定代表人终身禁止从事药品生产经营活动的行政处罚。

（三）药品网络销售管理规定

药品上市许可持有人、药品经营企业通过网络销售药品，应当遵守本法药品经营的有关规定。具体管理办法由国务院药品监督管理部门会同国务院卫生健康主管部门等部门制定。疫苗、血液制品、麻醉药品、精神药品、医疗用毒性药品、放射性药品、药品类易制毒化学品等国家实行特殊管理的药品不得在网络上销售。

药品网络交易第三方平台提供者应当按照国务院药品监督管理部门的规定，向所在地省、自治区、直辖市人民政府药品监督管理部门备案。第三方平台提供者应当依法对申请进入平台经营的药品上市许可持有人、药品经营企业的资质等进行审核，保证其符合法定要求，并对发生在平台的药品经营行为进行管理。第三方平台提供者发现进入平台经营的药品上市许可持有人、药品经营企业有违反本法规定行为的，应当及时制止并立即报告所在地县级人民政府药品监督管理部门；发现严重违法行为的，应当立即停止提供网络交易平台服务。

> **知识链接 4-3**　　　　**网络无证销售未取得药品批准证明文件药品案**
>
> 　　2020 年 9 月，福建省厦门市市场监督管理局根据群众举报线索，对厦门某贸易有限公司进行有因检查时发现，该公司未取得药品经营许可证，通过淘宝平台注册网店"凯乐琳"销售从境外携带入境的、未取得药品批准证明文件的"胰妥赞注射剂"，涉案药品货值金额 3.41 万元。
>
> 　　该公司上述行为违反了《药品管理法》第五十一条第一款、第九十八条第四款规定。2022 年 2 月，厦门市市场监督管理局依据《药品管理法》第一百二十四条第一款第一项、《厦门市规范行政处罚自由裁量权规定》第十二条和《厦门市市场监督管理局行政处罚裁量权的适用规则》第十四条第一款规定，对该公司处以没收违法经营药品、没收违法所得 2.945 万元、罚款 150 万元的行政处罚。

（四）药品进出口规定

新发现和从境外引种的药材，经国务院药品监督管理部门批准后，方可销售。药品应当从允许药品进口的口岸进口，并由进口药品的企业向口岸所在地药品监督管理部门备案。海关凭药品监督管理部门出具的进口药品通关单办理通关手续。无进口药品通关单的，海关不得放行。口岸所在地药品监督管理部门应当通知药品检验机构按照国务院药品监督管理部门的规定对进口药品进行抽查检验。允许药品进口的口岸由国务院药品监督管理部门会同海关总署提出，报国务院批准。

医疗机构因临床急需进口少量药品的，经国务院药品监督管理部门或者国务院授权的省、自治区、直辖市人民政府批准，可以进口。进口的药品应当在指定医疗机构内用于特定医疗目的。个人自用携带入境少量药品，按照国家有关规定办理。进口、出口麻醉药品和国家规定范围内的精神药品，应当持有国务院药品监督管理部门颁发的进口准许证、出口准许证。禁止进口疗效不确切、不良反应大或者因其他原因危害人体健康的药品。

国务院药品监督管理部门对下列药品在销售前或者进口时，应当指定药品检验机构进行检验；未经检验或者检验不合格的，不得销售或者进口如下药品。

（1）首次在中国境内销售的药品。

（2）国务院药品监督管理部门规定的生物制品。

（3）国务院规定的其他药品。

六、医疗机构药事管理

（一）医疗机构配备人员

医疗机构应当配备依法经过资格认定的药师或者其他药学技术人员，负责本单位的药品管理、处方审核和调配、合理用药指导等工作。非药学技术人员不得直接从事药剂技术工作。

（二）药品购进与使用原则

医疗机构购进药品，应当建立并执行进货检查验收制度，验明药品合格证明和其他标识；不符合规定要求的，不得购进和使用。医疗机构应当有与所使用药品相适应的场所、设备、仓储设施和卫生环境，制订和执行药品保管制度，采取必要的冷藏、防冻、防潮、防虫、防鼠等措施，保证药品质量。

医疗机构应当坚持安全有效、经济合理的用药原则，遵循药品临床应用指导原则、临床诊疗指南和药品说明书等合理用药，对医师处方、用药医嘱的适宜性进行审核。医疗机构以外的其他药品使用单位，应当遵守本法有关医疗机构使用药品的规定。

（三）制剂配置规定

依法经过资格认定的药师或者其他药学技术人员调配处方，应当进行核对，对处方所列药品不得擅自更改或者代用。对有配伍禁忌或者超剂量的处方，应当拒绝调配；必要时，经处方医师更正或者重新签字，方可调配。

医疗机构配制制剂，应当经所在地省、自治区、直辖市人民政府药品监督管理部门批准，取得医疗机构制剂许可证。无医疗机构制剂许可证的，不得配制制剂。医疗机构制剂许可证应当标明有效期，到期重新审查发证。医疗机构配制制剂，应当有能够保证制剂质量的设施、管理制度、检验仪器和卫生环境。医疗机构配制制剂，应当按照经核准的工艺进行，所需的原料、辅料和包装材料等应当符合药用要求。

医疗机构配制的制剂，应当是本单位临床需要而市场上没有供应的品种，并应当经所在地省、自治区、直辖市人民政府药品监督管理部门批准；但是，法律对配制中药制剂另有规定的除外。医疗机构配制的制剂应当按照规定进行质量检验；合格的，凭医师处方在本单位使用。经国务院药品监督管理部门或者省、自治区、直辖市人民政府药品监督管理部门批准，医疗机构配制的制剂可以在指定的医疗机构之间调剂使用。医疗机构配制的制剂不得在市场上销售。

七、药品上市后管理

（一）基本要求

药品上市许可持有人应当制定药品上市后风险管理计划，主动开展药品上市后研究，对药品的安全性、有效性和质量可控性进行进一步确证，加强对已上市药品的持续管理。

对附条件批准的药品，药品上市许可持有人应当采取相应风险管理措施，并在规定期限内按照要求完成相关研究；逾期未按照要求完成研究或者不能证明其获益大于风险的，国务院药品监督管理部门应当依法处理，直至注销药品注册证书。

（二）药品生产中的变更管理

对药品生产过程中的变更，按照其对药品安全性、有效性和质量可控性的风险及产生影响的程度，实行分类管理。属于重大变更的，应当经国务院药品监督管理部门批准，其他变更应当按照国务院药品监督管理部门的规定备案或者报告。药品上市许可持有人应当按照国务院药品监督管理部门的规定，全面评估、验证变更事项对药品安全性、有效性和质量可控性的影响。

（三）不良反应监测

药品上市许可持有人应当开展药品上市后不良反应监测，主动收集、跟踪分析疑似药品不良反应信息，对已识别风险的药品及时采取风险控制措施。药品上市许可持有人、药品生产企业、药品经营企业和医疗机构应当经常考察本单位所生产、经营、使用的药品质量、疗效及不良反应。发现疑似不良反应的，应当及时向药品监督管理部门和卫生健康主管部门报告。具体办法由国务院药品监督管理部门会同国务院卫生健康主管部门制定。

对已确认发生严重不良反应的药品，由国务院药品监督管理部门或者省、自治区、直辖市人民政府药品监督管理部门根据实际情况采取停止生产、销售、使用等紧急控制措施，并应当在 5 日内组织鉴定，自鉴定结论作出之日起 15 日内依法作出行政处理决定。

（四）药品召回与上市后再评价

药品存在质量问题或者其他安全隐患的，药品上市许可持有人应当立即停止销售，告知相关药品经营企业和医疗机构停止销售和使用，召回已销售的药品，及时公开召回信息，必要时应当立即停止生产，并将药品召回和处理情况向省、自治区、直辖市人民政府药品监督管理部门和卫生健康主管部门报告。药品生产企业、药品经营企业和医疗机构应当配合。药品上市许可持有人依法应当召回药品而未召回的，省、自治区、直辖市人民政府药品监督管理部门应当责令其召回。

药品上市许可持有人应当对已上市药品的安全性、有效性和质量可控性定期开展上市后评价。必要时，国务院药品监督管理部门可以责令药品上市许可持有人开展上市后评价或者直接组织开展上市后评价。

八、药品价格和广告

（一）药品价格管理

国家完善药品采购管理制度，对药品价格进行监测，开展成本价格调查，加强药品价格监督检查，依法查处价格垄断、哄抬价格等药品价格违法行为，维护药品价格秩序。

依法实行市场调节价的药品，药品上市许可持有人、药品生产企业、药品经营企业和医疗机构应当按照公平、合理和诚实信用、质价相符的原则制订价格，为用药者提供价格合理的药品。药品上市许可持有人、药品生产企业、药品经营企业和医疗机构应当遵守国务院药品价格主管部门关于药品价格管理的规定，制订和标明药品零售价格，禁止暴利、价格垄断和价格欺诈等行为。

药品上市许可持有人、药品生产企业、药品经营企业和医疗机构应当依法向药品价格主管部门提供其药品的实际购销价格和购销数量等资料。医疗机构应当向患者提供所用药品的价格清单，按照规定如实公布其常用药品的价格，加强合理用药管理。具体办法由国务院卫生健康主管部门制定。

（二）药品广告管理

药品广告应当经广告主所在地省、自治区、直辖市人民政府确定的广告审查机关批准；未经批准的，不得发布。

药品广告的内容应当真实、合法，以国务院药品监督管理部门核准的药品说明书为准，不得含有虚假的内容。药品广告不得含有表示功效、安全性的断言或者保证；不得利用国家机关、科研单位、学术机构、行业协会或者专家、学者、医师、药师、患者等的名义或者形象作推荐、证明。非药品广告不得有涉及药品的宣传。

（三）不正当利益的认定

禁止药品上市许可持有人、药品生产企业、药品经营企业和医疗机构在药品购销中给予、收受回扣或者其他不正当利益。

禁止药品上市许可持有人、药品生产企业、药品经营企业或者代理人以任何名义给予使用其药品的医疗机构的负责人、药品采购人员、医师、药师等有关人员财物或者其他不正当利益。

禁止医疗机构的负责人、药品采购人员、医师、药师等有关人员以任何名义收受药品上市许可持有人、药品生产企业、药品经营企业或者代理人给予的财物或者其他不正当利益。

九、药品储备和供应

（一）药品储备制度

国家实行药品储备制度，建立中央和地方两级药品储备。发生重大灾情、疫情或者其他突发事件时，依照《中华人民共和国突发事件应对法》的规定，可以紧急调用药品。

（二）药品供应制度

国家实行基本药物制度，遴选适当数量的基本药物品种，加强组织生产和储备，提高基本药物的供给能力，满足疾病防治基本用药需求。国家建立药品供求监测体系，及时收集和汇总分析短缺药品供求信息，对短缺药品实行预警，采取应对措施。

（三）短缺药品管理

国家实行短缺药品清单管理制度。具体办法由国务院卫生健康主管部门会同国务院药品监督管理部门等部门制定。药品上市许可持有人停止生产短缺药品的，应当按照规定向国务院药品监督管理部门或者省、自治区、直辖市人民政府药品监督管理部门报告。

国家鼓励短缺药品的研制和生产，对临床急需的短缺药品、防治重大传染病和罕见病等疾病的新药予以优先审评审批。对短缺药品，国务院可以限制或者禁止出口。必要时，国务院有关部门可以采取组织生产、价格干预和扩大进口等措施，保障药品供应。药品上市许可持有人、药品生产企业、药品经营企业应当按照规定保障药品的生产和供应。

十、监 督 管 理

（一）假药和劣药的监督管理

禁止生产（包括配制，下同）、销售、使用假药、劣药。有如表 4-1 情形之一的，为假药或劣药。

表 4-1　假药或劣药

假药	劣药
1. 药品所含成分与国家药品标准规定的成分不符	1. 药品成分的含量不符合国家药品标准
2. 以非药品冒充药品或者以他种药品冒充此种药品	2. 被污染的药品
3. 变质的药品	3. 未标明或者更改有效期的药品
4. 药品所标明的适应证或者功能主治超出规定范围	4. 未注明或者更改产品批号的药品
	5. 超过有效期的药品
	6. 擅自添加防腐剂、辅料的药品
	7. 其他不符合药品标准的药品

（二）药品监督管理部门职责

药品监督管理部门应当依照法律、法规的规定对药品研制、生产、经营和药品使用单位使用药品等活动进行监督检查，必要时可以对为药品研制、生产、经营、使用提供产品或者服务的单位和个人进行延伸检查，有关单位和个人应当予以配合，不得拒绝和隐瞒。药品监督管理部门应当对高风险的药品实施重点监督检查。对有证据证明可能存在安全隐患的，药品监督管理部门根据监督检查情况，应当采取告诫、约谈、限期整改及暂停生产、销售、使用、进口等措施，并及时公布检查处理结果。药品监督管理部门进行监督检查时，应当出示证明文件，对监督检查中知悉的商业秘密应当保密。

药品监督管理部门根据监督管理的需要，可以对药品质量进行抽查检验。抽查检验应当按照规定抽样，并不得收取任何费用；抽样应当购买样品，所需费用按照国务院规定列支。国务院和省、自治区、直辖市人民政府的药品监督管理部门应当定期公告药品质量抽查检验结果；公告不当的，应当在原公告范围内予以更正。

药品监督管理部门应当对药品上市许可持有人、药品生产企业、药品经营企业和药物非临床安全性评价研究机构、药物临床试验机构等遵守 GMP、GSP、GLP、GCP 等情况进行检查，监督其持续符合法定要求。

（三）药品复检规定

1. 申请时限 当事人对药品检验结果有异议的，可以自收到药品检验结果之日起 7 日内申请。

2. 申请机构 向原药品检验机构或者上一级药品监督管理部门设置或者指定的药品检验机构申请复验，也可以直接向国务院药品监督管理部门设置或者指定的药品检验机构申请复验。受理复验的药品检验机构应当在国务院药品监督管理部门规定的时间内作出复验结论。

（四）建立药品安全信用档案

国家建立职业化、专业化药品检查员队伍。检查员应当熟悉药品法律法规，具备药品专业知识。

药品监督管理部门建立药品上市许可持有人、药品生产企业、药品经营企业、药物非临床安全性评价研究机构、药物临床试验机构和医疗机构药品安全信用档案，记录许可颁发、日常监督检查结果、违法行为查处等情况，依法向社会公布并及时更新；对有不良信用记录的，增加监督检查频次，并可以按照国家规定实施联合惩戒。

（五）药品安全信息统一公布制度

国家实行药品安全信息统一公布制度。国家药品安全总体情况、药品安全风险警示信息、重大药品安全事件及其调查处理信息和国务院确定需要统一公布的其他信息由国务院药品监督管理部门统一公布。药品安全风险警示信息和重大药品安全事件及其调查处理信息的影响限于特定区域的，也可以由有关省、自治区、直辖市人民政府药品监督管理部门公布。未经授权不得发布上述信息。公布药品安全信息，应当及时、准确、全面，并进行必要的说明，避免误导。任何单位和个人不得编造、散布虚假药品安全信息。

（六）药品安全事件监管

县级以上人民政府应当制定药品安全事件应急预案。药品上市许可持有人、药品生产企业、药品经营企业和医疗机构等应当制订本单位的药品安全事件处置方案，并组织开展培训和应急演练。发生药品安全事件，县级以上人民政府应当按照应急预案立即组织开展应对工作；有关单位应当立即采取有效措施进行处置，防止危害扩大。

药品监督管理部门未及时发现药品安全系统性风险，未及时消除监督管理区域内药品安全隐患的，本级人民政府或者上级人民政府药品监督管理部门应当对其主要负责人进行约谈。地方人民政府未履行药品安全职责，未及时消除区域性重大药品安全隐患的，上级人民政府或者上级人民政府药品监督管理部门应当对其主要负责人进行约谈。

（七）特殊管理药品管理规定

国务院对麻醉药品、精神药品、医疗用毒性药品、放射性药品、药品类易制毒化学品等有其他特殊管理规定的，依照其规定。

十一、法律责任

（一）对无证经营药品的处罚

未取得药品生产许可证、药品经营许可证或者医疗机构制剂许可证生产、销售药品的，责令关闭，没收违法生产、销售的药品和违法所得，并处违法生产、销售的药品（包括已售出和未售出的药品，下同）货值金额 15 倍以上 30 倍以下的罚款；货值金额不足 10 万元的，按 10 万元计算。

（二）生产、销售假药或劣药的处罚

生产、销售假药或劣药的处罚见表 4-2。

表 4-2　生产、销售假药或劣药的处罚

违法行为	法律责任
生产、销售假药	1. 没收违法生产、销售的药品和违法所得，责令停产停业整顿，吊销药品批准证明文件 2. 并处违法生产、销售的药品货值金额 15 倍以上 30 倍以下的罚款；货值金额不足 10 万元的，按 10 万元计算 3. 情节严重的，吊销药品生产许可证、药品经营许可证或者医疗机构制剂许可证，10 年内不受理其相应申请 4. 药品上市许可持有人为境外企业的，10 年内禁止其药品进口
生产、销售劣药	1. 没收违法生产、销售的药品和违法所得，并处违法生产、销售的药品货值金额 10 倍以上 20 倍以下的罚款 2. 违法生产、批发的药品货值金额不足 10 万元的，按 10 万元计算，违法零售的药品货值金额不足 1 万元的，按 1 万元计算 3. 情节严重的，责令停产停业整顿直至吊销药品批准证明文件、药品生产许可证、药品经营许可证或者医疗机构制剂许可证 4. 生产、销售的中药饮片不符合药品标准，尚不影响安全性、有效性的，责令限期改正，给予警告；可以处 10 万元以上 50 万元以下的罚款
生产、销售假药，或者生产、销售劣药且情节严重	1. 对法定代表人、主要负责人、直接负责的主管人员和其他责任人员，没收违法行为发生期间自本单位所获收入，并处所获收入 30% 以上 3 倍以下的罚款，终身禁止从事药品生产经营活动，并可以由公安机关处 5 日以上 15 日以下的拘留 2. 对生产者专门用于生产假药、劣药的原料、辅料、包装材料、生产设备予以没收

知识链接 4-4　　　　生产假药案

2020 年 7 月，药品监管部门监测发现，天津市某生物药业有限公司生产的口服药小败毒膏出现聚集性不良反应信号。天津市药监局立即对涉案批次

药品采取风险控制措施，并深入开展调查。经查，该公司在生产小败毒膏过程中，误将生产外用药的原料颠茄流浸膏用于该涉案批次小败毒膏生产，导致所含成分与国家药品标准规定不符。涉案批次药品共 10 980 盒，货值金额 91 591.5 元。调查中研判认为，现有证据不足以证明该公司具有生产假药的主观故意，由药品监管部门依法处理。

2021 年 7 月，天津市药监局根据《药品管理法》第九十八条第二款第一项规定，认定涉案批次药品为假药；依据《药品管理法》第一百一十六条、第一百一十八条、第一百三十七条第四项等规定，处以该公司没收涉案药品、没收违法所得 5625.5 元、责令停产停业整顿、罚款 300 万元的行政处罚，处以该公司法定代表人没收违法行为发生期间自本单位所获收入 1 万元、罚款 3 万元、终身禁止从事药品生产经营活动的行政处罚。2022 年 2 月，国家药品监督管理局依据《药品管理法》第一百一十六条规定，吊销该产品的药品批准证明文件。

（三）使用假药、劣药的法律责任

对假药、劣药的处罚决定，应当依法载明药品检验机构的质量检验结论（表 4-3）。

表 4-3　使用假药、劣药的法律责任

违法行为	法律责任
药品使用单位使用假药、劣药	1. 按照销售假药、零售劣药的规定处罚 2. 情节严重的，法定代表人、主要负责人、直接负责的主管人员和其他责任人员有医疗卫生人员执业证书的，还应当吊销执业证书
为假药、劣药提供储存、运输等便利条件	1. 没收全部储存、运输收入，并处违法收入 1 倍以上 5 倍以下的罚款 2. 情节严重的，并处违法收入 5 倍以上 15 倍以下的罚款 3. 违法收入不足 5 万元的，按 5 万元计算

（四）违反药品相关许可、批准规定的法律责任

违反药品相关许可、批准规定的法律责任见表4-4。

表 4-4　违反药品相关许可、批准规定的法律责任

违法行为	法律责任
伪造、变造、出租、出借、非法买卖许可证或者药品批准证明文件	1. 没收违法所得，并处违法所得 1 倍以上 5 倍以下的罚款 2. 情节严重的，并处违法所得 5 倍以上 15 倍以下的罚款，吊销药品生产许可证、药品经营许可证、医疗机构制剂许可证或者药品批准证明文件 3. 对法定代表人、主要负责人、直接负责的主管人员和其他责任人员，处 2 万元以上 20 万元以下的罚款，10 年内禁止从事药品生产经营活动，并可以由公安机关处 5 日以上 15 日以下的拘留 4. 违法所得不足 10 万元的，按 10 万元计算
提供虚假的证明、数据、资料、样品或者采取其他手段骗取临床试验许可、药品生产许可、药品经营许可、医疗机构制剂许可或者药品注册等许可	1. 撤销相关许可，10 年内不受理其相应申请，并处 50 万元以上 500 万元以下的罚款 2. 情节严重的，对法定代表人、主要负责人、直接负责的主管人员和其他责任人员，处 2 万元以上 20 万元以下的罚款，10 年内禁止从事药品生产经营活动，并可以由公安机关处 5 日以上 15 日以下的拘留
未取得药品批准证明文件生产、进口药品；使用采取欺骗手段取得的药品批准证明文件生产、进口药品；使用未经审评审批的原料药生产药品等	1. 没收违法生产、进口、销售的药品和违法所得，以及专门用于违法生产的原料、辅料、包装材料和生产设备，责令停产停业整顿，并处违法生产、进口、销售的药品货值金额 15 倍以上 30 倍以下的罚款 2. 货值金额不足 10 万元的，按 10 万元计算 3. 情节严重的，吊销药品批准证明文件直至吊销药品生产许可证、药品经营许可证或者医疗机构制剂许可证，对法定代表人、主要负责人、直接负责的主管人员和其他责任人员，没收违法行为发生期间自本单位所获收入，并处所获收入 30% 以上 3 倍以下的罚款，10 年直至终身禁止从事药品生产经营活动，并可以由公安机关处 5 日以上 15 日以下的拘留
未经批准开展药物临床试验；使用未经审评的直接接触药品的包装材料或者容器生产药品，或者销售该类药品；使用未经核准的标签、说明书	1. 没收违法生产、销售的药品和违法所得及包装材料、容器，责令停产停业整顿，并处 50 万元以上 500 万元以下的罚款 2. 情节严重的，吊销药品批准证明文件、药品生产许可证、药品经营许可证，对法定代表人、主要负责人、直接负责的主管人员和其他责任人员处 2 万元以上 20 万元以下的罚款，10 年直至终身禁止从事药品生产经营活动

（五）药品监督管理部门违法的法律责任

药品监督管理部门违法的法律责任见表4-5。

表 4-5　药品监督管理部门违法的法律责任

违法行为	法律责任
药品检验机构出具虚假检验报告的	1. 责令改正，给予警告，对单位并处 20 万元以上 100 万元以下的罚款 2. 对直接负责的主管人员和其他直接责任人员依法给予降级、撤职、开除处分 3. 没收违法所得，并处 5 万元以下的罚款 4. 情节严重的，撤销其检验资格。药品检验机构出具的检验结果不实，造成损失的，应当承担相应的赔偿责任
药品监督管理部门或者其设置、指定的药品检验机构在药品监督检验中违法收取检验费用	1. 政府有关部门责令退还，对直接负责的主管人员和其他直接责任人员依法给予处分 2. 情节严重的，撤销其检验资格
药品监督管理部门或者其设置、指定的药品专业技术机构参与药品生产经营活动的	1. 由其上级主管机关责令改正，没收违法收入 2. 情节严重的，对直接负责的主管人员和其他直接责任人员依法给予处分
药品监督管理部门不符合条件而批准进行药物临床试验；对不符合条件的药品颁发药品注册证书；对不符合条件的单位颁发药品生产许可证、药品经营许可证或者医疗机构制剂许可证	1. 撤销相关许可 2. 对直接负责的主管人员和其他直接责任人员依法给予处分

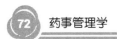

违法行为	法律责任
药品监督管理等部门瞒报、谎报、缓报、漏报药品安全事件；对发现的药品安全违法行为未及时查处；未及时发现药品安全系统性风险，或者未及时消除监督管理区域内药品安全隐患，造成严重影响	1. 对直接负责的主管人员和其他直接责任人员给予记过或者记大过处分 2. 情节较重的，给予降级或者撤职处分 3. 情节严重的，给予开除处分
药品监督管理人员滥用职权、徇私舞弊、玩忽职守的；查处假药、劣药违法行为有失职、渎职行为的的	1. 依法给予处分 2. 对药品监督管理部门直接负责的主管人员和其他直接责任人员依法从重给予处分

（六）违反其他相关规定的法律责任

违反其他相关规定的法律责任见表 4-6。

表 4-6   违反其他相关规定的法律责任

违法行为	法律责任
药品上市许可持有人、药品生产企业、药品经营企业、药物非临床安全性评价研究机构、药物临床试验机构等未遵守 GMP、GSP、GLP、GCP	1. 责令限期改正，给予警告；逾期不改正的，处 10 万元以上 50 万元以下的罚款 2. 情节严重的，处 50 万元以上 200 万元以下的罚款，责令停产停业整顿直至吊销药品批准证明文件、药品生产许可证、药品经营许可证等，药物非临床安全性评价研究机构、药物临床试验机构等 5 年内不得开展药物非临床安全性评价研究、药物临床试验 3. 对法定代表人、主要负责人、直接负责的主管人员和其他责任人员，没收违法行为发生期间自本单位所获收入，并处所获收入 10% 以上 50% 以下的罚款，10 年直至终身禁止从事药品生产经营等活动
药品包装未按照规定印有、贴有标签或者附有说明书，标签、说明书未按照规定注明相关信息或者印有规定标志的	除依法应当按照假药、劣药处罚的外 1. 责令改正，给予警告 2. 情节严重的，吊销药品注册证书
药品上市许可持有人、药品生产企业、药品经营企业或者医疗机构未从药品上市许可持有人或者具有药品生产、经营资格的企业购进药品的	1. 责令改正，没收违法购进的药品和违法所得，并处违法购进药品货值金额 2 倍以上 10 倍以下的罚款 2. 情节严重的，并处货值金额 10 倍以上 30 倍以下的罚款，吊销药品批准证明文件、药品生产许可证、药品经营许可证或者医疗机构执业许可证 3. 货值金额不足 5 万元的，按 5 万元计算
医疗机构将其配制的制剂在市场上销售的	1. 责令改正，没收违法销售的制剂和违法所得 2. 并处违法销售制剂货值金额 2 倍以上 5 倍以下的罚款 3. 情节严重的，并处货值金额 5 倍以上 15 倍以下的罚款 4. 货值金额不足 5 万元的，按 5 万元计算
药品上市许可持有人、药品生产企业、药品经营企业或者医疗机构在药品购销中给予、收受回扣或者其他不正当利益的	1. 由市场监督管理部门没收违法所得，并处 30 万元以上 300 万元以下的罚款 2. 情节严重的，吊销药品上市许可持有人、药品生产企业、药品经营企业营业执照 3. 由药品监督管理部门吊销药品批准证明文件、药品生产许可证、药品经营许可证
药品上市许可持有人、药品生产企业、药品经营企业的负责人，采购人员等有关人员在药品购销中收受其他药品上市许可持有人、药品生产企业、药品经营企业或者代理人给予的财物或者其他不正当利益的	1. 没收违法所得，依法给予处罚 2. 情节严重的，5 年内禁止从事药品生产经营活动
药品上市许可持有人、药品生产企业、药品经营企业或者医疗机构违反本法规定，给用药者造成损害	依法承担赔偿责任

十二、附　　则

中药材种植、采集和饲养的管理，依照有关法律、法规的规定执行。地区性民间习用药材的管理办法，由国务院药品监督管理部门会同国务院中医药主管部门制定。

第三节　《中华人民共和国疫苗管理法》

一、疫苗管理概述

疫苗，是指为预防、控制疾病的发生、流行，用于人体免疫接种的预防性生物制品。疫苗是将病原微生物（如细菌、立克次体、病毒等）及其代谢产物，经过人工减毒、灭活或利用转基因等方法制成的用于预防传染病的自动免疫制剂。疫苗的发明和接种，可以有效遏制传染病、降低死亡率、延长人类寿命。但疫苗事件的频繁发生，使疫苗安全问题被全社会所高度关注。

与一般药品相比，疫苗具有其特殊性，主要体现在：一是疫苗涉及公共安全和国家安全，《中华人民共和国疫苗管理法》明确规定疫苗是国家战略性、公益性产品；二是疫苗是用来预防和控制传染病非常有效的公共卫生手段；三是疫苗产品在生产过程中具有复杂性，这意味着疫苗生产必然会有更多要求。国家对疫苗实行最严格的管理制度，坚持安全第一、风险管理、全程管控、科学监管、社会共治。

（一）疫苗的概念与种类

本法所称疫苗，是指为预防、控制疾病的发生、流行，用于人体免疫接种的预防性生物制品，包括免疫规划疫苗和非免疫规划疫苗。

免疫规划疫苗，是指居民应当按照政府的规定接种的疫苗，包括国家免疫规划确定的疫苗，省、自治区、直辖市人民政府在执行国家免疫规划时增加的疫苗，以及县级以上人民政府或者其卫生健康主管部门组织的应急接种或者群体性预防接种所使用的疫苗。国家免疫规划疫苗包括乙肝疫苗、卡介苗、脊灰灭活疫苗、脊灰减毒活疫苗、百白破疫苗、白破疫苗等。

非免疫规划疫苗，是指由居民自愿接种的其他疫苗。居民可根据自身情况自愿选择接种。非免疫规划疫苗对传染病同样具有很好的预防效果，儿童家长可以根据孩子的健康需求，自主决定是否接种该类疫苗。非免疫规划疫苗如水痘疫苗、EV71疫苗、流感疫苗、b型流感嗜血杆菌结合疫苗、肺炎球菌疫苗、轮状病毒疫苗等。

事实上这两类疫苗是根据我国国情和各地财政计划来划分，从疾病预防角度，两者同等重要。

（二）疫苗监管的主要法律法规和政策

为保障公众生命健康，加强疫苗安全监管，我国不断推进疫苗研发，并围绕疫苗出台了多部法律法规。1952年颁布了我国第一部生物制品法规《生物制品法规》。1989年的《中华人民共和国传染病防治法》规定国家实行有计划的预防接种制度，用于预防接种的疫苗必须符合国家质量标准。2005年4月《疫苗流通和预防接种管理条例》规定疫苗流通、接种、保障措施、预防接种异常反应的处理、监督办法、法律责任等。2016年修订，取消疫苗批发销售环节。2006年发布《疫苗储存和运输管理规范》，并于2017年进行更新。

2019年6月，全球首部综合性疫苗管理法律《中华人民共和国疫苗管理法》颁布，对疫苗实行最严格的管理制度，于同年12月1日开始实施，各环节监管逐渐完善，为保障人民健康和疫苗产业良性发展保驾护航。2020年1月颁布《药品注册管理办法》明确规定包括疫苗在内的药品研制、注册及监督管理要求与程序。2020年6月，《疫苗生产车间生物安全通用要求》加强对新冠病毒疫苗生产过程的审查监督。2020年10月《疫苗责任强制保险管理办法（征求意见稿）》明确规定疫苗上市许可持有人均应投保。

二、疫苗生产和批签发管理

《疫苗生产流通管理规定》明确规定国家对疫苗实行严格的准入制度，疫苗生产单位符合法定条件才能开展疫苗生产工作。疫苗的批签发是生物制品管理的重要组成部分，国家监管部门主导疫苗的批签发工作，每批疫苗投入市场前应进行独立性评估。

（一）疫苗的生产

1. 从事疫苗生产活动的条件　国家对疫苗生产实行严格准入制度。从事疫苗生产活动，应当经省级以上人民政府药品监督管理部门批准，取得药品生产许可证。从事疫苗生产活动，除符合《药品管理法》规定的从事药品生产活动的条件外，还应当具备下列条件：具备适度规模和足够的产能储备；具有保证生物安全的制度和设施、设备；符合疾病预防、控制需要。

2. 对疫苗上市许可持有人的要求　疫苗上市许可持有人应当具备疫苗生产能力；超出疫苗生产能力确需委托生产的，应当经国务院药品监督管理部门批准。接受委托生产的，应当遵守《中华人民共和国疫苗管理法》规定和国家有关规定，保证疫苗质量。

疫苗上市许可持有人的法定代表人、主要负责人应当具有良好的信用记录，生产管理负责人、质量管理负责人、质量受权人等关键岗位人员应当具有相关专业背景和从业经历。疫苗上市许可持有人应当加强对前款规定人员的培训和考核，及时将其任职和变更情况向省、自治区、直辖市人民政府药品监督管理部门报告。

疫苗应当按照经核准的生产工艺与质量控制标准进行生产和检验，生产全过程应当符合 GMP 的要求。疫苗上市许可持有人应当按照规定对疫苗生产全过程和疫苗质量进行审核、检验。疫苗上市许可持有人应当建立完整的生产质量管理体系，持续加强偏差管理，采用信息化手段如实记录生产、检验过程中形成的所有数据，确保生产全过程持续符合法定要求。

（二）疫苗的批签发

1. 批签发的申请　国家实行疫苗批签发制度。每批疫苗销售前或者进口时，应当经国务院药品监督管理部门指定的批签发机构按照相关技术要求进行审核、检验。申请疫苗批签发应当按照规定向批签发机构提供批生产及检验记录摘要等资料和同批号产品等样品。进口疫苗还应当提供原产地证明、批签发证明；在原产地免予批签发的，应当提供免予批签发证明。

预防、控制传染病疫情或者应对突发事件急需的疫苗，经国务院药品监督管理部门批准，免予批签发。

2. 批签发的审核　疫苗批签发应当逐批进行资料审核和抽样检验。疫苗批签发检验项目和检验频次应当根据疫苗质量风险评估情况进行动态调整。对疫苗批签发申请资料或者样品的真实性有疑问，或者存在其他需要进一步核实的情况的，批签发机构应当予以核实，必要时应当采用现场抽样检验等方式组织开展现场核实。

批签发机构在批签发过程中发现疫苗存在重大质量风险的，应当及时向国务院药品监督管理部门和省、自治区、直辖市人民政府药品监督管理部门报告。接到报告的部门应当立即对疫苗上市许可持有人进行现场检查，根据检查结果通知批签发机构对疫苗上市许可持有人的相关产品或者所有产品不予批签发或者暂停批签发，并责令疫苗上市许可持有人整改。疫苗上市许可持有人应当立即整改，并及时将整改情况向责令其整改的部门报告。

3. 批签发信息公开　经审核检验符合要求的，发给批签发证明；不符合要求的，发给不予批签发通知书。不予批签发的疫苗不得销售，并应当由省、自治区、直辖市人民政府药品监督管理部门监督销毁；不予批签发的进口疫苗应当由口岸所在地药品监督管理部门监督销毁或者依法进行其他处理。国务院药品监督管理部门、批签发机构应当及时公布上市疫苗批签发结果，供公众查询。

三、疫苗流通

流通环节是疫苗得以正常流转的核心，是连接疫苗生产企业和疾病预防控制机构、接种单位的纽带，疫苗流通环节的安全直接关系到预防接种是否能顺利进行。

（一）疫苗的采购

国家免疫规划疫苗由国务院卫生健康主管部门会同国务院财政部门等组织集中招标或者统一谈判，形成并公布中标价格或者成交价格，各省、自治区、直辖市实行统一采购。国家免疫规划疫苗以外的其他免疫规划疫苗、非免疫规划疫苗由各省、自治区、直辖市通过省级公共资源交易平台组织采购。疫苗的价格由疫苗上市许可持有人依法自主合理制定。疫苗的价格水平、差价率、利润率应当保持在合理幅度。

省级疾病预防控制机构应当根据国家免疫规划和本行政区域疾病预防、控制需要，制定本行政区域免疫规划疫苗使用计划，并按照国家有关规定向组织采购疫苗的部门报告，同时报省、自治区、直辖市人民政府卫生健康主管部门备案。疫苗上市许可持有人应当按照采购合同约定，向疾病预防控制机构供应疫苗。疾病预防控制机构应当按照规定向接种单位供应疫苗。疾病预防控制机构以外的单位和个人不得向接种单位供应疫苗，接种单位不得接收该疫苗。

> **知识链接 4-5　　　　　　走私九价宫颈癌疫苗案件**
>
> 2022 年 7 月 3 日，广西壮族自治区柳州市中级人民法院对一起走私九价宫颈癌疫苗的案件进行一审宣判，被告人徐某等 4 人走私九价宫颈癌疫苗共 2824 支，涉案数额共 295.11 万，获利共 12.77 万元。被判处有期徒刑 1 年 1 个月至 4 年不等的刑罚，并处罚金 1 万元至 5 万元不等。
>
> 法院经审理查明，2020 年 10 月至 2021 年 4 月，被告人徐某、向某、潘某、廖某为牟取非法利益，明知生产商专供我国香港地区销售的九价宫颈癌疫苗属于国家限制进出口的疫苗类生物制品，仍共同或分别从香港的诊所机构及相关人员处低价购买，未经国家正常的海关渠道，没有采取国家疫苗制药规范的保护和流通措施，通过"水客"以客船或货车夹带的方式，将九价宫颈癌疫苗走私到深圳市。
>
> 法院认为，被告人徐某等 4 人走私国家限制进口的九价宫颈癌疫苗生物制品，其行为均已构成走私国家禁止进出口的货物、物品罪。被告人均表示认罪认罚，被告人向某、潘某、廖某退出全部赃款。

（二）疫苗的销售

疫苗上市许可持有人在销售疫苗时，应当提供加盖其印章的批签发证明复印件或者电子文件；销售进口疫苗的，还应当提供加盖其印章的进口药品通关单复印件或者电子文件。疾病预防控制机构、接种单位在接收或者购进疫苗时，应当索取前款规定的证明文件，并保存至疫苗有效期满后不少于 5 年备查。

疫苗上市许可持有人应当按照规定，建立真实、准确、完整的销售记录，并保存至疫苗有效期满后不少于 5 年备查。疾病预防控制机构、接种单位、疫苗配送单位应当按照规定，建立真实、准确、完整的接收、购进、储存、配送、供应记录，并保存至疫苗有效期满后不少于 5 年备查。

疾病预防控制机构、接种单位接收或者购进疫苗时，应当索取本次运输、储存全过程温度监测记录，并保存至疫苗有效期满后不少于 5 年备查；对不能提供本次运输、储存全过程温度监测记录或者温度控制不符合要求的，不得接收或者购进，并应当立即向县级以上地方人民政府药品监督管理部门、卫生健康主管部门报告。

知识链接 4-6　　　　"新冠疫苗"非法经营案

2020 年 10 月，陈某的兄弟购买到一批所谓正规"新冠疫苗"。随后，陈某伙同他人高价对外销售，并委托乡村医生林某在住处、汽车内为购买者接种。截至 2020 年 12 月，合计为 200 多人接种 500 多支，陈某等得款 54.7 万元。

2020 年 12 月 22 日，部分接种群众向公安机关报案，公安机关当日立案侦查并于次日将陈某抓获。案发后，公安机关在陈某住处查获"新冠疫苗"26 支，经溯源调查，证实这些疫苗均系用生理盐水灌装的假疫苗。2021 年 1 月 19 日，公安机关以陈某涉嫌非法经营罪，提请检察机关批准逮捕。

检察院认为其行为涉嫌非法经营罪。理由是，在无药品经营许可证的情况下，向不特定公众销售并提供接种服务，违反《药品管理法》"无药品经营许可证的，不得经营药品"，以及《中华人民共和国疫苗管理法》"任何单位和个人不得擅自进行群体性预防接种"等国家规定。根据《中华人民共和国刑法》第二百二十五条的规定，陈某的行为涉嫌非法经营罪，并且陈某系与他人共同作案，有串供或毁灭证据的危险，应当依法予以逮捕。

（三）疫苗的冷链运输与储存

疫苗上市许可持有人应当按照采购合同约定，向疾病预防控制机构或者疾病预防控制机构指定的接种单位配送疫苗。疫苗上市许可持有人、疾病预防控制机构自行配送疫苗应当具备疫苗冷链储存、运输条件，也可以委托符合条件的疫苗配送单位配送疫苗。疾病预防控制机构配送非免疫规划疫苗可以收取储存、运输费用，具体办法由国务院财政部门会同国务院价格主管部门制定，收费标准由省、自治区、直辖市人民政府价格主管部门会同财政部门制定。

疾病预防控制机构、接种单位、疫苗上市许可持有人、疫苗配送单位应当遵守疫苗储存、运输管理规范，保证疫苗质量。疫苗在储存、运输全过程中应当处于规定的温度环境，冷链储存、运输应当符合要求，并定时监测、记录温度。疫苗储存、运输管理规范由国务院药品监督管理部门、国务院卫生健康主管部门共同制定。

（四）建立定期检查制度

疾病预防控制机构、接种单位应当建立疫苗定期检查制度，对存在包装无法识别、储存温度不符合要求、超过有效期等问题的疫苗，采取隔离存放、设置警示标志等措施，并按照国务院药品监督管理部门、卫生健康主管部门、生态环境主管部门的规定处置。疾病预防控制机构、接种单位应当如实记录处置情况，处置记录应当保存至疫苗有效期满后不少于 5 年备查。

四、疫苗上市后管理

疫苗上市许可持有人应当建立健全疫苗全生命周期质量管理体系，制定并实施疫苗上市后风险管理计划，开展疫苗上市后研究，对疫苗的安全性、有效性和质量可控性进行进一步确证。

（一）加强疫苗上市后质量可控性

疫苗上市许可持有人应当对疫苗进行质量跟踪分析，持续提升质量控制标准，改进生产工艺，提高生产工艺稳定性。生产工艺、生产场地、关键设备等发生变更的，应当进行评估、验证，按照国务院药品监督管理部门有关变更管理的规定备案或者报告；变更可能影响疫苗安全性、有效性和质量可控性的，应当经国务院药品监督管理部门批准。

疫苗上市许可持有人应当建立疫苗质量回顾分析和风险报告制度，每年将疫苗生产流通、上市后研究、风险管理等情况按照规定如实向国务院药品监督管理部门报告。

（二）确保疫苗上市后安全性

疫苗上市许可持有人应当根据疫苗上市后研究、预防接种异常反应等情况持续更新说明书、标签，并按照规定申请核准或者备案。国务院药品监督管理部门应当在其网站上及时公布更新后的疫苗说明书、标签内容。对预防接种异常反应严重或者其他原因危害人体健康的疫苗，国务院药品监督管理部门应当注销该疫苗的药品注册证书。

（三）开展疫苗上市后评价

国务院药品监督管理部门可以根据实际情况，责令疫苗上市许可持有人开展上市后评价或者直接组织开展上市后评价。国务院药品监督管理部门可以根据疾病预防、控制需要和疫苗行业发展情况，组织对疫苗品种开展上市后评价，发现该疫苗品种的产品设计、生产工艺、安全性、有效性或者质量可控性明显劣于预防、控制同种疾病的其他疫苗品种的，应当注销该品种所有疫苗的药品注册证书并废止相应的国家药品标准。

五、法律责任

由于疫苗的特殊性，我国采取最严谨的标准、最严格的监管、最严厉的处罚、最严肃的问责等"四个最严"为疫苗管理法的立法宗旨，规定构成疫苗违法犯罪，依法从重追究刑事责任。

（1）申请疫苗临床试验、注册提供虚假数据、资料、样品或者有其他欺骗行为由省级以上人民政府药品监督管理部门没收违法所得和违法生产、销售的疫苗及专门用于违法生产疫苗的原料、辅料、包装材料、设备等物品，责令停产停业整顿，并处违法生产、销售疫苗货值金额 15 倍以上 50 倍以下的罚款，货值金额不足 50 万元的，按 50 万元计算；情节严重的，吊销药品相关批准证明文件，直至吊销药品生产许可证等，对法定代表人、主要负责人、直接负责的主管人员和关键岗位人员及其他责任人员，没收违法行为发生期间自本单位所获收入，并处所获收入 50% 以上 10 倍以下的罚款，十年内直至终身禁止从事药品生产经营活动，由公安机关处 5 日以上 15 日以下拘留。

（2）生产、销售的疫苗属于假药，或者生产、销售的疫苗属于劣药且情节严重的，由省级以上人民政府药品监督管理部门对法定代表人、主要负责人、直接负责的主管人员和关键岗位人员及其他责任人员，没收违法行为发生期间自本单位所获收入，并处所获收入 1 倍以上 10 倍以下的罚款，终身禁止从事药品生产经营活动，由公安机关处 5 日以上 15 日以下拘留。

（3）未及时公布上市疫苗批签发结果或未按照规定进行审核和检验等的批签发机构有以上情形之一的，由国务院药品监督管理部门责令改正，给予警告，对主要负责人、直接负责的主管人员和其他直接责任人员依法给予警告直至降级处分。

（4）未按照规定开展上市后研究，或者未按照规定设立机构、配备人员主动收集、跟踪分析疑似预防接种异常反应的疫苗上市许可持有人有以上情形之一的，由省级以上人民政府药品监督管理部门责令改正，给予警告；拒不改正的，处 20 万元以上 50 万元以下的罚款；情节严重的，责令停产停业整顿，并处 50 万元以上 200 万元以下的罚款。

（5）接种疫苗未遵守预防接种工作规范、免疫程序、疫苗使用指导原则、接种方案或擅自进行群体性预防接种的疾病预防控制机构、接种单位有以上情形之一的，由县级以上人民政府卫生健康主管部门责令改正，给予警告，没收违法所得；情节严重的，对主要负责人、直接负责的主管人员和其他直接责任人员依法给予警告直至撤职处分，责令负有责任的医疗卫生人员暂停 1 年以上 18 个月以下执业活动；造成严重后果的，对主要负责人、直接负责的主管人员和其他直接责任人员依法给予开除处分，由原发证部门吊销负有责任的医疗卫生人员的执业证书。

（6）疾病预防控制机构、接种单位、医疗机构未按照规定报告疑似预防接种异常反应、疫苗安全事件等，或者未按照规定对疑似预防接种异常反应组织调查、诊断等的，由县级以上人民政府卫生健康主管部门责令改正，给予警告；情节严重的，对接种单位、医疗机构处 5 万元以上 50 万元以下的罚款，对疾病预防控制机构、接种单位、医疗机构的主要负责人、直接负责的主管人员和其他直接责任人员依法给予警告直至撤职处分；造成严重后果的，对主要负责人、直接负责的主管人员和其他直接责任人员依法给予开除处分，由原发证部门吊销负有责任的医疗卫生人员的执业证书。

（7）药品监督管理部门、卫生健康主管部门等部门在疫苗监督管理工作中未履行监督检查职责，或者发现违法行为不及时查处的，对直接负责的主管人员和其他直接责任人员依法给予降级或者撤职处分；情节严重的，依法给予开除处分；造成严重后果的，其主要负责人应当引咎辞职。

思 考 题

（1）简述药品管理立法、药品管理法的概念。

（2）简述药品管理法的渊源。

（3）简述药品管理立法的基本特征。

（4）简述开办药品生产企业与开办药品经营企业的条件。

（5）假药与劣药的概念是什么？生产、销售假劣药应承担什么法律责任？

（6）简述开办药品生产企业、药品经营企业及医疗机构配制制剂的法定程序。

（7）《药品管理法》规定的行政处罚有哪些？

（8）有哪些行为在《药品管理法》和《药品管理法实施条例》规定的处罚幅度内需从重处罚？

（张立明）

第五章 药事管理政策与制度

第一节 国家基本药物政策

一、国家基本药物的概念及发展历程

1. 国家基本药物的概念

（1）WHO 基本药物定义：2002 年，WHO 对基本药物概念进行了新的定义，即满足人们卫生保健优先需求的药物。其遴选必须基于流行病学情况和公共卫生相关性、有效性和安全性证据及相对成本效益。WHO 基本药物目录由核心目录和补充目录组成，核心目录收录了最基本，安全性、有效性和成本效益最高的药品，补充目录收录了需优先诊断或监测的和可能成本较高的重要疾病基本药物。

WHO 同时规定儿童基本药物（2021 年）适用于 12 岁及以下儿童，核心清单列出了基本卫生保健系统的最低药品需求，以及针对重点疾病最有效、最安全和最具成本效益的药品。补充清单列出了需要专门诊断或设备监测及需要专门护理或专门培训的重点疾病的基本药物。WHO 儿童基本药物遴选的原则和基本药物基本一致。

（2）我国国家基本药物定义：基本药物是指满足疾病防治基本用药需求，适应现阶段基本国情和保障能力，剂型适宜，价格合理，能够保障供应，可公平获得的药品。

国家基本药物是指由国家政府制定的《国家基本药物目录》中的药品。制定该目录的目的是要在国家有限的资金资源下获得最大的合理的全民保健效益。

2. 国家基本药物的发展过程　1975 年，WHO 首次提出基本药物是最为重要的、基本的、不可缺少的、满足人民所必需的药品。1977 年，WHO 制订了第一个《基本药物示范目录》，其收录的药品遵循有效、安全、具有成本-效果的原则，并规定该目录每 2 年更新一次。1978 年，阿拉木图宣言进一步把"提供基本药物"作为基本卫生保健的八大要素之一。2002 年，WHO 对基本药物概念进行了重新定义。

我国于 1979 年引入"基本药物"的概念，并于同年成立了由卫生部、国家医药管理总局组织的"国家基本药物遴选小组"，1982 年正式下发第 1 版《国家基本药物目录》，但其中并未收载中成药。

1992 年，我国成立了由卫生部、财政部、中国人民解放军总后勤部（简称总后）卫生部、国家医药管理局、国家中医药管理局有关领导和专家组成的"国家基本药物领导小组"，负责国家基本药物方针、政策和目录的制定，并协调有关部门开展国家基本药物制订与推广工作。本着"临床必需、安全有效、价格合理、使用方便、中西药并重"的原则，我国于 1996 年首次发布了国家基本药物中成药和化学药品（包括生物制品）目录。

1997 年，《中共中央、国务院关于卫生改革与发展的决定》要求"国家建立并完善基本药物制度"，这是首次以法规形式确定在我国推行基本药物政策。2006 年 10 月，中国共产党第十六届六中全会上通过的《中共中央关于构建社会主义和谐社会若干重大问题的决定》中提到"建立国家基本药物制度，整顿药品生产和流通秩序，保证群众基本用药。"

但由于多方面的原因，我国的国家基本药物制度一直没有真正建立起来。以前的《国家基本药物目录》主要用于指导临床医生合理用药，引导药品生产企业生产方向，保证基本药物的市场供应，主要考虑药品临床使用的合理性和安全性，以及全社会的基本用药水平，对临床医生用药起指导作用，通过专业培训和广泛宣传，引导医生和患者自觉使用基本药物。纳入《国家基本药物

目录》的药品优先纳入《国家基本医疗保险、工伤保险和生育保险药品目录》，缺乏制度保证，对药品的生产、销售、使用、医疗保险支付都不具有权威性和约束力，执行和操作乏力。另外，以前列入《国家基本药物目录》的药物数量较多，没有突出"基本"，很难真正发挥基本药物的作用。

2009 年 3 月，中共中央公布的《关于深化医药卫生体制改革的意见》中，明确提出了建立国家基本药物制度，同月国务院印发的《医药卫生体制改革近期重点实施方案（2009—2011 年）》中，这项制度被列为 5 项重点推进的改革之一。同年卫生部等九部委联合发布《关于建立国家基本药物制度的实施意见》和《国家基本药物目录管理办法（暂行）》，标志着我国建立国家基本药物制度正式全面启动。

二、国外基本药物政策

1. 国外基本药物政策的发展及现状 1981 年，WHO 成立基本药物行动委员会，在全球大力推行基本药物政策，目前世界上已有 105 个国家颁布和制定了基本药物政策。经过 40 多年的发展和实践，基本药物制度在提高基本药物可及性、促进合理用药方面发挥了重要作用，这其中既有发达国家贯彻实施基本药物制度的经验，又有发展中国家在鼓励基本药物生产方面取得的显著成效。

2. 国外基本药物政策主要模式 基于实现药物的经济性、安全性、有效性、公平性和可及性等目标，全球多国根据卫生保健制度和经济发展水平，建立起适应各自国情的基本药物制度和模式，通过科学、系统的方法，严格遴选、制定和更新国家处方集或基本药物目录。发达国家几乎未建立专门的基本药物制度，而是将其纳入更广泛的药品管理体系，而发展中国家建立的是政府主导的规范化采购模式。以下介绍五种常见的典型国外发展中国家的基本药物制度模式。

（1）德里模式：德里模式是印度基本药物制度最具代表性的模式之一。1994 年，印度德里政府为解决药物匮乏、控制药品费用等问题开始实行基本药物政策，即"德里模式"。德里基本药物目录主要由目录遴选委员会依据 WHO《基本药物示范目录》、疫情资料和来自不同群体健康需求的相关信息遴选，原则遵循药品的安全性、有效性、经济性、卫生需求、可及性和可负担性等。

德里基本药物目录的药品采购环节由政府集中招标采购机构（CPA）统一负责。招标采取的是"双信封"措施（two envelope selective tender system，TESTS），即将价格、技术文件分成两份文件，在开标前同时密封递交招标人，在开评标环节，先开启和评审第一信封中的技术文件，评价指标包括制造厂环境、营销设备、GMP 遵循情况、技术含量信息，以及投标者的资格预审制等 9 个指标。再根据第一信封的评审结果确定是否开启第二信封中的价格文件，并对报价进行排序比较后，得出最终的评标结论。此外，德里政府对基本药物实行统一订购，要求制药商必须在 35 天内直接向卫生部门派送。为防止药厂在价格机制下停止生产基本药物，德里政府规定制药商在没有政府允许的情况下不能停止生产基本药物，如果要停产，则必须至少提前 6 个月上报政府。

在基本药物的管理上，德里处方集委员会制定并每年修改处方集，发放给医生、药剂师等，处方集包括药物疗效、反作用、相互作用及副作用和基本药物的通用名与剂量等。

（2）瑞典模式：1996 年，瑞典颁布法律要求各省议会必须成立至少一个药品委员会（DTC），在 WHO《基本药物示范目录》的基础上，各省结合辖区情况遴选出本省独立的"合理使用药品目录"，目录每年更新一次。遴选原则严格遵循有效性、安全性、适用性、成本-效果等依据，通常成本-效果好的药品通常作为目录的首选药品。目前，WHO 官网公布的瑞典 Wise List 2015（英文版）或 Kloka Liatan 2016（瑞典语版），是斯德哥尔摩 DTC 发布的仅在斯德哥尔摩地区统一使用的基本药物目录，不适用于瑞典，包括 200 种用于初级保健及医院诊疗的核心药品和 100 种用于特殊诊疗的补充药品。

除此之外，瑞典 2003 年引入"明智建议"（wise pieces of advice），即每年选择 10 个左右关于药品或诊疗的简短建议，目的是改善有潜在提高空间的药品使用方法，并对基本药物开展长期跟踪调查，为及时更新目录、提高药物可及性及合理用药提供了有力的数据支撑。

（3）肯尼亚模式：1981年，肯尼亚政府为解决药品乱用、滥用和误用等问题，制定了《国家基本药物目录》，被许多国家公认是极具价值的参考和借鉴。1993年9月，肯尼亚政府颁布新的基本药物目录，其主要调整内容有《国家基本药物目录》遴选调整管理、保障基本药物生产供应、促进基本药物优先和合理使用等。肯尼亚成立了国家药事医疗委员会来专门负责制定更新肯尼亚基本药物目录，委员会共有十八名成员，目录更新周期为2年。肯尼亚基本药物目录的遴选标准主要有三项：①药品的质量、安全性、有效性和价格；②药物的临床效果；③疾病的流行病学特征。

肯尼亚政府在基本药物生产方面制定了多种措施，包括实行本国产品激励和优先政策、修订药品专利法、税收减免、利用潜在的研究和开发基金来加强药品生产技术工艺水平等做到基本药物本地生产。在采购环节，除了必须遵守当地的卫生法律法规及知识产权规定、按通用名采购药品外，还要保证公开、透明且可持续的采购。采购程序规范：①选择《国家基本药物目录》中确定的药品；②进行合理的药品需求测算，测算内容包括采购数量、金额等；③必须在持有资格证明的供应商中进行竞标。

在基本药物的管理使用上，肯尼亚规定每个医疗机构必须成立药事医疗委员会（Pharmaceutical Affairs Council，PAC），负责监督药物的选择和处方管理、处方政策、药物利用审查及药物分发和使用政策，主要卫生机构获取的所有药物必须得到PTC批准。

（4）澳大利亚模式：澳大利亚没有实施基本药物制度，也没有基本药物目录，而是实施药品津贴计划（Pharmaceutical Benefits Scheme，PBS），其性质与基本药物制度相似。澳大利亚于1954年启动PBS，当前是每月更新一次，数量保持在600种左右，占澳大利亚处方总量的75%。澳大利亚制定与更新PBS目录的主要工作由PBS咨询委员会（Pharmaceutical Benefits Advisory Committee，PBAC）及其秘书处负责完成，目前遵照《药物福利计划的药物上市程序指南》，在基本药物的选择上执行严格的遴选程序，规定药物申请进入PBS目录时必须提供药物经济学指标，只有当某种药品具有足够的证据证明其疗效、安全性和成本-效果时才会被纳入PBS目录。

（5）津巴布韦模式：1986年，津巴布韦开始实施基本药物制度。其《国家基本药物目录》含600多种药物，划分为5类，A类药（中央与省级医院使用）、B类药（区级医院使用）、C类药（乡村卫生中心使用）、特殊专用药和补充药物。津巴布韦设置特殊专用药物目录和补充药物目录，特殊专用药物目录挑选出常用药和急救药作为保证供应的优先项目，补充药物目录中药品用于涉及生命危险或其他一些特殊情况，且只能由专科医师处方，并仅当出现《国家基本药物目录》上所列指征时方可使用。《基本药物目录》连同国家诊疗指南，指导医务人员的临床及护理工作。

三、我国基本药物政策

1. 我国国家基本药物制度概述

（1）我国国家基本药物制度定义：国家基本药物制度是对基本药物的遴选、生产、流通、使用、定价、报销、监测评价等环节实施有效管理的制度。

国家基本药物制度是维护人民群众健康、保障公众基本用药权益的重要医药卫生政策，其主要内容包括《国家基本药物目录》的遴选调整、生产供应保障、集中招标采购和统一配送、零差率销售、全部配备使用、医保报销、财政补偿、质量安全监管及绩效评估等相关政策。根据规定，国家将基本药物全部纳入《国家基本医疗保险药品目录》，报销比例明显高于非基本药物，降低个人自付比例，用经济手段引导广大群众首先使用基本药物，主要先在政府举办的基层医疗卫生机构开始执行。

国家基本药物工作委员会由国家卫生健康委员会、国家发展和改革委员会、科技部、工业和信息化部、财政部、商务部、国家市场监督管理总局、国家医疗保障局、国家中医药管理局、国家药品监督管理局、国家疾病预防控制局和中央军委后勤保障部卫生局等组成。办公室设在国家卫生健康委员会下，承担国家基本药物工作委员会的日常工作。各成员单位在职责范围内承担国家基本药物遴选调整和制度实施的具体事项。

（2）我国国家基本药物制度目的和意义：建立基本药物制度，有利于提高群众获得基本药物的可及性，保证群众基本用药需求；有利于维护群众的基本医疗权益，促进社会公平；有利于改变医疗机构"以药补医"的运行机制，体现我国卫生事业的公益性；有利于规范药品生产流通使用行为，促进合理用药，减轻群众经济负担。

2. 我国国家基本药物的管理要求

（1）国家基本药物目录管理：2021 年 11 月 15 日，国家卫生健康委员会药政司组织研究修订的《国家基本药物目录管理办法（修订草案）》，提出国家基本药物包括化学药品和生物制品目录、中药目录和儿童药品目录等。化学药品和生物制品主要依据临床药理学分类，中成药主要依据功能分类，儿童药品主要依据儿童专用适用药分类。纳入国家基本药物目录中的药品，应当是经国家药品监管部门批准，并取得药品注册证书或批准文号的药品，以及按国家标准炮制的中药饮片。除急（抢）救用药外，独家生产品种纳入《国家基本药物目录》应当经过单独论证。化学药品和生物制品名称采用中文通用名称和英文国际非专利药品中表达的化学成分的部分，剂型单列；中成药采用药品通用名称。

《国家基本药物目录》的遴选工作方案和遴选原则由国家卫生健康委员会负责制定，经国家基本药物工作委员会审核后组织实施。《国家基本药物目录》遴选应当按照"突出基本、防治必需、保障供应、优先使用、保证质量、降低负担"的功能定位，坚持中西药并重、临床首选的原则，参照国际经验合理确定。

不得纳入《国家基本药物目录》遴选范围的药品：①含有国家濒危野生动植物药材的；②主要用于滋补保健作用，易滥用的，以及纳入国家重点监控合理用药目录的；③因严重不良反应，国家药品监督管理部门明确规定暂停生产、销售或使用的；④违背国家法律、法规，或不符合伦理要求的；⑤国家基本药物工作委员会规定的其他情况。

《国家基本药物目录》在保持数量相对稳定的基础上，实行动态管理，原则上不超过 3 年调整一次。必要时，经国家基本药物工作委员会审核同意，可适时组织调整。调整应当根据以下因素确定：①我国基本医疗卫生需求和基本医疗保障水平变化；②我国疾病谱变化；③药品不良反应监测评价；④药品使用监测和临床综合评价；⑤已上市药品循证医学、药物经济学评价；⑥国家基本药物工作委员会规定的其他情况。

发生以下情形之一的品种，应从《国家基本药物目录》中调出：①发生严重不良反应，或临床诊疗指南、疾病防控规范发生变化，经评估不宜再作为国家基本药物使用的；②根据药品临床综合评价或药物经济学评价，可被风险效益比或成本效益比更优的品种所替代的；③国家基本药物工作委员会认为应当调出的其他情形。

国家卫生健康委员会建立完善以基本药物为重点的药品使用监测和临床综合评价体系，组织开展相关药品临床使用证据、药物政策信息收集和综合分析，为动态优化基本药物目录和完善基本药物配备使用管理政策提供循证依据和技术支撑。鼓励医疗卫生机构组织开展以国家基本药物为重点的药品临床综合评价，加强评价结果分析应用。

（2）国家基本药物质量监管：2009 年 8 月，卫生部印发《关于建立国家基本药物制度的实施意见》，要求加强基本药物质量安全监管。为了进一步做好基本药物生产及质量监督管理工作，2009 年 9 月，国务院食品药品监督管理局发布了《关于加强基本药物质量监督管理的规定》。

国家药品监督管理部门负责组织协调、监督指导全国基本药物质量监督管理工作；负责基本药物的评价性抽验，加大年度药品抽验计划中基本药物的抽验比例，组织开展基本药物品种的再评价工作，并将再评价结果及时通报国家卫生健康委员会。

各省级及以下药品监督管理部门负责本辖区内基本药物生产、配送和使用各环节监督管理工作的组织实施、指导协调和具体运行；省级食品药品监督管理部门负责基本药物的监督性抽验工作，每年组织常规检查不得少于两次，至少对辖区内基本药物生产企业生产的基本药物进行一次抽验。

　　地方各级药品监督管理部门应当进一步加强对城市社区和农村基本药物质量监督管理，充分发挥农村药品监督网在保证基本药物质量监督管理中的作用。

　　各级药品监督管理部门应当按照职责分工和属地管理的原则，各负其责，切实加强基本药物质量监督管理，确保基本药物质量。

　　（3）国家基本药物报销政策：2009年3月，中共中央、国务院《关于深化医药卫生体制改革的意见》中要求"完善基本药物的医保报销政策"，并提出"基本药物全部纳入基本医疗保障药品报销目录，报销比例明显高于非基本药物"。目前，城镇职工医疗保险、城镇居民医疗保险药品报销目录都已经囊括了基本药物目录中的全部品种。

　　基本药物医保报销政策是基本药物成为公共产品的标志之一，是全民公平获得基本药物的重要保障。

　　（4）国家基本药物的补偿规定：实施基本药物制度的政府办城市社区卫生服务机构和县（基层医疗卫生机构），要全部配备使用基本药物并实现零差率销售。为维持基层医疗卫生机构的正常运行，2010年12月，国务院下达了《关于建立健全基层医疗卫生机构补偿机制的意见》，提出要建立多渠道补偿机制，落实政府对基层医疗卫生机构的专项补助经费，具备条件的地区可以实行收支两条线，中央财政要通过"以奖代补"等方式进行补助，支持各地实施基本药物制度。

　　（5）国家基本药物使用规范：从2009年起，政府举办的基层医疗卫生机构全部配备和使用基本药物，其他各类医疗机构也必须按规定使用基本药物，所有零售药店均应配备和销售基本药物。

　　卫生行政部门制定《国家基本药物临床应用指南》和《国家基本药物处方集》，加强用药指导和监督；医疗机构要按照《国家基本药物临床应用指南》和《国家基本药物处方集》，加强合理用药管理，确保规范应用基本药物。

　　要利用建立和规范基本药物采购机制的契机，引导和规范基层医务人员用药行为，加强基层医务人员的培训和考核，尽快推进基本药物临床应用指南和处方集在基层普遍使用。

第二节　医疗保障与基本医疗保险用药政策

一、医疗保障的目的及意义

　　医疗保障制度是当人们生病或受到伤害后，为了确保其获得必要的医疗服务，而由国家（地区）或社会给予物质帮助以保障或恢复其健康的费用保障制度。医疗保障制度对促进人民身体健康、经济发展和社会进步有着重要的意义，是当前世界上应用相当普遍的一种卫生费用管理模式。

二、国外医疗保险的模式

　　根据筹资主渠道的不同，当前国际上的医疗保险模式可以分为如下四大类。

　　1. 国家医疗保险模式——以英国为例　国家医疗保险是指由政府主导以税收的形式筹集医疗保险资金，并通过国家财政预算拨款的形式将资金分配给医疗机构，由医疗机构向国民提供低收费甚至免费的医疗服务。英国现行的医疗保险制度主要由国家卫生服务制度（National Health Service，NHS）、医疗救助和私人医疗保险制度构成，以国家卫生服务制度为主体，主要以两种模式为国民提供医疗卫生服务：一是由国家公立医疗机构或与国家卫生服务有合同关系的营利医疗机构提供；二是由以日薪形式受雇于国家卫生服务机构的雇佣医生或与之有合同关系的独立医生提供。在该模式下医疗保障的绝大多数责任由国家承担，但是也存在一些不足之处：①医务人员工作积极性不高、服务效率低下；②医疗供需矛盾较大，如从等待的时间来看，找全科医生看病（初级医疗）一般需要等1~2天，等待手术的时间更长，一般要18个月左右，经常导致很多患者不能及时得到治疗；③私人医疗机构和私立医疗保险事业的发展对国家卫生服务制度的冲击越来越大。

　　2. 社会医疗保险模式——以德国、日本为例　德国和日本社会医疗保险制度是国家通过立法的形式强制实施，按照保险的原理和方法筹集医疗保险资金，保证人们平等地获得适当医疗服务的一种制度。其特点：医疗保险基金社会统筹、互助共济，主要由雇主和雇员按照一定比例缴纳，由依法设立的医疗保险机构作为第三方代表参保人向提供卫生服务的机构或个人支付费用，政府可以酌情补贴。社会医疗保险模式具有强制性、互济性、补偿性和风险共担的特点。存在的主要不足：①对预防保健重视不够；②由于采用第三方付款方式，缺乏制约措施，致使医疗费用上涨较快；③政府对医疗质量监管缺失，不固定药品价格，也不定期抽查处方。

3. 储蓄医疗保险模式——以新加坡为例 储蓄医疗保险模式，也称个人累计型医疗保险模式，是指政府强制雇主和雇员向公积金管理机构缴费，建立一个以个人或家庭为单位的医疗储蓄账户，用以支付家庭成员医疗费用的医疗保险形式，且医疗储蓄账户中的保险金只能用于本家庭成员，而不允许他人使用。新加坡的医疗保险制度主要分为强制性医疗保健储蓄、社会医疗保险和社会医疗救助三个部分。其中，医疗保健储蓄是强制性质的中央公积金制度的组成部分，其特点是强制性地把个人消费的一部分以储蓄个人公积金的方式转化为保健基金，以保健储蓄为基础，着重强调个人意识责任。该模式能够解决老龄人口筹集医疗费用的问题，从而避免出现医疗费用的代际转移问题。但该模式同样存在不足之处：雇主在高额投保费面前难免会削弱自己商品的国际竞争力，而过度的储蓄又会导致医疗保障需求的减弱，同时因只能用于个人及家庭成员，所以缺乏社会共济性及公平性。

4. 商业医疗保险模式——以美国为例 商业医疗保险模式是一种商业保险公司以营利为目的，与被保险人签订保险合同，缔结契约关系，约定由商业保险公司支付医疗费用的医疗保险形式。美国的医疗保险制度是一个多元化的体系，主要由商业医疗保险、社会医疗保险及管理式医疗组织三个部分组成。其中商业医疗保险在美国医疗保险中承担重要角色，大约 50% 的医疗费用来自商业医疗保险计划，而且政府医疗保险计划的很多工作都是由商业医疗保险公司完成的。其主要特点：在职人员自愿购买商业保险化解医疗费用风险，政府只为 65 岁及以上老人、终身残疾人士及 18 岁以下青年、孕妇等提供医疗救助。美国这种以商业医疗保险为主、按市场法则经营的医疗保障模式，使受保人获得了高质量、高效率的医疗服务；但这种制度往往拒绝接受健康条件差、收入低的居民投保，因此公平性较差。主要存在以下问题：①第三方支付制度易造成过度医疗需求；②缺乏国家的宏观调控，仅仅依靠市场机制调节很难保证医疗资源的公平分配。

三、我国医疗保障制度与基本医疗保险用药政策

1. 我国医疗保障制度概述 医药卫生事业关系人民群众的健康和社会的稳定，是重大的民生问题。深化医药卫生体制改革，建立和完善医疗保障制度，加快医药卫生事业发展，是构建和谐社会的必然要求，是满足人民的基本医疗需求的重大举措，也是我国社会保障体系建设的重要组成部分。

改革开放之后，特别是中国共产党第十四届中央委员会第三次全体会议（简称中国共产党第十四届三中全会）以来，我国积极推进基本医疗保险制度改革。1998 年 12 月，国务院发布《关于建立城镇职工基本医疗保险制度的决定》，在全国范围内推行城镇职工基本医疗保险制度改革，实现由公费劳保医疗的单位福利制度向社会保险制度的转轨。1999 年，劳动和社会保障部门会同国务院有关部门印发了《城镇职工基本医疗保险定点医疗机构管理暂行办法》《城镇职工基本医疗保险用药范围管理暂行办法》《城镇职工基本医疗保险定点零售药店管理暂行办法》等文件，在建立城镇职工基本医疗保险制度的同时，国务院决定进行城镇医药卫生体制改革，于 2000 年 2 月发布通知转发了《关于城镇医药卫生体制改革的指导意见》，明确了城镇医药卫生体制改革的目标是建立适应社会主义市场经济要求的城镇医药卫生体制，促进卫生机构和医药行业健康发展，让群众享有价格合理、质量优良的医疗服务，提高人民的健康水平。2002 年 10 月，中共中央、国务院在《关于进一步加强农村卫生工作的决定》中提出，要逐步建立以大病统筹为主的新型农村合作医疗制度，到 2010 年实现基本覆盖农村居民。2007 年 7 月，国务院发布了《国务院关于开展

城镇居民基本医疗保险试点的指导意见》，推进城镇居民基本医疗保险试点工作，把学生、儿童、老人等城镇非从业人员纳入保障范围，2010年城镇居民医疗保险制度在全国全面推行。2016年，城镇居民基本医疗保险和新型农村合作医疗两项制度整合统一为城乡居民基本医疗保险制度。截至2020年底，全口径基本医疗保险参保人数达13.6亿人，参保覆盖面稳定在95%以上。2021年国务院发布了《国务院办公厅关于健全重特大疾病医疗保险和救助制度的意见》，目的是减轻困难群众重特大疾病医疗费用负担，建立健全防范和化解因病致贫返贫长效机制，强化基本医保、大病保险、医疗救助综合保障体系。

与此同时，为了促进和完善基本医疗保障体系建设、实现全民医保，我国建立起《国家基本药物目录》《基本医疗保险、工伤保险和生育保险药品目录》，实行定点医疗机构（包括中医医院）和定点药店管理，争取从各方面加强基本医疗保险服务。

2. 基本医疗保险用药政策

（1）基本医疗保险用药政策产生和发展历程：1989年，德国政府为使药品市场价格机制更加有效，防止医生过多使用高价药品，制定了《医疗改革法案》（Health Care Reform Act），在医保体系下正式引入参考定价制度（reference based pricing）。参考定价制度是针对国家医保支付药品进行价格规制。在德国，药品原则上只要获准上市就自动进入医保报销目录，除非该药品被列入"逆向清单"（the negative list）。

德国药品"逆向清单"主要包括以下4类药品：①用于治疗轻微症状的药品，如感冒药、泻药及非抗真菌的口腔药等；②"无效益"（inefficient）的药品，即具有3种以上成分造成其治疗效果未能确切评估或包含不必要成分的药品，如顺式疗法药品、草药等；③保健药品，如戒烟治疗用药、减肥药及抑制胃口的药品等；④非处方药品，但不包含以12岁以下儿童为治疗对象的非处方药。

德国因参考定价制度和"逆向清单"可以被称为医疗保险药品分类的先行实践者。随后，荷兰、丹麦、瑞典、西班牙、比利时、波兰、意大利等国将其引入各自的健康保险系统。

1977年10月，国家针对劳保医疗制度参保人员医疗费用的上涨现象，由卫生部联合财政部、劳动部发布了公费医疗、劳保医疗自费药品的范围。针对公费医疗制度参保人员医疗费用浪费严重、增长过快的问题，我国制定了《公费医疗用药报销范围》，实行医疗费用与个人适当挂钩，增强参保人员费用意识。1998年12月，国务院印发《关于建立城镇职工基本医疗保险制度的决定》，在全国范围内进行城镇职工医疗保险制度改革。1999年5月，为了保障职工基本医疗用药，合理控制药品费用，规范基本医疗保险用药范围管理，劳动和社会保障部联合国家药品监督管理局等7个部门印发《城镇职工基本医疗保险用药范围管理暂行办法》，基本医疗保险用药范围通过制定《基本医疗保险药品目录》进行管理，确定目录中药品品种时要考虑临床治疗的基本需要，也要考虑地区间的经济差异和用药习惯，中西药并重。纳入《基本医疗保险药品目录》的药品，应是临床必需、安全有效、价格合理、使用方便、市场能够保证供应的药品，并规定了其他条件和范围。2000年，第一版《国家基本医疗保险药品目录》诞生，共涵盖西药913个品种、中成药575个品种，民族药47个品种。中药饮片部分包括28种和1个类别的单方或复方使用都自费的药品及101种在单方使用情况下自费的药品。随后几年《关于建立国家基本药物制度的实施意见》《国家基本药物目录管理办法（暂行）》和《国家基本药物目录（基层医疗卫生机构配备使用部分）》（2009版）等的发布，标志着我国建立国家基本药物制度工作正式实施。

（2）《国家基本医疗保险药品目录》管理办法：自2000年起，《国家基本医疗保险药品目录》实施动态调整。2004年，社会和劳动保障部颁布了《国家基本医疗保险和工伤保险药品目录》，完善了医疗保障用药政策。于2009年再次扩大保障范围，颁布《国家基本医疗保险、工伤保险和生育保险药品目录》（以下简称《药品目录》），并开始建立动态调整长效机制，2017年开始至今，每年更新一次。

《药品目录》由凡例、西药、中成药、协议期内谈判药品和中药饮片五部分组成。符合《药品目录》的药品，按照国家规定由基本医疗保险基金支付。该目录实行通用名管理，目录内药品的同通用名药品自动属于基本医疗保险基金支付范围。

不得纳入基本医疗保险用药范围：①主要起营养滋补作用的药品；②部分可以入药的动物及动物脏器，干（水）果类；③用中药材和中药饮片泡制的各类酒制剂；④各类药品中的果味制剂、口服泡腾剂；⑤血液制品、蛋白类制品（特殊适应证与急救、抢救除外）；⑥劳动保障部门规定基本医疗保险基金不予支付的其他药品。

《药品目录》所列药品包括西药、中成药、中药饮片。西药和中成药列入基本医疗保险基金准予支付的药品目录，药品名称采用通用名，且标明剂型。中药饮片列入基本医疗保险基金不予支付的药品目录。

《药品目录》分为甲类目录和乙类目录。甲类目录的药品是临床治疗必需、使用广泛、疗效好、同类药品中价格较低的药品，由国家统一制定，各地不得调整。《国家基本药物目录》中的治疗性药品已全部纳入《药品目录》甲类目录中。乙类目录的药品是可供临床治疗选择使用、疗效好、同类药品中价格比甲类目录药品价格稍高的药品。乙类目录由国家制定，各省、自治区、直辖市可根据当地实际情况进行适当调整。

（3）《国家基本药物目录》和《药品目录》对比：见表 5-1。

表 5-1 《国家基本药物目录》和《药品目录》对比

		《国家基本药物目录》	《药品目录》
区别	定义	指适应基本医疗卫生需求，剂型适宜、价格合理、能保障供应、公众可公平获得的药品	基本医疗保险基金准予支付的药品目录，分为甲、乙两类药物目录
	目的	指导临床医师合理选择用药品种，通过引导药品生产企业的生产方向，保证基本药物的市场供应	保障参保人员的基本医疗需求，保证医疗保险基金的收支平衡
	遴选原则	临床必需、安全有效、价格合理、使用方便、中西药并重、基层配备	临床必需、安全有效、价格合理、使用方便、市场能保证供应
	程序制定	根据国家基本药物工作委员会的意见制定	根据国务院医疗保障行政部门意见决定
联系		基本药物与医保药品既有共性，也存在差异。两者在安全有效、成本效益比方面无明显差别，基本药物在"防治必需、保障供应、优先使用"方面属性更强	

（4）药品集中带量采购：2019 年至今，药品集中带量采购共经历了"4+7 城市药品集中采购""联盟地区药品集中采购"和"全国药品集中采购"三个转变过程。2019 年 11 月，《4+7 城市药品集中采购文件》明确北京、天津、上海、重庆和沈阳、大连、厦门、广州、深圳、成都、西安 11 个城市（4+7 个城市）将进行国家组织药品集中采购试点。2019 年 9 月，上海阳光医药采购网正式挂网《联盟地区药品集中采购文件》，明确在国家组织药品集中采购和使用试点城市及已跟进落实省份执行集中采购结果的基础上，国家组织相关地区形成联盟，依法合规开展跨区域联盟药品集中带量采购，共涉及 25 个城市和 25 种药品。2019 年 12 月，国家组织药品集中采购和使用联合采购办公室发布《全国药品集中采购文件》，采购品种涉及阿比特龙口服常释剂型等 33 个品种，覆盖糖尿病、高血压、抗肿瘤和罕见病等治疗领域，涉及 100 多家医药生产企业。2021 年 1 月，国务院办公厅《关于推动药品集中带量采购工作常态化制度化开展的意见》对覆盖范围、采购规则、保障措施、配套政策和运行机制等方面做出明确要求。

药品集中带量采购主要依据：一是根据临床用药需求，结合医保基金和患者承受能力，合理确定集中带量采购药品范围；二是建立公开透明的市场竞争机制，引导企业以成本和质量为基础开展公平竞争；三是明确采购量，以量换价、确保使用，畅通采购、使用、结算等环节，有效治理药品回扣；四是坚持完善药品质量监管、生产供应、流通配送、医疗服务、医保支付、市场监管等配套政策，加强部门联动，注重改革系统集成、协同高效。

药品集中带量采购重点纳入基本医保药品目录内用量大、采购金额高的药，逐步覆盖国内上市的临床必需、质量可靠的各类药品。对通过（含视同通过，下同）仿制药质量和疗效一致性评价的药品优先纳入采购范围。符合条件的药品达到一定数量或金额，即启动集中带量采购。积极探索"孤儿药"、短缺药的适宜采购方式，促进供应稳定。

3. 基本医疗保险用药政策在医疗保障制度中的作用　医疗保障是减轻群众就医负担、增进民生福祉、维护社会和谐稳定的重大制度安排。我国高度重视人民健康，建立了覆盖全民的基本医疗保障制度。医药服务供给关系人民健康和医疗保障功能的实现。医疗保障制度改革始终围绕解决群众"看病难、看病贵"等问题，深化医药服务供给侧结构性改革，推进医保、医疗、医药联动改革系统集成，保障群众获得优质价廉的医药服务。因此建立和完善基本医疗保险用药制度，对未来我国构建多层次医疗保障体系，完善医疗保障制度具有十分重要的意义。

一方面，从人民获得感来看，建立和完善基本医疗保险用药制度能够切实保障参保人员合理的用药需求，使用药保障水平与医保基金和参保人员承受能力相适应，减轻人民群众及家庭经济负担，改善人民群众的生活质量，提高全民健康水平。近年来，《药品目录》纳入药品范围的逐步扩大，特别是对癌症、罕见病、慢性疾病用药及儿童用药的保障范围明显扩大。同时，医保药品准入谈判和药品集中采购等多项举措也大幅度降低了药品价格，逐步解决人民群众"看病难、看病贵"的实际问题。另一方面，从国家卫生体制来看，推进基本医疗保险用药管理，可发挥其在医疗机构临床用药中的指导作用，提升药品使用科学化、规范化、精细化管理水平，提高医保基金使用效率，推动中国特色卫生体制建设。

第三节　药品分类管理制度

2019 年 8 月，第十三届全国人大常委会第十二次会议修订并发布的《药品管理法》第五十四条规定："国家对药品实行处方药与非处方药分类管理制度。具体办法由国务院药品监督管理部门会同国务院卫生健康主管部门制定。"

药品分类管理是依据药品的安全性和使用便利性，将药品划分为处方药与非处方药，并根据其特点，分别进行管理的管理制度。药品分类管理的实施，是对我国药品监督管理、医药卫生保健事业和医药产业的促进，也使我国药品监督管理更好地与国际模式接轨。

一、药品分类管理的重要意义

药品是用于预防、治疗、诊断人类疾病的特殊商品，将药品分别按处方药与非处方药分类管理，是药品监督管理的一项重要内容，也是国际普遍采用的药品管理模式。1951 年，美国率先规定了处方药与非处方药的分类标准，并对药品分类管理进行了立法。目前，全世界已有 100 多个国家和地区对药品实行了分类管理。

药品分类管理制度是我国医药卫生事业改革与发展的重要决策之一，实行处方药与非处方药分类管理，其核心目的就是有效地加强对处方药的监督管理，防止消费者因自我行为不当导致滥用药物和危及健康。另外，通过规范对非处方药的管理，可引导消费者科学、合理地进行自我保健。总体而言，实施处方药和非处方药分类管理的重大意义有以下三个。

（1）保障人们用药安全、有效。药品是特殊的商品，若不合理使用，不仅浪费药品资源，还可能延误病情，甚至危及生命。分类管理能够增强人们自我保健、自我药疗意识，保证人们用药安全、有效、方便、及时。

（2）促进我国医药卫生事业健康发展。药品分类管理制度能推动医药卫生制度改革，促进我国"人人享有初级卫生保健"目标的实现；为医药行业调整产品结构，促进医药工业发展提供良好机遇。企业可以根据药品分类要求，以临床价值为导向，研制、生产适用于市场需求的药品。

（3）提高药品监管水平。按处方药和非处方药实施药品质量监管，管理目标明确清晰，分类管理要求各异，可进行科学高效的监管。药品分类管理制度亦与国际上通行的药品管理模式接轨，有利于国际合理用药的学术交流，提高用药水平。

二、我国药品分类管理制度的发展历程

1. 我国处方药和非处方药分类管理的初步建立　1989年，WHO向发展中国家推荐将"处方药与非处方药分类管理"这一管理模式作为药品政策立法议题。为了防止药品滥用、保障用药安全，我国自1995年开始，根据WHO的倡导，着手处方药与非处方药分类管理工作，于1996年由卫生部发布了《关于成立制定推行处方药与非处方药领导小组的通知》，确定了国家非处方药领导小组，成立了国务院非处方药办公室。1997年，中共中央、国务院在《关于卫生改革与发展的决定》中提出国家要建立完善处方药与非处方药分类管理制度。1999年4月，国家药品监督管理局与卫生部、国家中医药管理局、劳动和社会保障部、国家工商行政管理局等五部局联合发布了《关于我国实施处方药与非处方药分类管理若干意见的通知》，同年6月，国家药品监督管理局颁布了《处方药与非处方药分类管理办法（试行）》，标志着我国药品分类管理制度的初步建立。

2. 我国处方药与非处方药分类管理的法治化　为了推进处方药与非处方药流通分类管理工作的进程，加强对处方药、非处方药的流通管理，保证人民用药安全、有效、方便、及时，1999年11月国家药品监督管理局颁布了《非处方药专有标识管理规定（暂行）》，12月又颁布了《处方药与非处方药流通管理暂行规定》。2000年，颁布实施《处方药与非处方药流通管理暂行规定》，开始试行处方药与非处方药分类管理，切实推进药品分类管理工作。

2001年，国家修订并颁布的《药品管理法》中，第三十七条规定："国家对药品实行处方药与非处方药分类管理制度，具体办法由国务院制定。"除此之外，《药品管理法》和《药品管理法实施条例》中，还对处方药和非处方药的经营、广告等作出了规定。至此，我国药品分类管理制度上升到了法律的高度。

3. 我国处方药与非处方药分类管理的规范　为了完善药品监督管理体系，保障人民群众用药安全有效，促进我国医药卫生事业健康发展，我国相继出台了相关部门规章和规范性文件。2004年3月，国务院药品监督管理部门发布了《非处方药注册审批补充规定》，针对非处方药注册作出具体规定；4月，国务院药品监督管理部门又发布了《关于开展处方药与非处方药转换评价工作的通知》，决定从2004年开始开展处方药与非处方药转换评价工作，并对非处方药目录实行动态管理；同年6月，国务院药品监督管理部门制定了《实施处方药与非处方药分类管理2004—2005年工作规划》。

2005年8月，国务院药品监督管理部门发布了《关于做好处方药与非处方药分类管理实施工作的通知》，进一步积极推进了药品分类管理工作。2006年，国务院药品监督管理部门组织制定了《化学药品非处方药说明书规范细则》和《中成药非处方药说明书规范细则》，对非处方药说明书作出规范。为做好处方药与非处方药转换工作，2010年，国务院药品监督管理部门发布了《关于做好处方药转换为非处方药有关事宜的通知》《处方药转换非处方药申请资料要求》。2012年，国家食品药品监督管理局组织制定了《处方药转换为非处方药评价指导原则（试行）》等6个技术文件，进一步规范和指导处方药转换为非处方药的评价工作，确保非处方药用药安全。

随后，我国虽未再颁布直接对处方药与非处方药分类管理进行规范的法律法规，但2013年国家食品药品监督管理总局颁布的《关于加强互联网药品销售管理的通知》，2014年国家食品药品监督管理总局、国家卫生和计划生育委员会颁布的《关于加强药品经营企业药品销售监督管理工作的通知》，2017年国家食品药品监督管理总局颁布的《关于开展城乡接合部和农村地区药店诊所药品质量安全集中整治的通知》等，其中都有相应条款对处方药和非处方药的管理进行规范。

三、药品分类管理的具体规定

药品分类管理是根据药品安全有效、使用方便的原则，依据其品种、规格、适应证、剂量及给药途径不同，对药品分别按照处方药和非处方药进行管理。其核心是加强处方药的管理，规范非处方药的管理，减少不合理用药的发生，切实保证人民用药安全有效。

（一）处方药的管理

1. 处方药的定义 处方药（prescription drugs）：是指凭执业医师和执业助理医师处方方可购买、调配及使用的药品。处方药必须经过国家药品监督管理部门的审批，证明其安全有效，但可能由于缺乏长期的考察、安全性未明，或自我诊疗不方便等原因，不适用于患者自行使用。

2. 处方药的种类 目前我国虽未制定处方药目录，但2005年国家食品药品监督管理局发布《关于做好处方药与非处方药分类管理实施工作的通知》，把以下药品确定为处方药。

（1）麻醉药品、一类精神药品、放射性药品、终止妊娠药品、蛋白同化制剂、肽类激素（胰岛素除外）、药品类易制毒化学品、疫苗及我国法律法规规定的其他药品零售企业不得经营的药品，在全国范围内药品零售企业均不得经营。

（2）注射剂、医疗用毒性药品、二类精神药品、上述（1）以外其他按兴奋剂管理的药品、精神障碍治疗药（抗精神病、抗焦虑、抗躁狂、抗抑郁药）、抗病毒药（逆转录酶抑制剂和蛋白酶抑制剂）、肿瘤治疗药、含麻醉药品的复方口服溶液和曲马多制剂、未列入非处方药目录的抗菌药和激素及国家药品监督管理部门公布的其他必须凭处方销售的药品，在全国范围内凭处方销售。

3. 生产和销售管理

（1）处方药生产和批发管理：处方药的生产企业必须具有药品生产许可证，其生产的品种必须依法注册取得药品生产批准文号。处方药的批发和零售企业必须具有药品经营许可证。必须按照有关规定和原则向相应的具有合法经营资格的药品零售企业及医疗机构销售处方药，并按照规定保存销售记录备查。药品零售企业必须从具有药品生产许可证、药品经营许可证的药品生产企业、药品批发企业采购药品。

（2）处方药零售管理：药品生产、批发企业不得以任何方式直接向患者推荐、销售处方药，销售处方药的零售药店具有药品经营许可证，必须配备驻店执业药师或药师以上药学技术人员。药店的药品经营许可证和执业药师资格证书应当悬挂在醒目、易见的地方。执业药师应当佩戴标明其姓名、技术职称等内容的胸卡。

处方药必须凭执业医师或执业助理医师处方销售、购买和使用，患者可以凭处方在药品零售企业或医疗机构购买除麻醉药品、精神药品、医疗用毒性药品和儿科处方外的药品。零售药店对处方必须留存2年以上备查。

执业药师或药师必须对医师处方进行审核、签字后依据处方正确调配、销售药品，对处方不得擅自更改或代用。对有配伍禁忌或超剂量的处方，应当拒绝调配、销售，必要时，经处方医师更正或重新签字，方可调配、销售。执业药师或药师不在岗时，应当挂牌告知，并停止销售处方药。

处方药不得采取开架自选的销售方式，并与非处方药分柜摆放，亦不得采用有奖销售、附赠药品或礼品等方式销售。不得采用有效销售、附赠药品或礼品销售等销售方式。

4. 标签和说明书的管理 生产企业应将"凭医师处方销售、购买和使用！"之类的警示语或忠告语醒目地印制在药品包装或说明书上。而我国实行特殊管理的药品一般属于处方药，其说明书和标签必须印有规定的专用标识。

5. 广告管理 处方药只能在国务院卫生行政部门和国家药品监督管理部门共同制定的专业性医药报刊上进行广告宣传，不得在大众媒介上发布广告或者以其他方式进行以公众为对象的广告宣传。仅宣传药品名称（包括通用名、商品名）的无须经过审查，否则应当按照《药品广告审查办法》申请广告批准文号。2016年国家公布了第27批允许发布处方药药品广告的国内出版发行的医学、药学专业刊物名单，其后又数次公布允许发布处方药广告的医学、药学专业刊物增补名单。

（二）非处方药的管理

1. 非处方药的定义 非处方药（nonprescription drugs, over-the-counter drugs, OTC）：非处方药是指由国务院药品监督管理部门公布的，不需要凭执业医师和执业助理医师处方，消费者可以自行判断、购买和使用的药品。根据药品的安全性，非处方药分为甲类和乙类两类。总体来说，非处方药是经过临床长期实践验证、疗效确切、使用方便、被实践证明消费者可以在药师指导下依据非处方药标签和说明书内容自主选择、合理使用的药品。

2. 非处方药目录的制定和调整

（1）非处方药目录的遴选：国家药品监督管理局于 1999 年发布了《关于公布第一批国家非处方药（西药、中成药）目录的通知》，至今为止我国共公布了六批非处方药品种。从 1999 年对非处方药进行遴选并公布非处方药目录开始，非处方药的遴选、审评和确定工作遵循应用安全、疗效确切、质量稳定、使用方便的遴选原则。遴选确定的剂型，以消费者使用安全、有效、方便为原则，故以口服和外用的常用剂型为主。

根据非处方药遴选原则，医疗用毒性药品、麻醉药品及精神药品原则上不能作为非处方药，但根据国际惯例和治疗需要，个别麻醉药品与少数精神药品可作为"限复方制剂活性成分"使用。

（2）非处方药目录的调整

1）处方药转换评价为非处方药：从 2004 年开始，我国开展处方药与非处方药转换评价工作。经批准上市的药品，符合申请范围，其国内药品生产企业（或进口药品代理商）可向所在地省级药品监督管理部门提出处方药转换评价为非处方药的申请。国家药品监督管理部门对报送的品种资料进行审查，符合条件的组织有关单位和专家按照应用安全、疗效确切、质量稳定、使用方便的原则进行医学和药学评价，并定期公布处方药转换为非处方药的品种名单及其说明书。例如，2018 年国家药品监督管理局发布了《关于调整板蓝根泡腾片等 19 个品种管理类别的公告（2018 年第 16 号）》，其中将儿宝颗粒、复方黄藤洗液、清火栀麦片等转换为甲类非处方药，将牛黄蛇胆川贝滴丸转换为乙类非处方药，将板蓝根泡腾片、麦味地黄胶囊、蒲地蓝消炎片设定为双跨品种。

申请单位不可提出处方药转换评价为非处方药申请的药品：监测期内的药品；用于急救和其他患者不宜自我治疗疾病的药品，如用于肿瘤、精神病、糖尿病等的治疗药品；消费者不便自我使用的药物剂型，如注射剂、埋植剂等；用药期间需要专业人员进行医学监护和指导的药品；需要在特殊条件下保存的药品；作用于全身的抗菌药、激素（避孕药除外）；含毒性中药材，且不能证明其安全性的药品；原料药、药用辅料、中药材、饮片；国家规定的医疗用毒性药品、麻醉药品、精神药品和放射性药品，以及其他特殊管理的药品；其他不符合非处方药要求的药品。

2）非处方药转换评价为处方药：国家药品评价中心对非处方药目录中的药品进行监测与评价，根据临床安全信息作出目录调整建议，对存在安全隐患或不适宜按非处方药管理的品种将及时转换为处方药，由国家药品监督管理部门公布调整结果。例如，2012 年国家食品药品监督管理局、公安部、卫生部颁布的《关于加强含麻黄碱类复方制剂管理有关事宜的通知》，要求将单位剂量麻黄碱类药物含量大于 30mg（不含 30mg）的含麻黄碱类复方制剂，列入必须凭处方销售的处方药管理。

3. 非处方药的注册与生产管理

（1）非处方药的注册管理：根据国家市场监督管理总局颁布的《药品注册管理办法》（局令第 27 号），处方药和非处方药实行分类注册和转换管理。药品审评中心根据非处方药的特点，制定非处方药上市注册相关技术指导原则和程序，并向社会公布。药品评价中心制定处方药和非处方药上市后转换相关技术要求及程序，并向社会公布。

符合以下情形之一的，可以直接提出非处方药上市许可申请：境内已有相同活性成分、适应证（或者功能主治）、剂型、规格的非处方药上市的药品；经国家药品监督管理局确定的非处方药改变剂型或者规格，但不改变适应证（或者功能主治）、给药剂量及给药途径的药品；使用国家药品监督管理局确定的非处方药的活性成分组成的新的复方制剂；其他直接申报非处方药上市许可的情形。

药品审评中心根据药品注册申报资料、核查结果、检验结果等，对药品的安全性、有效性和质量可控性等进行综合审评，非处方药还应当转药品评价中心进行非处方药适宜性审核，非处方药适宜性审核时限为 30 日。综合审评结论通过的，批准药品上市，发给药品注册证书。综合审评结论不通过的，作出不予批准决定。药品注册证书载明药品批准文号、持有人、生产企业等信息。非处方药的药品注册证书还应当注明非处方药类别。

（2）非处方药生产管理：非处方药的生产企业必须具备药品生产许可证。

4. 非处方药的经营管理 经营非处方药的批发和零售企业必须具有药品经营许可证。

销售甲类非处方药的零售药店必须配备执业药师或其他依法经过资格认定的药学技术人员。经省级药品监督管理部门或其授权的药品监督管理部门批准的其他商业企业可以开设专柜零售乙类非处方药。零售乙类非处方药的商业企业必须配备专职的具有高中以上文化程度、经过专业培训、由省级药品监督管理部门或其授权的药品监督管理部门考核合格并取得上岗证的人员。

非处方药可不凭医师处方销售、购买和使用，但患者可以要求在执业药师或药师的指导下购买和使用，执业药师或药师应对患者选购非处方药提供用药指导。非处方药可采取开架自选销售方式，但不得采取有奖销售、附赠药品或礼品等方式销售。

药品零售连锁企业通过药品交易网站只能销售非处方药，一律不得在网站交易相关页面展示和销售处方药。

5. 非处方药的标签和说明书管理 非处方药的包装必须印有国家制定的非处方药专有标识。非处方药专有标识图案为椭圆形背景下的"OTC"，分为红色和绿色（图 5-1），红色专有标识用于甲类非处方药，绿色专有标识用于乙类非处方药和经营非处方药药品的企业指南性标志。使用非处方药专有标识时，药品的使用说明书和大包装可以单色印刷，但非处方药专有标识下方必须标示"甲类"或"乙类"字样。非处方药专有标识应当与药品标签、说明书、内包装、外包装一体化印刷，其右上角是非处方药专有标识的固定位置。

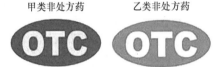

图 5-1 甲类非处方药和乙类非处方药专用标识

非处方药标签和说明书必须经国家药品监督管理部门批准，除符合规定外，用语应当科学、易懂，便于消费者自行判断、选择和使用。非处方药的包装、标签和说明书上必须印有"请仔细阅读药品说明书并按说明书使用或在药师指导下购买和使用！"的忠告语。

6. 广告管理 非处方药经审批可以在除了儿童节目、出版物的大众传播媒介及专业性医药报刊进行广告宣传，广告内容必须经过审批，不得以任何形式夸大或篡改，误导消费者用药。

案例 5-1 "双跨"药品的管理

某女士由于头疼到药店咨询买药，店员推荐她服用布洛芬胶囊。该女士买下后看着眼熟，拿回家一对照，果然跟家里的一盒极其相似，但后者是医生开给她用于治疗关节炎的。再仔细对比，两盒药的生产厂家、成分都一样，包装却不一样，药店里买到的布洛芬包装上标注有OTC，但医院买到的没有。更关键的是，两种药说明书里注明的适应证也大不相同。OTC的布洛芬可用于缓解轻至中度疼痛，如头痛、偏头痛、牙痛、痛经、肌肉痛等。而处方药的布洛芬的适应证还包括缓解类风湿性关节炎、骨关节炎、脊柱关节病等各种慢性关节炎的疼痛。

问题：

1. 上述案例中出现的现象是否违法？为什么？

2. 对于"双跨"药品，我国有哪些管理要求？

3. 为什么有的药品会按照"双跨"的要求进行管理？这样的管理是否存在监管的风险或漏洞？

第四节 国家药品储备制度

2019 年颁布的《药品管理法》（主席令第 31 号）第九十二条规定："国家实行药品储备制度，建立中央和地方两级药品储备。发生重大灾情、疫情或者其他突发事件时，依照《中华人民共和国突发事件应对法》的规定，可以紧急调用药品。"《中国人民解放军实施〈中华人民共和国药品管理法〉办法》第七条规定："军队实行战备药品储备制度。军队药品供应保障机构和医疗机构负责战备药品储备以及战备药品的更新。遇有突发事件等紧急情况时，经总后勤部或者军兵种、军区批准，可以动用战备药品储备；必要时，总后勤部可以商请国务院有关部门紧急调用国家储备药品和企业药品。"国家实行药品储备制度，是为了保证在发生重大灾情、疫情及其他突发事件时能及时调用药品，维护公众身体健康。

一、药品储备制度的制定及意义

药品是关系到人民生命和健康的特殊商品，也是发生重大灾情、疫情及其他突发事件后必需的救急物资，建立国家药品储备制度，在规定的企业事先储备足以应对各种突发公共事件的药品，当国内发生重大灾情、疫情及其他突发事件时，就能及时、充足地调用药品，防止各种突发事故发生时出现药品供应不足或不能及时供应的现象。建立国家药品储备制度，也可以保证特殊时期的药品供应，防止不法分子哄抬药价影响药品可支付性，维护社会稳定及公众用药的合法权益。

二、国家药品储备制度的发展历程

20世纪70年代，我国建立了实行中央一级储备、静态管理的医药储备体制。多年来，国家医药储备在满足灾情、疫情及突发事件对药品和医疗器械的紧急需要方面，发挥了重要作用。

为适应市场经济发展需要，提高国家医药储备能力和管理工作水平，保证灾情、疫情及突发事件发生后所需药品和医疗器械的及时、有效供应，1997年中共中央、国务院发布的《关于卫生改革与发展的决定》提出了"国家建立并完善基本药物制度、处方药与非处方药分类管理制度和中央与省两级医药储备制度"的决定，同年国务院发出的《关于改革和加强医药储备管理工作的通知》中提出了"建立中央与地方两级医药储备制度"的具体措施；为了加强医药储备资金和药品医疗器械储备管理，《国家医药储备资金财务管理办法》和《国家药品医疗器械储备管理暂行办法》相继出台，建立中央与地方两级医药储备制度，动态储备、有偿调用，中央主要负责储备重大灾情、疫情和突发事故及战略储备所需的特种、专项药品及医疗器械，地方主要负责保障地区性或一般灾情、疫情及突发事故和地方常见病、多发病所需的药品与医疗器械。

1999年，国家经济贸易委员会对《国家药品医疗器械储备管理暂行办法》进行了修订，颁布并开始实施《国家医药储备管理办法》，标志着我国医药储备体系初步成形。2004年，在国务院的统一部署下，国家发展和改革委员会组织编制了《国家医药储备应急预案》，建立了国家医药储备应急管理的基本制度和运行机制，加强了应急管理基础工作。2019年，《国务院办公厅关于进一步做好短缺药品保供稳价工作的意见》颁布，从保供和稳价两个方面提出了相应政策举措，这标志着我国医药储备体系正式确立。

为适应不断发展的新情况，进一步加强和完善医药储备管理工作，有效发挥医药储备在确保公众用药可及、防范重大突发风险、维护社会安全稳定中的重要作用，2021年11月17日，工业和信息化部、国家发展和改革委员会、财政部、国家卫生健康委员会、国家药品监督管理局六部门联合印发《国家医药储备管理办法》（工信部联消费〔2021〕195号）。

三、我国现行国家药品储备制度

我国现行国家药品储备制度依据《国家医药储备管理办法》[工信部联消费〔2021〕195号，以下简称《办法（2021年版）》]，《办法（2021年版）》共九章47条，自2022年1月1日起施行。

（一）总则

1. 目的和依据 为加强国家医药储备管理，有效发挥医药储备在确保公众用药可及、防范重大突发风险、维护社会安全稳定中的重要作用，依据《药品管理法》《中华人民共和国疫苗管理法》《中华人民共和国突发事件应对法》等相关法律法规，制定《办法（2021年版）》。

2. 国家医药储备的形式 国家医药储备包括政府储备和企业储备。

政府储备由中央与地方（省、自治区、直辖市）两级医药储备组成，实行分级负责的管理体制。中央医药储备主要储备应对特别重大和重大突发公共事件、重大活动安全保障及存在较高供应短缺风险的医药产品；地方医药储备主要储备应对较大和一般突发公共事件、重大活动区域性保障及本辖区供应短缺的医药产品。

企业储备是医药企业依据法律法规明确的社会责任，结合医药产品生产经营状况建立的企业库存。

3. 政府储备的要求　政府储备遵循统筹规划、规模适度、动态管理、有偿调用原则，逐步建立起应对各类突发公共事件和市场有效供应的保障体系，确保储备资金的安全保值使用。

政府储备实行实物储备、生产能力储备、技术储备相结合的管理模式，由符合条件的医药企业或卫生事业单位承担储备任务。生产能力储备是对常态需求不确定、专门应对重大灾情疫情的特殊医药产品，通过支持建设并维护生产线和供应链稳定，保障基本生产能力，能够按照指令组织生产和应急供应。技术储备是对无常态需求的潜在疫情用药，或在专利保护期内的产品，通过支持建设研发平台，开发并储备相应技术，在必要时能够迅速转化为产品。

（二）管理机构与职责

工业和信息化部会同国家发展和改革委员会、财政部、国家卫生健康委员会、国家药品监督管理局建立国家医药储备管理工作机制，主要职能：提出国家医药储备发展规划；拟订中央医药储备品种目录；确定中央医药储备计划和储备单位；加强对地方医药储备的指导；协调解决国家医药储备工作中遇到的重大问题。

工业和信息化部是国家医药储备主管部门，主要负责制定中央医药储备计划、选择储备单位、开展调用供应、管理国家医药储备资金、监督检查及指导地方医药储备管理等工作。国家发展和改革委员会参与制定中央医药储备计划和开展中央医药储备监督检查。财政部负责落实中央医药储备实物储备资金，审核拨付中央医药储备预算资金，参与制定中央医药储备计划和开展中央医药储备监督检查。国家卫生健康委员会负责提出中央医药储备品种规模建议，并根据需要及时调整更新；负责对承担中央医药储备任务的卫生事业单位开展监督管理。国家药品监督管理局负责组织地方药品监管部门对本行政区域内中央医药储备开展质量监督工作。

国家医药储备建立专家咨询委员会，负责对国家医药储备总体发展规划、储备规模计划、供应链安全及应急保障风险研判提出建议，负责对国家医药储备工作进行技术指导。

（三）储备单位的条件与任务

1. 中央医药储备单位的选拔条件　中央医药储备单位原则上通过政府采购的方式选择确定，中央医药储存地点由工业和信息化部结合储备现状和实际任务提出意见，报国家医药储备管理工作机制研究确定。

中央医药储备单位应属于医药生产经营企业，依法取得药品、医疗器械生产或经营资质，并符合以下条件：医药行业的重点生产企业或具有现代物流能力的药品、医疗器械经营企业；行业诚信度较高，具有良好的质量管理水平和经济效益；具有完善的生产设施设备或现代物流配送能力，符合药品、医疗器械生产经营管理的质量要求；具备完善的信息管理系统，能够实现医药储备的信息数据传输；对专项医药储备品种，必要时可由省级以上卫生事业单位承担中央医药储备任务。

2. 中央医药储备单位的主要职责　中央医药储备单位应当建立完善的医药储备管理制度，主要承担以下任务：执行医药储备计划，落实各项储备任务；建立严格的储备资金管理制度，专款专用，确保储备资金安全；实行领导责任制，指定专人负责医药储备工作；加强储备品种的质量管理和安全防护，并适时进行轮换补充，确保质量安全有效；建立24小时应急值守制度，严格执行医药储备调用任务，确保应急调拨及时高效；加强医药储备工作培训，提高业务能力和管理水平。

（四）计划管理

政府储备实行严格的计划管理。国家卫生健康委员会根据公共卫生应急及临床必需易短缺药品等方面需要提出中央医药储备品种目录建议，经国家医药储备专家咨询委员会论证评估后，提出实行动态轮储和定期核销的品种建议，由工业和信息化部会同财政部、国家发展和改革委员会等相关部门研究确定中央医药储备计划并组织实施。

中央医药储备计划实行动态调整，原则上每 5 年调整一次，由工业和信息化部会同财政部等相关部门结合对医药储备利用效能评估情况报告国务院。实施期限内遇有重大调整，及时报告国务院。

工业和信息化部向储备单位下达中央医药储备任务，并通报国家医药储备管理工作机制成员单位。工业和信息化部与储备单位签订中央医药储备责任书，储备单位不得擅自变更储备任务。

实物储备原则上应在中央医药储备任务下达后的两个月内按照储备品种、数量规模的要求完成采购；对需要组织进口、定点生产加工及临床必需易短缺等品种，可采用分期分批的方式储备到位。

工业和信息化部会同国家发展和改革委员会等相关部门加强对地方医药储备的政策指导和技术支持，强化对地方医药储备的调度评估，指导地方科学确定储备品类和规模、优化储备地域布局、完善储备调用轮换机制，支持有条件的地方建立地市级医药储备，形成中央与地方互为补充、全国集中统一的医药储备体系。

企业储备由医药企业根据生产经营和市场运行的周期变化，保持医药产品的合理商业库存，并在应急状态下积极释放供应市场。

（五）采购与储存

1. 中央医药储备产品的采购要求　中央医药储备产品从符合条件的生产企业采购，新增储备任务采购应遵循以下程序：对于国内具有 3 家以上（含 3 家）生产企业的产品，由工业和信息化部采取竞争性采购方式确定生产企业及采购价格；不具备竞争条件的，由工业和信息化部指定生产企业，采购价格原则上按照储备品种市场价格或公立医院采购价格确定；对没有市场价格和公立医院采购价格的，工业和信息化部组织价格调查，按照计价成本加 5% 合理利润的原则确定采购价格。

2. 中央医药储备的形式　中央医药储备分为常规储备和专项储备。中央常规医药储备主要应对一般状态下的灾情疫情和供应短缺，中央专项医药储备主要包括公共卫生专项。国家建立疫苗储备制度，分别纳入常规储备和专项储备。

3. 中央医药储备品种管理要求　实行动态轮储的中央医药储备品种，由储备单位根据有效期自行轮换，各储备品种的实际库存量不得低于储备计划的 70%。实行定期核销的中央医药储备品种，由储备单位根据有效期及时进行轮换更新，按程序申报核销储备资金，并按照药品、医疗器械管理的相关规定进行销毁处置。定期核销储备品种如在储备期限内调整采购价格，储备单位应报工业和信息化部核准，采购价格按照相关规定予以确定。

4. 储备单位工作要求　储备单位应建立医药储备台账，准确反映储备品种的规格数量、生产厂家、采购价格及储备资金的拨付、使用、结存等情况，每半年报工业和信息化部。储备单位应加强医药储备的质量管理和安全防护，中央专项医药储备产品应设立专库或专区存放，并明确标识"中央专项医药储备"字样。

因突发事件、布局调整等需对中央医药储备产品进行转移的，储备单位应向工业和信息化部提出申请，工业和信息化部同国家发展和改革委员会等相关部门研究确定。

（六）资金管理

1. 中央医药储备资金的形式　中央医药储备资金指保障中央医药储备实物储备的资金，由中央财政预算安排，列入工业和信息化部部门预算管理。工业和信息化部按照预算管理要求和国库集中支付有关规定做好中央医药储备资金预算编制、执行、支付及结转结余资金管理等工作。

根据储备管理方式不同，中央医药储备资金分为动态轮储中央医药储备资金和定期核销中央医药储备资金。动态轮储中央医药储备资金现存规模保持稳定，储备单位结合日常经营在储备药品效期内自行轮储，中央财政不单独安排轮储费用。除重大政策调整外，中央财政原则上不新增安排储备资金。定期核销中央医药储备资金规模根据国家确定的储备品种目录内实际库存及相关成本、费用情况核定。中央财政对定期核销医药储备保管、核销等费用给予必要补助，具体补助办法由工业和信息化部会同财政部另行制定。

2. 定期核销中央医药储备资金管理　定期核销中央医药储备资金实行预拨清算制度。储备单位每年 1 月底前，将上年度储备资金清算、过效期药品核销补储、本年度新药品采购计划等情况上报工业和信息化部及所在地财政部监管局，涉及的储备药品应分品种、规格、价格、数量、金额统计，并附报有关质量检验报告，上报材料同时抄报财政部。

财政部有关监管局 5 月底前完成储备单位上年度过效期药品核销补储情况的审核，审核结果报财政部，抄送工业和信息化部。工业和信息化部依据财政部有关监管局审核意见和储备单位新药品采购计划申请，7 月底前向财政部提出上年度储备资金清算意见及本年度储备资金预拨意见。财政部根据财政部有关监管局审核结果及工业和信息化部申请，按照国库集中支付有关制度规定拨付资金。

3. 中央医药储备资金监管要求　工业和信息化部按照预算绩效管理要求，加强中央医药储备资金预算绩效目标管理，做好绩效运行监控，组织开展绩效自评和重点绩效评价，并加强绩效评价结果反馈应用，确保资金安全和使用效益。财政部有关监管局按照既定职责和财政部授权对中央医药储备资金实施监管。储备单位建立中央医药储备资金管理台账，实行专账管理，准确反映储备资金来源、占用和结存，确保国家医药储备账实相符。地方医药储备资金由地方政府负责落实。

（七）调用管理

1. 调用机制　中央医药储备与地方医药储备建立联动工作机制，不断提升医药储备信息化管理水平。发生突发事件时，原则上由地方医药储备负责本行政区域内医药产品的供应保障，地方医药储备不能满足需求时，可申请调用中央医药储备予以支持；中央医药储备主管部门有权调用地方医药储备。

2. 调用程序　中央医药储备实行有偿调用，工业和信息化部督促储备单位及时收回储备资金。调用程序如下：①突发状态下调用储备，国家有关部门或省级人民政府向工业和信息化部提出申请，工业和信息化部下达调用指令；②出现临床急救病例或大范围药品供应短缺，国家卫生健康委员会或省级医药储备主管部门向工业和信息化部提出调用申请，工业和信息化部下达调用指令；③发生重大灾情疫情、生物及核安全等突发公共事件，按照国务院或相关防控机制的指令调用储备。

3. 调用要求　储备单位应按照调用指令的要求，在规定的时限内将调用品种送达指定地区和单位，并按照储备任务要求及时采购补充。中央医药储备产品调出后原则上不得退换货，申请调用单位要督促接收单位及时与储备单位进行资金结算。

（八）监督与责任

1. 监督部门　工业和信息化部会同国家发展和改革委员会、财政部、国家卫生健康委员会、国家药品监督管理局，每年度开展中央医药储备监督检查。工业和信息化部会同相关部门按国家有关规定对在医药储备工作中做出突出成绩的单位和个人给予表彰；对未按时落实储备任务、未建立储备管理制度及监督检查不合格的储备单位，会同相关单位予以惩处。

2. 法律责任　对出现以下情况的储备单位，取消其中央医药储备资格；造成严重后果或重大损失的，依法追究相关人员法律责任：挪用储备资金，不能按计划完成储备任务的；未执行调用指令，延误医药储备应急供应的；账目不清，管理混乱，弄虚作假，造成国家医药储备资金发生损失的；其他不宜承担储备任务的情形。

医药储备主管部门工作人员玩忽职守、徇私舞弊、滥用职权的，依法追究相关人员责任。

（九）附则

《办法（2021年版）》所称医药产品包括治疗药品、疫苗、检测试剂、医用口罩、医用防护服等药品和医疗物资。各省、自治区、直辖市可参照《办法（2021年版）》，结合本地实际情况，制定医药储备管理办法。地方医药储备计划和年度工作情况及时报工业和信息化部、国家发展和改革委员会、财政部、国家卫生健康委员会等部门。国家医药储备属于政府采购的，应当按照政府采购法律制度规定执行。

思 考 题

（1）简述 WHO 国家药物政策的主要内容。

（2）简述我国基本药物政策的改革和发展方向。

（3）在《药品目录》中列入"甲类目录"和"乙类目录"药品的主要区别是什么？

（4）试比较我国的处方药与非处方药管理的异同点。

（5）承担医药储备任务企业应具备怎样的条件？

（昝　旺　袁　妮　罗崇彬）

第六章　药品注册管理

药品注册管理是药品监督管理的源头，也是作为药品市场准入的前置性管理制度，其目的是加强对拟上市药品从研究开发到生产上市整个过程的监督管理，以保证药品在申报注册各阶段中实验内容真实、数据可靠、资料完整规范，从而保障药品研究的质量和水平，使上市的药品达到安全、有效和质量可控的要求。规范药品注册行为，可保证药品的安全、有效和质量可控，药品注册管理是药事管理的重要组成部分。本章将以国家药品监督管理局于 2020 年 7 月 1 日起实施的《药品注册管理办法》为纲要，分节详述与药品注册相关的内容，主要讲述药物研发的现状及国内外监管历史沿革；《药品注册管理办法》中的基本概念及主要内容；新药临床前试验；新药临床试验，以及其他在药品注册管理过程中相关的重要内容。

第一节　药品注册概述

一、药品注册概念

（一）药品注册的定义

《药品注册管理办法》中明确规定：药品注册是指药品注册申请人（以下简称申请人）依照法定程序和相关要求提出药物临床试验、药品上市许可、再注册等申请及补充申请，药品监督管理部门基于法律法规和现有科学认知进行安全性、有效性和质量可控性等审查，决定是否同意其申请的活动。申请人取得药品注册证书后，为药品上市许可持有人（简称持有人）。

（二）药品注册申请人

1. 定义　提出药品注册申请，能够承担相应法律责任的企业或者药品研制机构。
2. 境内申请人　应当是在中国境内合法登记并能独立承担民事责任的机构。
3. 境外申请人　应当指定中国境内的企业法人办理相关药品注册事项。

（三）药品上市许可持有人

药品上市许可持有人指取得药品注册证书的企业或者药品研制机构等，依法对药品的非临床研究、临床试验、生产经营、上市后研究、不良反应检测及报告与处理等承担责任，其法定代表人、主要负责人对药品质量全面负责。

（四）药品注册申请

> **案例 6-1　　　　　　　　药品包装修改案例**
>
> 某药业股份有限公司生产的蒲地蓝消炎片，注册商标"三抗"。此药品标准规定的功能主治为"清热解毒抗炎消肿"，该药业在外包装上将注册商标"三抗"注明为"抗细菌，抗病毒，抗炎症"并标注于显著位置，企业认为该包装已经在所在地省药品监督管理局备案，是经过国家批准的，包装没有任何问题。
>
> **问题：**
> 1. 药品生产企业在修改包装标签时，适应证或功能主治项目的修改在哪里备案？
> 2. 药品生产企业修改说明书，增加新适应证的药品注册按哪个程序申报？

药品注册申请类别包括药物临床试验申请、药品上市许可申请、补充申请、再注册申请。

1. 药物临床试验申请　是指以药品上市注册为目的，为确定安全性与有效性在人体开展的药物研究。药品须按照国家相关规定完成非临床研究方可提供临床试验申请。

2. 药品上市许可申请　在完成支持药品上市注册的药学、药理毒理学和药物临床试验等研究，确定质量标准，完成商业规模生产工艺验证，并做好接受药品注册检查检验的准备后，可提出药品上市许可申请。

3. 补充申请　是指药品注册申请经批准后，改变、增加或取消原批准事项或内容的注册申请。

4. 再注册申请　是指药品注册证书有效期满后，拟继续生产的注册申请。

二、药品注册分类与管理

药品注册按照中药、化学药和生物制品等进行分类注册管理。

1. 中药注册　按照中药创新药、中药改良型新药、古代经典名方中药复方制剂、同名同方药等进行分类。

2. 化学药注册　按照化学药创新药、化学药改良型新药、仿制药等进行分类。

3. 生物制品注册　按照生物制品创新药、生物制品改良型新药、已上市生物制品（含生物类似药）等进行分类。

中药、化学药和生物制品等药品的细化分类和相应的申报资料要求，由国家药品监督管理局根据注册药品的产品特性、创新程度和审评管理需要组织制定，并向社会公布。境外生产药品的注册申请，按照药品的细化分类和相应的申报资料要求执行。

（一）中药的注册申请

1. 中药注册分类　为贯彻落实《药品管理法》《中医药法》，配合《药品注册管理办法》（国家市场监督管理总局令第 27 号）实施，国家药品监督管理局组织制定了《中药注册分类及申报资料要求》。中药注册分类具体如下。

中药是指在我国中医药理论指导下使用的药用物质及其制剂。中药注册申请，申请人应当进行临床价值和资源评估，突出以临床价值为导向，促进资源可持续利用。中药注册按照中药创新药、中药改良型新药、古代经典名方中药复方制剂、同名同方药等进行分类。

（1）中药创新药：指处方未在国家药品标准、药品注册标准及国家中医药主管部门发布的《古代经典名方目录》中收载，具有临床价值，且未在境外上市的中药新处方制剂。一般包含以下情形。

1）中药复方制剂，系指由多味饮片、提取物等在中医药理论指导下组方而成的制剂。

2）从单一植物、动物、矿物等物质中提取得到的提取物及其制剂。

3）新药材及其制剂，即未被国家药品标准，药品注册标准和省、自治区、直辖市药材标准收载的药材及其制剂，以及具有上述标准药材的原动、植物新的药用部位及其制剂。

（2）中药改良型新药：指改变已上市中药的给药途径、剂型，且具有临床应用优势和特点，或增加功能主治等的制剂。一般包含以下情形。

1）改变已上市中药给药途径的制剂，即不同给药途径或不同吸收部位之间相互改变的制剂。

2）改变已上市中药剂型的制剂，即在给药途径不变的情况下改变剂型的制剂。

3）中药增加功能主治。

4）已上市中药生产工艺或辅料等改变引起药用物质基础或药物吸收、利用明显改变的。

（3）古代经典名方中药复方制剂：指来源于古代经典名方的中药复方制剂。古代经典名方是指符合《中医药法》规定的，至今仍广泛应用、疗效确切、具有明显特色与优势的古代中医典籍所记载的方剂。包含以下情形。

1）按古代经典名方目录管理的中药复方制剂。

2）其他来源于古代经典名方的中药复方制剂，包括未按《古代经典名方目录》管理的古代经典名方中药复方制剂和基于古代经典名方加减化裁的中药复方制剂。

（4）同名同方药：指通用名称、处方、剂型、功能主治、用法及日用饮片量与已上市中药相同，且在安全性、有效性、质量可控性方面不低于该已上市中药的制剂。

天然药物是指在现代医药理论指导下使用的天然药用物质及其制剂。天然药物参照中药注册分类。

其他情形，主要指境外已上市境内未上市的中药、天然药物制剂。

2. 中药注册申报资料要求 申报资料项目及要求适用于中药创新药、中药改良型新药、古代经典名方中药复方制剂及同名同方药。申请人需要基于不同注册分类、不同申报阶段及中药注册受理审查指南的要求提供相应资料。申报资料应按照项目编号提供，对应项目无相关信息或研究资料，项目编号和名称也应保留，可在项下注明"无相关研究内容"或"不适用"。如果申请人要求减免资料，应当充分说明理由。申报资料的撰写还应参考相关法规、技术要求及技术指导原则的相关规定。境外生产药品提供的境外药品管理机构证明文件及全部技术资料应当是中文翻译文本并附原文。

天然药物制剂申报资料项目按照《中药注册分类及申报资料要求》的要求，技术要求按照天然药物研究技术要求。天然药物的用途以适应证表述。

境外已上市境内未上市的中药、天然药物制剂参照中药创新药提供相关研究资料。

（1）行政文件和药品信息

1）说明函

2）目录

3）申请表

4）产品信息相关材料

5）申请状态（如适用）

6）加快上市注册程序申请（如适用）

7）沟通交流会议（如适用）

8）临床试验过程管理信息（如适用）

9）药物警戒与风险管理（如适用）

10）上市后研究（如适用）

11）申请人/生产企业证明性文件

12）小微企业证明文件（如适用）

（2）概要

1）品种概况

2）药学研究资料总结报告

3）药理毒理研究资料总结报告

4）临床研究资料总结报告

5）综合分析与评价

（3）药学研究资料

1）处方药味及药材资源评估

2）饮片炮制

3）制备工艺

4）制剂质量与质量标准研究

5）稳定性

（4）药理毒理研究资料

1）药理学研究资料

2）药代动力学研究资料

3）毒理学研究资料

（5）临床研究资料

1）中药创新药

2）中药改良型新药

3）古代经典名方中药复方制剂

4）同名同方药

5）临床试验期间的变更（如适用）

（二）化学药的注册申请

1. 化学药品注册分类　为配合新版《药品注册管理办法》实施，国家药品监督管理局组织制定了《化学药品注册分类及申报资料要求》，化学药品注册分类共分为 5 个类别，具体如下。

1 类：境内外均未上市的创新药，指含有新的结构明确的、具有药理作用的化合物，且具有临床价值的药品。

2 类：境内外均未上市的改良型新药，指在已知活性成分的基础上，对其结构、剂型、处方工艺、给药途径、适应证等进行优化，且具有明显临床优势的药品。

2.1 含有用拆分或者合成等方法制得的已知活性成分的光学异构体，或者使已知活性成分成酯，或者使已知活性成分成盐（包括含有氢键或配位键的盐），或者改变已知盐类活性成分的酸根、碱基或金属元素，或者形成其他非共价键衍生物（如配合物、螯合物或包合物），且具有明显临床优势的药品。

2.2 含有已知活性成分的新剂型（包括新的给药系统）、新处方工艺、新给药途径，且具有明显临床优势的药品。

2.3 含有已知活性成分的新复方制剂，且具有明显临床优势。

2.4 含有已知活性成分的新适应证的药品。

3 类：境内申请人仿制境外上市但境内未上市原研药品的药品。该类药品应与参比制剂的质量和疗效一致。

4 类：境内申请人仿制已在境内上市原研药品的药品。该类药品应与参比制剂的质量和疗效一致。

5 类：境外上市的药品申请在境内上市。

5.1 境外上市的原研药品和改良型药品申请在境内上市。改良型药品应具有明显临床优势。

5.2 境外上市的仿制药申请在境内上市。

原研药品指境内外首个获准上市，且具有完整和充分的安全性、有效性数据作为上市依据的药品。

参比制剂是指经国家药品监管部门评估确认的仿制药研制使用的对照药品。参比制剂的遴选与公布按照国家药品监管部门相关规定执行。

2. 相关注册管理要求

（1）化学药品 1 类为创新药，应含有新的结构明确的、具有药理作用的化合物，且具有临床价值，不包括改良型新药中 2.1 类的药品。含有新的结构明确的、具有药理作用的化合物的新复方制剂，应按照化学药品 1 类申报。

（2）化学药品 2 类为改良型新药，在已知活性成分基础上进行优化，应比改良前具有明显临床优势。已知活性成分指境内或境外已上市药品的活性成分。该类药品同时符合多个情形要求的，须在申报时一并予以说明。

（3）化学药品 3 类为境内生产的仿制境外已上市境内未上市原研药品的药品，具有与参比制剂相同的活性成分、剂型、规格、适应证、给药途径和用法用量，并证明质量和疗效与参比制剂一致。

在有充分研究数据证明合理性的情况下，规格和用法用量可以与参比制剂不一致。

（4）化学药品 4 类为境内生产的仿制境内已上市原研药品的药品，具有与参比制剂相同的活性成分、剂型、规格、适应证、给药途径和用法用量，并证明质量和疗效与参比制剂一致。

（5）化学药品 5 类为境外上市的药品申请在境内上市，包括境内外生产的药品。其中化学药品 5.1 类为原研药品和改良型药品，改良型药品在已知活性成分基础上进行优化，应比改良前具有明显临床优势；化学药品 5.2 类为仿制药，应证明与参比制剂质量和疗效一致，技术要求与化学药品 3 类、4 类相同。境内外同步研发的境外生产仿制药，应按照化学药品 5.2 类申报，如申报临床试验，不要求提供允许药品上市销售证明文件。

（6）已上市药品增加境外已批准境内未批准的适应证按照药物临床试验和上市许可申请通道进行申报。

（7）药品上市申请审评审批期间，药品注册分类和技术要求不因相同活性成分的制剂在境内外获准上市而发生变化。药品注册分类在提出上市申请时确定。

3. 化学药注册申报资料要求

（1）申请人提出药物临床试验、药品上市注册及化学原料药申请，应按照国家药品监管部门公布的相关技术指导原则的有关要求开展研究，并按照现行版《M4：人用药物注册申请通用技术文档》（以下简称 CTD）格式编号及项目顺序整理并提交申报资料。不适用的项目可合理缺项，但应标明不适用并说明理由。

（2）申请人在完成临床试验提出药品上市注册申请时，应在 CTD 基础上提交电子临床试验数据库。数据库格式及相关文件等具体要求见临床试验数据递交相关指导原则。

（3）药品审评中心将根据药品审评工作需要，结合 ICH 技术指导原则修订情况，及时更新 CTD 文件并在中心网站发布。

CTD 申报资料格式是 ICH 制定的关于药品申报注册文件的统一格式，已在世界各国达成一致，成为当今国际制药工业的主流规范。申报资料采用通用格式能够显著减少人用药品注册申请编纂所需的时间和资源，有助于电子注册文件的准备，具有通用格式的标准文件也有助于审评及与申请人的交流，简化监管机构之间互换监管信息。此外，为提升"互联网+药品监管"应用服务水平，国家药品监督管理局全面开展和推进了药品电子通用技术文档（eCTD）申报相关工作，自 2021 年 12 月 29 日起，化学药品注册分类 1 类、5.1 类，以及治疗用生物制品 1 类和预防用生物制品 1 类的上市许可申请，可按照 eCTD 进行申报。

通用技术文档主要适用于新药（包括生物制品）的注册申请过程中需要提交资料的组织架构信息，按 5 个模块进行组织，模块 1 为区域性要求，模块 2、3、4 和 5 则统一，具体如下。

模块 1：行政管理信息

1.1 模块 1 所提交文件的目录

1.2 各地区的相关文件（如申请表、处方信息）

模块 2：通用技术文档总结

2.1 通用技术文档目录（模块 2～5）

2.2 CTD 前言

2.3 质量综述

2.4 非临床综述

2.5 临床综述

2.6 非临床文字总结和列表总结

药理学

药代动力学

毒理学

2.7 临床总结

生物药剂学研究及相关分析方法

临床药理学研究

临床有效性

临床安全性

参考文献

单项研究摘要

模块3：质量

3.1 模块3的目录

3.2 主体数据

3.3 参考文献

模块4：非临床试验报告

4.1 模块4的目录

4.2 试验报告

4.3 参考文献

模块5：临床研究报告

5.1 模块5的目录

5.2 所有临床研究列表

5.3 临床研究报告

5.4 参考文献

（三）生物制品的注册申请

1. 生物制品注册分类　生物制品是指以微生物、细胞、动物或人源组织和体液等为起始原材料，用生物学技术制成，用于预防、治疗和诊断人类疾病的制剂。为规范生物制品注册申报和管理，将生物制品分为预防用生物制品、治疗用生物制品和按生物制品管理的体外诊断试剂，具体如下。

（1）预防用生物制品

1类：创新型疫苗，指境内外均未上市的疫苗。

1.1 无有效预防手段疾病的疫苗。

1.2 在已上市疫苗基础上开发的新抗原形式，如新基因重组疫苗、新核酸疫苗、已上市多糖疫苗基础上制备的新的结合疫苗等。

1.3 含新佐剂或新佐剂系统的疫苗。

1.4 含新抗原或新抗原形式的多联/多价疫苗。

2类：改良型疫苗，指对境内或境外已上市疫苗产品进行改良，使新产品的安全性、有效性、质量可控性有改进，且具有明显优势的疫苗。

2.1 在境内或境外已上市产品基础上改变抗原谱或型别，且具有明显临床优势的疫苗。

2.2 具有重大技术改进的疫苗，包括对疫苗菌毒种/细胞基质/生产工艺/剂型等的改进（如更换为其他表达体系或细胞基质的疫苗；更换菌毒株或对已上市菌毒株进行改造；对已上市细胞基质或目的基因进行改造；非纯化疫苗改进为纯化疫苗；全细胞疫苗改进为组分疫苗等）。

2.3 已有同类产品上市的疫苗组成的新的多联/多价疫苗。

2.4 改变给药途径，且具有明显临床优势的疫苗。

2.5 改变免疫剂量或免疫程序，且新免疫剂量或免疫程序具有明显临床优势的疫苗。

2.6 改变适用人群的疫苗。

3类：境内或境外已上市的疫苗。

3.1 境外生产的境外已上市、境内未上市的疫苗申报上市。

3.2 境外已上市、境内未上市的疫苗申报在境内生产上市。

3.3 境内已上市疫苗。

（2）治疗用生物制品

1 类：创新型生物制品，指境内外均未上市的治疗用生物制品。

2 类：改良型生物制品，指对境内或境外已上市制品进行改良，使新产品的安全性、有效性、质量可控性有改进，且具有明显优势的治疗用生物制品。

2.1 在已上市制品基础上，对其剂型、给药途径等进行优化，且具有明显临床优势的生物制品。

2.2 增加境内外均未获批的新适应证和（或）改变用药人群。

2.3 已有同类制品上市的生物制品组成新的复方制品。

2.4 在已上市制品基础上，具有重大技术改进的生物制品，如重组技术替代生物组织提取技术；较已上市制品改变氨基酸位点或表达系统、宿主细胞后具有明显临床优势等。

3 类：境内或境外已上市生物制品。

3.1 境外生产的境外已上市、境内未上市的生物制品申报上市。

3.2 境外已上市、境内未上市的生物制品申报在境内生产上市。

3.3 生物类似药。

3.4 其他生物制品。

（3）按生物制品管理的体外诊断试剂

1 类：创新型体外诊断试剂。

2 类：境内外已上市的体外诊断试剂。

2. 生物制品申报资料要求

（1）预防用生物制品的申报资料要求：证明性文件参考相关受理审查指南。

对疫苗临床试验申请及上市注册申请，申请人应当按照 CTD 撰写申报资料。

申报资料具体内容除应符合 CTD 格式要求外，还应符合不断更新的相关法规及技术指导原则的要求。根据药品的研发规律，在申报的不同阶段，药学研究，包括工艺和质控是逐步递进和完善的过程。不同生物制品也各有其药学特点。如果申请人认为不必提交申报资料要求的某项或某些研究，应标明不适用，并提出充分依据。

ICH M4 中对生物制品的要求主要针对基因工程重组产品，根据疫苗研究的特点，还需要考虑药学、非临床研究、临床试验研究。

（2）治疗用生物制品的申报资料要求

1）对于治疗用生物制品临床试验申请及上市注册申请，申请人应当按照 CTD 撰写申报资料。

2）申报资料具体内容除应符合 CTD 格式要求外，还应符合不断更新的相关法规及技术指导原则的要求。根据药品的研发规律，在申报的不同阶段，药学研究，包括工艺和质控是逐步递进和完善的过程。不同生物制品也各有其药学特点。如果申请人认为不必提交申报资料要求的某项或某些研究，应标明不适用，并提出充分依据。

3）申请人在完成临床试验提出药品上市注册申请时，应在 CTD 基础上以光盘形式提交临床试验数据库。数据库格式及相关文件等具体要求见临床试验数据递交相关指导原则。

4）按规定免做临床试验的肌内注射的普通或者特异性人免疫球蛋白、人血白蛋白等，可以直接提出上市申请。

5）生物制品类体内诊断试剂按照 CTD 撰写申报资料。

（3）按生物制品管理的体外诊断试剂的申报资料要求，体外诊断试剂可以直接提出上市申请。

（四）药品注册管理机构和事权划分

国家药品监督管理局主管全国药品注册管理工作，负责建立药品注册管理工作体系和制度，制定药品注册管理规范，依法组织药品注册审评审批及相关的监督管理工作。药品审评中心负责药物临床试验申请、药品上市许可申请、补充申请和境外生产药品再注册申请等的审评。中检院、国家药典委员会、国家药品监督管理局食品药品审核查验中心、药品评价中心、国家药品监督管理局行政事项受理服务和投诉举报中心、国家药品监督管理局信息中心等药品专业技术机构，承担依法实施药品注册管理所需的药品注册检验、通用名称核准、核查、监测与评价、制证送达及相应的信息化建设与管理等相关工作。

省、自治区、直辖市药品监督管理部门负责本行政区域内以下药品注册相关管理工作：境内生产药品再注册申请的受理、审查和审批；药品上市后变更的备案、报告事项管理；组织对药物非临床安全性评价研究机构、药物临床试验机构的日常监管及违法行为的查处；参与国家药品监督管理局组织的药品注册核查、检验等工作；国家药品监督管理局委托实施的药品注册相关事项。

省、自治区、直辖市药品监督管理部门设置或者指定的药品专业技术机构，承担依法实施药品监督管理所需的审评、检验、核查、监测与评价等工作。

三、药品注册的产生、发展及现状

（一）药物研究开发概述

在药品注册管理中，新药的研究开发、注册上市是其中最重要的组成部分。新药的研发水平标志着一个国家的制药工业发展水平。新药的研发已成为国际制药企业生存和发展的必然选择。

1. 新药研究的特点

（1）新药研究是一个复杂的科学系统工程：新药研发是从最初的物质中反复筛选出目标药物到药物临床药学研究及在动物体内进行的药理毒理实验，进而在临床上进行人体实验（即临床研究阶段）等过程，直至最后获得生产批文上市销售，涉及国家的各项政策、人才、资金、技术、管理、市场、环境等诸多因素，并需要植物学、化学、生物学、药学、医学、统计学等多学科的高水平专家、技术人员密切配合，才能保障新药研发获得成功。所以新药研究是一个复杂的科学系统工程。

（2）新药研发周期长，投入资金高：20世纪30～50年代是新药蓬勃发展时期。现在临床常用的普药大多是那个时期开发的。一个新药的研发周期仅需2～3年时间；到60年代需要8年左右；70年代平均需要11年；80年代就需要14年；到90年代需要15年。新药研发的平均周期国内外基本相同，到目前，即使加快了创新药的日常审批速度也需要10年左右。由于新药研发过程复杂而漫长，加之对新药的技术要求的不断提高，人力、物力、财力等随着经济水平的提高而升高等因素，使得新药研究开发的资金投入不断升高。世界各国大型制药公司投入新研发的费用每年占销售额的15%～25%，表6-1为2021年十家典型外资制药企业的研发投入状况一览。

表 6-1　十家典型外企 2021 年营业收入与研发投入情况

公司	营业收入（亿美元）	研发投入（亿美元）
罗氏制药	714	161
诺华制药	516	90
艾伯维	562	71
强生	938	147
百时美施贵宝	464	113
默克	487	122
礼来	283	70
辉瑞	813	138
葛兰素史克	462	72
阿斯利康	374	97

（3）风险高，附加值高：创新药物从研发到上市的产业链是一个漫长且复杂的过程，同时伴随着高风险、高投入。平均每 5000～10 000 个化学或生物分子中可筛选出 250 个先导化合物进入临床前研究阶段，其中 5 个可以进入临床研究阶段，最终仅有 1 个被批准上市，而这一个新药从发现到成功上市通常要经历 10～15 年的时间。更加值得一提的是，近几年新药研发成本上升，平均研发成本的年增长率达 8.5%，而新药产出却严重不足。2014 年 11 月 18 日，塔夫茨大学药物研发研究中心（Tufts Center for the Study of Drug Development，Tufts CSDD）发布最新研究结果：目前开发一个新药的平均成本为 25.58 亿美元，其中每个上市药物的平均研发开支为 13.95 亿美元，同等时期由于临床试验失败、研发时间长导致的投资损失费用为 11.63 亿美元。同时，由于药品实行专利保护，研究开发企业在专利期内享有市场独占权，新药一旦获得上市批准，很快获得高额利润回报。以 2020 年、2021 年两年销售收入均位居全球前三位的诺华制药和罗氏制药为例，根据两家公司的年报数据，两家公司 2020 年和 2021 年两年的本公司销量前十位的药品如表 6-2 所示。

表 6-2 诺华制药和罗氏制药 2020 年、2021 年前十药品销售状况

公司	品种	2020 年销售额（百万美元）	2021 年销售额（百万美元）
罗氏制药	Avastin	5321	3358
	Ocrevus	4611	5555
	Prejeta	4139	4346
	Herceptin	3978	2960
	Rituxan	3418	2819
	Actemra	3050	3914
	Tecentriq	2919	3643
	Hemlibra	2335	3321
	Kadcyla	1860	2178
	Xolair	2029	2134
诺华制药	Cosentyx	3995	4718
	Lucentis	1933	2160
	Xolair	1251	1428
	Gilenya	3003	2787
	Entresto	2497	3548
	Tasigna	1958	2060
	Revolade	1738	2016
	Tafinlar+Mekinist	1542	1693
	Sandostatin	1439	1413
	Jakavi	1339	1595

2. 我国新药的发展状况

（1）从新药批件分析我国的新药研发状况：据国家药品监督管理局发布的统计年报，2018 年在新药审批工作中国家药品监督管理局共批准新药临床 312 件，批准新药生产的新药证书及批准文号 25 件，批准文号 10 件；共批准按新药申请程序申报临床申请 8 件。2019 年在新药审批工作中国家药品监督管理局共批准新药临床 577 件，批准新药生产的新药证书及批准文号 14 件，批准文号 35 件；共批准按新药申请程序申报临床申请 109 件，批准按新药申请程序申报生产 12 件。

2020 年国家药品监督管理局共批准新药临床 879 件；共批准按新药申请程序申报临床申请 181 件。国家鼓励创新药物和具有临床价值的仿制药，在政策导向的基础上，我国创新药临床申报与获批数量快速增长。我国近三年批准的新药注册数据具体可见表 6-3。

表 6-3　我国近三年批准的新药注册数据一览

项目	2018 年	2019 年	2020 年
仿制药临床申请批准数量（件）	58	107	41
仿制药生产申请批准数量（件）	464	373	722
进口药品临床申请批准数量（件）	154	494	604
进口药品上市批准数量（件）	90	74	128

（2）从医药产业分析我国新药的投资状况：如表 6-4 所示，我国医药产业投入强度较"十一五"期间的 2% 左右已有大幅提升，近年来已经达到 10% 以上，这和国际制药企业研发投入占销售额 15% 以上的情况虽然仍存在一定差距，但我国医药行业的研发能力也在不断进步，从事研发的企业、科研机构及研究人员队伍愈发壮大，产出也逐年增加。

表 6-4　2018～2020 年医药产业研发状况一览表

项目	2018 年	2019 年	2020 年
新产品销售收入（万元）	63 670 361	66 734 599	76 981 144
研发经费内部支出（万元）	5 808 857	6 095 605	7 845 971
研发投入强度（%）	9.12	9.13	10.19
技术改造经费支出（万元）	896 511	1 018 337	1 077 921
引进技术经费支出（万元）	43 524	43 147	66 611
购买国内技术经费支出（万元）	249 729	256 336	234 589
有效发明专利数（件）	45 766	47 910	56 784
研发机构数（个）	2 427	2 650	2 968
研发人员（名）	134 799	144 469	163 800
机构研究经费支出（万元）	4 771 896	6 042 589	7 633 424

注：研发投入强度=研发投入÷销售收入×100%

（3）从全球市场分析我国新药的发展状况：国家大力鼓励新药开发，一些大型公司正在逐步参与世界性竞争。在 2020 年发布的《全球 1000 强药企报告》中，中国独占 208 家，其中恒瑞全球排名第 21，中国已然占据全球制药领域重要位置。能够在全球排名中名列前茅，得益于对于创新研发的坚持。从 2018 年开始，中国医药研发投入以 23.1% 的年均复合增长率增长，是全球增速的 5 倍。从 2016 年到 2021 年，中国每年新登记临床试验数量从 841 个急剧攀升到 3278 个，而各期肿瘤实验的增长率保持在 30%～40%。药品研发数量方面，我国对全球贡献占比从 2015 年的约 4% 跃至 2020 年的约 14%，仅次于美国；而在全球首发上市新药数量上，我国在全球排名前三，占比 6%，对比 2007～2015 年的 2.5% 占比有显著提高。

▍（二）国内外药品注册管理的发展概况

1. 国外药品注册管理的发展　纵观历史，世界各国的药品注册管理都在实践中走过了一条迂回曲折的道路。20 世纪前，各国有关药品注册管理的法律法规多侧重于对假药、劣药和毒药的管理。20 世纪初，大量化学药品问世后，新药品种大大增加，但对新药的管理多为事后管理。1938

年发生了磺胺酏剂事件后，美国国会于 1938 年通过了《美国联邦食品、药品和化妆品法案》的修正案，明确规定新药上市前，必须有充分的材料证明其安全性。所以，当 20 世纪 60 年代初西欧国家发生的"沙利度胺"事件时美国基本上未受到影响。尽管如此，美国仍于 1962 年又修订了《美国联邦食品、药品和化妆品法案》，要求新药在保证其安全性的同时要确证其有效性，明确规定了新药临床评价原则，以及新药（包括首次在美国上市的进口药）的审批手续和项目。1979 年，美国国会通过了新药研制中要符合 GLP 的规定，研究新药的实验室若未经 FDA 认证，其实验研究结果不予承认。1980 年，美国国会再次通过了《美国联邦食品、药品和化妆品法案》的修正案，更加明确了新药申请所需的资料和审批程序。在加强对新药研制立法的同时，FDA 对新药的审批管理更加完善和严格。1984 年国会通过《药品价格竞争与专利保护期恢复法案》（the Drug Price Competition and Patent Term Restoration Act），或称哈奇-韦克斯曼（Hatch-Waxman）法案，该法案简化新药申请（abbreviated new drug application，ANDA）流程，提供专利保护期，促进企业开发仿制药和新药。FDA 药审改革中的快速审评审批通道，也促进了医药创新。1992 年 FDA 正式运行加速审批（accelerated approval）和优先审评（priority review）两个快速审评审批通道。1997 年国会通过的《FDA 食品安全现代化法案》中设计了快速通道（fast track）。2012 年 FDA 设立第 4 个快速通道突破性疗法（breakthrough therapy）。快速通道对药物从开发到上市的不同阶段给予支持，对于一些重要疾病的突破性疗法能实现快速上市。

知识链接 6-1 **"沙利度胺"事件与药品注册标准的完善**

1953 年，瑞士的一家名为汽巴（Ciba）的药厂（瑞士诺华的前身之一）首次合成了一种名为沙利度胺的化合物。经初步试验表明无确定的临床疗效，便停止了对此药的研发。

然而当时的联邦德国一家名为格仑蓝苏制药公司（Chemie Gruenenthal）的制药公司对此药物颇感兴趣。他们尝试将其用作抗惊厥药物治疗癫痫，但疗效欠佳，又尝试将其用作抗过敏药物，结果同样令人失望。但研究人员在这两项研究过程中发现沙利度胺具有一定的镇静安眠的作用，而且对孕妇妊娠早期的妊娠呕吐疗效极佳，称其为"反应停"。此后，动物试验表明无明显的副作用。该公司便于 1957 年 10 月正式推向了市场，很快在欧洲、南美、加拿大、亚洲、非洲、澳洲等地上市。

1960 年该药向美国 FDA 提出申请，两次因申报数据不全、缺乏临床试验数据等原因被退申。此后一年间，欧洲的医生们陆续发现越来越多的畸形婴儿出现，多是海豹肢。

1961 年德国医生确定沙利度胺是祸根，这一事件震惊了全世界。在这场灾难中，美国幸免于难。此后，世界各国政府开始重视加强新药的非临床试验研究及临床试验的法规建设。大多数国家均制定了 GLP 与 GCP 作为共同的标准，加强了药品的安全性、有效性管理。

---

2. ICH 在国际上，由于药害事件的频发，许多国家在 20 世纪 60~70 年代分别制定了产品注册的法规、条例和指导原则。随着制药工业趋向国际化并寻找新的全球市场，各国药品注册的技术要求不同，以致制药行业要在国际市场销售一个药品，需要长时间和昂贵的多次重复试验及重复申报，导致新药研究和开发的费用逐年提高，医疗费用也逐年上升。为了降低药价并使新药能早日用于治疗患者，各国政府纷纷将"新药申报技术要求的合理化和一致化的问题"提到议事日程上来。在此背景下，美国、日本和欧盟三方的政府药品注册部门及制药行业于 1990 年发起成立了人用药物注册技术要求国际协调会议（International Conference on Harmonization of Technical Requirements for Registration of Pharmaceuticals for Human Use，ICH）。现已更名为人用药品技术要求国际协调理事会（The International Council for Harmonisation of Technical Requirements for Pharmaceutical for Human Use，ICH）。2017 年 6 月 19 日，中国国家食品药品监督管理总局成为 ICH 正式成员，并于同年 7 月 12 日成立 ICH 办公室，设在药品审评中心。ICH 办公室主要负责国家药品监督管理局 ICH 相关工作的统筹和协调，具体负责组织参与 ICH 议题国际协调、组织

ICH 指导原则转化实施和培训、与 ICH 和监管机构沟通联络等。加入 ICH 标志着国际社会对中国药品审评审批制度改革的认可，是我国国际影响力提高的体现，有利于我国药品监管能力提升，逐步参与并引导药品注册国际规则的制订，推动安全有效的创新药品早日满足国内外患者临床用药需求，提升中国制药企业的国际竞争力。

ICH 是由欧盟、美国和日本三方的药品注册部门和生产部门组成，6 个参加单位分别为欧盟（European Union，EU）、欧洲制药工业协会联合会（European Federation of Pharmaceutical Industries Associations，EFPIA）、日本厚生省（Ministry of Health and Welfare Japan，MHW）、日本制药工业协会（Japan Pharmaceutical Manufacturers Association，JPMA）、FDA、美国药物研究和生产联合（Pharmaceutical Research and Manufacturers of America，PRMA）。现有成员还包括加拿大卫生部、瑞士医药管理局、巴西卫生监督局（ANVISA）、韩国食品药品安全部（MFDS）和中国国家药品监督管理局等 5 个监管机构与国际仿制药和生物类似药协会（IGBA）、世界自我药疗工业协会（WSMI）及生物技术创新组织（BIO）等 3 个行业协会。ICH 总部设在瑞士日内瓦国际制药工业协会联合会（International Federation of Pharmaceutical Manufacture Association，IFPMA），每半年召开一次大会。

ICH 由指导委员会、专家工作组和秘书处组成。ICH 协调的专题共分 4 个类别：安全性（safety，包括药理、毒理、药代等试验），以"S"表示；质量（quality，包括稳定性、验证、杂质、规格等），以"Q"表示；有效性（efficacy，包括临床试验中的设计、研究报告、GCP 等），以"E"表示；综合学科（multidisciplinary，包括术语、管理通信等），以"M"表示。

3. 国内药品注册管理的发展　中华人民共和国成立以来我国先后制定了一系列药品注册管理规定、办法等。早在 1965 年，我国就在《关于药政管理若干规定》中提出了关于药品注册审批的相关法规，1979 年出台的《新药管理办法（试行）》，规定重大创新药和特殊药品的注册由卫生部审批，其他药品的注册则下放至省级卫生部门进行审批。进入 20 世纪 80 年代后，随着一系列药品注册法规相继出台，我国对药品注册的管理也迎来了重大的转折。特别是 1985 年 7 月实施《药品管理法》以来，国家更加重视对新药的管理，在对新药完善法律法规管理的同时，也制定了新药研究的技术标准。1985 年的《新药审批办法》也标志着我国新药审批正式走向法治化轨道。1998 年，国家药品监督管理局的成立和《药品管理法》的修订，更加强化了政府对药品的监督管理，取消了药品的地方标准，集中统一了新药的审批程序，并逐步纳入与国际接轨的法治化管理轨道。2002 年，国家食品药品监督管理局颁布了《药品注册管理办法（试行）》，首次明确提出了药品注册的概念，将药品注册分为了新药申请、已有国家标准药品申请、进口药品和补充申请四大类。此后，又于 2005 年、2007 年两次修订了《药品注册管理办法》，进一步完善了药品注册的相关事宜，提高了审评标准。我国的药品注册管理也逐步从分散管理转为集中统一管理，从粗放式行政规定过渡到科学化、法治化管理。随着医药行业的不断发展及药品审评审批制度改革工作的深入推进，原 2007 版《药品注册管理办法》的程序和要求不再适应新的要求，有必要进行全面修订。2015 年，国务院发布《关于改革药品医疗器械审评审批制度的意见》，由此启动了中国医药行业的改革，该意见将新药调整为未在中国境内上市的药品，将仿制药由现行的仿已有国家标准的药品调整为仿与原研药品质量和疗效一致的药品，开展了药品上市许可持有人制度试点。2019 年 6 月和 8 月，全国人大常委会先后审议通过《中华人民共和国疫苗管理法》和新修订的《药品管理法》，于 12 月 1 日起施行。2020 年 7 月 1 日，新修订的《药品注册管理办法》开始实施，完善了新药审评审批框架体系，明确药品、注册、核查、检验环节及注册申请人（上市许可持有人）等各部门、各参与主体的职责和权利义务。该办法进一步夯实药品上市许可持有人制度；优化了审评审批工作流程，鼓励医药创新；引入了全生命周期管理的理念，加强从药品研制上市、上市后管理到药品注册证书注销等各环节全过程的监督管理；明确了各级监管部门的职责，强化责任追究。

知识链接 6-2 　　　　　我国历年来发布的有关药品注册管理文件

（1）1965年，卫生部、化工部发布《药品新产品管理办法（试行）》。

（2）1979年，卫生部、国家医药管理局发布《新药管理办法（试行）》。

（3）1984年，人大通过《药品管理法（试行）》，1985年卫生部发布《新药审批办法》。

（4）1988年，卫生部药政局与国家医药管理局合并，成立国家药品监督管理局（SDA）。1999年，国家药品监督管理局修订发布《新药审批办法》《新生物制品审批办法》《新药保护和技术转让的规定》《仿制药品审批办法》《进口药品管理办法》等14项规定及管理办法。同时制定了GLP（试行）、GCP（试行）。

（5）2001年，我国加入世界贸易组织，并修订了《药品管理法》，2002年，国家药品监督管理局发布《药品注册管理办法》（试行），将1999年发布的14项规定修订合并为一，依据TRIPs，将新药概念缩小为"未曾在中国境内上市销售的药品"，取消了与《中华人民共和国专利法》不接轨的原行政保护，改为监测期。

（6）2003年，国家食品药品监督管理局修订GLP、GCP。

（7）2004年7月《中华人民共和国行政许可法》开始施行，2005年国家食品药品监督管理局发布2005版《药品注册管理办法》。

（8）2006年发生了药害事件"齐二药"亮菌甲素注射液（辅料丙二醇）、安徽华源"欣弗"（克林霉素磷酸酯葡萄糖注射液），2007年10月国家食品药品监督管理局施行2007版《药品注册管理办法》。

（9）2013年11月，国家食品药品监督管理总局再次下发了《关于征求〈药品注册管理办法〉修正案意见的通知》，针对其中12项条款进行修订。

（10）2015年国务院发布《关于改革药品医疗器械审评审批制度的意见》。

（11）2019年6月和8月，全国人大常委会先后审议通过《中华人民共和国疫苗管理法》和新修订的《药品管理法》，于12月1日起施行。

（12）2020年7月1日，国家市场监督管理总局发布的最新版《药品注册管理办法》开始施行。

知识链接 6-3 　　　2020年新版《药品注册管理办法》（国家市场监督管理总局令
第27号）修订情况说明

一、修订背景

药品与人民群众健康息息相关，党中央、国务院高度重视。2015年以来，先后印发《国务院关于改革药品医疗器械审评审批制度的意见》（国发〔2015〕44号，以下简称44号文件）《关于深化审评审批制度改革鼓励药品医疗器械创新的意见》（厅字〔2017〕42号，以下简称42号文件）等重要文件，部署推进药品上市许可持有人制度试点、药物临床试验默示许可、关联审评审批、优先审评审批等一系列改革举措。2019年6月和8月，全国人大常委会先后审议通过《中华人民共和国疫苗管理法》和新修订的《药品管理法》，于12月1日起施行。两部法律全面实施药品上市许可持有人制度，建立药物临床试验默示许可、附条件批准、优先审评审批、上市后变更分类管理等一系列管理制度，并要求完善药品审评审批工作制度，优化审评审批流程，提高审评审批效率。2007年颁布的《药品注册管理办法》在保证药品的安全、有效和质量可控及规范药品注册行为等方面发挥了重要作用，但已不适应新制修订法律、药品审评审批制度改革的要求及科学进步和医药行业快速发展的需要，有必要进行全面修订。

二、修订特点

（一）落实新制修订法律的要求

将新制修订的《药品管理法》《中医药法》《中华人民共和国疫苗管理法》纳入总则，全面落实法律要求并细化。

根据新修订的《药品管理法》，药品上市许可持有人制度在全国范围内全面推行。《药品注册管理办法》将申请人资质放宽为能够承担相应法律责任的企业或者药品研制机构。持有人转让药品上市许可被列入审批类变更，需要以补充申请的方式进行申报，经批准后可以实施。

药物临床试验项下第二十二条新增对疫苗临床试验开展机构的要求，应当由符合国家药品监督管理局和国家卫生健康委员会规定条件的三级医疗机构或者省级以上疾病预防控制机构实施或者组织实施。重构疫苗监管体系，严格疫苗风险管控。

（二）明确各级监管部门的职责

国家药品监督管理局主管全国药品注册管理工作，负责建立药品注册管理工作体系和制度，制定管理规范，组织药品注册审评审批及监督管理工作。其中药品审评中心负责药物临床试验申请、药品上市许可申请、补充申请和境外生产药品再注册申请等的审评。

地方药品监督管理部门负责行政区域内境内生产药品再注册申请的受理、审查和审批，药品上市后变更的备案、报告事项管理等。

这一改变，也是对新一轮药品监管机构改革以后，对省级药品监督管理部门的注册管理职责进一步进行的细化和补充，进一步加强了药品的研发监管力量，将对药品研究质量的提高和药品研究环节秩序的进一步规范起到积极促进作用。

（三）优化审评审批流程

做好药品注册审评检查与检验各环节衔接，提高注册时间的可预期性，减轻企业负担。

1. 明确各项工作时限　对于药品注册审评，注册核查申请，审批类变更补充申请，再注册审查审批等设置了工作时限。药品上市许可申请审评时限设置为200日，在审评时限届满40日前可完成核查工作，行政审批决定应当在20日内作出。明确了各项工作启动和完成的时间点，提高审评审批效率。

2. 优化核查和检验程序　药品核查中心可以协调相关省、自治区、直辖市药品监督管理部门同步实施上市前GMP检查和药品注册生产现场核查。

申请人已完成药学研究，质量标准和商业规模生产工艺验证后，可以在药品注册申请受理前向中检院或者省、自治区、直辖市药品监督管理部门提出药品注册检验。

从药品注册检验程序的调整情况来看，将有利于创新药在提交注册申请之前与检验部门共同对相应的质量项目、技术指标、检验方法进行沟通，初步确认药品的质量标准。但药品注册申请人也不应认为，注册检验的前置将解决药品注册过程中的所有问题，在提交注册申请进入药品审评环节后，药品审评人员如发现需要通过检验确定的问题，还是有可能发起补充检验的通知。注册检查核查中，如果发现问题需要检验的，也有可能发起抽样和检验。因此，申请人保证申报资料的真实、规范、系统对后续减少发补十分有益。

（四）鼓励创新

增加"药品加快上市注册程序"章节，支持以临床价值为导向的药物创新。启用突破性治疗药物程序、附条件批准程序、优先审评审批程序和特别审批程序，设立审评四个加快通道。对于各个项下符合条件的药物按规定给予药品审评中心交流指导，上市后提交补充申请和缩短审评时限等不同的政策支持，加快上市注册。

该四个通道的引入，进一步和国际先进做法接轨，同时也有利于对创新药企业关注的优先审评审批制度进一步进行完善。同时，也给"附条件批准"上市提供了制度依据，有利于临床急需药品的加快上市，有利建立"附条件批准"的统一标准和评价尺度。

（五）强化药品全生命周期监管

新《药品注册管理办法》对药物上市注册的临床试验部分内容做出了更改。药物临床试验应当在具备相应条件并按规定备案的药物临床试验机构开展，化学仿制药生物等效性研究应当报国家药品监督管理局药品审评中心备案。

药品上市后的各项变更设置为审批类变更、备案类变更和报告类变更，对各项变更的纳入范围、实施程序都做出了解释说明。明确药品再注册的审批部门和条件。强调了持有人在临床试验、上市注册和上市后管理等全药品周期中需要承担的责任。

国家药品监督管理局建立药品安全信用管理制度，对有不良信用记录的机构，增加监督检查频次，并可以按照国家规定实施联合惩戒。依法向社会公布批准上市药品的审评结论和依据，以及监督检查发现的违法违规行为，接受社会监督。

这些调整，一是更充分地考虑到了上市后变更的客观情况，预计国家药品监督管理局后期的变更指导原则将会对药品的上市后变更按照对质量影响的风险程度进行划分，将进一步明确应该报国药品审评中心审批后实施的变更事项、须经省级药品监督管理局备案后的变更事项和企业自行验证后实施的变更事项。这一做法，既体现了两法关于变更管理的立法精神和国务院放管服的要求，也进一步突出了药品上市许可持有人对核准的进行工艺变更管理的主体地位，也对药品上市许可持有人质量管理能力提出了更高的要求。

（六）与国际通行规则接轨

国家药品监督管理局成为ICH管理委员会成员，对于使用境外研究资料和数据支持的药品注册申请，其来源、研究机构或者实验室条件、质量体系要求及其他管理条件等应当符合ICH通行原则，并符合我国药品注册管理的相关要求。

新修订《药品注册管理办法》优化了审评审批程序，建立以审评为主导，检验、核查、监测与评价等为支撑的药品注册管理体系，提高审评审批效率，减轻企业压力。推进简政放权、放管结合、优化服务，以公开、公平、公正为原则，以临床价值为导向，鼓励企业药品研制机构研究和创制新药，积极推动仿制药发展。在加快新药好药上市注册的同时，各部门协调合作提升对药品研制和上市后全生命周期的监管能力，形成职责明确、流程清晰、运行规范的监督管理体系。

三、主要修订内容

1. 事权调整　除上市许可申请由国家药品监督管理局审批外，药物临床试验申请、补充申请和进口药品再注册申请均由药品审评中心以国家药品监督管理局名义作出审批决定。国产药品再注册申请仍由省级药品监督管理部门受理和审批。

2. 药品注册分类的调整　按照中药、化学药和生物制品的创新程度进行划分。境外生产药品的注册申请，按照药品的细化分类和相应的申报资料要求执行，不再单独设置进口注册分类。

3. 药物临床试验管理的调整　对于不同分期及不同研究内容的定义，参照ICH相关指南中的具体定义和描述，对于临床试验开展过程中的具体技术内容不在正文中做要求，而是对临床试验审评审批的流程及临床试验获准后的管理作出了进一步要求，如对于药物临床试验申请实施默示许可、生物等效性试验实施备案等审评审批流程，临床试验期间的各类报告、临床试验期间变更的申报流程和临床试验的暂停、恢复及终止程序等。同时还增加了临床试验登记的相关要求。

4. 药品上市许可程序的调整　在药品上市许可程序上设定了3种路径：完整路径、直接上市路径和非处方药上市路径，不再按新药、仿制药和进口药划分上市路径。

5. 药品变更管理的调整　变更管理上按阶段进行划分，即临床试验期间的变更、审评期间的变更及上市后变更。

6. 工作时限的调整　对审评时限、加快审评审批时限、其他时限进行了调整。

第二节 基本制度和要求

一、药品注册的基本制度

《药品注册管理办法》其宗旨：保证药品的安全、有效、质量可控，规范药品注册行为。适用范围：在中华人民共和国境内以药品上市为目的，从事药品研制、注册及监督管理活动，适用本办法。我国现行的是 2020 年 7 月 1 日实施的《药品注册管理办法》，共 10 章 126 条。其主要章节分别如下：

第一章　总则。

第二章　基本制度和要求。

第三章　药品上市注册。

第四章　药品加快上市注册程序。

第五章　药品上市后变更和再注册。

第六章　受理、撤回申请、审批决定和争议解决。

第七章　工作时限。

第八章　监督管理。

第九章　法律责任。

第十章　附则。

《药品注册管理办法》第二章：基本制度和要求，明确药品注册管理的基本制度和要求，如药品注册管理的法规体系、申请人的要求、上市注册制度、变更制度、再注册制度、加快上市注册制度、关联审评审批制度、非处方药注册和转换制度、沟通交流制度、专家咨询制度、上市药品目录集制度、支持中药传承创新等。

（一）关于药品上市注册制度

明确药品上市注册申报与审批的基本程序和要求，分为药物临床试验（包括药物临床试验期间的变更管理及过程管理）、药品上市注册（包括经临床试验申报上市、直接申报上市及 OTC 路径）、关联审评审批、注册检查、注册检验、生产工艺质量标准说明书和标签等内容。

（二）关于药品变更制度

明确药品上市后的注册行为及程序要求。明确持有人在药品上市后应当按要求开展上市后的研究工作。明确按药品批准证明文件要求开展研究工作及申报途径，明确药品上市后变更分类及申报、备案和报告途径。将变更按照其对药品安全性、有效性和质量可控性可能产生的影响与风险分为三类管理：可能有重大影响和风险的变更由国家药品监督管理局审批；可能有中等程度影响和风险的变更由省级药品监督管理局备案，其中境外生产药品变更在药品审评中心备案；基本不产生影响和风险的变更由企业年度报告（疫苗产品按照《中华人民共和国疫苗管理法》执行）。对于变更的申报路径，依照中药、化学药和生物制品各自特点制定并发布了变更的指导原则，企业按照指导原则研究后确定变更类别，然后按照程序进行申报、备案或报告。

（三）关于药品再注册制度

明确药品上市后的注册行为及程序要求。明确药品再注册的程序和要求。药品再注册依据《药品管理法实施条例》设定，实施以来发挥了重要作用。国产药品再注册工作一直由省级药品监督管理局承担，是省级药品监督管理局的主要工作之一，也是实现药品全生命周期管理的重要时间窗口和管理手段。

（四）关于加快上市注册制度

结合我国实际，参考国际经验，设立突破性治疗药物、附条件批准、优先审评审批、特别审批四条快速通道，每条通道的适用范围、申请程序、支持政策和终止程序，以及不同通道的关联和衔接。

（五）关于关联审评审批制度

2017 年 10 月，《关于深化审评审批制度改革鼓励药品医疗器械创新的意见》提出"原料药、药用辅料和包装材料在审批药品注册申请时一并审评审批，不再发放原料药批准文号"。为全面落实该意见，《关于调整原料药、药用辅料和药包材审评审批事项的公告》《关于进一步完善药品关联审评审批和监管工作有关事宜的公告》陆续出台，明确了原辅包管理方式，规定了原辅包登记、受理和关联审评程序，初步建成了原辅包关联审评审批制度。2019 年 12 月开始实施的新版《药品管理法》，在法律层面确立了关联审评制度，2020 年 7 月开始实施的《药品注册管理办法》，单设独立章节，详细描述了关联审评审批制度的内涵和具体要求。关联审评审批制度的实质是以制剂为核心，上市许可持有人为质量管理体系的负责人。关联审评审批制度在保护原辅包生产企业商业秘密、节约审评资源、为制剂企业提供可供选择的原辅包品种清单等方面具有实际意义。

（六）关于非处方药注册和转换制度

2022 年 9 月 30 日，药品评价中心官网发布"关于发布《处方药转换非处方药申请资料及要求》的通知"。该附件包括第一部分总体要求、第二部分化学药品与生物制品和第三部分中成药的申请转换分类情形、申请资料项目、申请资料项目要求。非处方药转换工作办事指南是药品上市许可持有人提交申请、立卷审核、补充资料（如有）、公示、国家药品监督管理局审核后公告。

（七）关于沟通交流制度

沟通交流制度纳入药品注册管理的基本制度，药品审评中心也逐步形成"规范指导在前、沟通交流在中、审评决策在后"的审评管理模式，有效促进创新药的研究和开发。药品注册申请中沟通交流在降低和规避药物研发风险、提高药品研发注册工作的科学性和有效性方面发挥着重要作用。申请人应系统了解与沟通交流相关的政策法规、技术要求、工作规范等，充分利用相应渠道，依法依规、规范严谨地进行沟通交流。目前，药品审评中心建立了双向多形式沟通交流渠道，基本覆盖了药品研发及注册申请的各阶段。沟通交流方式主要包括由申请人提出的沟通交流会议申请、一般性技术问题咨询、电话咨询、传真邮件咨询等；由药品审评中心发起的主动沟通交流、问询式沟通交流等。

沟通交流制度对药品注册过程中的沟通交流提出了新的定位和要求，并规定沟通交流的程序、要求和时限，由药品审评中心等专业技术机构依照职能分别制定。为落实该制度，2020 年药品审评中心发布《药物研发与技术审评沟通交流管理办法》等系列文件、指导原则、规章制度等。

（八）关于专家咨询制度

专家咨询制度设立的目的是为药品审评机构提供咨询和建议的外部委员会。委员会主要承担技术支持和提供咨询建议的职能，最终产品是否获批上市仍由国家药品监督管理局作出独立决策。

2017 年 3 月 2 日，国家食品药品监督管理总局颁布了《药品注册审评专家咨询委员会管理办法（试行）》，明确了药品审评中心承担药品注册审评专家咨询委员会组建、委员的遴选、利益关系评估与培训考核等工作，并向国家药品监督管理局负责。药品审评中心设立专家咨询委员会办公室，负责专家咨询委员会日常运行、会议组织和服务等相关工作。此外，该办法也详尽规定了专家咨询委员会的管理与职责、委员的权利与义务和任职条件、委员会的工作方式，以及委员会的各种工作程序，可以较好地指导专家咨询委员会开展具体工作。自该办法实施以来，专家咨询委员会充分发挥专家在各领域的专业能力，加快各类药品在我国注册上市。该办法的章节包括总则，专家咨询委员会的设立、管理与职责，专家咨询委员会委员的权利与义务，专家咨询委员会委员的基本条件与聘任，专家咨询委员会的工作方式，日常咨询的工作程序，专家咨询会的工作程序，专家公开论证会的工作程序，附则。

（九）关于上市药品目录集制度

目前我国的《上市药品目录集》收载了已获批的新化学药和一致性评价的仿制药等。《上市药品目录集》收载信息部分沿用现行做法，将随着药品专利相关制度的完善，不断补充完善相关信息内容。

（十）关于支持中药传承和创新

《药品注册管理办法》中规定的是药品注册的基本制度和程序，体现的是中药、化学药和生物制品的共性内容。因此，没有设计单独的中药相关章节。为做好中药传承创新，建立和完善符合中药特点技术评价体系，国家药品监督管理局研究制定专门的管理制度，以配套文件形式单独发布。

国家药品监督管理局组织起草了《中药注册管理专门规定（征求意见稿）》，曾于 2020 年 4 月 29 日公开征求意见。随着中药审评审批机制改革工作不断深入，国家药品监督管理局在前期工作基础上，进一步组织研究、调研、论证、全面修订完善，再次向社会公开征求意见。征求意见稿的章节包括总则、中药注册分类与上市审批、人用经验证据的合理应用、创新药、改良型新药、古代经典名方中药复方制剂、同名同方药、上市后变更、药品名称和说明书、其他、附则。

二、药品注册的要求

（一）法规体系

从事药物研制和药品注册活动，应当遵守有关法律、法规、规章、标准和规范；参照相关技术指导原则，采用其他评价方法和技术的，应当证明其科学性、适用性；应当保证全过程信息真实、准确、完整和可追溯。

药品应当符合国家药品标准和经国家药品监督管理局核准的药品质量标准。经国家药品监督管理局核准的药品质量标准，为药品注册标准。药品注册标准应当符合《中国药典》通用技术要求，不得低于《中国药典》的规定。申报注册品种的检测项目或者指标不适用《中国药典》的，申请人应当提供充分的支持性数据。

药品审评中心等专业技术机构，应当根据科学进展、行业发展实际和药品监督管理工作需要制定技术指导原则和程序，并向社会公布。

（二）申请人资质要求

申请人应当为能够承担相应法律责任的企业或者药品研制机构等。境外申请人应当指定中国境内的企业法人办理相关药品注册事项。

（三）药品上市注册制度

申请人在申请药品上市注册前，应当完成药学、药理毒理学和药物临床试验等相关研究工作。药物非临床安全性评价研究应当在经过 GLP 认证的机构开展，并遵守 GLP。药物临床试验应当经批准，其中生物等效性试验应当备案；药物临床试验应当在符合相关规定的药物临床试验机构开展，并遵守 GCP。

申请药品注册，应当提供真实、充分、可靠的数据、资料和样品，证明药品的安全性、有效性和质量可控性。

使用境外研究资料和数据支持药品注册的，其来源、研究机构或者实验室条件、质量体系要求及其他管理条件等应当符合 ICH 通行原则，并符合我国药品注册管理的相关要求。

案例 6-2　　　　　　　　境外研发机构检查的案例

　　国家药品监督管理局于 2018 年 5 月 14 日发布公告，原国家食品药品监督管理总局对印度太阳药业有限公司组织开展进口药品境外生产现场检查，检查品种为注射用亚胺培南西司他丁钠［英文名：imipenem and cilastatin sodium for injection。规格：0.5g，1.0g。进口药品注册证号：H20100699（0.5g）；H20100698（1.0g）］。检查发现企业存在未能对上述品种的细菌内毒素进行有效控制、未能证明生产过程中无菌保障的有效性、原料药反应罐的清洁方法未能得到有效的验证等生产管理、质量管理方面的问题。

　　问题：

　　1. 该公司的行为违反了哪些规定？

　　2. 国家药品监督管理局应该如何处理？

（四）药品变更制度

　　变更原药品注册批准证明文件及其附件所载明的事项或者内容的，申请人应当按照规定，参照相关技术指导原则，对药品变更进行充分研究和验证，充分评估变更可能对药品安全性、有效性和质量可控性的影响，按照变更程序提出补充申请、备案或者报告。

（五）药品再注册制度

　　药品注册证书有效期为 5 年，药品注册证书有效期内持有人应当持续保证上市药品的安全性、有效性和质量可控性，并在有效期届满前 6 个月申请药品再注册。

（六）加快上市注册制度

　　国家药品监督管理局建立药品加快上市注册制度，支持以临床价值为导向的药物创新。对符合条件的药品注册申请，申请人可以申请适用突破性治疗药物、附条件批准、优先审评审批及特别审批程序。在药品研制和注册过程中，药品监督管理部门及其专业技术机构给予必要的技术指导、沟通交流、优先配置资源、缩短审评时限等政策和技术支持。

（七）关联审评审批制度

　　国家药品监督管理局建立化学原料药、辅料及直接接触药品的包装材料和容器关联审评审批制度。在审批药品制剂时，对化学原料药一并审评审批，对相关辅料、直接接触药品的包装材料和容器一并审评。药品审评中心建立化学原料药、辅料及直接接触药品的包装材料和容器信息登记平台，对相关登记信息进行公示，供相关申请人或者持有人选择，并在相关药品制剂注册申请审评时关联审评。

（八）非处方药注册和转换制度

　　处方药与非处方药实行分类注册和转换管理。药品审评中心根据非处方药的特点，制定非处方药上市注册相关技术指导原则和程序，并向社会公布。药品评价中心制定处方药和非处方药上市后转换相关技术要求和程序，并向社会公布。

（九）沟通交流制度

　　申请人在药物临床试验申请前、药物临床试验过程中及药品上市许可申请前等关键阶段，可以就重大问题与药品审评中心等专业技术机构进行沟通交流。药品注册过程中，药品审评中心等专业技术机构可以根据工作需要组织与申请人进行沟通交流。

　　沟通交流的程序、要求和时限，由药品审评中心等专业技术机构依照职能分别制定，并向社会公布。

（十）专家咨询制度

药品审评中心等专业技术机构根据工作需要建立专家咨询制度，成立专家咨询委员会，在审评、核查、检验、通用名称核准等过程中就重大问题听取专家意见，充分发挥专家的技术支撑作用。

（十一）上市药品目录集制度

国家药品监督管理局建立收载新批准上市及通过仿制药质量和疗效一致性评价的化学药品目录集，载明药品名称、活性成分、剂型、规格、是否为参比制剂、持有人等相关信息，及时更新并向社会公开。化学药品目录集收载程序和要求，由药品审评中心制定，并向社会公布。

知识链接 6-4　　　　　　　**中国上市药品目录集数据库**

为贯彻中共中央办公厅、国务院办公厅《关于深化审评审批制度改革鼓励药品医疗器械创新的意见》（厅字〔2017〕42号），深化药品审评审批制度改革，保护和促进公众健康，维护公众用药权益，降低用药负担，提高药品可及性；促进药物研发创新，保护专利权人合法权益；鼓励仿制药发展，提高仿制药质量，明确仿制药的标准，降低仿制药专利侵权风险；明确药品审评审批与创新药专利权人、仿制药申请人的责任与义务，探索建立药品专利链接、专利挑战、专利期限补偿等制度；方便行业和公众及时、准确、全面了解上市药品的相关信息，借鉴国际经验、结合中国具体实际，国家药品监督管理局组织制定了《中国上市药品目录集》，收录具有安全性、有效性和质量可控性的药品，并确定参比制剂和标准制剂。

目录集由国家药品监督管理局以网络版（数据库）形式发布并实时更新，利用本数据库可以直接输入药品名称等关键词查到相关信息。每年末发布电子版以便公众下载查询。

平台建设历史：2017年9月4日，国家食品药品监督管理总局药品审评中心通过其官网关于公开征求《中国上市药品目录集》框架意见的通知，同时开始着手《中国上市药品目录集》网络版（数据库）的建设。

2017年12月29日，国家食品药品监督管理总局药品审评中心正式发布《中国上市药品目录集》，网络版（数据库）也同步上线，提供公开查询。

平台建设和维护责任人：本平台由药品审评中心创建，是基于《中国上市药品目录集》而搭建，此网络平台和数据库的日常维护和管理由药品审评中心负责。

（十二）支持中药传承和创新

国家药品监督管理局支持中药传承和创新，建立和完善符合中药特点的注册管理制度和技术评价体系，鼓励运用现代科学技术和传统研究方法研制中药，加强中药质量控制，提高中药临床试验水平。

中药注册申请，申请人应当进行临床价值和资源评估，突出以临床价值为导向，促进资源可持续利用。

第三节　药品上市注册

一、药物临床试验

药物的临床试验（clinical trial）指以人体（患者或健康受试者）为对象的试验，意在发现或验证某种试验药物的临床医学、药理学及其他药效学作用、不良反应，或者试验药物的吸收、分布、代谢和排泄，以确定药物的疗效与安全性的系统性试验。我国的药物临床试验，必须经国家药品监督管理局批准，获得临床试验批件，必须执行 GCP。

（一）药物临床试验的分期

药物临床试验分为Ⅰ期临床试验、Ⅱ期临床试验、Ⅲ期临床试验、Ⅳ期临床试验及生物等效性试验。根据药物特点和研究目的，研究内容包括临床药理学研究、探索性临床试验、确证性临床试验和上市后研究。

1. Ⅰ期临床试验

（1）新药初步的临床药理学及人体安全性评价试验。

（2）其目的是观察人体对于新药的耐受程度和药代动力学，为制订给药方案提供依据。

（3）病例数：各类新药临床试验的最低病例数为20～30例（健康人）。

2. Ⅱ期临床试验

（1）治疗作用初步评价阶段。

（2）其目的是初步评价药物对目标适应证患者的治疗作用和安全性，也包括为Ⅲ期临床试验研究设计和给药剂量方案的确定提供依据。此阶段的研究设计可以根据具体的研究目的，采用多种形式，包括随机盲法对照临床试验。

（3）病例数：各类新药临床试验（除预防用生物制品）最低病例数（试验组）为100例；预防用生物制品最低病例数（试验组）为300例；根据具体情况还应设对照组病例数。

3. Ⅲ期临床试验

（1）治疗作用确证阶段。

（2）目的是进一步验证药物对目标适应证患者的治疗作用和安全性，评价利益与风险关系，最终为药物注册申请获得批准提供充分的依据。

（3）病例数：各类新药临床试验（除预防用生物制品）最低病例数（试验组）为300例；预防用生物制品最低病例数（试验组）为500例。

临床试验一般应为具有足够样本量的随机盲法对照试验。

4. Ⅳ期临床试验

（1）新药上市后由申请人自主进行的应用研究阶段。

（2）目的是考察在广泛使用条件下药物的疗效和不良反应，评价在普通或者特殊人群中使用的利益与风险关系及改进给药剂量等。

（3）病例数：中药、天然药物、化学药最低病例数为2000例，不设对照组。

5. 生物等效性试验　生物等效性试验，是指用生物利用度研究的方法，以药代动力学参数为指标，比较同一种药物的相同或者不同剂型的制剂，在相同的试验条件下，其活性成分吸收程度和速度有差异无统计学意义的人体试验。一般可用于化学药物仿制药的上市申请，也可用于已上市药物的变更（如新增规格、新增剂型、新的给药途径）申请。

申请人拟开展生物等效性试验的，应当按照要求在药品审评中心网站完成生物等效性试验备案后，按照备案的方案开展相关研究工作。

（二）临床试验要求

1. 设计临床试验方案　药物临床试验应当在具备相应条件并按规定备案的药物临床试验机构开展。其中，疫苗临床试验应当由符合国家药品监督管理局和国家卫生健康委员会规定条件的三级医疗机构或者省级以上疾病预防控制机构实施或者组织实施。

获准开展药物临床试验的，申办者在开展后续分期药物临床试验前，应当制订相应的药物临床试验方案，经伦理委员会审查同意后开展，并在药品审评中心网站提交相应的药物临床试验方案和支持性资料。

试验方案应当清晰、详细、可操作。试验方案通常包括基本信息、研究背景资料、试验目的、试验设计、实施方式（方法、内容、步骤）等内容。

2. 临床试验用药品

（1）申办者负责向研究者和临床试验机构提供试验用药品。

（2）申办者临床试验用药品的制备和质量控制应当遵循 GMP 的相关基本原则及数据可靠性要求，最大限度降低制备环节污染、交叉污染、混淆和差错的风险，确保临床试验用药品质量，保障受试者安全。

（3）申办者负责药物试验期间试验用药品的安全性评估。研究者和临床试验机构对申办者提供的试验用药品有管理责任。

3. 药物临床试验的实施与完成

（1）药物临床试验应当在被批准后 3 年内实施，逾期作废，应当重新申请。

（2）研究者应当向伦理委员会提交临床试验的年度报告，或者应当按照伦理委员会的要求提供进展报告。出现可能显著影响临床试验的实施或者增加受试者风险的情况，研究者应当尽快向申办者、伦理委员会和临床试验机构书面报告。

临床试验完成或者提前终止，申办者应当按照相关法律法规要求向药品监督管理部门提交临床试验报告。临床试验总结报告应当全面、完整、准确反映临床试验结果，临床试验总结报告安全性、有效性数据应当与临床试验源数据一致。

4. 保障受试者安全

（1）药物临床试验应当符合《世界医学大会赫尔辛基宣言》（简称《赫尔辛基宣言》）原则及相关伦理要求，受试者的权益和安全是考虑的首要因素，优先于对科学和社会的获益。伦理审查与知情同意是保障受试者权益的重要措施。

（2）开展药物临床试验，应当符合伦理原则，制订临床试验方案，经伦理委员会审查同意。伦理委员会应当建立伦理审查工作制度，保证伦理审查过程独立、客观、公正，监督规范开展药物临床试验，保障受试者合法权益，维护社会公共利益。

（3）实施药物临床试验，应当向受试者或者其监护人如实说明和解释临床试验的目的及风险等详细情况，取得受试者或者其监护人自愿签署的知情同意书，并采取有效措施保护受试者合法权益。

（4）药物临床试验期间，发现存在安全性问题或者其他风险的，临床试验申办者应当及时调整临床试验方案、暂停或者终止临床试验，并向国务院药品监督管理部门报告。必要时，国务院药品监督管理部门可以责令调整临床试验方案、暂停或者终止临床试验。

5. 国际多中心药物临床试验

（1）国际多中心药物临床试验数据用于在我国申报药品注册的，至少需涉及包括我国在内的两个国家。

（2）国际多中心药物临床试验，应在全球各研究中心采用同一临床试验方案，并对研究人员进行统一的培训。确保研究人员对临床试验方案的理解和相关指标评价的一致性，减少各中心之间和研究人员之间操作及评价上的差异。在大规模的国际多中心药物临床试验中，通常要考虑设立独立数据监察委员会和对关键指标的终点判定委员会。

（3）国际多中心药物临床试验要遵守国际通行的 GCP 原则及伦理要求，申办者应保证临床试验结果真实可靠，研究者应具备承担该项临床试验的资质与能力，伦理委员会应对试验进行审查及跟踪审查，保护受试者的权益、福利并保障其安全。国际多中心药物临床试验取得的数据，用于在中国进行药品注册申请的，必须符合《药品注册管理办法》的规定。

（三）药物临床试验质量管理规范

GCP 是新药研究开发中所推行的一系列标准化管理规范之一，是被国际公认的临床试验的标准。以人体为对象的临床试验均应以此标准进行设计、实施、试验及总结报告，以确保其在科学与伦理道德两个方面都合格。GCP 是药物临床试验全过程的质量标准，包括方案设计、组织实施、监察、稽查、记录、分析、总结和报告，以保证药物临床试验过程规范，数据和结果的科学、真实、可靠，保护受试者的权益和安全。

1. GCP 的由来和发展 20 世纪 60 年代的沙利度胺事件使得人们对必须加强新药临床试验管理有了进一步的认识，同时也促使各国政府开始重视对新药临床试验的法规管理。1964 年芬兰赫尔辛基第 18 届世界医学大会（World Medical Assembly，WMA）采纳了关于指导医生进行人体生物医学研究的建议，即《赫尔辛基宣言》。《赫尔辛基宣言》于 1975 年在日本东京举行的第 29 届世界医学大会上正式通过，2013 年在巴西福塔雷萨召开的第 64 届世界医学会联合大会通过了《赫尔辛基宣言》的第九次修订。

世界医学大会发表《赫尔辛基宣言》，对以人体作为生物医学研究的医务人员，提出了伦理和科学标准方面的要求。《赫尔辛基宣言》引起世界广泛关注，1975 年 WHO 发表了《人类用药评价指南》，对人体试验中道德标准提出了要求。在美国 1981 年 7 月首先实施了临床研究者指导原则，规定了对受试者利益的保护，后来经过多次修改，逐渐形成了美国的 GCP。日本于 1989 年 10 月颁布了 GCP，对经批准进入临床研究的新药（investigational new drug）的临床研究做出了全面明确的法律性规定。北欧国家、欧共体国家、澳大利亚、法国、加拿大、韩国等国也先后制定颁布了 GCP。

我国自 1986 年起开始了解国际上 GCP 发展的信息，卫生部于 1998 年 3 月颁布了 GCP（试行）。2003 年国家食品药品监督管理局组建以后，进一步修订为 GCP。为深化药品审评审批制度改革，鼓励创新，进一步推动我国药物临床试验规范研究和提升质量，国家药品监督管理局会同国家卫生健康委员会组织修订了 GCP，自 2020 年 7 月 1 日起施行。

2. 我国 GCP 的主要内容 我国的 GCP 共 9 章 83 条。

第一章 总则。明确了制定该规范的目的、依据和该规范的适用范围及包括的主要内容。

第二章 术语及其定义。明确了该规范所用术语的含义。

第三章 伦理委员会。对伦理委员会的职责、组成运行和文件管理作了明确规定。

第四章 研究者。对研究者的职责作了明确规定。

第五章 申办者。对申办者的职责作了明确规定。

第六章 试验方案。要求试验方案通常应包括基本信息、研究背景资料、试验目的、试验设计、实施方式（方法、内容、步骤）等内容。

第七章 研究者手册。明确了研究者手册的目的、简化条件、修订程序及包括的主要内容。

第八章 必备文件管理。对必备文件的定义和管理作了明确规定。

第九章 附则。明确了该规范的施行日期为 2020 年 7 月 1 日。

3. GCP 所用术语的含义

（1）临床试验：指以人体（患者或健康受试者）为对象的试验，意在发现或验证某种试验药物的临床医学、药理学及其他药效学作用、不良反应，或者试验药物的吸收、分布、代谢和排泄，以确定药物的疗效与安全性的系统性试验。

（2）独立的数据监查委员会（数据和安全监查委员会，监查委员会，数据监查委员会）：指由申办者设立的独立的数据监查委员会，定期对临床试验的进展、安全性数据和重要的有效性终点进行评估，并向申办者建议是否继续、调整或者停止试验。

（3）伦理委员会：指由医学、药学及其他背景人员组成的委员会，其职责是通过独立的审查、同意、跟踪审查试验方案及相关文件、获得和记录受试者知情同意所用的方法和材料等，确保受试者的权益、安全受到保护。

（4）知情同意：指受试者被告知可影响其做出参加临床试验决定的各方面情况后，确认同意自愿参加临床试验的过程。该过程应当以书面的、签署姓名和日期的知情同意书作为文件证明。

（5）研究者手册：指与开展临床试验相关的试验用药品的临床和非临床研究资料汇编。

（6）标准操作规程：指为保证某项特定操作的一致性而制订的详细的书面要求。

（7）不良事件：指受试者接受试验用药品后出现的所有不良医学事件，可以表现为症状体征、疾病或者实验室检查异常，但不一定与试验用药品有因果关系。

（8）严重不良事件：指受试者接受试验用药品后出现死亡、危及生命、永久或者严重的残疾或者功能丧失、受试者需要住院治疗或者延长住院时间，以及先天性异常或者出生缺陷等不良医学事件。

（9）设盲：指临床试验中使一方或者多方不知道受试者治疗分配的程序。单盲一般指受试者不知道，双盲一般指受试者、研究者、监查员及数据分析人员均不知道治疗分配。

4. 药物临床试验机构管理　从事药品研制活动，在中华人民共和国境内开展经国家药品监督管理局批准的药物临床试验（包括备案后开展的生物等效性试验），应当在药物临床试验机构中进行。药物临床试验机构应当符合《药物临床试验机构管理规定》条件，实行备案管理。仅开展与药物临床试验相关的生物样本等分析的机构，无须备案。

二、药品上市许可

（一）药品上市注册

1. 经临床试验申报上市路径　申请人在完成支持药品上市注册的药学、药理毒理学和药物临床试验等研究，确定质量标准，完成商业规模生产工艺验证，并做好接受药品注册核查检验的准备后，提出药品上市许可申请，按照申报资料要求提交相关研究资料。经对申报资料进行形式审查，符合要求的，予以受理。

2. 直接申报上市路径

（1）仿制药、按照药品管理的体外诊断试剂及其他符合条件的情形，经申请人评估，认为无须或者不能开展药物临床试验，符合豁免药物临床试验条件的，申请人可以直接提出药品上市许可申请。豁免药物临床试验的技术指导原则和有关具体要求，由药品审评中心制定公布。

豁免临床试验法规有很多，但是申请的品种须适用，如《关于含有聚乙二醇 4000 等相关仿制药适用豁免临床试验的通知》等。

（2）仿制药应当与参比制剂质量和疗效一致。申请人应当参照相关技术指导原则选择合理的参比制剂。

3. 非处方药注册路径　处方药和非处方药实行分类注册和转换管理，符合以下情形之一的，可以直接提出非处方药上市许可申请。

（1）境内已有相同活性成分、适应证（或者功能主治）、剂型、规格的非处方药上市的药品。

（2）经国家药品监督管理局确定的非处方药改变剂型或者规格，但不改变适应证（或者功能主治）、给药剂量及给药途径的药品。

（3）使用国家药品监督管理局确定的非处方药的活性成分组成的新的复方制剂。

（4）其他直接申报非处方药上市许可的情形。

（二）药品注册标准

1. 定义和要求

（1）国家药品标准：根据《药品管理法》的规定，药品应当符合国家药品标准。《中国药典》是国家药品标准的重要组成部分，是药品研制、生产（进口）、经营、使用和监督管理等相关单位均应遵循的法定技术标准。国家药品标准主要由《中国药典》、部（局）颁标准、注册标准组成。其主要内容包括药品质量的指标、检验方法及生产工艺等技术要求。政府在对药品的生产、流通、使用过程实施管理中必须以药品标准作为技术标准，以确保各环节的操作具有严肃性、权威性、公正性和可靠性。

（2）药品注册标准：药品注册标准是指经国家药品监督管理局核准的药品质量标准。药品注册标准不得低于《中国药典》的规定。药品注册标准的项目及其检验方法的设定，应当符合《中

《国药典》的基本要求、国家食品药品监督管理局发布的技术指导原则及国家药品标准编写原则。

2. 药品标准物质的管理 药品标准物质，是指供药品标准中物理和化学测试及生物方法试验用，具有确定特性量值，用于校准设备、评价测量方法或者给供试药品赋值的物质，包括标准品、对照品、对照药材、参考品。

中检院负责标定国家药品标准物质。中检院可以组织有关的省、自治区、直辖市药品检验所、药品研究机构或者药品生产企业协作标定国家药品标准物质。

（三）药品的名称

药品的命名和命名依据是药品注册的内容之一，目前药品名称较为混乱，一药百名的现象给药品的处方、配方、使用造成许多困难，极易发生差错事故。为此，近几年来国家药品监督管理局连续发布了关于药品名称的相关文件，并加强了对药品名称的管理，使药品名称符合明确、简短、科学、系统化的要求。

申请注册药品的名称应当符合国家药品监督管理局的规定。

1. 通用名（generic name）

（1）通用名是国家药典委员会按照一定的原则制定的药品名称，是药品的法定名称，其特点是通用性。每种药品只能有一个通用名，如青霉素钠、布洛芬。已经作为药品通用名称的，该名称不得作为药品商标或商品名使用。在药品生产、流通、使用及监督检验过程中，国家推行和倡导使用药品通用名。

（2）《中国药典》收载的中文药品名称均为法定名称，英文名除另有规定外，均采用国际非专利药名。

中国药典委员会出版的《中国药品通用名称》（*Chinese approved drug names*），其中包括药品的名称及命名原则。

2. 商品名（brand name）

（1）商品名是指一家企业生产的区别于其他企业同一产品、经过注册的法定标志名称，其特点是专有性。商品名体现了药品生产企业的形象及其对商品名称的专属权。商品名是生产厂家为突出、宣传自己的商品，创造品牌效应而起的名字，与药品的成分、作用等没有关系。例如，天津史克药厂生产的布洛芬，其商品名为芬必得；美国礼来制药公司生产的头孢克洛，其商品名为希刻劳。使用商品名须经国家主管部门批准。

（2）商品名命名依据：依据《中华人民共和国商标法》中"药品商品名称命名原则"，其内容如下。①由汉字组成，不得使用其他标志。②不得使用《中华人民共和国商标法》规定不得使用的文字。③不得使用以下文字：扩大或者暗示药品疗效的；表示治疗部位的；直接表示药品的剂型、质量、原料、功能、用途及其他特点的；直接表示使用对象特点的；涉及药理学、解剖学、生理学、病理学或者治疗学的；使用国际非专利药名的中文译名及其主要字词的；引用与药品通用名称音似或者形似的；引用药品习用名称或者曾用名称的；与他人使用的商品名称相同或者相似的；人名、地名、药品生产企业名称或者其他有特定含义的词汇。

3. 国际非专利药名（international nonpropietary names for pharmaceutical substances，INN）国际非专利药名是 WHO 制定的药物的国际通用名。它是 WHO 与各国专业术语委员会协作，数次修订，为每一种在市场上按药品销售的活性物质所起的一个在世界范围内都可接受的唯一名称。例如，青霉素的国际非专利药名为 penicillin（盘尼西林），对乙酰氨基酚的国际非专利药名为 paracetamol。

（四）药品批准文号

1. 定义 药品批准文号是国家药品监督管理局批准药品生产企业生产药品的文号，是药品生产合法性的重要标志。药品生产企业在取得药品批准文号后，方可生产该药品。国外生产的药品进入国内上市销售的，中国香港、澳门和台湾地区生产的药品进入内地销售的，必须经国家药品监督管理局批准注册，并取得相应药品批准文号。

2. 药品批准文号格式

（1）境内生产药品：批准文号的格式为国药准字 H（Z、S）+四位年号+四位顺序号，其中 H 代表化学药品，Z 代表中药，S 代表生物制品。

（2）中国香港、澳门和台湾地区生产药品：批准文号的格式为国药准字 H（Z、S）C+四位年号+四位顺序号，其中 H 代表化学药品，Z 代表中药，S 代表生物制品。

（3）境外生产药品：进口药品批准文号的格式为国药准字 H（Z、S）J+四位年号+四位顺序号，其中 H 代表化学药品，Z 代表中药，S 代表生物制品。

药品批准文号，不因上市后的注册事项的变更而改变。

中药另有规定的从其规定。

三、关联审评审批

（一）概述

1. 关联审评审批制度 国家药品监督管理局建立化学原料药、辅料及直接接触药品的包装材料和容器（简称原辅包）关联审评审批制度。在审批药品制剂时，对化学原料药一并审评审批，对相关辅料、直接接触药品的包装材料和容器一并审评。

2. 责任与义务 药品上市许可持有人承担制剂质量的主体责任，建立以制剂为核心，原辅包为基础的质量管理体系。

原辅包登记人负责维护登记平台的登记信息，并对登记资料的真实性和完整性负责，境外原辅包企业及指定的中国境内企业法人共同对登记资料的真实性和完整性负责。

原辅包生产企业应当建立原辅包供应链管理和质量保障体系，对所生产的产品质量负责，保证原辅包的质量、安全性及功能性满足药品制剂的需要。化学原料药的生产过程应当符合 GMP 的要求。原辅包生产企业应在原辅包通过技术审评后每满一年后的 3 个月内向药品审评中心提交年度报告。

3. 登记号管理原则 同一企业在同一生产场地生产的同一原辅包产品，生产工艺和质量标准相同的，应按照同一登记号登记。

采用不同原理的生产工艺（如发酵、合成、半合成等）生产的同种原料药可按照不同登记号登记，采用相同原理的生产工艺生产的同种原料药应选择最优工艺进行登记。

（二）化学原料药的登记与审评审批

1. 登记范围 境内销售使用的化学原料药，均应进行登记。已登记的药用辅料如作为化学原料药使用，应按照化学原料药相关要求重新登记。

境外生产制剂所用化学原料药，如不在境内销售可不登记，应在制剂提出申请时一并提交符合要求的化学原料药相关资料。

新药（化学药品注册分类为 1 类和 2.1 类）申报临床阶段使用的化学原料药不需登记，应与制剂注册申请一并提交符合要求的资料。

2. 资料递交与受理 化学原料药登记人登录药品审评中心原辅包登记平台，填写并提交化学原料药登记表，将登记表与登记资料电子版（光盘）邮寄至药品审评中心。药品审评中心在收到登记资料后 5 个工作日内，对登记资料进行形式审查。

3. 关联审评 化学原料药的审评审批时限与其关联药品制剂的审评时限一致。对于药品制剂变更原料药来源的补充申请，化学原料药已批准的，审评时限为 60 个工作日；化学原料药未批准的，审评时限为 200 个工作日。

4. 单独审评 仿制境内已上市药品所用的化学原料药的，可以申请单独审评审批。申请单独审评审批的化学原料药审评时限为 200 个工作日。

5. 化学原料药审批及结果 化学原料药与制剂关联审评审批通过的或仿制化学原料药单独审评审批通过的，发给化学原料药批准通知书及核准后的生产工艺、质量标准和标签，化学原料药批准通知书载明登记号，并更新登记平台标识；未通过审评审批的，发给化学原料药不予批准通知书。

制剂上市申请审评结论为批准临床试验的，关联原料药符合单独审评审批要求，则原料药可单独批准上市。

（三）药用辅料、药包材登记及关联审评

1. 登记范围

（1）各类药品上市注册申请所用的药用辅料和药包材（包括包装系统及不直接接触药液的功能性配件）及补充申请涉及变更的药用辅料和药包材应在登记平台登记，也可与药品制剂注册申请一并提交符合要求的相关资料。化学原料药所用直接接触的包装材料和容器应进行登记，或在化学原料药登记资料中提交符合要求的相关资料。全新药用辅料和药包材登记要求与原料药相同。

已登记的化学原料药可作为药用辅料使用。

（2）已在食品、药品中长期使用且安全性得到认可的药用辅料和药包材，用法用量及功能属于常规使用范围情况下，可简化资料要求。药品审评中心在药品制剂注册申请的审评过程中认为有必要的，可要求药品制剂注册申请人补充提供相应技术资料。该类品种名单由药品审评中心适时更新公布。

药包材企业生产过程中使用的原材料、半成品不纳入登记和关联审评范围。

2. 关联审评 药品审评中心在审评药品制剂申请时，对药品制剂所用的药用辅料和药包材进行关联审评，必要时可基于风险提出对药用辅料和药包材开展延伸检查和检验。

药用辅料和药包材关联审评审批时限与其关联药品制剂的审评时限一致。对于药品制剂变更药用辅料和药包材来源的补充申请，药用辅料和药包材未通过技术审评的，审评时限为130个工作日。

3. 关联审评结果 药用辅料、药包材关联审评通过的，更新登记平台状态标识；关联审评未通过的或尚未进行关联审评的不更新标识。药用辅料、药包材关联审评未通过，相关药品制剂申请不予批准。

四、药品注册核查

（一）概述

1. 药品注册核查定义 药品注册核查，是指为核实申报资料的真实性、一致性及药品上市商业化生产条件，检查药品研制的合规性、数据可靠性等，对研制现场和生产现场开展的核查活动，以及必要时对药品注册申请所涉及的化学原料药、辅料及直接接触药品的包装材料和容器生产企业、供应商或者其他受托机构开展的延伸检查活动。

药品注册核查启动的原则、程序、时限和要求，由药品审评中心制定公布；药品注册核查实施的原则、程序、时限和要求，由药品核查中心制定公布。

2. 药品注册核查分类

（1）按照核查环节，注册核查分为药品注册研制现场核查和药品注册生产现场核查。

药品注册研制现场核查是指药品监督管理部门对所受理药品注册申请的研制情况进行实地确证，对原始记录进行审查，确认申报资料真实性、一致性的过程，包括药学研制现场核查、药理毒理学研制现场核查和药物临床试验现场核查。

药品注册生产现场核查是指药品监督管理部门对所受理药品注册申请批准上市前的样品批量验证、生产过程等进行实地检查，确认其是否与核定的或申报的原辅料来源、处方、生产工艺、检验方法和质量标准、稳定性研究等相符合，以及是否具备商业化生产条件的过程。

（2）按照启动原因，注册核查分为常规核查和有因检查。

针对药品审评中心在审评过程中，发现申报资料真实性存疑或者有明确线索举报等，需要现场核实的，核查中心组织开展针对性有因检查，必要时进行抽样检验。有因检查一般围绕检查发起的原因开展，可不提前通知申请人和被核查单位。

3. 核查总体原则　核查中心基于以下要求，开展注册核查。

（1）真实性：申请人及研制机构和单位应当诚实守信，禁止任何虚假行为；申报资料与原始资料的真实可靠完整。

（2）一致性：申请人用于评价药品安全性、有效性和质量可控性的申报资料内容及研究数据，应当与原始研究资料记载一致；相关生产和质量控制活动应与申报资料一致。

（3）商业化生产条件：商业规模生产工艺验证和现场核查动态生产批次的生产，应当在拟定的商业化生产线上按照 GMP 的要求组织生产。现场动态生产批次的批量，原则上应与商业规模生产工艺验证批量或拟定的商业化上市生产批量一致。

4. 优先原则　属于特别审批、优先审评审批品种予以优先安排注册核查。

（二）核查基本程序

1. 核查任务的接收　核查中心对药审中心发起的注册核查任务进行确认，核对注册核查任务及所附注册核查用资料。对于接收的注册核查任务，核查中心按照任务接收确认时间顺序分别建立药理毒理学研制、药物临床试验、药学研制、生产现场核查序列，统筹安排现场核查。

2. 核查计划的制定　核查中心根据药审中心提出的核查对象和核查重点，确定核查地点，综合可协调组织的资源等情况，制定核查计划。

核查组应当由 2 名以上具备药品检查员资格的人员组成，实行组长负责制。根据核查品种的具体情况，可有相关领域专家参与注册核查。被核查单位所在地省级药品监督管理局选派 1 名药品监督管理人员作为观察员协助注册核查工作，并负责交接核查组现场移交的涉嫌违法违规等问题，负责将注册核查发现的问题转送给省级药品监督管理局。

3. 现场核查的实施

（1）核查执行总体要求：核查中心实施现场核查前根据核查重点，基于风险原则制订核查方案。核查组应当按照核查方案的要求，根据核查要点，实施现场核查，详细记录核查时间、地点、核查内容、发现的问题；核查组可以根据现场核查的情况，基于风险评定原则，调整核查实施方案，对于延长或缩短核查时间、增加或减少核查对象等调整情况，须报核查中心批准后执行。

（2）首次会议：现场核查开始时，核查组应当主持召开首次会议，向申请人和被核查单位出示授权证明文件，通报核查人员组成、核查目的和范围、核查日程，声明检查注意事项及检查纪律等，告知被核查单位的权利和义务。

被核查单位应当向核查组介绍核查品种在本单位开展的研究、生产等情况，明确核查现场负责人。

（3）抽样：药品审评过程中启动有因检查时，需要由核查组抽取样品进行检验的。现场核查过程中认为有必要进行样品检验的，核查组按照药品抽样的有关要求，抽取样品并封样，同时在核查报告中描述抽样情况，样品按要求送交药品检验机构进行样品检验。

（4）严重风险处置：核查组发现有严重风险的，应当及时采取必要措施控制风险；核查组应对相关证明性材料进行保存，并立即报告核查中心；核查中心经研判后认为确实存在风险的，应当立即向国家药品监督管理局进行报告，同时通知核查组向省级药品监督管理局移交相关证明性材料进行调查处置。

省级药品监督管理局应组织对现场核查期间发现的被核查品种及其他已上市产品的重大问题和风险进行调查处置。

4. 核查报告的撰写

（1）核查报告：核查组应对现场核查情况进行讨论汇总，提出现场核查综合评定意见，并依据核查结果判定原则，作出现场核查结论，撰写形成现场核查报告。针对现场核查发现的问题或缺陷，核查组应形成现场核查问题表。

（2）末次会议：现场核查结束前，核查组应当主持召开末次会议，由核查组组长向被核查单位反馈现场核查情况，通报现场核查发现的问题。

5. 核查报告的审核 核查中心应当根据核查结果判定原则，对现场核查报告进行审核。如遇复杂或有争议的问题，核查中心可召开注册核查专家会审会，根据需要组织核查、审评、检验等方面的专家进行论证。核查中心应当综合会审情况作出核查审核结论。

6. 核查结果的处置 核查中心将核查审核结论告知申请人。核查中心将现场核查报告和核查审核结论等材料按要求在规定时限内，送交药审中心。

对于现场核查发现的问题，申请人或被核查单位应进行整改并组织形成整改报告，报送被核查单位所在地省级药品监督管理局审核。

五、药品注册检验

（一）概念

1. 药品注册检验定义 药品注册检验包括样品检验和标准复核。样品检验是指按照申报药品质量标准对样品进行的实验室检验，以及有因抽样检验。标准复核是指对申报药品质量标准中设定项目的科学性、检验方法的可行性、质控指标的合理性等进行的实验室评估。

2. 药品注册检验分类 根据药品注册检验启动主体和药品注册阶段不同，将药品注册检验分为前置注册检验、上市申请受理时注册检验、上市申请审评中注册检验（质量标准部分项目复核）、上市申请审评中注册检验（现场核查抽样检验）、上市申请审评中注册检验（有因抽样检验）、上市批准后补充申请注册检验。

3. 样品检验 样品检验是指药品检验所按照申请人申报或者国家药品监督管理局核定的药品标准对样品进行的检验。

4. 药品标准复核 药品标准复核是指药品检验所对申报的药品标准中检验方法的可行性、科学性、设定的项目和指标能否控制药品质量等进行的实验室检验和审核工作。

（二）药品检验机构

1. 概述

（1）药品监督管理部门设置或指定的国家级、省级和口岸药品检验机构承担药品注册检验工作。

（2）药品检验机构应当根据《药品注册检验工作程序和技术要求规范（试行）》建立药品注册检验工作程序，遵守药品注册检验工作时限要求。药品检验机构按申报的药品质量标准进行样品检验，出具检验报告书；对申报的药品质量标准进行复核并提出意见，但不修改申报质量标准。

（3）药品检验机构应当在本机构网站或者申请受理场所公开药品注册检验工作程序、样品和资料要求、示范文本及时限规定等信息。以适当方式向申请人公开所申请注册检验产品的检验进度信息。药品检验机构应当通过国家药品监督管理局药品监督数据共享平台（以下简称数据共享平台）提供药品品种档案所需的药品注册检验报告等信息。

（4）药品检验机构根据需要组织相关领域专家，研究药品注册检验过程中的重要技术问题，论证解决注册检验报告争议，给出处理结论。

（5）药品检验机构及其工作人员应当履行对申请人提交的注册检验用资料和样品、注册检验相关实验室数据的保密义务。法律另有规定或者涉及国家安全、重大社会公共利益的除外。

2. 中检院 主要承担以下各项药品注册检验。

（1）承担境内外生产的创新药、改良型新药（中药除外）、生物制品、按照药品管理的体外诊断试剂等的注册检验工作。

（2）承担放射性药品和国家药品监督管理局规定的其他药品的注册检验工作。

（3）负责组织口岸药品检验机构开展需由其承担的境外生产药品的注册检验，包括中药、化学药，以及制剂审评涉及的境外生产化学原料药、药用辅料、直接接触药品的包装材料和容器等。

3. 省级药品检验机构　承担辖区内除中检院和口岸药品检验机构职责外的药品注册检验工作。

4. 口岸药品检验机构　按要求参加中检院组织的境外生产药品的注册检验工作。

第四节　药品加快上市注册程序

国家药品监督管理局建立药品加快上市注册制度，支持以临床价值为导向的药物创新。对符合条件的药品注册申请，申请人可以申请适用突破性治疗药物、附条件批准、优先审评审批及特别审批程序。在药品研制和注册过程中，药品监督管理部门及其专业技术机构给予必要的技术指导、沟通交流、优先配置资源、缩短审评时限等政策和技术支持。

一、突破性治疗药物程序

（一）适用范围和适用条件

1. 适用范围　药物临床试验期间，用于防治严重危及生命或者严重影响生存质量的疾病且尚无有效防治手段或者与现有治疗手段相比有足够证据表明具有明显临床优势的创新药或者改良型新药等，申请人可以在 Ⅰ、Ⅱ 期临床试验阶段，通常不晚于Ⅲ期临床试验开展前申请适用突破性治疗药物程序。

2. 适用条件　药物临床试验期间，申请适用突破性治疗药物程序的，应当同时满足以下条件。

（1）用于防治严重危及生命或者严重影响生存质量的疾病。严重危及生命是指病情严重、不可治愈或者发展不可逆，显著缩短生命或者导致患者死亡的情形；严重影响生存质量是指病情发展严重影响日常生理功能，如果得不到有效治疗将会导致残疾、重要生理和社会功能缺失等情形。

（2）对于尚无有效防治手段的，该药物可以提供有效防治手段；或者与现有治疗手段相比，该药物具有明显临床优势，即单用或者与一种或者多种其他药物联用，在一个或者多个具有临床意义的终点上有显著改善。具体包括以下任一情形。

1）尚无有效防治手段的，该药物与安慰剂或者良好证据的历史对照相比，在重要临床结局上具有显著临床意义的疗效（如该药物较安慰剂或者历史对照显著提高了疗效，或者延长了患者的生存期）。

2）与现有治疗手段相比，该药物具有更显著或者更重要的治疗效果（如该药物治疗可获得完全应答，而现有治疗仅可获得部分应答；或者该药物治疗对比现有治疗可显著提高应答率，该应答率的提高具有重要临床意义）。

3）与现有治疗手段或者良好证据的历史对照相比，该药物与现有治疗手段联合使用较现有治疗手段产生更显著或者更重要的疗效。

4）现有治疗手段仅能治疗疾病症状，而该药物可对病因进行治疗且具有显著临床意义，可逆转或者抑制病情发展，并可能带来持续的临床获益，避免发展至严重危及生命或者显著影响生活质量的后果。

5）与目前无法替代的治疗手段对比，新药的疗效相当，但该药物具有显著的安全性优势，该药物预期将替换现有治疗手段，或者对现有治疗手段进行重要的补充。

（二）工作程序

突破性治疗药物工作程序见图6-1。

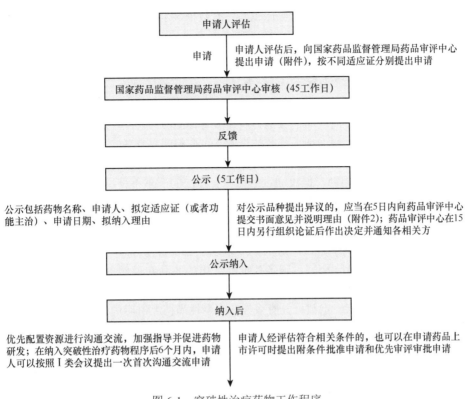

图 6-1　突破性治疗药物工作程序

二、附条件批准程序

（一）概述

附条件批准上市是指用于严重危及生命且尚无有效治疗手段的疾病、公共卫生方面急需的药品，现有临床研究资料尚未满足常规上市注册的全部要求，但已有临床试验数据显示疗效并能预测其临床价值，在规定申请人必须履行特定条件的情况下基于替代终点、中间临床终点或早期临床试验数据而批准上市。应对重大突发公共卫生事件急需的疫苗或者国家卫生健康委员会认定急需的其他疫苗，基于Ⅲ期临床试验期中分析数据，经评估获益大于风险的也可附条件批准上市。

附条件批准上市的目的是缩短药物临床试验的研发时间，使其尽早应用于无法继续等待的危重疾病或公共卫生方面急需的患者。支持附条件批准上市的临床试验数据质量应符合ICH及国内相关技术指导原则的要求和标准。附条件批准上市不包括因临床试验设计或执行过程中存在缺陷而不能达到上市许可要求的情况。

通常，附条件批准上市药品的药学、药理毒理学要求与常规批准上市药品相同；对于公共卫生方面急需的药品或应对重大突发公共卫生事件的药品，可根据具体情况，结合药品的获益-风险进行评价。

在获得附条件批准上市后，药品上市许可持有人须按照药品注册证书中所附的特定条件，开展新的或继续正在进行的临床试验，这些临床试验通常是以确认预期的临床获益为目的的确证性临床试验，为常规上市提供充足证据。

（二）附条件批准上市的情形

药物临床试验期间，符合以下情形的药品，可以申请附条件批准。

1. 治疗严重危及生命且尚无有效治疗手段的疾病的药品，药物临床试验已有数据证实疗效并能预测其临床价值的。

2. 公共卫生方面急需的药品，药物临床试验已有数据显示疗效并能预测其临床价值的。

3. 应对重大突发公共卫生事件急需的疫苗或者国家卫生健康委员会认定急需的其他疫苗，经评估获益大于风险的。

（三）附条件批准上市的技术要求

附条件批准上市的药品应能提供有效治疗手段，具体应满足下列条件之一。

1. 与现有治疗手段相比，对疾病的预后有明显改善作用。

2. 用于对现有治疗手段不耐受或无疗效的患者，可取得明显疗效。

3. 可以与现有治疗手段不能联用的其他关键药物或治疗方式有效地联用，并取得明显疗效。

4. 疗效与现有治疗手段相当，但可通过避免现有疗法的严重不良反应，或明显降低有害的药物相互作用，显著改善患者的依从性。

5. 可以用于应对新出现或预期会发生的公共卫生需求。

（四）附条件批准上市所附条件

1.明确该药品为"附条件批准" 附条件批准上市的药品在说明书【适应证】/【功能主治】和【临床试验】项下，注明本品为基于替代终点（或中间临床终点或早期临床试验数据）获得附条件批准上市，暂未获得临床终点数据，有效性和安全性尚待上市后进一步确证。【批准文号】项下应注明"附条件批准上市"字样。药品标签中相关内容应与说明书保持一致。

2.上市后要求 鉴于附条件批准上市药品尚未满足常规上市注册的全部要求，因此申请人应与药品审评中心就上市后承诺完成的研究等内容共同讨论并达成共识。应至少包括如下内容：上市后临床研究计划、研究完成日期、最终临床研究报告提交日期及上市后风险管理计划等，申请人应承诺按时完成所有的临床试验。

（五）工作程序

附条件批准工作程序见图 6-2。

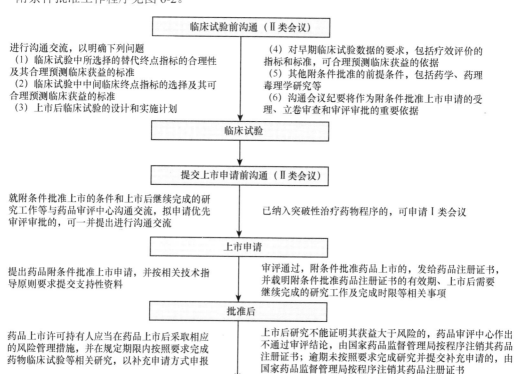

图 6-2　附条件批准工作程序

三、优先审评审批程序

（一）适用范围

药品上市许可申请时，以下具有明显临床价值的药品，可以申请适用优先审评审批程序。

1. 临床急需的短缺药品、防治重大传染病和罕见病等疾病的创新药和改良型新药。

2. 符合儿童生理特征的儿童用药品新品种、剂型和规格。

3. 疾病预防、控制急需的疫苗和创新疫苗。

4. 纳入突破性治疗药物程序的药品。

5. 符合附条件批准的药品。

6. 国家药品监督管理局规定其他优先审评审批的情形。

（二）适用条件

申请适用优先审评审批程序的，应同时满足 1 和 2。

1. 符合优先审评审批范围的药品上市许可申请，应具有明显临床价值，参照《突破性治疗药物审评工作程序（试行）》关于临床优势的适用条件。

2. 符合优先审评审批范围的药品上市许可申请，以下列出的适用范围应满足相关条件。

（1）临床急需的短缺药品。临床急需的短缺药品应列入国家卫生健康委员会等部门发布的《国家短缺药品清单》，并经国家药品监督管理局组织确定。对临床急需的短缺药品的仿制药申请，自首家纳入优先审评审批程序之日起，不再接受活性成分和给药途径相同的新申报品种优先审评审批申请。

（2）防治重大传染病和罕见病等疾病的创新药及改良型新药。重大传染病应由国家卫生健康委员会认定，罕见病应列入国家卫生健康委员会等部门联合发布的罕见病目录，且该药物应具有明显临床价值。

（3）符合儿童生理特征的儿童用药品新品种、剂型和规格。

（4）疾病预防、控制急需的疫苗和创新疫苗。疾病预防、控制急需的疫苗具体清单由国家卫生健康委员会及工业和信息化部提出，并经国家药品监督管理局组织确定。

（5）国家药品监督管理局规定其他优先审评审批的情形，另行公布。其中，对于列入国家药品监督管理局《临床急需境外新药名单》临床急需境外已上市境内未上市的罕见病药品，申请人可以在提出药品上市许可申请时按照适用范围"国家药品监督管理局规定其他优先审评审批的情形"提出优先审评审批申请。

（三）工作程序

优先审评审批工作程序见图 6-3。

四、特别审批程序

（一）概述

药品特别审批程序是指，存在发生突发公共卫生事件的威胁时及突发公共卫生事件发生后，为使突发公共卫生事件应急所需防治药品尽快获得批准，国家药品监督管理局按照统一指挥、早期介入、快速高效、科学审批的原则，对突发公共卫生事件应急处理所需药品进行特别审批的程序和要求。

（二）适用范围

存在以下情形时，国家药品监督管理局可以依法决定按照本程序对突发公共卫生事件应急所需防治药品实行特别审批。

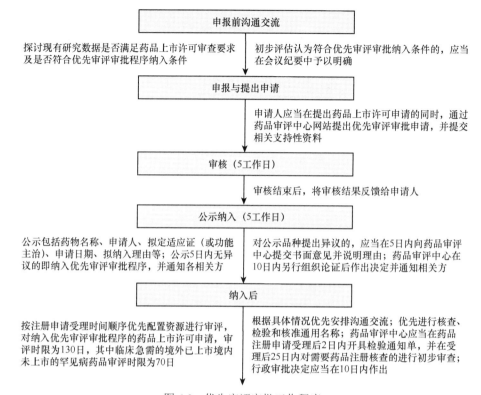

图6-3 优先审评审批工作程序

1. 中华人民共和国主席宣布进入紧急状态或者国务院决定省、自治区、直辖市的范围内部分地区进入紧急状态时。

2. 突发公共卫生事件应急处理程序依法启动时。

3. 国务院药品储备部门和卫生行政主管部门提出对已有国家标准药品实行特别审批的建议时。

4. 其他需要实行特别审批的情形。

（三）工作程序

1. 药品特别审批程序启动后，突发公共卫生事件应急所需防治药品的注册申请统一由国家药品监督管理局负责受理。突发公共卫生事件应急所需药品及预防用生物制品未在国内上市销售的，申请人应当在提出注册申请前，将有关研发情况事先告知国家药品监督管理局。

2. 申请人应当按照药品注册管理的有关规定和要求，向国家药品监督管理局提出注册申请，并提交相关技术资料。突发公共卫生事件应急所需防治药品的注册申请可以电子申报方式提出。

3. 申请人在提交注册申请前，可以先行提出药物可行性评价申请，并提交综述资料及相关说明。国家药品监督管理局仅对申报药物立项的科学性和可行性进行评议，并在24小时内予以答复。对药物可行性评价申请的答复不作为审批意见，对注册申请审批结果不具有法律约束力。

4. 国家药品监督管理局设立特别专家组，对突发公共卫生事件应急所需防治药品注册申请进行评估和审核，并在24小时内做出是否受理的决定，同时通知申请人。

5. 注册申请受理后，国家药品监督管理局应当在24小时内组织对注册申请资料进行技术审评，同时通知申请人所在地省、自治区、直辖市药品监督管理部门对药物研制情况及条件进行现场核查，并组织对试制样品进行抽样、检验。省、自治区、直辖市（食品）药品监督管理部门应当在5日内将现场核查情况及相关意见上报国家药品监督管理局。

6. 省、自治区、直辖市（食品）药品监督管理部门应当组织药品注册、药品安全监管等部门人员参加现场核查。预防用生物制品的现场核查及抽样工作应通知中检院派人员参加。

7. 突发公共卫生事件应急所需防治药品已有国家标准，国家药品监督管理局依法认为不需要进行药物临床试验的，可以直接按照《国家食品药品监督管理局药品特别审批程序》第六章的有关规定进行审批。

8. 对申请人提交的只变更原生产用病毒株但不改变生产工艺及质量指标的特殊疫苗注册申请，国家药品监督管理局应当在确认变更的生产用病毒株后 3 日内作出审批决定。

第五节　药品上市后变更和再注册

一、药品上市后研究和变更规定

（一）药品上市后研究

药品批准上市后，持有人应当主动开展药品上市后研究，实现药品全生命周期管理。鼓励持有人运用新生产技术、新方法、新设备、新科技成果，不断改进和优化生产工艺，持续提高药品质量，对药品的安全性、有效性和质量可控性进行进一步确证，加强对已上市药品的持续管理。

药品注册证书及附件要求持有人在药品上市后开展相关研究工作的，持有人应当在规定时限内完成并按照要求提出补充申请、备案或者报告。

持有人应当持续开展药品安全性和有效性研究，根据有关数据及时备案或者提出修订说明书的补充申请，不断更新完善说明书和标签。药品监督管理部门依职责可以根据药品不良反应监测和药品上市后评价结果等，要求持有人对说明书和标签进行修订。

（二）药品上市后变更

1. 概述　药品上市后变更包括注册管理事项变更和生产监管事项变更。注册管理事项变更包括药品注册批准证明文件及其附件载明的技术内容和相应管理信息的变更，具体变更管理要求按照《药品注册管理办法》及相关技术指导原则的有关规定执行。生产监管事项变更包括药品生产许可证载明的许可事项变更和登记事项变更，具体变更管理要求按照《药品注册管理办法》《药品生产监督管理办法》及 GMP 的有关规定执行。

持有人是药品上市后变更管理的责任主体，应当按照药品监管法律法规和 GMP 等有关要求建立药品上市后变更控制体系；根据国家药品监督管理局有关技术指导原则和 ICH 有关技术指导原则制定实施持有人内部变更分类原则、变更事项清单、工作程序和风险管理要求，结合产品特点，经充分研究、评估和必要的验证后确定变更管理类别。药品上市后变更不得对药品的安全性、有效性和质量可控性产生不良影响。

注册变更管理类别根据法律法规要求和变更，按照其对药品安全、有效和质量可控性可能产生影响的风险程度，实行分类管理，分为审批类变更、备案类变更和报告类变更，持有人应当按照相关规定，参照相关技术指导原则，全面评估、验证变更事项对药品安全性、有效性和质量可控性的影响，进行相应的研究工作。

2. 变更情形

（1）持有人变更管理：申请变更药品持有人的，药品的生产场地、处方、生产工艺、质量标准等应当与原药品一致；发生变更的，可在持有人变更获得批准后，由变更后的持有人进行充分研究、评估和必要的验证，并按规定经批准、备案后实施或报告。

申请变更境内生产药品的持有人，受让方应当在取得相应生产范围的药品生产许可证后，向药品审评中心提出补充申请。其中，申请变更麻醉药品和精神药品的持有人，受让方还应当符合国家药品监督管理局确定的麻醉药品和精神药品定点生产企业的数量及布局要求。变更后的持有人应当具备符合 GMP 要求的生产质量管理体系，承担药品全生命周期管理义务，完成该药品的持续研究工作，确保药品生产上市后符合现行技术要求，并在首次年度报告中重点说明转让的药品情况。

境外持有人之间变更的，由变更后持有人向药品审评中心提出补充申请。药品审评中心应当在规定时限内作出是否同意变更的决定，同意变更的，核发药品补充申请通知书，药品批准文号和证书有效期不变。

已在境内上市的境外生产药品转移至境内生产的，应当由境内申请人按照药品上市注册申请的要求和程序提出申请，相关药学、非临床研究和临床研究资料（适用时）可提交境外生产药品的原注册申报资料，符合要求的可申请成为参比制剂。具体申报资料要求由药品审评中心另行制定。

持有人名称、生产企业名称、生产地址名称等变更，应当完成药品生产许可证相应事项变更后，向所在地省级药品监管部门就药品批准证明文件相应管理信息变更进行备案。境外生产药品上述信息的变更向药品审评中心提出备案。

（2）药品生产场地变更管理：药品生产场地包括持有人自有的生产场地或其委托生产企业相应的生产场地。药品生产场地变更是指生产地址的改变或新增，或同一生产地址内的生产场地的新建、改建、扩建。生产场地信息应当在持有人药品生产许可证、药品批准证明文件中载明。

变更药品生产场地的，药品的处方、生产工艺、质量标准等应当与原药品一致，持有人应当确保能够持续稳定生产出与原药品质量和疗效一致的产品。药品的处方、生产工艺、质量标准等发生变更的，持有人应当进行充分研究、评估和必要的验证，并按规定经批准、备案后实施或报告。

境内持有人或药品生产企业内部变更生产场地、境内持有人变更生产企业（包括变更受托生产企业、增加受托生产企业、持有人自行生产变更为委托生产、委托生产变更为自行生产）的，持有人（药品生产企业）应当按照《药品生产监督管理办法》及相关变更技术指导原则要求进行研究、评估和必要的验证，向所在地省级药品监管部门提出变更药品生产许可证申请并提交相关资料。

境外持有人变更药品生产场地且变更后生产场地仍在境外的，应按照相关技术指导原则进行研究、评估和必要的验证，向药品审评中心提出补充申请或备案。

生物制品变更药品生产场地的，持有人应当在药品生产许可证变更获得批准后，按照相关规范性文件和变更技术指导原则要求进行研究验证，属于重大变更的，报药品审评中心批准后实施。

（3）其他药品注册管理事项变更：生产设备、原辅料及包材来源和种类、生产环节技术参数、质量标准等生产过程变更的，持有人应当充分评估该变更可能对药品安全性、有效性和质量可控性影响的风险程度，确定变更管理类别，按照有关技术指导原则和GMP进行充分研究、评估和必要的验证，经批准、备案后实施或报告。药品说明书和标签的变更管理按照相关规定和技术要求进行。

已经通过审评审批的原料药发生变更的，原料药登记人应当按照现行药品注册管理有关规定、GMP、技术指导原则及本办法确定变更管理类别，经批准、备案后实施或报告。原料药登记人应当及时在登记平台更新变更信息。

变更实施前，原料药登记人应当将有关情况及时通知相关制剂持有人。制剂持有人接到上述通知后应当及时就相应变更对影响药品制剂质量的风险情况进行评估或研究，根据有关规定提出补充申请、备案或报告。未通过审评审批，且尚未进入审评程序的原料药发生变更的，原料药登记人可以通过药品审评中心网站登记平台随时更新相关资料。

二、药品上市后再注册规定

持有人应当在药品注册证书有效期届满前6个月申请再注册。境内生产药品再注册申请由持有人向其所在地省、自治区、直辖市药品监督管理部门提出，境外生产药品再注册申请由持有人向药品审评中心提出。

1. 药品再注册的申请和审批程序　药品再注册申请受理后，省、自治区、直辖市药品监督管理部门或者药品审评中心对持有人开展药品上市后评价和不良反应监测情况，按照药品批准证明文件和药品监督管理部门要求开展相关工作情况，以及药品批准证明文件载明信息变化情况等进行审查，符合规定的，予以再注册，发给药品再注册批准通知书。不符合规定的，不予再注册，并报请国家药品监督管理局注销药品注册证书。

2. 不予再注册的情形和规定

（1）有效期届满未提出再注册申请的。

（2）药品注册证书有效期内持有人不能履行持续考察药品质量、疗效和不良反应责任的。

（3）未在规定时限内完成药品批准证明文件和药品监督管理部门要求的研究工作且无合理理由的。

（4）经上市后评价，属于疗效不确切、不良反应大或者因其他原因危害人体健康的。

（5）法律、行政法规规定的其他不予再注册情形。

对不予再注册的药品，药品注册证书有效期届满时予以注销。

3. 进口药品的再注册申请　由申请人向国家药品监督管理局提出。进口药品的再注册申请由国家药品监督管理局受理，并在 6 个月内完成审查，符合规定的，予以再注册；不符合规定的，发出不予再注册的通知，并说明理由。

4. 药品注册证书的注销　具有下列情形之一的，由国家药品监督管理局注销药品注册证书，并予以公布。

（1）持有人自行提出注销药品注册证书的。

（2）按照本办法规定不予再注册的。

（3）持有人药品注册证书、药品生产许可证等行政许可被依法吊销或者撤销的。

（4）按照《药品管理法》第八十三条的规定，疗效不确切、不良反应大或者因其他原因危害人体健康的。

（5）按照《中华人民共和国疫苗管理法》第六十一条的规定，经上市后评价，预防接种异常反应严重或者其他原因危害人体健康的。

（6）按照《中华人民共和国疫苗管理法》第六十二条的规定，经上市后评价发现该疫苗品种的产品设计、生产工艺、安全性、有效性或者质量可控性明显劣于预防、控制同种疾病的其他疫苗品种的。

（7）违反法律、行政法规规定，未按照药品批准证明文件要求或者药品监督管理部门要求在规定时限内完成相应研究工作且无合理理由的。

（8）其他依法应当注销药品注册证书的情形。

第六节　受理、撤回申请、审批决定和争议解决

一、受理、撤回申请

（一）受理

1. 申请事项依法不需要取得行政许可的，应当即时作出不予受理的决定，并说明理由。

2. 申请事项依法不属于本部门职权范围的，应当即时作出不予受理的决定，并告知申请人向有关行政机关申请。

3. 申报资料存在可以当场更正的错误的，应当允许申请人当场更正；更正后申请材料齐全、符合法定形式的，应当予以受理。

4. 申报资料不齐全或者不符合法定形式的，应当当场或者在 5 日内一次告知申请人需要补正的全部内容。按照规定需要在告知时一并退回申请材料的，应当予以退回。申请人应当在 30 日内完成补正资料。申请人无正当理由逾期不予补正的，视为放弃申请，无须作出不予受理的决定。逾期未告知申请人补正的，自收到申请材料之日起即为受理。

5. 申请事项属于本部门职权范围，申报资料齐全、符合法定形式，或者申请人按照要求提交全部补正资料的，应当受理药品注册申请。

6. 药品注册申请受理后，需要申请人缴纳费用的，申请人应当按规定缴纳费用。申请人未在规定期限内缴纳费用的，终止药品注册审评审批。

7. 药品注册申请受理后，有药品安全性新发现的，申请人应当及时报告并补充相关资料。

8. 药品注册申请受理后，需要申请人在原申报资料基础上补充新的技术资料的，药品审评中心原则上提出一次补充资料要求，列明全部问题后，以书面方式通知申请人在 80 日内补充提交资料。申请人应当一次性按要求提交全部补充资料，补充资料时间不计入药品审评时限。药品审评中心收到申请人全部补充资料后启动审评，审评时限延长 1/3；适用优先审评审批程序的，审评时限延长 1/4。不需要申请人补充新的技术资料，仅需要申请人对原申报资料进行解释说明的，药品审评中心通知申请人在 5 日内按照要求提交相关解释说明。药品审评中心认为存在实质性缺陷无法补正的，不再要求申请人补充资料。基于已有申报资料做出不予批准的决定。

（二）撤回申请

1. 药物临床试验申请、药物临床试验期间的补充申请：在审评期间，不得补充新的技术资料；如需要开展新的研究，申请人可以在撤回后重新提出申请。

2. 药品注册申请受理后，申请人可以提出撤回申请。同意撤回申请的，药品审评中心或者省、自治区、直辖市药品监督管理部门终止其注册程序，并告知药品注册核查、检验等技术机构。审评、核查和检验过程中发现涉嫌存在隐瞒真实情况或者提供虚假信息等违法行为的，依法处理，申请人不得撤回药品注册申请。

二、审批决定和争议解决

（一）审批决定

1. 药品注册申请符合法定要求的，予以批准。

2. 药品注册申请有下列情形之一的，不予批准。

（1）药物临床试验申请的研究资料不足以支持开展药物临床试验或者不能保障受试者安全的。

（2）申报资料显示其申请药品安全性、有效性、质量可控性等存在较大缺陷的。

（3）申报资料不能证明药品安全性、有效性、质量可控性，或者经评估认为药品风险大于获益的。

（4）申请人未能在规定时限内补充资料的。

（5）申请人拒绝接受或者无正当理由未在规定时限内接受药品注册核查、检验的。

（6）药品注册过程中认为申报资料不真实，申请人不能证明其真实性的。

（7）药品注册现场核查或者样品检验结果不符合规定的。

（8）法律法规规定的不应当批准的其他情形。

（二）争议解决

1. 药品注册期间，申请人认为工作人员在药品注册受理、审评、核查、检验、审批等工作中违反规定或者有不规范行为的，可以向其所在单位或者上级机关投诉举报。

2. 药品注册申请审批结束后，申请人对行政许可决定有异议的，可以依法提起行政复议或者行政诉讼。对于审评结论为不通过的，药品审评中心应当在完成综合技术审评后的 5 日内，将不予通过的审评结论、理由以及申请人提起异议的权利、渠道、方式、事项和期限等，通过药品审评中心网站告知申请人，申请人可以在收到告知书之日起 15 日内通过药品审评中心网站提出异议意见，异议意见应当列明理由和依据。

3. 药品审评中心收到申请人的异议意见后，应当在 15 日内结合异议意见按要求组织进行综合评估。

4. 药品审评中心经综合评估，认为需要调整审评结论的，应当在 20 日内重新进行技术审评，并将调整结果通过药品审评中心网站告知申请人。

5. 药品审评中心经综合评估，认为不符合现行法律法规明确规定，或明显达不到注册技术基本要求，或在审评过程中已经召开过专家咨询委员会且审评结论是依据专家咨询委员会结论作出的，仍维持原审评结论的，应当在 5 日内主动与申请人进行沟通交流。此情形不再召开专家咨询委员会论证。

6. 药品审评中心经综合评估，认为现有研究资料或研究数据不足以支持申报事项，属于发布的现行技术标准体系没有覆盖、申请人与审评双方存在技术争议等情况，应当在 5 日内将综合评估结果反馈申请人。申请人对综合评估结果仍有异议的，可以在收到反馈意见后的 15 日内通过药品审评中心网站提出召开专家咨询委员会论证的申请，同时一并提交会议相关资料。

7. 药品审评中心应当自收到申请人召开专家咨询委员会论证的申请之日起 50 日内组织召开，并综合专家论证结果形成最终审评结论。

8. 申请人异议和专家论证时间不计入审评时限。

9. 药品注册申请审批结束后，申请人对行政许可决定有异议的，可以依法提起行政复议或者行政诉讼。

第七节 工作时限

药品监督管理部门收到药品注册申请后进行形式审查，应当在 5 日内作出受理、补正或者不予受理决定。优先审评审批程序相关工作时限，按优先审评审批相关规定执行。

一、药品注册审评时限

（1）药物临床试验申请、药物临床试验期间补充申请的审评审批时限为 60 日。

（2）药品上市许可申请审评时限为 200 日，其中优先审评审批程序的审评时限为 130 日，临床急需境外已上市罕见病用药优先审评审批程序的审评时限为 70 日；

（3）单独申报仿制境内已上市化学原料药的审评时限为 200 日。

（4）审批类变更的补充申请审评时限为 60 日，补充申请合并申报事项的，审评时限为 80 日，其中涉及临床试验研究数据审查、药品注册核查检验的审评时限为 200 日。

（5）药品通用名称核准时限为 30 日。

（6）非处方药适宜性审核时限为 30 日。

关联审评时限与其关联药品制剂的审评时限一致。

二、药品注册核查时限

（1）药品审评中心应当在药品注册申请受理后 40 日内通知药品核查中心启动核查，并同时通知申请人。

（2）药品核查中心原则上在审评时限届满 40 日前完成药品注册生产现场核查，并将核查情况、核查结果等相关材料反馈至药品审评中心。

三、药品注册检验时限

（1）样品检验时限为 60 日，样品检验和标准复核同时进行的时限为 90 日。

（2）药品注册检验过程中补充资料时限为 30 日。

（3）药品检验机构原则上在审评时限届满 40 日前完成药品注册检验相关工作，并将药品标准复核意见和检验报告反馈至药品审评中心。

四、药品再注册审查审批时限

药品再注册审查审批时限为 120 日。

思 考 题

（1）简述下列概念：药品注册、药品注册申请人、药品上市许可持有人、药品注册申请、药品注册核查、药品注册检验。

（2）《药品注册管理办法》中，中药、化学药和生物制品注册分哪几类？

（3）药品注册管理和检验机构有哪些？

（4）什么是 GCP？其目的如何？其指导原则是什么？

（5）临床试验要求有哪些？

（6）药物的临床试验分几期？每期最低病例数是多少？ 新药在获准上市前应进行哪些临床试验？

（7）药品加快上市注册程序有哪些？什么情况下可以申请药品加快上市注册？

（8）简述药品上市后再注册的有关规定。

（9）何谓药品通用名？何种情况下可申报商品名？

（10）简述药品注册审评相关时限。

（臧恒昌　吴奥丽）

第七章 药品生产质量管理

GMP 是质量管理发展的产物，是质量管理发展到全面质量管理标准化阶段的产物，是当今世界各国普遍采用的对药品生产全过程进行监督管理的法定技术规范，是保证药品质量和用药安全有效的可靠措施，是国际通行的药品生产和质量管理必须遵循的基本准则，是全面质量管理的重要组成部分。GMP 是英文"good manufacturing practice"或"good practice in the manufacture and quality control"的缩写，直译为"优良的生产规范"，根据我国《药品管理法》，标准翻译为"药品生产质量管理规范"。GMP 适用于药物制剂生产、原料药生产、药用辅料生产、药用包装材料和直接涉及药品质量的有关物料生产的全过程。GMP 以生产高质量的药品为目的，从物料购进到原料投入、生产、包装、储存、发运、召回等环节全过程实施标准而又规范的管理，在保证生产条件和资源的同时，重视生产过程质量管理，并有组织地、准确地对药品生产各环节进行规定和记录。WHO 对制定和实行 GMP 制度的意义做过如下阐述："为保证使用者得到优质药品，在药品生产中，实行全面质量管理尤为重要。在生产为抢救生命或为恢复或为保持健康所需的药品时，不按准则而随意行事的操作方式是不被允许的。要想对药品生产制定必要的准则，使药品质量能符合规定的要求，这无疑是不容易的。GMP 是我们推荐的为生产符合规定质量要求药品的规范。恪守这些规范的准则，加上从生产周期开始到终了的各种质量检验，将显著提高生产出产品的均一性和稳定性"。

第一节 药品生产与药品生产企业

一、药品生产

（一）药品生产的概念与分类

药品生产是指将生产所用原料加工制备成能够供医疗使用的药品过程。

按其成品特性的不同，药品生产可以分为原料药生产和制剂生产两大类。原料药是通过化学合成，DNA 重组技术、发酵、酶反应等技术生成，或从天然物质中提取等途径获得的，供药品制剂生产单位制备药物制剂使用。而原料药一般不能够直接给患者使用，所以任何药品在供临床使用之前，都须加工制成适合医疗使用的形式（即各种剂型，如片剂、胶囊剂、颗粒剂及注射剂等），这一过程即药品制剂生产。

（二）药品生产的特点

由于药品是关系人民群众身体健康和生命安全的特殊而又重要的商品，国家对其生产实行严格的管理和规制，其具体特点如下。

1. 准入条件限定 《药品管理法》（2019 版）第四十一条规定：从事药品生产活动，应当经所在地省、自治区、直辖市人民政府药品监督管理部门批准，取得药品生产许可证。无药品生产许可证的，不得生产药品。同时，第四十三条规定：从事药品生产活动，应当遵守药品生产质量管理规范，建立健全药品生产质量管理体系，保证药品生产全过程持续符合法定要求，即：①所有的药品生产企业必须取得"药品生产许可证"后才具有药品生产资格；②药品必须取得国家食品药品监督管理部门核发的药品批准文号才能生产；③药品生产企业必须严格执行并遵守药品 GMP 标准进行药品生产。

2. 质量要求严格 我国对药品实行法定的、强制性的国家药品标准，即药品必须符合国家药品标准。药品按是否符合药品标准情况分为"合格药品"和"不合格药品"，在市场上流通的药必须是合格药品。

《药品管理法》（2019 版）第四十七条规定：药品生产企业应当对药品进行质量检验。不符合国家药品标准的，不得出厂。

药品生产企业应当建立药品出厂放行规程，明确出厂放行的标准、条件。符合标准、条件的，经质量受权人签字后方可放行。

3. 风险管理与持续改进 《药品生产监督管理办法》（2020 版）第二十四条规定：从事药品生产活动，应当遵守 GMP，按照国家药品标准、经药品监督管理部门核准的药品注册标准和生产工艺进行生产，按照规定提交并持续更新场地管理文件，对质量体系运行过程进行风险评估和持续改进，保证药品生产全过程持续符合法定要求。生产、检验等记录应当完整准确，不得编造和篡改。

风险质量管理是质量管理体系的一个重要组成部分，这一概念也逐渐被人们所理解。在原料药、制剂、生物制品等产品的整个生命周期内，可以将质量风险管理应用于与药物质量相关的所有方面，包括原料、溶剂、赋形剂、包装材料和标签的使用，开发、生产、发放和检查及递交过程。在产品生命周期中的特定领域和关键过程的设计中，使用标准的质量风险管理方法能够帮助我们主动识别并控制研发和生产过程中潜在的质量问题，进一步保证和加强产品、工艺和服务的质量。

（三）药品生产企业与药品上市许可持有人的概念

药品生产企业是指应用现代科学技术，自主从事药品生产、经营活动，实行独立核算，具有法人地位的经济实体。

除此以外，还应当明确"药品上市许可持有人"的概念，药品上市许可持有人在《药品管理法》（2019 版）中第三十条中规定：药品上市许可持有人是指取得药品注册证书的企业或者药品研制机构等。

药品上市许可持有人应当依照本法规定，对药品的非临床研究、临床试验、生产经营、上市后研究、不良反应监测及报告与处理等承担责任。其他从事药品研制、生产、经营、储存、运输、使用等活动的单位和个人依法承担相应责任。

药品上市许可持有人的法定代表人、主要负责人对药品质量全面负责。

二、开办药品生产企业应具备的条件

《药品管理法》（2019 版）第四十二条规定，从事药品生产活动，应当具备以下条件。

（1）有依法经过资格认定的药学技术人员、工程技术人员及相应的技术工人。

（2）有与药品生产相适应的厂房、设施和卫生环境。

（3）有能对所生产药品进行质量管理和质量检验的机构、人员及必要的仪器设备。

（4）有保证药品质量的规章制度，并符合国务院药品监督管理部门依据本法制定的 GMP 要求。

同时，第四十三条规定，从事药品生产活动，应当遵守 GMP，建立健全药品生产质量管理体系，保证药品生产全过程持续符合法定要求。

药品生产企业的法定代表人、主要负责人对本企业的药品生产活动全面负责。

此外，《药品生产监督管理办法》（2020 版）第六条规定：从事药品生产，应当符合以下条件。

（1）有依法经过资格认定的药学技术人员、工程技术人员及相应的技术工人，法定代表人、企业负责人、生产管理负责人（以下称生产负责人）、质量管理负责人（以下称质量负责人）、质量授权人及其他相关人员符合《药品管理法》《疫苗管理法》规定的条件。

（2）有与药品生产相适应的厂房、设施、设备和卫生环境。

（3）有能对所生产药品进行质量管理和质量检验的机构、人员。

（4）有能对所生产药品进行质量管理和质量检验的必要的仪器设备。

（5）有保证药品质量的规章制度，并符合 GMP 要求。

从事疫苗生产活动的，还应当具备下列条件。

（1）具备适度规模和足够的产能储备。

（2）具有保证生物安全的制度和设施、设备。

（3）符合疾病预防、控制需要。

知识链接 7-1　　　　办理药品生产许可证相关规定

《药品管理法》第四十一条规定：从事药品生产活动，应当经所在地省、自治区、直辖市人民政府药品监督管理部门批准，取得药品生产许可证。无药品生产许可证的，不得生产药品。凭药品生产许可证到工商行政管理部门办理注册。药品生产许可证应当标明有效期和生产范围，到期重新审查发证。开办药品生产企业应符合国家发布的药品行业发展和产业政策，防止重复建设。

（1）《药品管理法实施条例》第三条规定：开办药品生产企业，申办人应当向拟办企业所在地省、自治区、直辖市人民政府药品监督管理部门提出申请。省、自治区、直辖市人民政府药品监督管理部门应当自收到申请之日起 30 个工作日内，依据《药品管理法》第八条规定的开办条件组织验收；验收合格的，发放药品生产许可证。

（2）《药品管理法实施条例》第四条规定：药品生产企业变更药品生产许可证许可事项的，应当在许可事项发生变更 30 日前，向原发证机关申请药品生产许可证变更登记；未经批准，不得变更许可事项。原发证机关应当自收到申请之日起 15 个工作日内作出决定。

（3）《药品管理法实施条例》第六条规定：新开办药品生产企业、药品生产企业新建药品生产车间或者新增生产剂型的，应当自取得药品生产证明文件或者经批准正式生产之日起 30 日内，按照规定向药品监督管理部门申请 GMP 认证。受理申请的药品监督管理部门应当自收到企业申请之日起 6 个月内，组织对申请企业是否符合 GMP 进行认证；认证合格的，发给认证证书。（自 2019 年 12 月 1 日起，取消 GMP、GSP 认证，不再受理 GMP、GSP 认证申请，不再发放 GMP、GSP 证书。）

（4）《药品管理法实施条例》第八条规定：药品生产许可证有效期为 5 年。有效期届满，需要继续生产药品的，持证企业应当在许可证有效期届满前 6 个月，按照国务院药品监督管理部门的规定申请换发药品生产许可证。

药品生产企业终止生产药品或者关闭的，药品生产许可证由原发证部门缴销。

第二节　GMP 的产生与发展

如同人类史上大多数学科的形成与发展，GMP 的理论和实践也经历了一个从形成到发展和完善的过程。药品生产是一门十分复杂的科学，从产品设计、注册到生产，从原料、中间产品到成品的全部过程中，涉及许多技术细节和管理标准。其中任何一个环节的疏忽，都可能导致药品质量不符合要求，进而导致劣质药品的产生。因此，必须在药品研发、生产全过程中，进行全面质量管理来保证药品质量。进入 20 世纪后，各国制药行业和药品监督管理部门都开始不断探索质量管理科学在药品生产中的应用。各国在实践中也逐渐摸索总结出一些规范化的药品生产与质量管理制度，这些就是 GMP 的雏形。

一、GMP 的诞生

案例 7-1　　　　震惊世界的沙利度胺事件

这是一次源于联邦德国，波及全世界的 20 世纪最大药物灾难：一种曾用于妊娠反应的药物——沙利度胺（thalidomide，又称反应停）导致了成千上万例畸胎。

沙利度胺于 1953 年首先由联邦德国的格仑蓝苏制药公司生产，1956 年进入临床并在市场上试销，1957 年，沙利度胺在联邦德国上市，这种药物治疗早孕期间的孕吐反应，有很好的止吐作用，对孕妇无明显不良反应，随后又相继出现在英国、瑞典、瑞士等 28 个国家市场。1959 年，联邦德国各地出生了手脚异常的畸形婴儿。12 月，联邦德国儿科医生魏登巴赫（Weidenbach）首先报告了一例女婴的罕见畸形。1961 年 10 月，在联邦德国妇科学术会议上，有 3 名医生分别报告发现很多婴儿有类似的畸形。这些畸形婴儿没有臂和腿，手和脚直接连在身体上，很像海豹的肢体，故称为"海豹肢畸形儿"或"海豹胎"。除上述畸形外，尚可引起其他畸形的发生。医学研究表明，"海豹胎"的病因，是妇女在妊娠初期服用沙利度胺所致。

从 1956 年沙利度胺进入市场至 1962 年撤药，沙利度胺在市场上流通的 6 年间，全世界 30 多个国家和地区（包括我国台湾省）共报告了"海豹胎"1 万余例，各个国家和地区畸形儿的发生率与同期沙利度胺的销售量呈正相关，如在联邦德国就引起至少 6000 例畸胎，英国出生了 5500 例这样的畸胎，日本约 1000 多例，我国台湾省也至少有 69 例畸胎出生。

问题：

1. 请问沙利度胺事件带给我们的启示是什么？
2. 请查阅资料了解我国最近 20 年内的药害事件，同时分析造成药害事件的原因。

美国是少数几个幸免于难的发达国家之一。当时 FDA 官员在审查此药时，发现该药缺乏美国药品监督管理法律法规所要求的足够的临床试验资料，如长期毒性试验报告，所以不批准其进口。这场灾难虽没有波及美国，但在美国社会激起了公众对药品监督和药品法规的普遍重视，促使美国国会于 1962 年对原《美国食品、药品和化妆品法案》（1906 年）进行了一次重大修改。1962 年美国《美国食品、药品和化妆品法案》的修正案，对制药企业提出如下几方面要求。

第一，要求制药企业对出厂的药品提供两种证明材料：不仅要证明药品是"安全的"，还要证明药品是"有效的"。

第二，要求实行新药研究申请（investigational new drug，IND）制度和新药上市申请（new drug application，NDA）制度。

第三，要求实行药品不良反应（adverse drug reaction，ADR）报告与监测制度和药品广告申请制度。

第四，要求制药企业实施 GMP。

美国是世界上第一个将药品生产质量管理制度形成法定性规范的国家。FDA 于 1963 年颁布了世界上第一部 GMP，规定药品生产企业如果没有实施 GMP，其产品不得出厂销售。如果制药企业没有按照 GMP 的要求组织生产，无论样品抽检是否合格，FDA 都有权将其生产出来的药品视作伪劣药品。GMP 的公布从这个意义上来说，是药品生产质量管理中"质量保证"概念的新起点。

二、GMP 在全世界兴起

GMP 的理论在此后多年的实践中经受了考验，并获得了发展，它在药品生产和质量保证中的积极作用逐渐被各国政府所接受。自从美国 FDA 首先制定颁布了 GMP 作为美国制药企业指导药品生产和质量管理的法规后，WHO 于 1967 年开始制定自己的 GMP，并在 1969 年向全世界推荐了 WHO 的第一版 GMP，标志着 GMP 的理论和实践开始从一国走向世界。在此后的 30 多年时间内，世界上很多国家、地区为了维护消费者的利益和提高本土药品在国际市场的竞争力，根据药品生产和质量管理的特殊要求及本国的国情，分别制定了自己的 GMP。推行 GMP 的热潮在全世界开始兴起。

WHO 的《国际贸易中药品质量认证制度》中明确规定：出口药品的生产企业必须提供有关生产和监控条件材料，说明生产系统按 GMP 的规定进行。因此，按照 GMP 要求生产成为药品进入国际市场的前提，受到各国政府的高度重视。特别是西方发达国家，如英国、意大利、奥地利、瑞士、瑞典、丹麦、挪威、冰岛、西德、芬兰等，均在 20 世纪 70 年代便制定并推行了适合本国实际国情的 GMP，并从原料投入到成品出厂，从硬件到软件等环节都提出了严格的标准。美、日、德等国还将 GMP 的推行纳入法治轨道，使药品生产和质量管理的地位获得极大的提高。亚洲推行 GMP 也较早，尤其是日本，早在 1973 年便制定了本国的 GMP，1980 年又制定了配套实施细则，作为法定标准实行。日本政府对实施 GMP 一方面采用引导和鼓励政策，一方面不断加以研究、改进和提高。日本各大制药企业如武田、盐野义、山之内等相继制定了企业内部更加严格、标准更高的企业 GMP。

三、药品生产质量规范在我国的发展

我国于 1982 年由中国医药工业公司制定了《药品生产管理规范》（试行），在一些制药企业中试行；1984 年，中国医药工业公司对 1982 年的《药品生产管理规范》（试行）进行修订，经国家医药管理局审查后，正式颁布《药品生产管理规范》（修订稿），并在医药行业推行实施；在此基础上，1988 年 3 月 17 日中华人民共和国卫生部颁布了 GMP，并于 1992 年发布了修订本；1999 年国家药品管理局又颁布了 GMP（1998 年版），而 2001 年修订后的《药品管理法》第九条明确规定："药品生产企业必须按照国务院药品监督管理部门依据本法制定的《药品生产质量管理规范》组织生产。药品监督管理部门按照规定对药品生产企业是否符合《药品生产质量管理规范》的要求进行认证；对认证合格的，发给认证证书。"从此，GMP 有了强制执行的法律依据；在 2004 年后，我国药品生产企业基本都通过国家 GMP 认证。在生产与质量管理水平大幅提高的基础上，国家药品监管部门不断吸纳国际先进标准，对 GMP 的具体内容进行了不断地补充与完善，于 2011 年 3 月又颁布了新版 GMP（2010 年版），这版 GMP 在人员、硬件、软件等多个方面都进行了提升，在质量控制和验证管理上都有了质的飞跃，对我国药品企业生产、管理水平和国际接轨具有重要意义。

GMP 现已经成为国际医药贸易对药品生产质量的普遍要求，成为国际通用的药品生产质量管理必须遵循的准则。纵观国际上 GMP 的发展，各国都经历过两个阶段：一是认识、接受及实施药品 GMP 这一新的科学的管理制度阶段；二是在已经建立起的 GMP 制度基础上，不断地引入科学技术和管理技术的最新发展成就，丰富和发展 GMP，并借鉴其他国家或地区实施 GMP 的经验，相互融合，彼此相互确认，使得 GMP 国际化、标准化步伐不断加快。在长期的实践过程中，人们对药品生产及质量保证手段的认识逐步深化，GMP 的内容不断更新。如果对这类规范的各个版本做一个简单的历史回顾，可以看出两个主要趋势：一是 GMP 制度的"国际化"趋势，国家性的规范向国际性的规范靠拢或由其取代；二是 GMP 制度对质量管理由"治标"朝着"治本"的方向不断深化。

2021 年 5 月 28 日，国家药品监督管理局发布的《药品检查管理办法（试行）》，附则规定《药品经营质量管理规范认证管理办法》废止，意味着，从法律到部门规章层面，不再有 GMP 认证的相关规定，即取消了 GMP 认证。但取消了 GMP 认证，并不等同于取消了 GMP。因为 GMP 并未废止，仍在施行。而在《药品检查管理办法（试行）》中也明确规定了，企业在首次申请药品生产许可证时，要按照 GMP 的要求进行现场检查，企业在换证、新建、改扩建时，仍然要进行 GMP 检查。

总之，取消 GMP 认证，只是将 GMP 由认证改为申请，并非取消 GMP，企业仍然要按照 GMP 的相关要求做好质量管理。

第三节 GMP 的主要类型和基本内容

全世界 GMP 的形式丰富多彩，内容也各有特点。我们把这些 GMP 类型总结归纳，对其基本内容做一小结，便于掌握和研究 GMP 的特征和发展趋势。

一、GMP 的主要类型

目前，世界上现行 GMP 的类型，大体可分为国际组织/地区的 GMP，国家政府颁布的 GMP 和制药行业或企业自身制订的 GMP 三种类型。

（一）国际组织的 GMP

有关国际组织规定的 GMP 一般原则性较强、内容较为概括，一般无法规定强制性实施。

1. WHO 的 GMP　WHO 的 GMP 属于国际性的 GMP。WHO 的 GMP 总论中指出：药品 GMP 是组成 WHO 关于国际贸易中药品质量签证体制的要素之一，是用于评价生产许可申请并作为检查生产设施的依据，也是作为政府药品监督员和生产质量管理人员的培训教材。药品 GMP 适用于药物制剂的大规模生产，包括医院中的大量加工生产、临床试验用药的制备。

WHO 于 1969 年制定了第一版 GMP，随后对其内容进行多次修订。现行文本为 2003 年修订，包括四大部分：导论（总论）、质量管理宗旨和基本要素、生产和质量管理规范、增补指南等。药品质量保证列在第一部分第一章，因为它是主要药品生产方案中的关键部分。对此，WHO 发展了许多有关准则，特别是"国际贸易药品质量签证方案实施准则"，它是继药品检查协定之后发布的重要准则，有利于国际贸易组织中药品质量的保证。此外，WHO 有关专家委员会建议要求将第三版《国际药典》中的检验和分析进行分类来保证药品质量，不只是对主要药品，而是对《基本药物示范目录》（Model List of Essential Drugs 7th Edition）中规定的剂型，同时对药品的生物利用度、稳定性、建议的包装和储存条件等一起补充资料。

WHO 的 GMP 所突出的重点如下。

（1）质量保证：阐明了应保证药品生产和开发符合 GMP、GLP 和 GCP 的要求。

（2）自检和质量审核：提出由指定专家负责对制药企业进行定期检查，阐明了自检的目的是评定药厂在生产和质量管理方面遵循 GMP 要求。内容包括自检项目、自检班组、自检周期、自检报告、跟踪工作和质量审查（质量审查应体现在生产过程中间的检验，而不是药品最后在化验室的检验）。

（3）人员：分为生产负责人、质量负责人和药品放行人员。列述各类人员的资格及职责，并写出对各种人员"培训"的书面大纲，明确对生产或质检人员的培训要求（包括技术、维修和清洁人员）。

（4）厂房：具体分列出辅助区、储存区、称量区、生产区和质量管理区（应和生产区分开），以免发生交叉污染和混杂。

（5）无菌药品和原料药：无菌药品生产尽量减少微生物、粒子、热原的风险。无菌药品生产分为三类：最终灭菌产品，药液调配应在 B 级环境，如果调配操作采用密闭装置则生产环境可为 C 级；非肠道用药品的灌封应在 A 级层流工作台操作，背景环境可为 B 级；无菌药品诸如油膏、霜剂、混悬剂和乳剂的调配应在 B 级环境，如果调配操作采用密闭装置，则生产环境可为 C 级。无菌过滤后，产品的灌装必须在 A 级层流工作台或 A 级场所下操作，其背景环境可为 A 级或 B 级。从无菌原料药开始制备产品的一切进一步的工艺过程均应在 A 级层流工作台或 A 级场所下操作，其背景环境可为 A 级或 B 级。

WHO 专家委员会对于有关 GMP 方面已经或尚在进行的工作：WHO 生物制品生产 GMP；WHO 药厂检查暂行准则；WHO 国际贸易药品质量签证方案实施准则；脱氧核糖核酸重组制备基因工程药品和生物制品质量管理准则；小型国家药品管理当局的管理准则；血、血液组分和血浆衍生物的收集、加工和质量管理技术要求；GSP；草本药品 GMP 和药用植物的质量管理方法；药品凭处方出售的准则；工艺验证补充准则。

2. PIC/S 的 GMP　药品监察协定（Pharmaceutical Inspection Convention，PIC）和药品监察合作计划（Pharmaceutical Inspection Co-operation Scheme，PIC Scheme）是两个并行运行的机制，

PIC/S 是两者的缩写，其提供政府和药品监管机构在 GMP 领域积极和建设性合作。欧洲自由贸易联盟（European Free Trade Association，EFTA）在 1970 年 10 月成立了 PIC，其是药品生产检查领域最早的互认协议，其宗旨是以统一的标准实施药品 GMP 认证，在自愿的基础上，各成员国相互承认官方 GMP 认证报告，以降低药品流通的非关税贸易壁垒，节省人力、时间和物质成本。最初成员由 EFTA 的 10 个成员组成，匈牙利、澳大利亚等八国随后陆续加入。到 20 世纪 90 年代初的时候，欧洲联盟 [European Union，以下简称欧盟（EU）] 被授予了与第三国签订贸易和与贸易有关条约的权利，人们意识到由于 PIC 协定和欧盟法律相互冲突，欧盟法律不允许其成员国中的 PIC 成员单独与其他国家签订协议同意其加入，只有欧盟委员会有权与非欧盟国家签订协议，但是欧盟委员会本身并不是 PIC 成员，这样不利于 PIC 的发展。因此，1995 年 11 月 2 日成立了相对 PIC 而言更加灵活、便捷的 PIC Scheme，作为各国健康监管机构间的合作形式，其相对于各国间正式协定的 PIC 而言更利于其宗旨的传播和发展，更利于国际 GMP 的融合和统一。目前 PIC/S 组织已发展到包括澳大利亚、加拿大、丹麦、英国、法国、德国、新加坡等 46 个成员，另外还有爱沙尼亚、欧盟药物评价委员会（EMEA）、联合国儿童基金会（UNCF）和 WHO 四个观察员。

PIC/S 的使命是"引导药品领域的 GMP 标准和检查员质量体系的建立、执行和维持"。将通过建立和促进 GMP 标准和指南文件的统一，主管当局（特别是检查员）的培训，检查员队伍的评价或再评价，以及促进主管当局和国际组织间相互合作和信息交流等一系列措施来实现的。通过 PIC/S 的运行，方便成员间的联系，增强相互间信任，加强在 GMP 和相关领域相互间的信息和经验交流，协调 GMP 检查员和其他专家的相互培训，促进 GMP 的发展和国际统一。对于 PIC/S 成员，要求其健康监管机构能够采用与本计划要求同等的检查体系，其要求和程序能够保证检查体系的执行以及相互间的合作，每一个成员的检查系统要以 PIC/S 联合评价项目或同等的项目为基础进行再评价。

PIC/S 设有委员会和秘书处，共同确保机构的有效运行。由成员代表组成的永久性委员会每年至少召开 2 次会议，会议的主题可以是提出修改 PIC/S 规章、决定新成员的加入、建立适用于不同类型产品的 GMP 指南等。委员会还负责对 PIC/S 现行的 GMP 标准进行修改、更新和完善提供建议和意见，交流检查信息和经验，提升检查的质量和检查员的检查技术，通过 GMP 标准的研讨和联合检查促进检查员间的交流培训学习，加强与非 PIC/S 成员的合作等。国际组织的代表可以观察员的身份列席委员会会议，检查员也可作为观察员受邀参加会议。秘书处是委员会的辅助机构，承担 PIC/S 活动的协调和组织、文件编制等工作。

PIC/S 现今的 GMP 指南（PE 009-16）延迟多年，于 2022 年 2 月 1 日生效。GMP 对整个过程作一般性规定，对于一些特定领域的生产活动，由单独的指南提供详细的指导。现今采用的 GMP 共有 9 个章节和 20 个附件，详见表 7-1。

表 7-1　PIC/S 的 GMP 框架

PIC/S 的 GMP 章节	主要内容
1. 质量管理	原则、质量体系、GMP、质量控制、产品质量回顾、质量风险管理
2. 人员	原则、一般要求、关键人员、培训、人员卫生、顾问
3. 厂房和设备	原则、一般要求、设施包括生产区域、储存取样、质量控制区域、辅助区域，设备
4. 文件	原则、要求的 GMP 文件、文件的制定和控制、良好文件记录规范、文件的保存、标准、起始物料和包装材料的质量标准、中间产品和待包装品的质量标准、成品的质量标准、生产配方和生产指令，包装指令，批生产记录，批包装记录、规程和记录，包含接收、取样、检测等的程序和记录
5. 生产	原则、一般要求、防止产品交叉污染、验证、起始物料，生产操作（中间产品和待包装品），包装材料，包装操作，成品，拒收、重新加工和返回的物料、生产限制导致产品短缺
6. 质量控制	原则、一般要求、实验室良好质量管理、文件记录、取样、检测、持续稳定性实验、分析方法转移

续表

PIC/S 的 GMP 章节	主要内容
7. 委托生产和检验	原则、一般要求、委托方、受托方、合同
8. 投诉和产品召回	原则、人员和组织、处理和调查投诉的程序，包括可能的质量缺陷、调查和决策、根本原因分析及纠正和预防措施、产品召回和其他潜在的风险降低措施
9. 自检	略

附录

附录 1：无菌药品生产	附录 11：计算机化系统
附录 2A：人用先进治疗药物产品的生产	附录 12：药品生产过程中电子射线的使用
附录 2B：人用生物药物物质和产品的生产	附录 13：临床试验用药品的生产
附录 3：放射性药品生产	附录 14：源自人体血液或血浆制品生产
附录 4：免疫学以外的兽药生产	附录 15：确认和验证
附录 5：免疫兽药产品的生产	附录 16：受权人和批放行
附录 6：医用气体生产	附录 17：实时放行测试和参数放行
附录 7：中药产品的生产	附录 18：原料药生产质量管理规范指南
附录 8：起始物和包装材料取样	附录 19：标准品与留样样品
附录 9：液体、霜、膏剂生产	附录 20：质量风险管理
附录 10：吸入性气体气雾剂生产	

3. 欧盟的 GMP　欧盟前身是欧洲经济共同体（European Economic Community，EEC），欧盟是一个集政治实体和经济实体于一身、在世界上具有重要影响的区域一体化组织。欧盟的 GMP 属于地区性的 GMP。1972 年，EEC 颁布了该组织第一部 GMP，用于指导 EEC 成员国的药品生产。而第一版欧盟的 GMP 出版于 1989 年，它是以英国 GMP 为蓝本制订的。后来欧盟规定，其颁布的第二部 GMP（1992 年版）可取代欧盟各成员国的 GMP，或者可以和欧盟成员国政府颁布的 GMP 并行使用。这版 GMP 从此处于不断反复补充与修订之中。最新版的欧盟 GMP 是 2017 年 9 月欧盟官方公布的欧盟委员会法令（EU）2017/1572，该法令规定，现行版的 GMP 法令 2003/94/EC 将于 2018 年 04 月 01 日正式废止，并由新法令（EU）2017/1572 所取代。新法令（EU）2017/1572 较旧法令 2003/94/EC，主要变化如下。

（1）删除了对临床试验用药品的提及。因欧盟委员会建立了适用于临床试验用药品的指令（EU）2017/1569，所以临床试验用药品需要从新的 GMP 指令中移除。

（2）删除了质量授权人。

（3）范围包括了进口操作。

（4）关键生产工序需要定期再验证，这刚好是附件 15 被持续工艺确认取代的内容。

（5）其他的"新"技术只是对现有技术的调整，如风险管理、生产企业和上市许可持有人之间的合同要求；文件管理章节新引入参考数据完整性，对电子数据进行保护防止非法访问；对于上市许可持有人要求需获取可能导致召回的相关信息；自检中增加了可能需要提出的预防措施。

欧盟 GMP 分为基本要求和附录，基本要求分成两大部分，第一部分为人用药品和兽药的 GMP，第二部分原料药 GMP 是根据 ICH 的 Q7A "原料药 GMP" 新制定的指南，而取代了原先的附录 18。ICH 文件分为质量、安全性、有效性和综合学科四类。其中，质量技术要求文件以 Q 开头，分别以 1、2、3、4、5、6 和 7 代表药品的稳定性、方法学、杂质、药典、生物技术产品质量、标准规格和 GMP，再以 a、b、c、d 等代表小项，如 Q7a（原料药的优良制造规范指南）就代表 GMP 方面药物活性成分（通常指原料药）的 GMP。2009 年，欧盟在修订征求意见稿中明确表示即将使用 ICH 在 2008 年发布的 Q10——"制药质量体系指南"作为欧盟 GMP 的附件 21。欧盟规定以后 GMP 修订原则为，生产许可的持有人必须制造确保适合预期用途符合上市许可要求的药品，不能由于安全性、质量或有效性不足而将患者置于风险之中。

欧盟 GMP 适用于药品生产企业关于药品生产与质量管理的各项管理过程，其最新版药品 GMP 分为基本要求及附录两部分。GMP 的基本要求也由两部分组成：第一部分（基本要求Ⅰ）为药品生产的 GMP 原则；第二部分（基本要求Ⅱ）为原料药生产的 GMP 原则。

GMP 基本要求的第一部分，共 9 章，阐述了对药品的基本要求。第一章概述了药品生产所采用的质量保证的基本概念。此后，在每一章中都列有一个原则，概述该章质量保证的目标，再在正文中充分地提供执行这些原则时应注意的基本要素，以便让生产企业更好地了解在贯彻原则时应当考虑的要点。作为对 9 章内容的补充，有一系列的附录对特殊活动区域进行了规定。

（1）第一章，质量管理，详细阐述了质量保证、GMP 与质量控制三者的概念和基本要求；产品质量审核的范围时间和内容；建立质量风险管理系统的目的。

（2）第二章，人员，主要说明人员的职责、培训以及个人卫生要求。

（3）第三章，厂房与设备，是对硬件的要求，详细说明了对生产区、储存区、质量控制区及辅助区的有关厂房设施的规定和对设备的要求。

（4）第四章，文件，是对软件的要求。分别详细说明了文件的分类、文件的书写要求、各类文件的项目内容，包括各类质量标准、制造处方和工艺指令、包装指令、批生产记录、批包装记录及收料、取样、检验及其他操作的规程和记录。

（5）第五章，生产，明确规定生产操作中必须遵循相关规程，进行必要的生产过程控制、防止交叉污染和混淆差错，对验证起始物料、中间体及半成品、包装材料管理、包装操作、成品放行、不合格物料回收与退回等都作出规定。

（6）第六章，质量控制，说明了质量控制部门的职责范围。对实验室文件、取样、检验等操作进行具体要求，并指出应符合 GLP 的要求。

（7）第七章，委托生产和检验，针对委托生产和检验的管理要求，具体说明了合同双方的责任和义务。

（8）第八章，投诉与召回，规定投诉处理和产品召回的有关管理和操作要求。

（9）第九章，自检，规定生产企业应进行自检。

GMP 基本要求的第二部分是对原料药的基本要求，由于有了 ICH Q7a，所以仅作为在一定的质量管理体系下，为原料药的制造提供关于 GMP 实施的指导原则，目的在于帮助确保原料药的质量并达到其声称的或拥有的纯度要求。

除第一及第二部分的基本要求以外，GMP 还包括一系列附录，对药品生产的特殊要求或规范中某些关键性内容进行了详细叙述指南中采用的术语收录在附录后。

欧盟的 GMP 由于其结构明确、内容清晰全面，主要精神严谨，逐渐成为世界通用的 GMP。我国新版的 GMP 就是以欧盟的 GMP 为蓝本制订的。

（二）各国政府的 GMP

各国政府发布的 GMP 一般原则性较强，内容较为具体，有法定强制性。

1. 美国　美国 FDA 于 1963 年首先颁布了 GMP，这是世界上最早的一部 GMP。在实施过程中，经过数次修订，可以说是至今较为完善、内容较详细、标准最高的 GMP。美国要求，凡是向美国出口药品的制药企业及在美国境内生产药品的制药企业，都要符合美国 GMP 要求。美国是 GMP 创始国，美国 FDA 对 GMP 的研究，一直处于全球领跑地位。

美国的 GMP 又称为 cGMP，是为了确保药品和医疗器械的生产过程中的安全性与有效性，其法律依据为《美国联邦食品、药品和化妆品法案》（Federal Foods Drug and Cosmetic Act，FDCA）。FDCA 规定，所有药品必须按照 cGMP 的要求生产，否则一律被视为假药（adulterated drug）。cGMP 及美国联邦法 21CFR（Code of Federal Regulations，第 21 部分），211～226 部分为在药品生产、加工、包装或储存中使用的现行生产质量管理规范及使用的设施或控制的最低标准，以保证该药品符合联邦食品、药品及化妆品法对安全性的要求，即具有均一性和效价（或含量）并符合或代表其生产过程的质量及纯度等特征。

（1）cGMP 共分为两大部分，21CFR Part210 部分与 21CFR Part211 部分。

21CFR Part210 规定了药品生产、加工、包装或储存中使用的现行生产质量管理规范，并定义了法规中涉及的术语具体结构如下。

210.1 cGMP 法规的地位。

210.2 cGMP 法规的适用性。

210.3 定义。

21CFR Part211 为成品制剂的 cGMP，具体结构如下。

211-A-　总则。

211-B-　组织与人员。

211-C-　厂房和设施。

211-D-　设备。

211-E-　成分、药品容器和密封件的控制。

211-F-　生产和加工控制。

211-G-　包装和标签控制。

211-H-　储存和销售。

211-I-　实验室控制。

211-J-　记录和报告。

211-K-　退回的药品和回收处理。

（2）cGMP 特点：第一，强调实施动态的 cGMP。所谓实施动态的 cGMP，就是强调药品生产与质量管理的现场管理（current），美国 FDA 认为，只有具体的工作现场达到了 GMP 的标准，才是真正达到了 GMP 标准。因此，GMP 实施的侧重点在于对操作员工的现场操作进行管理。同时，在 cGMP 中，质量及质量管理基本理念应当贯穿整个生产过程中。cGMP 强调生产与质量管理过程的真实性、及时性与规范性，不仅是通过最终产品的检验来证明达到质量要求，而是在药品生产的全过程中实施科学的全面管理和严密的监控来获得预期质量。

第二，强调验证（good validation practice，GVP）工作的重要性。美国 FDA 认为达到 cGMP 的途径有很多，只要药品生产企业能够用规范的验证方法证明过程目标的确定性就可以使用这个方法。对于达到 cGMP 要求，由于这个观点比较灵活，因此，cGMP 也具有一定的灵活性，也包含了美国 FDA 在 cGMP 实施过程中鼓励企业创新的观念。

第三，强调工作记录（good documentation practice，GDP）（批记录）的重要性。因为，只有有了真实的、及时的、规范的记录，才能对生产与质量管理活动的效果进行有效的追溯，才能为今后持续改进提供基础性支持。如果记录失去真实、及时、规范这些要素，将使得整个生产与质量管理过程变得灰暗不清。此外，要求所有与药品生产有关的记录必须完整保存，随时可接受检查。

（3）美国 FDA 对 cGMP 的改进方向：加强对原料药厂的 GMP 检查；加强药品广告监管的工作和对药品标签的监管；加快仿制药品申请（ANDA）审批工作；为质量控制实验室制订 cGMP 准则；加强对电子记录包括电子签名的监管工作；加强对药品生产的中间过程的监督；将统计学应用于风险管理等控制方面等。

2. 英国　英国卫生社会福利部（Department of Health and Social Security，DHSS）于 1983 年制定了英国 GMP，内容丰富齐全，共分 20 章，有许多内容已成为其他各国的制定 GMP 的依据。例如，第七章确认（Verification）即为验证（Validation）的前身；第九章的实验室的质量管理（Good Control Laboratory Practice）是 GLP 的基础，药品销售管理（Good Pharmaceutical Whole Selling Practice）是 GSP 的先河；第十章无菌药品的生产和管理率先列出了基本环境标准及净级别要求，章中还提出了环氧乙烷灭菌和放射灭菌方法；第十一章附加准则，是对固体剂型的片剂和胶囊剂、液体药剂、霜剂、油膏、药用气体的生产管理等，为这些药品 GMP 管理标准的制订树立了先例；此外，对第十三章的放射性药品，第十四章的承包药品生产和第十五章的兽药生产等所做的规定也为今天这些类别药品的 GMP 管理奠定了基础。

英国 GMP 在对关于员工（包括管理人员和操作人员）的培训均未涉及。由于这个制度的不完善造成了不少药品生产企业产品质量问题，这些问题引起英国当局的高度重视。英国从 1995 年开始要求评定药厂生产的产品，药厂亦可选择药品管理当局来评定其产品，如英国的卫生部药品管理处（Medicine Control Agency Department of Health U.K—MCA，以下简称为英国 MCA）。在极为节约的时间内，英国 MCA 可以简单的方式完成评定产品的全部工作。英国 MCA 并不像美国 FDA 那样进行药品批准前的检查工作，而是只对提名药厂进行现场检查、对新产品的 GMP 方面进行检查，而该新产品是指以前已经批准的新剂型。英国对验证工作没有美国 FDA 那么深入，英国认为验证是一种独立工作，应由专业人员间接地从生产方面进行。

对于出口到英国的药品，一定要由进口当局审定合格的人员（qualified person，QP）负责鉴定批量小的样品，并且鉴定批量要做到符合英国的 GMP 要求。另外，英国 MCA 检查人员可以批准有关剂型的生产场所。

3. 日本 1969 年，WHO 向全球各国推荐在药品生产领域实施 GMP，日本立即响应，同年日本制药工业协会（JPMA）成立了专门的特别委员会即开始起草日本自己的非强制执行的 GMP 指南，1970 年该 GMP 指南制订完成。1973 年 5 月，该指南在第 25 届 JPMA 年会上通过，1974 年，JPMA 在日本推广使用 GMP 指南。1979 年，GMP 在日本被强制执行。其间，日本 GMP 经过多次修订和补充，目前，其最新版本为 2021 年修订的 GMP。

日本的 GMP 主体结构分为两大部分，包括"软管理"和"硬管理"两部分。"软管理"部分主要划分为生产控制、质量控制及与生产控制、质量控制相关的其他职责，将管理标准与人员要求紧密结合，使得各类人员能够非常明确地认清自己的工作职责，并能认清自己在整个体系中的位置，便于更好地执行 GMP 规范。"硬管理"主要规范厂房、设施等硬件要求，分为生产商、进口商两大部分，每个部分再按不同品种逐项列出。

日本 GMP 是遵循在关贸协定（GATT）中说明的相互确认的 GMP（Mutual Confirmation GMP）。相互确认的 GMP 是指日本和其他国家的双边协定，指国家之间相互接受 GMP 检查药厂，以促进商业稳固流通，使药品和医疗器械在国际贸易市场上保持产品优良的质量。

1994 年日本《药事法》进行深度修改，从而对日本 GMP 内容有重大补充。最大的 GMP 更改是对于取得药厂装置批准的前提和取得药厂或进口销售机构其许可期可延长为 3～5 年。

日本对于药品 GMP 药房的建筑和装置的修改规定，是和 WHO 的 GMP（1993 年修改版）相结合的。与 WHO 的 GMP 相同，药品和原料药 GMP 是编写在一起的，有些主要项目如验证、校准、产品回收、教育培训、自检均列入其中。有关厂房部分修改按照 WHO 的 GMP。

日本医疗器械方面的 GMP 与欧盟 GMP 一致。一般工业品的质量标准基本上与 ISO9000 相同。在医疗器械上与国际 GMP 取得协调，日本已开始修改医疗器械 GMP。

在日本，临床试验药品不受 GMP 约束，但需要符合 GLP 的要求。

■（三）行业组织制定的 GMP

制药行业组织制定的 GMP 一般指导性较强，内容较为具体，无法定强制性，如英国制药联合会制订的 GMP、瑞典制药工业协会制订的 GMP 等。

我国最早于 1982 年由中国制药工业协会参照一些先进国家的 GMP，制定了我国的《药品生产管理规范》（试行稿），并开始在某些制药企业中试行。1984 年被国家医药管理局的 GMP 所取代，作为行业 GMP 要求，正式发布执行。同时颁布的《药品生产管理规范实施指南》也为我国制药企业全面实施 GMP 奠定了基础。

此外，还有一些大型跨国医药公司也制定了本公司的 GMP。

美国、日本和英国的 GMP 在世界均以各自独到之处而享有较广泛的声誉和影响。在国际性的 GMP 中，欧盟和 PIC 的 GMP 仅限于欧洲范围内通行，它们使得欧洲自由贸易联盟的国家之间对彼此药品生产的质量给予认可、简化了审批程序，进而增加药品的贸易往来。在国际性的 GMP 中，WHO 的 GMP 是其中最早形成的，也是影响最大、适用最广的。在一国中实施多种 GMP，实际上是为本国的制药企业提供了更多的选择机会，使生产管理和目标市场能更紧密地建立起联系。例如，在英国，虽然制定本国的 GMP，但又推行了 WHO、EEC 和 PIC 的 GMP，使制药企业能自由选择该实施何种或几种 GMP，使之符合市场需要。

二、GMP 的主要内容和特点

如前所述，国际上药品 GMP 种类繁多，内容也丰富多彩，但是其主要内容和框架却基本一致，基本特征也有规律可循。

▌（一）GMP 的主要内容

GMP 总体内容包括机构与人员、厂房和设施、设备与仪器、卫生与洁净管理、文件与记录管理、物料与产品控制、生产管理、质量管理、发运和召回管理等方面内容，涉及药品生产与质量的各个方面，强调通过对生产全过程的质量管理，来保证生产出优质药品。

从质量管理的角度，GMP 可以分为质量控制系统和质量保证系统两大方面。一方面是对原辅料、中间品、产品的系统质量控制，这就被称为质量控制系统。另一方面是对影响药品质量的，生产过程中易产生差错和污染等问题进行系统的严格管理，以保证药品质量，这方面被称为质量保证系统。

从硬件和软件系统的角度，GMP 可分为硬件系统和软件系统。硬件系统主要包括对人员、厂房、设施、设备等目标要求，可以概括为以资本为主的投入产出。软件系统主要包括组织机构、生产技术、洁净技术、各类程序制度、文件记录、教育培训等方面的内容，可以概括为以智力为主的投入产出。

▌（二）GMP 的特点

1. 原则性　GMP 条款仅指明了质量或质量管理所要求达到的目标，而没有列出如何达到这些目标的解决办法。达到 GMP 要求的方法和手段是多样性的，企业有自主性、选择性，不同的药品生产企业可根据自身产品或产品工艺特点等情况选择最适宜的方法或途径来满足 GMP 标准。例如，无菌药品的灭菌处理必须达到"无菌"，也就是药品的染菌率不得高于 10^{-6}。但是，达到"无菌"的处理方式有很多种，如干热灭菌、湿热灭菌、辐射灭菌、过滤灭菌等，企业可以根据自身产品和产品工艺要求进行选择，只要能满足 GMP 要求，就是适宜的方法。

2. 基础性　GMP 是保证药品生产质量的最低标准。也就是说对于药品生产与质量管理而言 GMP 是最基础的标准，不是最高、最好的标准，更不是高不可攀的标准。任何一国的 GMP 都不可能把只有少数药品生产企业做得到的一种生产与质量管理标准作为全行业的强制性要求。任何一国或地区在确定本国或地区的 GMP 水平的同时，都会把 GMP 本身所要求的水平与本国或地区制药行业实际生产力水平相匹配。例如，GMP 规定针剂灌封工序要求空气洁净程度为 B 级，也就是最低标准为 B 级，如果本行业药品生产企业都很难达到这个标准，GMP 也不会做这样的规定。但是，一旦规定 B 级为标准，如果有的企业为了确保质量，提高洁净度到 A 级，这完全符合标准，当然这也是企业自身的决定或自身的事务，但如果企业降低到了 C 级，则违反了 GMP 的规定。

3. 一致性　各个国家、组织或地区的 GMP 有一个最重要的特征，就是在结构与内容的布局上基本一致。例如，各类药品 GMP 都是从药品生产与质量管理所涉及的硬件，如厂房设施、仪器设备、物料与产品等；所涉及的软件，如制度与程序、规程与记录等；人员，如人员的学历、经验与资历等；现场，如生产管理、质量管理、验证管理等进行规定的。都基本分为人员与组织、厂房与设施、仪器与设备、物料与产品、文件管理、验证管理、生产管理、质量管理等主要章节。各类药品 GMP 都是强调对这些元素或过程实施全面、全过程、全员的质量管理，防止污染和差错的发生，保证生产出优质药品。

4. 多样性 尽管各类 GMP 在结构、基本原则或基本内容上一致或基本相同。但同样的标准要求，在所要求的细节方面，有时呈现多样性，有时这样的多样性还会有很大的差别。例如，在法国按本国 GMP 生产的片剂，出口日本就必须要增加一道原来没有的工序——挑选药片的圆度、洁度和亮度。因为日本人吃药片讲究每片要一样圆，而且要洁净明亮，如果没有满足这样要求的管理程序，就不符合日本 GMP 要求，就不能得到日本方面的认可和接受。再比如，药品生产过程中要涉及许多供应或输出系统，如各类水的制备供给系统、物料传送系统、电气系统等，生产中需要的管道也很多。各国 GMP 中都对生产车间的管道铺设提出了一定的要求，这主要是为了防止污染，保持室内洁净。但是，有的国家的 GMP 就要求生产车间中不能有明管存在，各种管道一律暗藏。也有不少国家如瑞典，在 GMP 中规定，只要能便于清洁并具有严格的卫生制度，管道不一定要全部暗藏。管道是否要暗设，对于药品生产企业来说，从厂房设计、管网设计及随之展开的工艺布局，情况可以说是大相径庭。再比如，一般药品生产企业要求绿化，有的甚至规定绿化的面积比例，来清新厂区空气质量，达到防止污染的要求，而在北非一些国家就没有要求，甚至不允许企业有绿化，因为，这些地方的药厂处于沙漠地带，如果有绿化，反而会导致大量的鸟类来企业繁衍生活，使得企业环境被破坏。所以说，在各国的 GMP 条款中也表现出一定的差异和各自的特色。

各类 GMP 表现出的差异、特色和多样，使得各类药品 GMP 个性彰显，绚丽多姿，使得各类药品 GMP 得以相互借鉴、相互促进和提高。

5. 时效性 药品 GMP 条款是具有时效性的，因为 GMP 条款只能根据该国、该地区现有一般药品生产水平来制订，随着医药科技和经济贸易的发展，GMP 条款需要定期或不定期补充、修订。这和制订药品标准类似，对目前有法定效力或约束力或有效性的 GMP，称为现行 GMP，新版 GMP 颁布后，前版的 GMP 即废止。

6. 地域性 所谓地域性，就是一般而言，一个国家（地区）在一个特定的时期，有一个版本的 GMP，只有通过这个版本的 GMP 认证，药品质量才能得到这个国家（地区）有关政府部门的认可，才能在这个国家（地区）进行销售使用。但是，有的国家却可以通行多个不同版本的 GMP，如有的国家既认可本国的 GMP，也认可 WHO 的 GMP、美国的 GMP、欧盟的 GMP 等。

三、实施 GMP 的要素

实际上任何版本的 GMP，无论是国内的还是国外的，是过去的还是现在的，是简单的还是复杂的，其基本要素有四个方面，就是硬件、软件、人员和工作现场，如果能对这四个要素进行深刻分析，并紧紧围绕这四个要素展开 GMP 的实施工作，就能纲举目张、事半功倍。

（一）硬件要素

所谓硬件就是药品生产与质量管理所涉及的环境、厂房设施、仪器设备、物料用品等。在 GMP 实施的过程中，硬件的建设、改造和完善是药品生产企业投入最刚性，最大的一个要素。所谓刚性，包括三个方面，第一方面，也就是对于一定的药品品种来说，必须要购置和药品生产工艺匹配的生产与检验设备，如果没有这些设备就不可能进行正常的药品生产与质量控制，也不可能满足 GMP 标准。第二方面，也就是购买硬件的价格，如购买空调净化系统、纯化水制备系统、药品生产设备、高效液相分析仪，包括生产所用的原料、辅料和包装材料等的价格，在一定条件下是固定的，也就是必须投入一定成本，才能达到规定的标准。就我国国情看，硬件投入所占 GMP 实施总体投入的比例是非常高的，一般其所占 GMP 建设与改造总投入的比例在 70% 以上。第三方面，如果硬件建设一旦完成，在今后的生产与质量管理活动中如果发生问题，进行改动也非常困难，改动的投入也不会少。例如，对于粉针剂生产线来说，由于粉针剂产品对尘粒污染和微生物污染控制有很高的要求，因而对生产环境所使用的空调净化系统包括这个系统的安装、运行要求都很高，即使这个空调净化系统本身达到标准，如果安装与运行没有达到标准，那么很可能实际工作环境就达不到规定标准，就要对空调净化系统进行重新安装，如果安装发生的问题比较大，那么改造成本将会很高，因此，硬件是 GMP 实施过程中最为基础性的要素。

谈到良好的硬件设施，人们普遍认为要有充足的资金投入。诚然，充足的资金投入是硬件建设的保障，但对于企业来说，资金充足与否始终是相对的，都要将投入的资金计入成本。因此，如何用有限的资金完成 GMP 硬件建设和改造成为企业在 GMP 实施过程中首要考虑的问题。在硬件建设与改造过程中，企业就应进行深入细致的评估和论证，广泛征求有关专家学者、药品监管部门，以及本企业生产部门、质量管理部门、物流控制部门等意见，进行严格的设计确认和安装确认等工作，对照 GMP 的要求，就硬件建设制订出合理的资金分配方案，使有限的资金发挥最大的效能；而不应本末倒置，给未来的生产和质量管理埋下隐患。

（二）软件要素

软件因为不如硬件那样直观、引人注目而经常不被重视。软件要素的特点有如下三个方面。第一方面，软件对硬件的依附性，也就是软件一定是在规定好的硬件条件下产生的，没有硬件或规定好的硬件，软件就无从产生，无法使用。第二方面，软件的价值性，其价格水平很难直接进行评估，在国外，好的软件价格高于硬件，一个好的软件不但能提高生产与质量管理效率，甚至可以弥补硬件方面的缺陷与不足。第三方面，软件比较容易改进，而且改进的空间很大，也比较容易复制。众所周知，质量是设计和制造出来的，而产品的质量要通过遵循各种标准操作和管理制度来保证，这就需要一整套经过验证的、具有实用性和可行性的软件，同其他事物一样，软件管理也经历了一个从形成、到发展和完善的过程。纵向来看，各种技术标准、管理标准、工作标准是在长期的生产过程及各类验收检查、质量回顾中逐步形成的，随着企业生产与质量管理的水平不断发展而完善。因此，对于软件这个要素，企业必须严格根据硬件条件及生产工艺的要求，认真制订，在制订过程中要进行必要的验证，确保所制订的软件能达到预定的使用标准和目的。由于产品的生产环境，如生产设备及生产工艺等是不断发生改变的，同时软件进行升级，改进的成本比较低，因此，企业对已经制订好的软件要不断进行更新、升级。

良好的文件系统是质量保证体系不可缺少的基本部分，是实施 GMP 的关键，其目的在于保证生产经营活动的全过程按书面文件进行运作、减少口头交接所产生的错误。药品生产企业都应建立一整套由标准和记录组成的文件系统，必须建立和健全一切涉及药品生产、质量控制、营销活动所必需的书面标准、规程、办法、程序、职责、工作内容等，并对实际生产活动中执行标准的每一项行为进行记录。

（三）人员要素

对于药品生产企业，再好的设备都要人去操作，再优秀的软件也是人员设计与制订的，要依靠人去执行，因此，从产品设计、研制、生产、质控到销售的全过程中，"人"是最关键的要素，产品质量的好坏是全体员工工作质量好坏的反映。那么，如何提升人员这个要素的水平就成了药品生产企业必须思考的问题。就实际工作和药品生产与质量管理而言，人员素质由以下几个方面构成。第一，学历及其专业水平，也就是人员必须具有与其工作相匹配的正规教育背景，如从事药品生产管理的必须具备药学相关学历，从事药品质量检验的必须具有药物分析相关学历等。第二，资历及其工作经验，所谓资历是指从事某项工作的年限，而工作经验是指有没有实际处理问题的能力，如从事生产管理，如果没有从事过具体生产操作，没有实际生产管理工作经验，就不能做生产管理的工作。第三，培训及考核，针对具体岗位的工作，如片剂生产环节中的压片操作，从事这个工作岗位就必须经过专业培训，并且经过考核合格后才能上岗操作。因此，企业在人员这个要素的管理上，必须紧紧抓住构成人员要素形成的三个方面内容，提升人的素质，从而把握人员这个关键性要素。

（四）工作现场要素

在生产与质量管理的实际工作中，硬件、软件和人员这三个要素组成了工作现场。工作现场要素也有如下三方面特征。第一方面，工作现场要素的水平和硬件、软件与人员要素各自的水平没有形成正比的线性关系，也就是说，有良好的硬件、软件和人员条件不一定就有良好的工作现场。第二方面，工作现场有关要素的组合水平是企业实际生产与质量管理水平的体现，也就是说企业实际管理水平不是体现在有多好的硬件、软件和人员，而是体现在硬件、软件和人员在同等的条件下，效率的高低。第三方面，工作现场要素可提升的空间很大，提升效果快速且明显。也就是，如果进行现场工作整改，效果会非常明显。工作现场各要素组合有没有效率的关键，就在于工作现场是不是按照规定好的工作软件进行真实、及时和规范的工作，并形成真实、及时和规范标准的记录。这样就能为工作现场要素的持续改进打下坚实的基础。

实施好 GMP 是一项系统工程，需要药品生产企业紧紧抓住实施 GMP 的基本要素，并围绕要素的建设、改进和提高形成持续发展的机制，只有这样才能真正实施好 GMP，提高药品的质量与质量管理水平。

四、国际上推行 GMP 的趋势

和其他学科的发展一样，GMP 不是一成不变的，而是处在不断地变化和发展之中，我们不仅要能达到现有的 GMP 标准，还要跟踪国际 GMP 发展趋势，调整我们实施 GMP 的策略，只有这样，才能使得我国药品生产企业跟上国际 GMP 发展的步伐，使我们自己的产品能够顺利进入国际市场，并站稳脚跟。以下为国际推行 GMP 趋势分析。

（一）强制性趋势

实践证明，GMP 是防止药品在生产过程中发生差错、混杂、污染，确保药品质量的十分必要和有效的手段。国际上早已达成共识，把药品生产企业能否达到规定的 GMP 标准，看成是药品质量有无保障的先决条件。美国等国家认为，即使药品质量检验合格，如果在生产与质量管理中，没有满足 GMP 要求，药品也视为不合格产品。世界上除了发达国家以外，越来越多的发展中国家也纷纷把 GMP 作为指导药品生产和质量管理的法规，在自己的国家强制推广，如南美国家、中亚国家甚至非洲一些国家。就在几年前，我国药品进入这些国家，只要进行注册，并证明通过我国 GMP 认证即可，现在则不然，我国药品要进入这些国家，必须通过这些国家自己的 GMP 或指定 GMP 认证，如美国 GMP、WHO 的 GMP 等，并对照这些标准进行现场 GMP 检查。GMP 的推行和实施已趋向越来越严格的强制性，更多的国家用法律形式颁布 GMP，并限期强制实施。GMP 已成为国际医药贸易对药品生产质量的普遍要求，成为国际通用的药品生产和质量管理所必须遵循的准则，也是市场准入的必要条件，是否符合 GMP 要求决定着药品能否进入国际市场。

（二）国际化趋势

现在 GMP 的种类很多，有不同国家政府颁布的，有地区形式的，有行业组织的，甚至有企业自己的。在实施方面，各种 GMP 在基本原则和实施方法上大同小异，目前已有近百个国家和地区实行 GMP。各国的 GMP，尽管其存在方式不同，有法规性强制执行的，也有指导自愿的，而且章节不一，条款也有多少之分，但它们的基本内容常以人员结构、硬件条件、软件条件、生产管理、质量管理等制度为主要组成，这充分反映了世界各国政府、组织及专家学者经过多年以来药品生产与质量管理的实践，对 GMP 的认识和研究也趋向一致。

由于医药国际贸易的广泛深入发展，无论是出口国还是进口国，都希望在药品质量、药品质量监管等方面能有一致的标准，这样可以节约很多不必要的成本，合理配置资源。根据 ICH 的精神，国际上关于药品质量和药品质量监管的法规要求也趋于一致，并在很多国家或地区趋于一体化，如欧盟等，药品生产企业生产一种规格的药品，只要通过一种 GMP 认证，这个产品就可以进入很多国家或地区，大大降低了药品生产与贸易成本。对于药品监管部门，只要一个国家对某家药品生产企业按照通用的 GMP 进行检查，其他国家药品监管部门都可以认可，这样可以合理配置非常有限的药品监管资源。

根据这样的共识，欧盟的 GMP 由于内容丰富、结构合理、条理清晰，具有发展成国际通用的 GMP 管理标准的趋势，而 PIC/S 组织，就有可能成为统一合作的 GMP 检查与相互认可的组织。由此可知，目前 GMP 标准国际化、趋同化的趋势非常明显。

（三）修订周期加快趋势

随着人们对自身健康状况越来越重视，对药品质量及生产与质量管理水平的要求越来越严格，GMP 的实施水平也随之不断提高。世界各国由于药品生产力发展水平有所差异，GMP 的水平也不一致。结合医药国际贸易的需要，世界各国的 GMP 又在不断交流和融合之中。在这样的发展背景下，各个国家不断对自己的 GMP 进行修订。以前，修订周期是 10 年，后来变成 5 年、3 年。现在，由于各个国家的 GMP 基本都是由通则、附录和指南三个部分构成，除了 GMP 通则每 3～5 年修订外，附录和指南对于一些国家，如美国等几乎时时刻刻都在修订与变化中。所以，我国药品生产企业应当适应这样的趋势，紧盯 GMP 发展潮流，不断改进自己的生产与质量管理体系，提高产品质量。

第四节　我国现行 GMP 的特点

2011 年 3 月，国家药品监督管理部门颁布并实施了自我国强制实施 GMP 管理以来的第二部 GMP。这部 GMP 是以欧盟 GMP 为蓝本，参考了 WHO、美国和日本的 GMP，根据我国药品生产企业实际情况而制订的。新版 GMP 共 14 章，313 条，相较于 GMP（1998 年版）的 14 章 88 条，篇幅扩大近 4 倍。新版 GMP 颁布实施，对药品生产企业提高质量管理水平，与国际通行的标准接轨发挥了重要的作用。新版 GMP 和 1998 版相比，有以下特点。

一、人员与组织标准要求的变化

新版 GMP 除了细化并提高对人员学历、资历、经验与培训的要求外，提出了"关键人员"的概念，明确企业负责人、质量授权人、质量管理负责人及生产管理负责人为制药企业药品质量的主要管理者与负责者，并对这四类人员的学历、资历、经验、培训的标准要求做了非常明确的规定；对这四类人员各自的职责、共同的职责做出了非常明确的界定，强化了其法律地位，使这些人员独立履行其职责有了法律保障。

二、硬件标准要求的变化

（一）厂房设施方面

把 GMP（1998 年版）中对厂房设施的要求，经过修订作为对厂房与设施的基本原则要求，在此基础上分别对生产区、生产辅助区、仓储区和质量控制区这四个关系到药品质量的主要区域提出了细化的标准要求。除此之外，最为关键的是洁净区的设计与划分原则的变化，洁净等级引入 A、B、C、D 级标准，要求洁净区温湿度、悬浮粒子、沉降菌等与所进行的药品生产工艺（操作）相适应，不同洁净等级区域基础压差由 5Pa 提高为 10Pa。

（二）仪器设备方面

细化了设备的清洗和存放要求，细化并强化了仪器计量校验（包括校验校期）、量程覆盖范围、仪器设备的使用范围的管理，提出了自动或电子设备应定期校准和检查的概念。值得注意的是，对制药用水的设计、安装与运行控制和监测措施提出了具体要求，把注射用水储存方式由过去的 65℃以上保温循环变成 70℃以上保温循环，同时提出了水系统的日常监测与水质量指标要进行趋势分析的概念。

（三）物料产品方面

物料管理的范围明显扩展，管理内容细化，分门别类地对原辅料、中间产品和待包装产品、内外包材料、成品等标准化管理进行规定，并且强化了这些物料的基础管理标准，如对物料编码管理、物料标识管理、物料的储存条件设置、计算机化系统管理等做了明确规定。值得注意的是，在对物料生产企业的质量管理体系的审计中，物料在生产过程中的返工、重新加工、回收处理的控制等都做了明确的规定。

三、软件（文件）标准要求的变化

新版的 GMP 大幅度地增加了文件管理的内容，具体来看，可以分为如下六个方面。

（一）增加了文件管理的范围

新版 GMP 把所有与产品质量有关的，包括质量标准、生产处方和工艺规程、操作规程、记录、报告等都纳入 GMP 文件管理范围。这不仅在横向上大大扩展了文件的管理范畴，在纵向上对文件的管理范围也进行了扩展，要求有关文件的内容应与药品生产许可、药品注册批准的相关要求保持一致。

（二）对文件系统的建立与运行要求进行了细化

规定企业应建立文件的起草、修订、审核、批准、替换或撤销、复制、保管和销毁等管理系统，并具有进行文件分发、撤销、复制、销毁等活动的管理机制。文件本身也要建立编码系统，所有与产品质量有关的文件的起草、修订、审核、批准均应由质量管理部门授权的人员进行，并经过质量管理部门的批准。

（三）强化了记录类文件的管理

明确提出根据各项标准或规程进行操作，所形成的各类记录、报告等都是文件，都必须进行系统化管理，并提出了批档案的概念，每批药品应有批档案，包括批生产记录、批包装记录、批检验记录和药品放行审核记录、批销售记录等与批产品有关的记录和文件。批档案应由质量管理部门负责存放、归档。这样就使得整个药品生产质量的记录管理形成完整的体系，便于产品质量的追溯与改进。

（四）明确了质量部门对 GMP 文件管理的责任

与 GMP 有关的文件（包括记录）应经过质量管理部门的审核。批档案应由质量管理部门负责存放、归档。所有记录至少应保存至药品有效期后 1 年，确认和验证、稳定性考察的记录和报告等重要文件应长期保存。强化了质量管理部门在产品质量管理活动中的地位、权威与作用。

（五）细化了各类文件编写的具体内容

把有关文件按性质分为质量标准、工艺规程、批生产记录、批包装记录、操作规程和记录五类，并对这五类文件的界定、编制、审核、批准、修订等进行了具体的规定，提高了这些文件的管理标准。

（六）增加了电子记录管理的内容

随着计算机程序控制化系统的广泛使用，新版的 GMP 增加了电子记录管理的内容。规定如使用电子数据处理系统或其他可靠方式记录数据资料，应有所用系统的详细规程且记录的准确性应经过核对。如果使用电子数据处理系统，只有受权人员方可通过计算机输入或更改数据，更改和删除情况应有记录；应使用密码或其他方式来限制数据系统的登录；关键数据输入后，应由他人独立进行复核。用电子方法保存的批记录，应采用磁带、缩微胶卷、纸质副本或其他方法进行备份，以确保记录的安全，且数据资料在保存期内应便于查阅。电子记录管理内容的增加充分体现了 GMP 与时俱进的特点。

四、生产和质量控制现场管理的变化

（一）生产现场的管理

新版 GMP 融合 GMP（1998 年版）中卫生管理的内容，形成更为宽泛的洁净生产管理规范，强化并细化了对污染与交叉污染的预防要求和对混淆与差错的预防要求，初步提出了生产过程控制的要求和针对生产过程的质量风险分析要求。考虑到国内药品生产水平的实际情况，对委托生产与委托检验提出了管理要求。

（二）质量控制现场要求

这次 GMP 修订的亮点之一就是，把从法律法规角度审视、对待和实施 GMP 转变为从质量管理发展的必然视野来审视、对待和实施 GMP，这是 GMP 制定与实施的"质"的飞跃。新版 GMP 引入质量保证与质量控制的概念，明确了药品质量管理、质量保证与质量控制的基本要求，引入了质量风险管理的理念。引入质量保证的新理念，如变更控制、偏差管理、纠正与预防措施（CAPA）、产品质量回顾分析等，细化与强化药品质量控制实验室的管理要求，规范实验室的管理流程，强化对实验室关键检测环节的控制，明确物料与产品放行的条件，对持续稳定性考察提出明确要求。

（三）验证管理方面

引入设计确认、验证状态维护、验证主计划等新概念，强化和细化对验证生命周期的控制要求，完整地提出设备从设计确认、安装确认、运行确认到性能确认的技术要求，提出工艺验证、清洁验证等技术要求，这对于提高验证水平，夯实 GMP 管理体系的基础有着极其重要的意义。

第五节　国际标准化组织及其质量保证标准系列简介

一、国际标准化组织简介

国际标准化组织（International Standard Organization，简称 ISO）成立于 1947 年，是目前世界上最大、最有权威性的国际标准化专门机构，是世界上最大的具有民间性质的标准化机构。其主要活动是制定 ISO 标准，协调世界范围内的标准化工作，报道国际标准化的交流情况，以及同其他国际性组织进行合作、共同研究有关标准化问题。我国于 1978 年 9 月重新进入了 ISO。

二、ISO9000 族标准

ISO9000 族标准，是 ISO 制定的质量管理和质量保证的一系列标准的总称，颁布于 1987 年 3 月，其后又数次修订。ISO9000 族标准总结了世界上许多国家的质量管理经验而制定，它指导组织选择和使用质量体系及其要素，主要用于企业质量管理体系的建立、实施和改进，为企业在质量管理和质量保证方面提供指南，目前已成为国际公认的质量保证基础。我国等同采用了 ISO9000 族 2000 版国际标准。

三、GMP 与 ISO9000 族标准的比较

（一）GMP 与 ISO9000 族标准的相同点

GMP 与 ISO9000 族标准的目的都是保证产品质量，确保产品质量达到一定要求；都是通过对影响产品质量的因素实施控制来达到确保产品质量的目的；都强调从事后把关变为预防为主；

都是对生产和质量管理的基本要求，而且标准是随着科学技术和生产的发展而不断发展和完善的。

（二）GMP 与 ISO9000 族标准的不同点

1. 性质不同 绝大多数国家或地区的 GMP 具有法律效力，而 ISO9000 族标准则是推荐性的技术标准。但随着竞争的不断加剧，ISO9000 族标准也可能演变成强制性标准。

2. 适用范围不同 ISO9000 族标准适用于各行各业而 GMP 只适用于药品生产企业。从全球产品质量认证的总体情况来看绝大多数产品的生产企业均实行 ISO9000 认证，但国际上对药品生产企业却依然采用 GMP 作为质量认证的标准。

实际上 GMP 与 ISO9000 族标准并不是对立的而是密切相关的。ISO9000 族标准系列是对各行各业具有普遍适用性的指导性标准，GMP 是具有较强针对性和可操作性的专用性标准。两者的指导思想完全一致的。

知识链接 7-2   **ISO9000 族 2000 版在我国 GMP 中的应用**

关于 ISO9000 族 2000 版系列质量管理体系基础的八项质量管理原则，实际上，这八项质量管理原则已经在 GMP 实施中得到运用，所不同的是，ISO9000 族标准 2000 版对八项质量管理原则进行了系统的总结，并上升到理论体系的高度。认识它并应用它，会更加充实企业质量管理体系的基础，使实施 GMP 的成果得到巩固，并有所创新。国外制药企业在确保质量方面表现出来的问题，已反映了现行 GMP 的局限性，这样的情况国内同样存在。因此，我国 GMP 也应借鉴 ISO9000 族标准精髓，按照这套标准系列的要求，修改和补充现行 GMP 内容，使其更充实、完善。

以顾客为中心：以顾客为中心，是 ISO9000 族 2000 版国际标准提出的八项质量管理原则的首要原则。而药品是关系人身安危的特殊而又重要的商品，认识顾客对药品需求的特殊性，强化企业全员的 GMP 意识和质量意识，也是十分必要的。联邦德国格仑南苏制药公司因生产具有致畸作用的沙利度胺造成"20 世纪最大的药物灾难"而不得不倒闭，就是一个典型的例子。目前，制药企业的当务之急是真正实施好 GMP，生产出高质量的药品，满足人们维护生命健康的需要，才能说明制药企业具备了起码的"以顾客为中心"的企业理念。

领导作用：制药企业的产品质量是企业各方面的工作（包括实施 GMP）的综合反映，关系到企业的生存与发展。企业的最高管理者必须对质量体系的建立、质量方针的制订和实施负责。我国 GMP 要求企业负责人应当确保实现既定的质量目标，为确保企业实现质量目标并按照 GMP 要求生产药品，企业负责人应当负责提供必要的资源，合理计划、组织和协调，对实施 GMP 和产品质量负责。通过实施 GMP，建立健全规章制度，形成自己独特风格的企业 GMP 文化，是制药企业最高领导者的职责。

全员参与：我国 GMP 对各级人员都提出了要求，对各级人员的 GMP 培训是必需的过程，实质上，GMP 是体现"全员参与、全过程参与和全面参与"的全面质量管理（total quality management，TQM）在制药企业的具体运用。在质量管理原则中，"全员参与"不仅体现了"以人为本"的管理思想，也体现了对员工的激励和培养、对人力资源的开发，使员工强化 GMP 意识，GMP 文件规定了员工岗位的标准操作规程（SOP），个人责任制与企业产品质量联系在一起，会促进企业 TQM 与 GMP 水平的提高，从而促使企业产品质量的提高。

过程方法：ISO9000 族 2000 版国际标准特别强调了质量管理原则中的过程方法，任何使用资源将输入转换为输出的活动或一组活动可视为过程。为使组织有效运作，必须识别和管理许多相互关联和相互作用的过程。通常一个过程的输出将直接成为下一个过程的输入。系统地识别和管理组织内应用的过程，特别是这些过程之间的相互作用，称为"过程方法"。在制药企业 GMP 的诸要素中，在企业组织职能内部和职能之间，都有许多可系统识别的过程和关键活动，我国的制药企业应有计划地逐步全面地实施 GMP 所规定的验证。

　　管理的系统方法：制药企业质量管理体系的核心内容是 GMP，换句话说，GMP 体现了制药企业质量管理体系的灵魂。国家通过 GMP 认证，确认制药企业是否建立了符合药品特点的质量管理体系。制药企业构造这样的一个体系，可以用最有效的方式实现组织的质量目标。体系内有许多关联的过程，应用管理的系统方法来识别它、理解它和管理它，就能够使得利益相关方对组织的协调性、有效性和效率建立信心。当然，制药企业内的管理体系可包括若干个不同的管理体系，如质量管理体系、环境管理体系、财务管理体系，都可以应用管理的系统方法，它们都与企业产品的质量息息相关。

　　持续改进：制药企业要把产品、过程和体系的持续改进作为组织内每个成员的目标。WHO 的 GMP 和各国的 GMP 都有一个共同的特点，就是 GMP 仅指明要求的目标，而没有列出如何达到这些目标的解决办法。这就要为员工提供持续改进的方法和培训、在组织内应用始终如一的方法来持续改进组织的业绩，以质量求生存，向管理要效益。

<h2 style="text-align:center">思 考 题</h2>

（1）简述 GMP 的概念、内容、特点。

（2）开办药品生产企业的条件有哪些？

（3）我国 GMP 认证取消后，目前药品生产企业如何进行药品质量管理？

（4）GMP 的实施要素有哪些？各有什么特点？企业如何实施好 GMP？

（5）国际上 GMP 推行的趋势有哪些？

（6）什么是国际标准化组织？GMP 与 ISO9000 族标准有何异同点？

（7）课堂活动：组织学生参观药厂并讨论开办如何开办药品生产企业。试从齐二药"亮菌甲素"事件中帮助学生牢固树立药品生产企业严格遵守 GMP 的严肃性、必要性。

（梁　毅　于　泳）

第八章 药品经营质量管理

本章将阐述药品经营管理相关规定，说明药品许可管理、GSP的概念、内容、认证管理及GSP的规定；说明药品互联网药品交易服务企业具备的条件及申报、审批程序和药品流通监督管理法律规定。

第一节 药品经营管理概述

药品的生产过程结束之后，将药品销售到医疗机构或者送达医药消费者手中，这个环节是由药品经营企业完成。药品在经由诸多的流通环节时必须严格按照《药品管理法》《药品管理法实施条例》等法律、法规的规定严格管理，因为药品经营企业的质量管理是整个药品质量管理的重要一环，药品经营企业能否正常运行，关系到药品质量能否得到保障的问题。

> **案例 8-1** 　　　　　　　　　　　**某店无证经营药品案**
>
> 　　2021年9月，温州市苍南县市场监管局执法人员根据线索对苍南某商贸有限公司进行监督检查，在其营业场所及仓库内发现注射用奥美拉唑钠、葡萄糖注射液等药品，该公司现场无法出示药品经营许可证。经查，苍南某商贸有限公司未取得药品经营许可证经营药品，涉嫌经营的药品13种15批次，共计货值人民币15 450元。当事人上述的行为违反了《药品管理法》第五十一条第一款的规定，苍南县市场监管局责令当事人关闭上述违法经营场所，并给予没收违法药品、罚款人民币150万元的行政处罚。
>
> 　　**问题：**
> 　　1. 该公司违反了药品管理法哪些相关规定？
> 　　2. 如何根据相关法规规定对该公司进行处罚？

> **案例 8-2** 　　　　　　　　　　　**王某转让药店案**
>
> 　　王某经依法审批，开了一家个体药店，经济性质为个人独资企业。某日，王某向其所在地药品监管部门提出申请变更企业负责人，并提供了一份将药店转让给刘某的协议，事先王某收取刘某药品经营许可证的转让费20 000元。
>
> 　　**问题：**
> 　　1. 王某的行为违反了《药品管理法》哪些规定？
> 　　2. 如果刘某已开始使用王某的药品经营许可证经营，其是否属于合法经营？
> 　　3. 应该如何对王某的行为处罚？

一、药品经营企业开办与管理

对药品经营企业的严格管理首先体现在对药品经营企业的资格管理上。开办药品经营企业需要具备一定条件并经过相关部门的审批。我国对药品经营实行许可证制度。《药品管理法》第五十一条规定："从事药品批发活动，应当经所在地省、自治区、直辖市人民政府药品监督管理部门批准，取得药品经营许可证。从事药品零售活动，应当经所在地县级以上地方人民政府药品监督管理部门批准，取得药品经营许可证。无药品经营许可证的，不得经营药品。"

药品经营许可证是经营药品的入门证，是保证药品经营质量的必备条件，没有药品经营许可证经营药品，药品的质量得不到保证，应该受到严厉处罚。

案例 8-1、案例 8-2 虽然表现形式不同，但都存在着无药品经营许可证经营药品的情形。应依据药品管理法律法规对相关责任人进行处罚。

二、申领药品经营许可证的条件

（一）开办药品批发企业和药品零售连锁企业的主要条件

开办药品批发企业和药品零售连锁企业应符合药品批发企业合理布局的要求，并符合以下条件。①具有保证所经营药品质量的规章制度；②企业、企业法定代表人或企业负责人、质量管理负责人无违反《药品管理法》及其他相关法律法规的违法违规行为；③具有依法经过资格认定的药师或者其他药学技术人员，配备与所经营药品相适应的质量管理机构或者人员；④具有能够保证药品储存质量要求的、与其经营品种和规模相适应的常温库、阴凉库、冷库；⑤具有独立的计算机管理信息系统，能覆盖企业内药品的购进、储存、销售及经营和质量控制的全过程，能全面记录企业经营管理及实施 GSP 方面的信息；⑥符合 GSP 对药品经营各环节及软、硬件的要求。

（二）开办药品零售企业的主要条件

开办药品零售企业申请条件应该符合当地人口数量、地域、交通状况和实际需要等要求，并符合以下条件。①具有保证所经营药品质量的规章制度。②经营处方药、甲类非处方药的药品零售企业，必须配有执业药师或者其他依法经过资格认定的药学技术人员。③经营乙类非处方药的药品零售企业，以及农村乡镇以下地区设立药品零售企业的，应当配备经设区的市级药品监督管理机构或者省、自治区、直辖市人民政府药品监督管理部门直接设置的县级药品监督管理机构组织考核合格的业务人员。有条件的应当配备执业药师。④企业、企业法定代表人、企业负责人、质量负责人无违反《药品管理法》及其他相关法律法规的违法违规行为。⑤具有与所经营药品相适应的营业场所、设备、仓储设施以及卫生环境；在超市等其他商业企业内设立零售药店的，必须具有独立的区域。⑥具有能够配备满足当地消费者所需药品的能力。

> **知识链接 8-1　　药品经营的相关法律、法规条款**
>
> 《药品管理法》第五十一条　从事药品批发活动，应当经所在地省、自治区、直辖市人民政府药品监督管理部门批准，取得药品经营许可证。从事药品零售活动，应当经所在地县级以上地方人民政府药品监督管理部门批准，取得药品经营许可证。无药品经营许可证的，不得经营药品。药品经营许可证应当标明有效期和经营范围，到期重新审查发证。药品监督管理部门实施药品经营许可，除依据本法第五十二条规定的条件外，还应当遵循方便群众购药的原则。
>
> 《药品管理法》第一百一十八条　生产、销售假药，或者生产、销售劣药且情节严重的，对法定代表人、主要负责人、直接负责的主管人员和其他责任人员，没收违法行为发生期间自本单位所获收入，并处所获收入 30% 以上 3 倍以下的罚款，终身禁止从事药品生产经营活动，并可以由公安机关处 5 日以上 15 日以下的拘留。对生产者专门用于生产假药、劣药的原料、辅料、包装材料、生产设备予以没收。
>
> 《药品管理法》第一百二十二条　伪造、变造、出租、出借、非法买卖许可证或者药品批准证明文件的，没收违法所得，并处违法所得 1 倍以上 5 倍以下的罚款；情节严重的，并处违法所得 5 倍以上 15 倍以下的罚款，吊销药品生产许可证、药品经营许可证、医疗机构制剂许可证或者药品批准证明文件，对法定代表人、主要负责人、直接负责的主管人员和其他责任人员，处 2 万元以上 20 万元以下的罚款，10 年内禁止从事药品生产经营活动，并可以由公安机关处 5 日以上 15 日以下的拘留；违法所得不足 10 万元的，按 10 万元计算。

三、申领药品经营许可证的程序

开办药品批发企业、药品零售连锁企业，申办人应当向拟办企业所在地省、自治区、直辖市人民政府药品监督管理部门提出申请。省、自治区、直辖市人民政府药品监督管理部门应当自受理申请之日起 30 个工作日内，依据国务院药品监督管理部门规定的设置标准作出是否同意筹建的决定，并书面通知申办人。不同意筹建的，应当说明理由，并告知申办人享有依法申请行政复议或者提起行政诉讼的权利。申请人提交相关申报材料合格后，须经药品监督管理部门指导后进行网上电子申报。网络填写内容必须与纸质材料完全一致。申办人完成拟办企业筹建后，应当向原审批部门申请验收。原审批部门应当自收到申请之日起 30 个工作日内组织验收，作出是否发给药品经营许可证的决定，并将决定进行公示。

　　开办药品零售企业，申办人应当向拟办企业所在地设区的市级药品监督管理机构或者省、自治区、直辖市人民政府药品监督管理部门直接设置的县级药品监督管理机构提出申请。受理申请的药品监督管理机构应当自收到申请之日起 30 个工作日内，依据国务院药品监督管理部门的规定，结合当地常住人口数量、地域、交通状况和实际需要进行审查，作出是否同意筹建的决定。申办人完成拟办企业筹建后，应当向原审批机构申请验收。原审批机构应当自收到申请之日起 15 个工作日内组织验收，作出是否发给药品经营许可证的决定，并将决定进行公示。

　　具体申领程序见图 8-1。

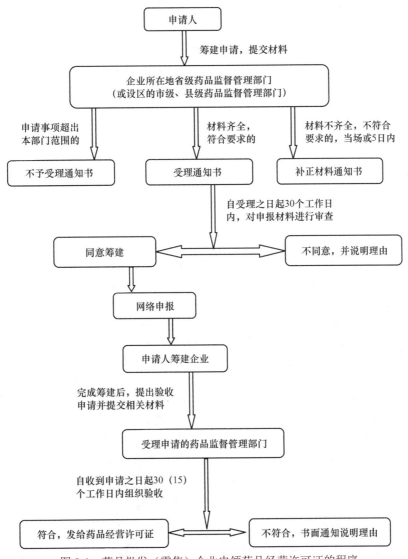

图 8-1　药品批发（零售）企业申领药品经营许可证的程序

四、药品经营许可证的变更与换发

（一）药品经营许可证变更的种类

药品经营许可证变更分为许可事项变更和登记事项变更。

许可事项变更是指经营方式、经营范围、注册地址、仓库地址（包括增减仓库）、企业法定代表人或负责人及质量负责人的变更。登记事项变更是指上述事项以外的其他事项的变更。

（二）变更许可证的程序

企业变更药品经营许可证许可事项的，应当在原许可事项发生变更30日前，向原发证机关申请药品经营许可证变更登记。未经批准，不得变更许可事项。药品经营企业变更药品经营许可证登记事项的，应在工商行政管理部门核准变更后30日内，向原发证机关申请药品经营许可证变更登记。

（三）许可证有效期

药品经营许可证有效期为5年。有效期届满，需要继续经营药品的，持证企业应在有效期届满前6个月内，向原发证机关申请换发药品经营许可证。原发证机关按本办法规定的申办条件进行审查，符合条件的，收回原证，换发新证。不符合条件的，可限期3个月进行整改，整改后仍不符合条件的，注销原药品经营许可证。

五、药品经营许可证的监督检查

药品监督管理部门应加强对药品经营许可证持证企业的监督检查，监督检查的内容主要包括企业名称、经营地址、仓库地址、企业法定代表人（企业负责人）、质量负责人、经营方式、经营范围、分支机构等重要事项的执行和变动情况；企业经营设施设备及仓储条件变动情况；企业实施GSP的情况；发证机关需要审查的其他有关事项。监督检查采取书面检查、现场检查及书面与现场检查相结合的方式。

第二节　GSP概述

为加强药品经营质量管理，针对药品经营活动的特点，国际上通常在医药经营企业中推行GSP以确保药品在流通环节中的质量，保证用药安全、有效。GSP是一套系统的、科学的质量保证措施和管理规范，是药品经营管理和质量控制的基本准则。要求药品经营企业严格按照GSP的要求经营药品，是在药品经营环节保证药品质量的重要措施，监督药品经营企业实施GSP是我国药品监督管理工作的重要内容。

2000年4月30日国家药品监督管理局颁布了在1992年版GSP基础上重新修订的GSP，2000年7月1日起正式施行。2000年11月国家药品监督管理局发布《药品经营质量管理规范实施细则》和《药品经营质量管理规范认证管理办法》。随着药品经营市场的不断发展，2000年版的GSP存在的不足之处突显，2012年11月6日，卫生部第90号令发布了对GSP的修订，该版全面提升了软件和硬件要求，且针对薄弱环节增设了一系列新制度。2015年5月18日，国家食品药品监督管理总局局务会议进行了第二次修订；2016年6月30日，国家食品药品监督管理总局局务会议审议通过《关于修改〈药品经营质量管理规范〉的决定》，2016年7月20日公布，自公布之日起开始施行。

一、GSP的主要宗旨

GSP是根据《药品管理法》《药品管理法实施条例》制定的，旨在加强药品经营质量管理，规范药品经营行为，保障人体用药安全、有效。企业应当在药品采购、储存、销售、运输等环节采取有效的质量控制措施，确保药品质量，并按照国家有关要求建立药品追溯系统，实现药品可追溯。GSP 是药品经营质量管理的基本准则，适用于中华人民共和国境内经营药品的专营或兼营企业。药品生产出来后，即使是合格药品，在药品的经营过程中，由于保管、运输等原因容易使药品的质量出现问题。只有严格按照 GSP 的要求，加强药品经营过程的管理能够提高我国药品经营企业的素质，才能在一定程度上有助于保证药品的安全与有效，满足人们的健康需求。

二、GSP 的主要内容

GSP 的主要内容包括 GSP 制定的依据和目的、基本精神及适用范围；包括质量管理体系、组织机构与质量管理职责、人员与培训、质量管理体系文件、设施与设备、校准与验证、计算机系统的要求，对药品采购、收货与验收、陈列、储存与养护、销售、出库、运输与配送、销售管理与售后管理等要求。GSP 的实施细则对药品批发和零售连锁的质量管理，药品零售的质量管理等问题做出了具体规定。

GSP（2016 年版）共四章一百八十四条。

第一章为"总则"，阐述了 GSP 制定的依据和目的、适用对象、范围及药品经营企业经营行为的基本原则。

第二章为"药品批发的质量管理"，主要内容包括质量管理体系、组织机构与质量管理职责、人员与培训、质量管理体系文件、设施与设备、校准与验证、计算机系统、采购、收货与验收、储存与养护、销售、出库、运输与配送、售后管理等内容。

第三章为"药品零售的质量管理"，主要内容包括质量管理与职责、人员管理、文件、设施与设备、采购与验收、陈列与储存、销售管理、售后管理等内容。

第四章为"附则"，主要内容包括符合批发企业、零售企业的规定、规范术语含义、其他组织经营药品的管理主体等内容。

三、GSP 规定的质量管理体系、组织机构与质量管理职责

（一）质量管理体系

1. 质量管理体系的内涵　药品经营企业（包括药品批发企业和药品零售企业）企业质量管理体系应当与其经营范围和规模相适应，包括组织机构、人员、设施设备、质量管理体系文件及相应的计算机系统等。企业应依据有关法律法规和 GSP 规定建立质量管理体系，制订质量管理体系文件，确定质量方针，明确企业总的质量目标和要求，开展质量策划、质量控制、质量保证、质量改进和质量风险管理等活动。

2. 质量管理体系内审　药品经营企业应当定期及在质量管理体系关键要素发生重大变化时，组织开展内审，并对内审情况进行分析，依据分析结论制订相应的质量管理体系改进措施。

3. 引进风险管理理念　药品经营应当采用前瞻或者回顾的方式，对药品流通过程中的质量风险进行评估、控制、沟通和审核。

4. 全员参与质量管理　企业应当全员参与质量管理。各部门、岗位人员应当正确理解并履行职责，承担相应质量责任。

（二）组织机构

1. 药品批发企业　药品批发企业是指是指将购进的药品销售给药品生产企业、药品经营企业、医疗机构的药品经营企业。药品批发企业一般所经营药品种类多、数量大，药品批发企业一般应设置质量管理、采购、储存、运输、销售、财务、人力资源、信息管理和行政办公等部门。每个部门应有部门负责人，负责部门内部工作的正常运行，并有效协调本部门内部、本部门与其他部门之间关系，从而保证企业总体目标的实现。

2. 药品零售企业　药品零售企业，是指将购进的药品直接销售给消费者的药品经营企业，包

括药品零售连锁企业和药品零售单体药店。

（1）药品零售连锁企业：药品零售连锁企业，是指经营同类药品、使用统一商号的若干个门店，在同一总部的管理下，采取统一采购配送、统一质量标准、采购同销售分离、实行规模化管理经营的组织形式。药品零售连锁企业应由总部、配送中心和若干个门店构成。总部是连锁企业经营管理的核心，配送中心是连锁企业的物流机构，门店是连锁企业的基础，承担日常零售业务。跨地域开办时可设立分部。

药品零售连锁企业部门设置分为总部部门设置及门店部门设置两部分。其中总部部门设置类似于药品批发企业，一般应具备采购配送、财务管理、质量管理、教育培训等职能。总部质量管理人员及机构应符合药品批发同规模企业标准。

药品零售连锁企业门店一般不设置部门，直接设置到具体岗位。门店按照总部的制度、规范要求，承担日常药品零售业务。门店的质量管理人员应符合同规模药店质量管理人员标准。门店不得自行采购药品。

（2）药品零售单体药店：药品零售单体药店一般根据其经营规模大小设置相应的部门，也可直接设置到岗位。若设置部门，一般包括综合办公室、质量管理、采购、销售、人事、财务等部门。若直接设置到岗位，应设置质量管理、采购、处方审核、收银、销售等岗位，其中质量管理岗应注意专人专岗，不得由其他部门和人员进行兼任。

3. 质量管理部门职责 药品经营企业应当设立质量管理部门，有效开展质量管理工作。一般情况，质量管理部门下设药品质量管理岗和药品验收岗。质量管理部门的职责不得由其他部门及人员履行。质量管理部门应当有效开展质量管理工作，其职责不得由其他部门及人员履行。

四、GSP 规定的人员与培训

（一）GSP 对人员基本要求

GSP 对药品经营企业的负责人、质量管理人员、质量检验负责人及有关人员的专业技术职称、掌握的知识、学历等做出了具体规定，具体要求见表 8-1、表 8-2。

表 8-1 药品批发企业关键岗位人员资质要求

人员	学历、职称或执业资格要求	知识、经历或能力要求
企业负责人	大学专科以上学历或者中级以上专业技术职称	经过基本的药学专业知识培训，熟悉有关药品管理的法律法规及规范
质量负责人	大学本科以上学历、执业药师资格	3 年以上药品经营质量管理工作经历，在质量管理工作中具备正确判断和保障实施的能力
质量管理部门负责人	执业药师资格	3 年以上药品经营质量管理工作经历，能独立解决经营过程中的质量问题
质量管理人员	药学中专或者医学、生物、化学等相关专业大学专科以上学历或者具有药学初级以上专业技术职称	无要求
验收、养护人员	药学或者医学、生物、化学等相关专业中专以上学历或者具有药学初级以上专业技术职称	无要求
采购人员	药学或者医学、生物、化学等相关专业中专以上学历	无要求
销售、储存人员	高中以上文化程度	无要求
中药材、中药饮片验收人员	中药学专业中专以上学历或者具有中药学中级以上专业技术职称	无要求
中药材、中药饮片养护人员	中药学专业中专以上学历或者具有中药学初级以上专业技术职称	无要求

人员	学历、职称或执业资格要求	知识、经历或能力要求
中药材、中药饮片直接收购地产中药材验收人员	中药学中级以上专业技术职称	无要求
经营疫苗企业负责疫苗质量管理和验收人员	预防医学、药学、微生物学或者医学等专业本科以上学历及中级以上专业技术职称	3年以上从事疫苗管理或者技术工作经历

表 8-2　药品零售企业关键岗位人员资质要求

人员	学历、职称或执业资格要求
法定代表人	执业药师
企业负责人	执业药师
处方审核人员	执业药师
质量管理、验收、采购人员	药学或者医学、生物、化学等相关专业学历或者具有药学专业技术职称
中药饮片质量管理、验收、采购人员	中药学中专以上学历或者具有中药学专业初级以上专业技术职称
营业员	高中以上文化程度，或者符合省级食品药品监督管理部门规定的条件
中药饮片调剂人员	中药学中专以上学历或者具备中药调剂员资格

（二）GSP 对培训的要求

1. 培训管理制度　药品经营企业应当对各岗位人员进行与其职责和工作内容相关的岗前培训及继续培训，以符合本规范要求。培训内容应当包括相关法律法规、药品专业知识及技能、质量管理制度、职责及岗位操作规程等。企业应当按照培训管理制度制定年度培训计划并开展培训，使相关人员能正确理解并履行职责。培训工作应当做好记录并建立档案。从事特殊管理的药品和冷藏冷冻药品的储存、运输等工作的人员，应当接受相关法律法规和专业知识培训并经考核合格后方可上岗。

2. 卫生管理制度　GSP 规定药品批发企业应当制订员工个人卫生管理制度，储存、运输等岗位人员的着装应当符合劳动保护和产品防护的要求。药品零售企业工作人员在营业场所内应当穿着整洁、卫生的工作服，在药品储存、陈列等区域不得存放与经营活动无关的物品及私人用品，在工作区域内不得有影响药品质量和安全的行为。

3. 健康检查　质量管理、验收、养护、储存等直接接触药品岗位的人员应当进行岗前及年度健康检查，并建立健康档案。患有传染病或者其他可能污染药品的疾病的，不得从事直接接触药品的工作。身体条件不符合相应岗位特定要求的，不得从事相关工作。

五、质量管理体系文件

GSP 规定药品经营企业制定质量管理体系文件应当符合企业实际。文件应包括药品经营管理与质量控制的全过程，包括质量管理制度、部门及岗位职责、操作规程、档案、报告、记录和凭证等，并对文件定期审核、及时修订。

药品批发企业应当制定药品采购、收货、验收、储存、养护、销售、出库复核、运输等环节及计算机系统的操作规程。药品零售企业应当建立药品采购、验收、销售、陈列检查、温湿度监测、不合格药品处理等相关记录，做到真实、完整、准确、有效和可追溯。药品零售企业质量管理岗位、处方审核岗位的职责不得由其他岗位人员代为履行。

1. 计算机系统记录管理　通过计算机系统记录数据时，有关人员应当按照操作规程，通过授权及密码登录后方可进行数据的录入或者复核；数据的更改应当经质量管理部门审核并在其监督下进行，更改过程应当留有记录。

2. 统一记录及凭证保存时限　记录与凭证应当至少保存 5 年。疫苗的记录和凭证应当保存至超过有效期 5 年备查；特殊管理药品使用专用账册，其保存期限应当至药品有效期满之日起不少于 5 年。

六、GSP 对设施与设备的要求

▌（一）GSP 关于药品批发企业设施与设备的规定

药品批发企业应当具有与其药品经营范围、经营规模相适应的经营场所和库房，库房的选址、设计、布局、建造、改造和维护应当符合药品储存的要求，防止药品的污染、交叉污染、混淆和差错。药品储存作业区、辅助作业区应当与办公区和生活区分开一定距离或者有隔离措施。库房的规模及条件应当满足药品的合理、安全储存。经营中药材、中药饮片的，应当有专用的库房和养护工作场所，直接收购地产中药材的应当设置中药样品室（柜）。

1. 库房设施设备要求　①药品与地面之间有效隔离的设备。②避光、通风、防潮、防虫、防鼠等设备。③有效调控温湿度及室内外空气交换的设备。④自动监测、记录库房温湿度的设备。⑤符合储存作业要求的照明设备。⑥用于零货拣选、拼箱发货操作及复核的作业区域和设备。⑦包装物料的存放场所。⑧验收、发货、退货的专用场所。⑨不合格药品专用存放场所。⑩经营特殊管理的药品有符合国家规定的储存设施。

2. 经营冷藏、冷冻药品设施设备要求　①与其经营规模和品种相适应的冷库。②用于冷库温度自动监测、显示、记录、调控、报警的设备。③冷库制冷设备的备用发电机组或者双回路供电系统。④对有特殊低温要求的药品，应当配备符合其储存要求的设施设备。⑤冷藏车及车载冷藏箱或者保温箱等设备。

3. 运输药品时设施设备要求　运输药品应当使用封闭式货物运输工具。运输冷藏、冷冻药品的冷藏车及车载冷藏箱、保温箱应当符合药品运输过程中对温度控制的要求。冷藏车具有自动调控温度、显示温度、存储和读取温度监测数据的功能；冷藏箱及保温箱具有外部显示和采集箱体内温度数据的功能。储存、运输设施设备的定期检查、清洁和维护应当由专人负责，并建立记录和档案。

▌（二）GSP 关于药品零售企业设施与设备的规定

药品零售企业的营业场所应当与其药品经营范围、经营规模相适应，并与药品储存、办公、生活辅助及其他区域分开。营业场所应当具有相应设施或者采取其他有效措施，避免药品受室外环境的影响，并做到宽敞、明亮、整洁、卫生。GSP 对设置库房的药品零售企业库房内设施设备要求与药品批发企业要求基本一致。营业场所应当有以下营业设备：①货架和柜台；②监测、调控温度的设备；③经营中药饮片的，有存放饮片和处方调配的设备；④经营冷藏药品的，有专用冷藏设备；⑤经营第二类精神药品、毒性中药品种和罂粟壳的，有符合安全规定的专用存放设备；⑥药品拆零销售所需的调配工具、包装用品。

企业应当建立能够符合经营和质量管理要求的计算机系统，并满足药品电子监管的实施条件。储存中药饮片应当设立专用库房。企业应当按照国家有关规定，对计量器具、温湿度监测设备等定期进行校准或者检定。

七、GSP 对计算机系统的规定

企业应当建立能够符合经营全过程管理及质量控制要求的计算机系统，实现药品质量可追溯，并满足药品电子监管的实施条件。各类数据的录入、修改、保存等操作应当符合授权范围、操作规程和管理制度的要求，保证数据原始、真实、准确、安全和可追溯。计算机系统运行中涉及企业经营和管理的数据应当采用安全、可靠的方式储存并按日备份，备份数据应当存放在安全场所。

企业计算机系统应当符合以下要求：①有支持系统正常运行的服务器和终端机；②有安全、稳定的网络环境，有固定接入互联网的方式和安全可靠的信息平台；③有实现部门之间、岗位之间信息传输和数据共享的局域网；④有药品经营业务票据生成、打印和管理功能；⑤有符合本规范要求及企业管理实际需要的应用软件和相关数据库。

八、GSP 对药品经营过程质量管理的规定

案例 8-3　　　　　　　个人销售未经批准进口药品案

2013 年 11 月 20 日下午，厦门市食品药品监管局第三分局接到群众举报，称位于同安区祥平街道银福小区的楼某某有销售假药的违法行为。药监执法人员立即对当事人进行现场检查，在位于其所在的某日用百货商店营业场所标注有"高柜015"货柜上，发现百昌堂珠珀猴枣散、永达堂保婴丹等 2 种未经批准进口的药品。这两种未经批准进口的药品外包装和说明书均标示为境外药品生产企业生产，但未标示合法的进口药品注册证或医药产品注册证，当事人也无法提供相应的进口药品注册证或医药产品注册证等证明文件和合法购进票据等相关资料。

问题：

1. 楼某某违反了药品经营管理的哪些相关规定？

2. 如何根据相关法规对楼某某进行处罚？

（一）采购

药品经营企业的采购活动应当符合以下要求：确定供货单位的合法资格；确定所购入药品的合法性；核实供货单位销售人员的合法资格；与供货单位签订质量保证协议。

1. 对首营企业、首营品种的审核　采购中涉及的首营企业、首营品种，采购部门应当填写相关申请表格，经过质量管理部门和企业质量负责人的审核批准。必要时应当组织实地考察，对供货单位质量管理体系进行评价。GSP 规定，对首营企业的审核，应当查验加盖其公章原印章的以下资料，确认真实、有效，具体如下。①药品生产许可证或者药品经营许可证复印件。②营业执照复印件及其上一年度企业年度报告公示情况。③ GMP 认证证书或者 GSP 认证证书复印件。④相关印章、随货同行单（票）样式。⑤质量保证体系调查表、企业开户银行信息、质量保证协议书。

经营麻醉药品、精神药品、易制毒化学品、医疗用毒性药品、罂粟壳、放射性药品、蛋白同化制剂、肽类激素等特殊管理和专项管理药品的，应有相应部门批准的文件。

药品生产许可证、药品经营许可证有效期为 5 年。如果 GSP 认证证书于 2019 年 12 月 1 日后过期，则无须再提供。

2. 对供货单位、供货单位销售人员的要求　企业与供货单位签订的质量保证协议至少包括以下内容：①明确双方质量责任；②供货单位应当提供符合规定的资料且对其真实性、有效性负责；③供货单位应当按照国家规定开具发票；④药品质量符合药品标准等有关要求；⑤药品包装、标签、说明书符合有关规定；⑥药品运输的质量保证及责任；⑦质量保证协议的有效期限。企业应当核实、留存供货单位销售人员以下资料：①加盖供货单位公章原印章的销售人员身份证复印件；②加盖供货单位公章原印章和法定代表人印章或者签名的授权书，授权书应当载明被授权人姓名、身份证号码，以及授权销售的品种、地域、期限；③供货单位及供货品种相关资料。

3. 采购药品时的要求　采购药品时，企业应当向供货单位索取发票，采购药品应当建立采购记录。采购记录应当有药品的通用名称、剂型、规格、生产厂商、供货单位、数量、价格、购货日期等内容，采购中药材、中药饮片的还应当标明产地。发生灾情、疫情、突发事件或者临床紧急救治等特殊情况，以及其他符合国家有关规定的情形，企业可采用直调方式购销药品，将已采

购的药品不入本企业仓库，直接从供货单位发送到购货单位，并建立专门的采购记录，保证有效的质量跟踪和追溯。采购特殊管理的药品，应当严格按照国家有关规定进行。企业应当定期对药品采购的整体情况进行综合质量评审，建立药品质量评审和供货单位质量档案，并进行动态跟踪管理。

（二）收货与验收

1. 药品收货时要求　药品到货时，收货人员应当核实运输方式是否符合要求，并对照随货同行单（票）和采购记录核对药品，做到票、账、货相符。随货同行单（票）应当包括供货单位、生产厂商、药品的通用名称、剂型、规格、批号、数量、收货单位、收货地址、发货日期等内容，并加盖供货单位药品出库专用章原印章。冷藏、冷冻药品到货时，应当对其运输方式及运输过程的温度记录、运输时间等质量控制状况进行重点检查并记录。不符合温度要求的应当拒收。收货人员对符合收货要求的药品，应当按品种特性要求放于相应待验区域，或者设置状态标志，通知验收。冷藏、冷冻药品应当在冷库内待验。

2. 药品验收时要求　验收药品应当按照药品批号查验同批号的检验报告书。供货单位为批发企业的，检验报告书应当加盖其质量管理专用章原印章。企业应当按照验收规定，对每次到货药品进行逐批抽样验收，抽取的样品应当具有代表性，具体要求如下：①同一批号的药品应当至少检查一个最小包装，但生产企业有特殊质量控制要求或者打开最小包装可能影响药品质量的，可不打开最小包装；②破损、污染、渗液、封条损坏等包装异常及零货、拼箱的，应当开箱检查至最小包装；③外包装及封签完整的原料药、实施批签发管理的生物制品，可不开箱检查。验收人员应当对抽样药品的外观、包装、标签、说明书及相关的证明文件等逐一进行检查、核对。验收结束后，应当将抽取的完好样品放回原包装箱，加封并标示。

对实施电子监管的药品，企业应当按规定进行药品电子监管码扫码，并及时将数据上传至中国药品电子监管网系统平台。企业对未按规定加印或者加贴中国药品电子监管码，或者监管码的印刷不符合规定要求的，应当拒收。监管码信息与药品包装信息不符的，应当及时向供货单位查询，未得到确认之前不得入库，必要时向当地食品药品监督管理部门报告。企业应当建立库存记录，验收合格的药品应当及时入库登记；验收不合格的，不得入库，并由质量管理部门处理。

（三）储存与养护

1. 药品库房储存要求　药品批发企业和设置库房的药品零售企业应当根据药品的质量特性对药品进行合理储存，并符合以下要求。①按包装标示的温度要求储存药品，包装上没有标示具体温度的，按照《中国药典》规定的储藏要求进行储存。②储存药品相对湿度为35%～75%。③在人工作业的库房储存药品，按质量状态实行色标管理：合格药品为绿色，不合格药品为红色，待确定药品为黄色。④储存药品应当按照要求采取避光、遮光、通风、防潮、防虫、防鼠等措施。⑤搬运和堆码药品应当严格按照外包装标示要求规范操作，堆码高度符合包装图示要求，避免损坏药品包装。⑥药品按批号堆码，不同批号的药品不得混垛，垛间距不小于5厘米，与库房内墙、顶、温度调控设备及管道等设施间距不小于30厘米，药品应置于地垫、货架上，与地面间距不小于10厘米。⑦药品与非药品、外用药与其他药品分开存放，中药材和中药饮片分库存放。⑧特殊管理的药品应当按照国家有关规定储存。⑨拆除外包装的零货药品应当集中存放。⑩储存药品的货架、托盘等设施设备应当保持清洁，无破损和杂物堆放。⑪未经批准的人员不得进入储存作业区，储存作业区内的人员不得有影响药品质量和安全的行为。⑫药品储存作业区内不得存放与储存管理无关的物品。

2. 药品批发企业药品养护要求　养护人员应当根据库房条件、外部环境、药品质量特性等对药品进行养护，主要内容如下。①指导和督促储存人员对药品进行合理储存与作业；检查并改善储存条件、防护措施、卫生环境。②对库房温湿度进行有效监测、调控。③按照养护计划对库存药品的外观、包装等质量状况进行检查，并建立养护记录。④对储存条件有特殊要求的或者有效期较短的品种应当进行重点养护。⑤发现有问题的药品应当及时在计算机系统中锁定和记录，并通知质量管理部门处理。⑥对中药材和中药饮片应当按其特性采取有效方法进行养护并记录，所采取的养护方法不得对药品造成污染。⑦定期汇总、分析养护信息。

3. 药品零售企业药品陈列要求　药品的陈列应当符合以下要求。①按剂型、用途及储存要求分类陈列，并设置醒目标志，类别标签字迹清晰、放置准确。②药品放置于货架（柜），摆放整齐有序，避免阳光直射。③处方药、非处方药分区陈列，并有处方药、非处方药专用标识。④处方药不得采用开架自选的方式陈列和销售。⑤外用药与其他药品分开摆放。⑥拆零销售的药品集中存放于拆零专柜或者专区。⑦第二类精神药品、毒性中药品种和罂粟壳不得陈列。⑧冷藏药品放置在冷藏设备中，按规定对温度进行监测和记录，并保证存放温度符合要求。⑨中药饮片柜斗谱的书写应当正名正字；装斗前应当复核，防止错斗、串斗；应当定期清斗，防止饮片生虫、发霉、变质；不同批号的饮片装斗前应当清斗并记录。⑩经营非药品应当设置专区，与药品区域明显隔离，并有醒目标志。

4. 处理措施　企业应当采用计算机系统对库存药品的有效期进行自动跟踪和控制，采取近效期预警及超过有效期自动锁定等措施，防止过期药品销售。药品因破损而导致液体、气体、粉末泄漏时，应当迅速采取安全处理措施，防止对储存环境和其他药品造成污染。对质量可疑的药品应当立即采取停售措施，并在计算机系统中锁定，同时报告质量管理部门确认。

（四）销售

1. 药品批发企业药品销售要求　企业应当将药品销售给合法的购货单位，并对购货单位的证明文件、采购人员及提货人员的身份证明进行核实，保证药品销售流向真实、合法。企业应当严格审核购货单位的生产范围、经营范围或者诊疗范围，并按照相应的范围销售药品。企业销售药品，应当如实开具发票，做到票、账、货、款一致。企业应当做好药品销售记录。销售记录应当包括药品的通用名称、规格、剂型、批号、有效期、生产厂商、购货单位、销售数量、单价、金额、销售日期等内容。按照本规范进行药品直调的，应当建立专门的销售记录。

中药材销售记录应当包括品名、规格、产地、购货单位、销售数量、单价、金额、销售日期等内容；中药饮片销售记录应当包括品名、规格、批号、产地、生产厂商、购货单位、销售数量、单价、金额、销售日期等内容。销售特殊管理的药品及国家有专门管理要求的药品，应当严格按照国家有关规定执行。

2. 药品零售企业销售管理　企业应当在营业场所的显著位置悬挂药品经营许可证、营业执照及执业药师注册证等有关资质证件。营业人员应当佩戴有照片、姓名、岗位等内容的工作牌，是执业药师和药学技术人员的，工作牌还应当标明执业资格或者药学专业技术职称。在岗执业的执业药师应当挂牌明示。销售药品应当符合以下要求：处方经执业药师审核后方可调配；对处方所列药品不得擅自更改或者代用，对有配伍禁忌或者超剂量的处方，应当拒绝调配，但经处方医师更正或者重新签字确认的，可以调配；调配处方后经过核对方可销售；处方审核、调配、核对人员应当在处方上签字或者盖章，并按照有关规定保存处方或者其复印件；销售近效期药品应当向顾客告知有效期；销售中药饮片做到计量准确，并告知煎服方法及注意事项；提供中药饮片代煎服务，应当符合国家有关规定。企业销售药品应当开具销售凭证，内容包括药品名称、生产厂商、数量、价格、批号、规格等，并做好销售记录。

（五）出库与运输配送

1. 药品出库要求　药品出库时应当附加盖企业药品出库专用章原印章的随货同行单（票），并且对照销售记录进行复核。发现以下情况不得出库，并报告质量管理部门处理：药品包装出现破损、污染、封口不牢、衬垫不实、封条损坏等问题；包装内有异常响动或者液体渗漏；标签脱落、字迹模糊不清或者标识内容与实物不符；药品已超过有效期；其他异常情况的药品。特殊管理的药品出库应当按照有关规定进行复核。

药品出库复核应当建立记录，包括购货单位、药品的通用名称、剂型、规格、数量、批号、有效期、生产厂商、出库日期、质量状况和复核人员等内容。药品拼箱发货的代用包装箱应当有醒目的拼箱标志。

冷藏、冷冻药品的装箱、装车等项作业，应当由专人负责并符合以下要求：车载冷藏箱或者保温箱在使用前应当达到相应的温度要求；应当在冷藏环境下完成冷藏、冷冻药品的装箱、封箱工作；装车前应当检查冷藏车辆的启动、运行状态，达到规定温度后方可装车；启运时应当做好运输记录，内容包括运输工具和启运时间等。

2. 运输与配送要求　运输药品，应当根据药品的包装、质量特性并针对车况、道路、天气等因素，选用适宜的运输工具，采取相应措施防止出现破损、污染等问题。发运药品时，应当检查运输工具，发现运输条件不符合规定的，不得发运。

运输药品过程中，运载工具应当保持密闭。企业应当严格按照外包装标示的要求搬运、装卸药品。企业应当根据药品的温度控制要求，在运输过程中采取必要的保温或者冷藏、冷冻措施。

企业委托其他单位运输药品的，应当对承运方运输药品的质量保障能力进行审计，索取运输车辆的相关资料，符合本规范运输设施设备条件和要求的方可委托。企业委托运输药品应当有记录，实现运输过程的质量追溯。记录至少包括发货时间、发货地址、收货单位、收货地址、货单号、药品件数、运输方式、委托经办人、承运单位，采用车辆运输的还应当载明车牌号，并留存驾驶人员的驾驶证复印件。记录应当至少保存 5 年。

（六）售后管理

企业应当加强对退货的管理，保证退货环节药品的质量和安全，防止混入假冒药品。企业应当按照质量管理制度的要求，制订投诉管理操作规程，内容包括投诉渠道及方式、档案记录、调查与评估、处理措施、反馈和事后跟踪等。企业应当配备专职或者兼职人员负责售后投诉管理，对投诉的质量问题查明原因，采取有效措施及时处理和反馈，并做好记录，必要时应当通知供货单位及药品生产企业。企业应当及时将投诉及处理结果等信息记入档案，以便查询和跟踪。企业发现已售出药品有严重质量问题，应当立即通知购货单位停售、追回并做好记录，同时向药品监督管理部门报告。企业应当协助药品生产企业履行召回义务，按照召回计划的要求及时传达、反馈药品召回信息，控制和收回存在安全隐患的药品，并建立药品召回记录。企业质量管理部门应当配备专职或者兼职人员，按照国家有关规定承担药品不良反应监测和报告工作。

（七）其他经营质量管理要求

2016 年，国家食品药品监督管理总局按照 GSP（国家食品药品监督管理总局令第 28 号）对 GSP 的五个附录进行了修改，以"国家食品药品监督管理总局 2016 年第 197 号"公布"关于修改与《药品经营质量管理规范》相关的冷藏、冷冻药品的储存与运输管理等 5 个附录文件的公告"。

1.《药品收货与验收》　共 19 条，具体内容包含到货验收时检查的具体内容，冷藏、冷冻药品到货时应当检查的项目，到货药品与采购记录不符等情况的处理办法，使企业在实际操作中能更好地掌握和实现 GSP。

2.《温湿度自动监测》　共 17 条，规定了对药品储运温湿度自动监测系统的监测功能、数据安全管理、风险预警与应急、系统安装与操作等，对于系统的硬件组成、测点精度和布点密度作出具体要求，强调系统的独立性，防止因断电等故障因素影响系统正常运行或造成数据丢失。明确了测点的安装位置、校准及设施设备的维护，确保系统各项功能的有效实现和药品温湿度数据的有效追溯。

3.《验证管理》　共 12 条，对于我国的药品经营企业来说，验证是一项全新的工作。该附录详细地提出了验证方案的制订、验证项目的确定、验证方案的实施等内容，并具体明确了冷库、冷藏车、冷藏箱（保温箱）和温湿度自动监测系统的验证项目。对于验证的范围、参数标准、设备条件、实施项目、具体操作、数据分析、偏差处理及风险控制、质量控制文件编制、验证结果应用等都进行了具体规定。

4.《药品经营企业计算机系统》 共22条，在药品流通各环节采用计算机管理的流程作业、功能设定、规范操作、质量控制方面进行了细化，对硬件、软件和人员职责等方面作出具体规定，详细地规定了系统的硬件设施和网络环境的要求，明确关键岗位人员职责进行，确保各环节人员严格按规范作业，杜绝违规操作，控制和防范质量风险，确保药品经营质量，并可以实现药品质量的全程有效追溯和企业经营行为的严格控制。

5.《冷藏、冷冻药品的储存与运输管理》 共13条，是我国药品流通过程中第一个全面、系统、全供应链实施质量控制的管理标准。其主要规定了如下内容：冷链药品的设施设备配置、人员条件、制度建设、质量追溯；冷库、冷藏车及冷藏箱的技术指标、操作规程，强调了人员培训，是药品经营企业开展冷链药品储存、运输管理的基本准则和操作标准。

案例 8-4　　　　　　　　　　**山东非法疫苗案**

2016年3月，山东警方破获案值5.7亿元非法疫苗案，疫苗未经严格冷链存储运输销往24个省市。疫苗含25种儿童、成人用二类疫苗。此次涉及疫苗买卖线索的共有安徽、北京、福建、甘肃、广东、广西、贵州、河北、河南、黑龙江、湖北、吉林、江苏、江西、重庆、浙江、四川、陕西、山西、山东、湖南、辽宁、内蒙古、新疆等24个省（自治区、直辖市）近80个县市。据山东济南警方通报，2010年以来，该省庞某与女儿孙某非法购进25种儿童、成人用二类疫苗，未经严格冷链存储运输销往广东、河南、安徽、四川等18个省（自治区、直辖市）。2015年4月28日，济南市公安局食药环侦支队会同济南市食药监局食品药品稽查支队，一举捣毁一处位于偏僻厂房内的仓库，现场查获大批预防流行性乙型脑炎等人用疫苗，价值近70万元，并将犯罪嫌疑人庞某及其女儿孙某抓获。目前，除已查获的疫苗被查封外，有关部门还在查找其他"问题疫苗"的流向和使用情况。针对网络上的这些生物制品交流群，公安网监部门也介入调查。

问题：
1. 庞某与孙某非法销售疫苗过程中违反了哪些规定？
2. 药品监督管理部门应如何处罚？

第三节　药品电子商务的管理规定

一、药品电子商务概念

医药行业是技术密集程度高、高投入、高产出、风险大的国际化产业，也是我国四大重点技术创新产业之一。随着我国互联网的普及和电子商务的迅猛发展，医药行业进行电子商务化，发展药品电子商务是大势所趋。通过 Web 技术、电子商务技术，建立一个覆盖整个药品购销过程的虚拟药品市场，使药品流通中的买方和卖方无须见面即可迅速实现物流、信息流和资金流的平等交换，并实现了药品市场渠道的公平透明，电子商务将是信息时代医药流通的未来之路。

（一）药品电子商务的含义及特征

药品电子商务是指药品生产者、经营者、使用者或者消费者，通过发达的信息网络系统，以电子数据信息交换的方式进行并完成各种药品贸易活动或服务活动。药品电子商务以电子平台运营商为信息桥梁，建立医药生产企业——物流企业——医疗机构（药房、药库）——银行直接联系的模式，快速实现药品的信息流、物流、资金流的"三流"统一。随着现代信息网络技术的迅猛发展，药品交易行为已经从单一的柜台式销售向柜台与电子商务网络平台相结合的形式迅速发展。

互联网打破了药品的传统流通渠道限制，药品通过互联网进行交易、流通已经绕过了传统的监管体系，使原有的监管体系在互联网环境下较难发挥监管作用。另外，药品具有特殊性，药品的质量、用药安全和有效与人们的身体健康及生命安全紧密相关，对以电子商务方式所进行的药品流通监管尤为重要。另外，由于药品具有治病救人的特点，在抢救危重患者时，要求药品电子商务物流具有高时效性。因此，政府对药品的电子商务活动的监管比普通产品的电子商务交易严格许多，并对这一行业的设置了较高的准入门槛。

（二）药品电子商务的交易模式

1. B2B 交易模式 B2B 即"business to business"。这一模式主要是指医药企业之间、医药企业和医疗机构之间通过互联网以电子化方式进行交易。这种交易模式是一种完全数字化的电子交易活动，在药品电子商务中主要表现为药品的在线招标与网络采购。随着"互联网+"时代的到来，B2B 药品交易场是我国药品的集中招标采购和药品流通行业发展的必然选择。

B2B 交易场不同于普通的招标代理机构，它不从属于买方或卖方，是独立的第三方交易平台，为买方和卖方提供双向服务，并致力于维护交易各方利益的均衡。B2B 药品交易场能够将所有具备条件的买方和卖方聚集到一个虚拟的中心交易场所，以动态的价格进行药品在线交易。B2B 交易场也不同于普通的 B2B 电子商务系统，它的交易平台可以覆盖全行业的垂直交易系统，它的网络覆盖范围极其广泛，可以做到完全开放、公开、公平、公正的进行虚拟药品交易，进入这个市场的买方和卖方都是 B2B 交易场运营商的战略合作伙伴。

近年来，B2B 交易场提供的独立的第三方药品交易平台已经受到越来越广泛的欢迎。探索在我国医药卫生系统内建立完善的 B2B 交易场系统的工作已经起步。相关部门已经开发出数据中心系统和交易中心系统，并开始在医疗机构药品集中招标采购过程中推广应用，已取得初步成效。医疗机构药品集中招标采购制度的建立，也为 B2B 药品交易场的推广应用提供巨大的市场机遇。

2. B2C 交易模式 B2C 即"business to customer"，主要是指药品零售商或医药企业对广大消费者的模式，主要表现形式为网上药店，运作形式主要采用网上店铺平台运作模式。

二、互联网药品交易服务管理规定

为加强药品监督管理，规范互联网药品交易，根据《药品管理法》《药品管理法实施条例》及其他相关法律、法规，2005 年 9 月 29 日，国务院食品药品监督管理部门制定公布了《互联网药品交易服务审批暂行规定》（以下简称《规定》）。《规定》于 2005 年 12 月 1 日起施行，《规定》共37 条，主要内容包括互联网药品交易服务的定义、类别和审批部门，各类互联网药品交易服务企业应具备的条件，申报、审批程序等。

（一）互联网药品交易服务定义、类别和审批部门

1. 定义 互联网药品交易服务，是指通过互联网提供药品（包括医疗器械、直接接触药品的包装材料和容器）交易服务的电子商务活动。

2. 类别 互联网药品交易服务包括为药品生产企业、药品经营企业和医疗机构之间的互联网药品交易提供的服务，药品生产企业、药品批发企业通过自身网站与本企业成员之外的其他企业进行的互联网药品交易及向个人消费者提供的互联网药品交易服务。本企业成员是指企业集团成员或者提供互联网药品交易服务的药品生产企业、药品批发企业对其拥有全部股权或者控股权的企业法人。

3. 审批部门 国家药品监督管理局，省、自治区、直辖市药品监督管理部门进行审批。目前网站凡是销售或披露与药品有关的信息，都必须经过药品监督管理部门批准。按要求，这些网站应在显著位置标明互联网药品信息服务资格证书，或是互联网药品交易服务资格证书的信息。

案例 8-5 **陈某等网络销售假药案**

"祖传秘方""药到病除""特效药"等字眼,频频吸引着大家的注意,但特效药真的灵验吗? 2021 年 5 月,象山市一市民匿名举报"陈某疑似在朋友圈销售假药",接到举报后,象山县市场监督管理局立即展开核实。该局不断通过各种渠道进行多次排查,发现陈某通过朋友圈发布大量痛风药、特效哮喘灵等药品广告。经调查发现每瓶售价 280 元的"痛风特效药",成本仅需 0.8~1.2 元;同时经宁波市药品检验所检验,陈某销售的产品内检出吡罗昔康、地塞米松等药品成分。经过追踪发现该团伙通过陈某等遍及浙江、云南、广东等全国各地的近 2000 名代理人员,用微信朋友圈发放广告等营销方式进行宣传并销售。共抓获犯罪嫌疑人 8 名,收缴假药"新版痛风特效药"10 万多颗,捣毁存储窝点 6 个,涉案金额达 700 多万元。

问题:

1. 陈某等属于何种行为?
2. 陈某等行为违反了哪些药品管理相关法规规定?

(二)各类互联网药品交易服务企业应具备的条件

从事互联网药品交易服务的企业必须经过审查验收并取得互联网药品交易服务机构资格证书。

1. 提供 B2B 平台服务模式的企业 这类企业是指为药品生产企业、药品经营企业和医疗机构之间的互联网药品交易提供服务的企业,应当具备以下条件:①依法设立的企业法人;②提供互联网药品交易服务的网站已获得从事互联网药品信息服务的资格;③拥有与开展业务相适应的场所、设施、设备,并具备自我管理和维护的能力;④具有健全的网络与交易安全保障措施及完整的管理制度;⑤具有完整保存交易记录的能力、设施和设备;⑥具备网上查询、生成订单、电子合同、网上支付等交易服务功能;⑦具有保证上网交易资料和信息的合法性、真实性的完善的管理制度、设备与技术措施;⑧具有保证网络正常运营和日常维护的计算机专业技术人员,具有健全的企业内部管理机构和技术保障机构;⑨具有药学或者相关专业本科学历,熟悉药品、医疗器械相关法规的专职专业人员组成的审核部门负责网上交易的审查工作。

2. 提供 B2B 服务模式的企业 这类企业数是指通过自身网站与本企业成员之外的其他企业进行互联网药品交易的药品生产企业和药品批发企业,应当具备以下条件:①提供互联网药品交易服务的网站已获得从事互联网药品信息服务的资格;②具有与开展业务相适应的场所、设施、设备,并具备自我管理和维护的能力;③具有健全的管理机构,具备网络与交易安全保障措施及完整的管理制度;④具有完整保存交易记录的设施、设备;⑤具备网上查询、生成订单、电子合同等基本交易服务功能;⑥具有保证网上交易的资料和信息的合法性、真实性的完善管理制度、设施、设备与技术措施。

3. 提供 B2C 服务模式的企业 这类企业是指向个人消费者提供互联网药品交易服务的企业,应当具备以下条件:①依法设立的药品连锁零售企业;②提供互联网药品交易服务的网站已获得从事互联网药品信息服务的资格;③具有健全的网络与交易安全保障措施及完整的管理制度;④具有完整保存交易记录的能力、设施和设备;⑤具备网上咨询、网上查询、生成定单、电子合同等基本交易服务功能;⑥对上网交易的品种有完整的管理制度与措施;⑦具有与上网交易的品种相适应的药品配送系统;⑧具有执业药师负责网上实时咨询,并有保存完整咨询内容的设施、设备及相关管理制度;⑨从事医疗器械交易服务,应当配备拥有医疗器械相关专业学历、熟悉医疗器械相关法规的专职专业人员。

(三)申报、审批程序

1. 资格证书 从事互联网药品交易服务的企业必须经过审查验收并取得互联网药品交易服务机构资格证书。互联网药品交易服务机构的验收标准由国家药品监督管理局统一制定。互联网药品交易服务机构资格证书由国家药品监督管理局统一印制，有效期 5 年。

2. 审批权限划分　国家药品监督管理局对为药品生产企业、药品经营企业和医疗机构之间的互联网药品交易提供服务的企业进行审批。省、自治区、直辖市药品监督管理部门对本行政区域内通过自身网站与本企业成员之外的其他企业进行互联网药品交易的药品生产企业、药品批发企业和向个人消费者提供互联网药品交易服务的企业进行审批。

3. 审批程序　申请从事互联网药品交易服务的企业，应当填写国家药品监督管理局统一制发的从事互联网药品交易服务申请表向所在地省、自治区、直辖市药品监督管理部门提出申请，并提交以下材料：①拟提供互联网药品交易服务的网站获准从事互联网药品信息服务的许可证复印件；②业务发展计划及相关技术方案；③保证交易用户与交易药品合法、真实、安全的管理措施；④营业执照复印件；⑤保障网络和交易安全的管理制度及措施；⑥规定的专业技术人员的身份证明、学历证明复印件及简历；⑦仪器设备汇总表；⑧拟开展的基本业务流程说明及相关材料；⑨企业法定代表人证明文件和企业各部门组织机构职能表。

省、自治区、直辖市药品监督管理部门收到申请材料后，在 5 日内对申请材料进行形式审查。决定予以受理的，发给受理通知书；决定不予受理的，应当书面通知申请人并说明理由，同时告知申请人享有依法申请行政复议或者提起行政诉讼的权利。

对于申请材料不规范、不完整的，省、自治区、直辖市药品监督管理部门应当在收到申请材料之日起 5 日内一次告知申请人需要补正的全部内容；逾期不告知的，自收到申请材料之日起即为受理。

省、自治区、直辖市药品监督管理部门受理为药品生产企业、药品经营企业和医疗机构提供互联网药品交易服务的申请后，应当在 10 个工作日内向国家药品监督管理局报送相关申请材料。

国家药品监督管理局按照有关规定对申请材料进行审核，并在 20 个工作日内作出同意或者不同意进行现场验收的决定，并书面通知申请人，同时抄送受理申请的省、自治区、直辖市药品监督管理部门。

国家药品监督管理局同意进行现场验收的，应当在 20 个工作日内对申请人按验收标准组织进行现场验收。验收不合格的，书面通知申请人并说明理由，同时告知申请人享有依法申请行政复议或者提起行政诉讼的权利；验收合格的，国家药品监督管理局应当在 10 个工作日内向申请人核发并送达同意其从事互联网药品交易服务的互联网药品交易服务机构资格证书。

省、自治区、直辖市药品监督管理部门按照有关规定对通过自身网站与本企业成员之外的其他企业进行互联网药品交易服务的药品生产企业、药品批发企业和向个人消费者提供互联网药品交易服务的申请人提交的材料进行审批，并在 20 个工作日内作出同意或者不同意进行现场验收的决定，并书面通知申请人。

省、自治区、直辖市药品监督管理部门同意进行现场验收的，应当在 20 个工作日内组织对申请人进行现场验收。验收不合格的，书面通知申请人并说明理由，同时告知申请人享有依法申请行政复议或者提起行政诉讼的权利；经验收合格的，省、自治区、直辖市药品监督管理部门应当在 10 个工作日内向申请人核发并送达同意其从事互联网药品交易服务的互联网药品交易服务机构资格证书。

4. 提供互联网药品交易服务的企业的有关规定

（1）在依法获得药品监督管理部门颁发的互联网药品交易服务机构资格证书后，申请人应当按照《互联网信息服务管理办法》的规定，依法取得相应的电信业务经营许可证，或者履行相应的备案手续。

（2）提供互联网药品交易服务的企业必须在其网站首页显著位置标明互联网药品交易服务机构资格证书号码。

（3）提供互联网药品交易服务的企业必须严格审核参与互联网药品交易的药品生产企业、药品经营企业、医疗机构从事药品交易的资格及其交易药品的合法性。对首次上网交易的药品生产企业、药品经营企业、医疗机构及药品，提供互联网药品交易服务的企业必须索取、审核交易各方的资格证明文件和药品批准证明文件并进行备案。

（4）提供互联网药品交易服务的企业变更网站网址、企业名称、企业法定代表人、企业地址等事项的，应填写互联网药品交易服务变更申请表并提前 30 个工作日向原审批部门申请办理变更手续，变更程序与原申请程序相同。变更服务范围的原有的资格证书收回，按本规定重新申请，重新审批。

（5）提供互联网药品交易服务的企业需要歇业、停业半年以上的，应在其停止服务前 1 个月向所在地省、自治区、直辖市药品监督管理部门提出书面备案申请。省、自治区、直辖市药品监督管理部门收到备案申请后，应当在 10 个工作日内通知电信管理部门。在互联网药品交易服务机构资格证书有效期内，歇业、停业的企业需要恢复营业的，应当向其备案的省、自治区、直辖市药品监督管理部门申请重新验收，经验收合格，方可恢复营业。

（6）互联网药品交易服务机构资格证书有效期届满，需要继续提供互联网药品交易服务的，提供互联网药品交易服务的企业应当在有效期届满前 6 个月内，向原发证机关申请换发互联网药品交易服务机构资格证书。

5. 交易范围

（1）在互联网上进行药品交易的药品生产企业、药品经营企业和医疗机构必须通过经药品监督管理部门及电信业务主管部门审核同意的互联网药品交易服务企业进行交易。参与互联网药品交易的医疗机构只能购买药品，不得上网销售药品。

（2）通过自身网站与本企业成员之外的其他企业进行互联网药品交易的药品生产企业和药品批发企业只能交易本企业生产或者本企业经营的药品，不得利用自身网站提供其他互联网药品交易服务。

（3）向个人消费者提供互联网药品交易服务的企业只能在网上销售本企业经营的非处方药，不得向其他企业或者医疗机构销售药品。

第四节　药品流通监督管理办法

药品流通监督，是指对药品生产企业的销售行为、药品经营企业经营的全过程，以及医疗机构采购药品的行为进行监督。为加强药品监督管理，规范药品流通秩序，保证药品质量，顺应药品流通体制改革的要求，2006 年 12 月国家药品监督管理部门颁布了《药品流通监督管理办法》，该办法对药品生产和经营企业购销药品等问题进一步进行监督管理。

一、药品流通监督管理办法概述

在中华人民共和国境内从事药品购销及监督管理的单位或者个人，应当遵守《药品流通监督管理办法》。药品生产、经营企业、医疗机构应当对其生产、经营、使用的药品质量负责。药品生产、经营企业在确保药品质量安全的前提下，应当适应现代药品流通发展方向，进行改革和创新。药品监督管理部门鼓励个人和组织对药品流通实施社会监督。对违反本办法的行为，任何个人和组织都有权向药品监督管理部门举报和控告。

二、药品生产、经营企业购销药品的监督管理

1. 企业对药品购销行为的责任　药品生产、经营企业对其药品购销行为负责，对其销售人员或设立的办事机构以本企业名义从事的药品购销行为承担法律责任。

2. 企业对其购销人员进行培训　药品生产、经营企业应当对其购销人员进行药品相关的法律、法规和专业知识培训，建立培训档案，培训档案中应当记录培训时间、地点、内容及接受培训的人员。

3. 对销售人员的销售行为的规定　药品生产、经营企业应当加强对药品销售人员的管理，并

对其销售行为作出具体规定。

4. 储存和销售场所的规定 药品生产、经营企业不得在经药品监督管理部门核准的地址以外的场所储存或者现货销售药品。

5. 企业销售产品范围的规定 药品生产企业只能销售本企业生产的药品，不得销售本企业受委托生产的或者他人生产的药品。

6. 应提供资料 药品生产企业、药品批发企业销售药品时，应当提供具体资料如下：①加盖本企业原印章的药品生产许可证或药品经营许可证和营业执照的复印件；②加盖本企业原印章的所销售药品的批准证明文件复印件；③销售进口药品的，按照国家有关规定提供相关证明文件。还应当提供加盖本企业原印章的授权书复印件。授权书原件应当载明授权销售的品种、地域、期限，注明销售人员的身份证号码，并加盖本企业原印章和企业法定代表人印章（或者签名）。销售人员应当出示授权书原件及本人身份证原件，供药品采购方核实。

药品生产企业、药品批发企业销售药品时，应当开具标明供货单位名称、药品名称、生产厂商、批号、数量、价格等内容的销售凭证。药品零售企业销售药品时，应当开具标明药品名称、生产厂商、数量、价格、批号等内容的销售凭证。药品生产、经营企业按照规定留存的资料和销售凭证，应当保存至超过药品有效期1年，但不得少于3年。

案例 8-6　　　　　　　　**某药品经营企业擅自出租柜台案**

某药品监督管理局执法人员在日常检查时发现某药房内有一箱标示为某公司生产的某药品一箱100盒，产品批号为20140401，包装为16片×1板×6小盒，现场该药房未提供该产品发票（或随货同行）及供货单位的资质材料，药品监督管理局执法人员依法对该药品予以先行登记保存。几天后，依法定程序对该药房下达行政处理通知书，予以立案调查。在调查的过程中，该药房的负责人诉说该批药品不是他自己经营的，而是该药品生产厂家的业务员叶某租用他的柜台自己经营，他只收取每月的租用柜台费，其他的由叶某自己经营。经查，该药房自2013年11月起，擅自出租柜台给该药品生产厂家的业务员叶某设专柜经营该药品，货值金额达8000.00元。

问题：

1. 该药房擅自出租柜台的行为是否合法？

2. 如果你作为该市药品监督管理执法人员，该如何处理此案？

案例 8-7　　　　　　　　**某零售药店未凭处方销售处方药案**

申江市东城区药监部门发现某药品零售连锁有限公司在当地开设的一家零售药店在未收到处方的情况下销售了甲硝唑片。其后，该药品零售连锁有限公司在申江市西城区开设的另一家药店被西城区药监局发现在未收到处方的情况下销售了头孢拉定胶囊。

问题：

1. 该药店的行为是否违反了 GSP？

2. 该药店的行为是否违反了《药品流通监督管理办法》？

3. 应该如何对该药店的行为进行处理？

案例 8-8　　　　　　　　**某药品经营企业药品代购案**

某药品监督管理局在 A 药店检查时发现，该药店部分药品的随货清单和发票中的购货单位栏目中填写的购货单位名称不是 A 药店而是 B 药店。经进一步调查发现：该药店为了得到商家更多的优惠和让利，与 B 药店签订协议"捆绑"进货，即 A、B 两药店均以 B 药店的名义进货，并由 B 药店替 A 药店进货（B 药店不收取任何费用）。这样 B 药店向某企业购进药品总量增加，企业所给的药品价格也更优惠。为了避免两药店购进药品混淆，协议还规定 A、B 两药店购进药品时必须有各自的购药计划，进货时间要相互错开，货到后，若是 A 药店的，由 B 药店及时通知，然后各自验收自己的药品。

问题：

1. 本案中 B 药店代购药品构成何种违法行为？

2. 如何对 A、B 两药店的这种行为予以处罚？

7. 药品生产和经营企业在购销药品中应禁止的行为　药品生产、经营企业知道或者应当知道他人从事无证生产、经营药品行为的，不得为其提供药品；药品生产、经营企业不得为他人以本企业的名义经营药品提供场所，或者资质证明文件，或者票据等便利条件；药品生产、经营企业不得以展示会、博览会、交易会、订货会、产品宣传会等方式现货销售药品；药品经营企业不得购进和销售医疗机构配制的制剂；未经药品监督管理部门审核同意，药品经营企业不得改变经营方式。

8. 药品经营企业销售药品的要求　药品经营企业应当按照药品经营许可证许可的经营范围经营药品；药品零售企业应当按照国家药品监督管理部门药品分类管理规定的要求，凭处方销售处方药；经营处方药和甲类非处方药的药品零售企业，执业药师或者其他依法经资格认定的药学技术人员不在岗时，应当挂牌告知，并停止销售处方药和甲类非处方药；药品说明书要求低温、冷藏储存的药品，药品生产、经营企业应当按照有关规定，使用低温、冷藏设施设备运输和储存；药品监督管理部门发现药品生产、经营企业违反本条前款规定的，应当立即查封、扣押所涉药品，并依法进行处理；药品生产、经营企业不得以搭售、买药品赠药品、买商品赠药品等方式向公众赠送处方药或者甲类非处方药；药品生产、经营企业不得采用邮售、互联网交易等方式直接向公众销售处方药；禁止非法收购药品。

案例 8-7 反映了在药品流通环节，药店出租柜台给他人或他人租用药店的柜台买卖药品的行为，违反了"药品生产、经营企业不得为他人以本企业的名义经营药品提供场所，或者资质证明文件，或者票据等便利条件"的规定。案例 8-8 反映的是零售药店未凭处方销售处方药的行为，这种行为违反了"药品零售企业应当按照国家食品药品监督管理部门药品分类管理规定的要求，凭处方销售处方药"的规定。案例 8-8 中的 B 药店的行为事实上已构成批发药品的行为，但是 B 药店仅是药品零售企业，不具备药品批发的合法资质，《药品流通监督管理办法》第十七条规定："未经药品监督管理部门审核同意，药品经营企业不得改变经营方式。"因此，B 药店的行为涉嫌超越经营方式经营药品。

思　考　题

（1）请简述无证经营药品的危害和法律后果。

（2）开办药品批发和零售经营企业的主要条件有哪些？

（3）请简述 GSP 对药品经营企业药品验收工作的规定。

（4）请简述《药品流通监督管理办法》对药品经营企业购销的场所和品种的规定。

（5）请简述《互联网药品交易服务审批暂行规定》的主要内容。

（6）如何对互联网经营药品的行为进行有效监管？

（翁开源　成　洁　罗崇彬）

第九章 医疗机构药事管理

第一节 医疗机构药事管理概述

医疗机构药事管理是指医疗机构以患者为中心，以临床药学为基础，对临床用药全过程进行有效的组织实施与管理，促进临床科学、合理用药的药学技术服务和相关的药品管理工作。医疗机构药事管理和药学工作是医疗工作的重要组成部分。

随着医药卫生体制改革的深化，特别是国家基本药物政策、医疗保障制度与基本医疗保险用药政策、药品分类管理制度的推行，药品价格管理制度的改革，对药品的研制、生产、流通、使用和监督管理各环节产生了重大影响，也给医疗机构药事管理工作提出了新的任务，促使其工作重心从"药品保障供给"向"药学技术服务"转化，目的是提高药学服务质量，保证医疗安全。

我国于2011年出台的《医疗机构药事管理规定》对医疗机构药事管理工作的宗旨、组织及目标有了新的明确规定。医疗机构应当根据该规定设置药事管理组织和药学部门，医疗机构药事管理组织应建立健全相应的工作制度，日常工作由药学部门负责。

一、医疗机构药事管理基本内容

医疗机构药事管理包含了对药事组织与人员的管理、对药品和其他物资的管理及对药品的经济管理等。具体来说有以下几项任务。

1. 组织结构与人员管理 医疗机构药事组织结构和人员的管理，如药学业务部门及岗位的设置，各岗位人员的配备，部门规章及岗位职责制度的建立，各级人员的业绩考评及升、调、奖、惩等。

2. 物资设备管理 如本机构基本用药目录中药品的遴选与确定，采购计划的制订与审核，药品存量的控制，药品分类分级、药品的发放管理及设施和仪器设备的选型、操作规程和养护规定的制订等管理。

3. 技术管理 包括药学业务部门相关技术（如药品验收储藏与养护、药品调剂、制剂等）操作规程的制订、执行、检查与改进等管理，药物临床使用与促进合理用药管理、业务技术培训与考核管理、药学研究及成果管理等。

4. 经济管理 药品预算、储存养护成本核算、经济收支的统计分析等问题的管理。

5. 信息管理 除了对组织人事档案、药品管理各环节的技术档案与文件等信息管理以外，应特别重视药物使用信息的积累和管理，这些药学信息可为医护人员及患者提供用药咨询，为临床药物治疗指南的修订、药物政策的制定等提供基础数据依据。

6. 质量管理 是对药学部门所提供的组织与人员管理质量、药品质量和药学服务（含技术性和非技术性服务）质量的考核标准的制定、实施与监督整改。

二、医疗机构药事管理组织及其职责

（一）药事管理与药物治疗学委员会

根据《医疗机构药事管理规定》："二级以上医院应当设立药事管理与药物治疗学委员会；其他医疗机构应当成立药事管理与药物治疗学组。"

1. 人员组成 医院药事管理与药物治疗学委员会（组）委员应由药学、临床医学、护理和医院感染管理、医疗行政管理等人员组成。

（1）医疗机构负责人任药事管理与药物治疗学委员会（组）主任委员，药学和医务部门负责

人任药事管理与药物治疗学委员会（组）副主任委员。

（2）二级以上的医院药事管理与药物治疗学委员会委员应具有高级技术职务任职资格。

（3）成立医疗机构药事管理与药物治疗学组的医疗机构由药学、医务、护理、医院感染、临床科室等部门负责人和具有药师、医师以上专业技术职务任职资格人员组成。

（4）医疗机构医务部门应当指定专人，负责与医疗机构药物治疗相关的行政事务管理工作。

2. 药事管理与药物治疗学委员会（组）的职责

（1）贯彻执行医疗卫生及药事管理等有关法律、法规、规章。审核制定本机构药事管理和药学工作规章制度，并监督实施。

（2）制订本机构药品处方集和基本用药供应目录。

（3）推动药物治疗相关临床诊疗指南和药物临床应用指导原则的制定与实施，监测、评估本机构药物使用情况，提出干预和改进措施，指导临床合理用药。

（4）分析、评估用药风险和药品不良反应、药品损害事件，并提供咨询与指导。

（5）建立药品遴选制度，审核本机构临床科室申请的新购入药品、调整药品品种或者供应企业和申报医院制剂等事宜。

（6）监督、指导麻醉药品、精神药品、医疗用毒性药品及放射性药品的临床使用与规范化管理。

（7）对医务人员进行有关药事管理法律法规、规章制度和合理用药知识教育培训；向公众宣传安全用药知识。

（二）药学部门

医疗机构应当根据本机构功能、任务、规模设置相应的药学部门，配备和提供与药学部门工作任务相适应的专业技术人员、设备和设施。

三级医院设置药学部，并可根据实际情况设置二级科室；二级医院设置药剂科；其他医疗机构设置药房。

1. 药学部门负责人的配备

（1）二级以上医院药学部门负责人应当具有高等学校药学专业或者临床药学专业本科以上学历，及本专业高级技术职务任职资格。

（2）其他医疗机构（除诊所、卫生所、医务室、卫生保健所、卫生站以外）药学部门负责人应当具有高等学校药学专业专科以上或者中等学校药学专业毕业学历，以及药师以上专业技术职务任职资格。

（3）诊所、卫生所、医务室、卫生保健所和卫生站可不设药事管理组织机构和药学部门，由机构负责人指定医务人员负责药事工作。

（4）中医诊所、民族医诊所可不设药事管理组织机构和药学部门，由中医药和民族医药专业技术人员负责药事工作。

2. 药学专业技术人员的配备及培训

（1）药学专业技术人员按照有关规定取得相应的药学专业技术职务任职资格，人员数不得少于本机构卫生专业技术人员的8%。建立静脉用药调配中心（室）的，应当根据实际需要另行增加药学专业技术人员数量。

（2）直接接触药品的药学人员，应当每年进行健康检查。患有传染病或者其他可能污染药品的疾病的，不得从事直接接触药品的工作。

（3）应当根据本机构性质、任务、规模配备适当数量经过规范化培训的临床药师，三级医院临床药师不少于5名，二级医院临床药师不少于3名。

（4）应当组织药学专业技术人员参加毕业后规范化培训和继续医学教育，并作为考核、晋升专业技术职务任职资格和专业岗位聘任的条件之一。

3. 药学部门的一般组织结构　如图9-1所示。

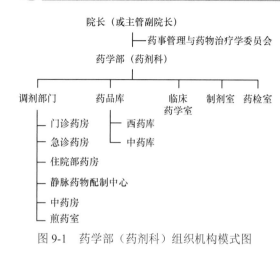

图 9-1　药学部（药剂科）组织机构模式图

4. 药学部门的工作任务　药学部门具体负责药品管理、药学专业技术服务和药事管理工作，主要任务：执行《药品管理法》等药事相关法律、法规和本单位药事管理的规章制度；建立健全药事工作相关的各项具体工作制度和技术操作规程并组织实施；保障临床药品采购、储备和供应工作；做好药品调剂工作；逐步建立临床药师制，开展以患者为中心、以合理用药为核心的临床药学工作，参与药物临床应用过程，建立药学信息系统，提供用药咨询服务，协助医护人员做好药品不良反应监测工作；根据临床需要配制医疗机构制剂；结合临床需要开展药学研究工作。

案例 9-1　　　　　医院贩毒案

2007 年 12 月 3 日，某日报披露了辽宁省沈阳市某县级肿瘤专科医院将国家管制的麻醉药品盐酸二氢埃托啡卖给毒贩的案件。自 2006 年始至 2007 年 8 月，医院负责人与贩毒分子合谋，利用假病例开出大量盐酸二氢埃托啡片在社会上贩卖，牟取暴利。

问题：

1. 该案例反映了该医疗机构药事管理工作的哪些漏洞？
2. 医疗机构药事管理与药物治疗学委员会的职责有哪些？

案例分析 9-1

此案反映出该院药事管理的漏洞：药剂人员按病例医嘱调剂麻醉药品时，没有按规定核查患者身份；医院药事管理与药物治疗学委员会没有尽到"监督、指导麻醉药品的临床使用与规范化管理"的职责。

三、我国医疗机构药学服务模式的发展

中华人民共和国成立以来，医疗机构药学服务模式大致经历了分别以药品调剂、制剂、临床药学和药学保健为主要工作任务的四个阶段。

20 世纪 50～60 年代，医疗机构药学服务模式主要以药品调剂工作为主，药学人员的精力都集中在药品采购保管和调剂方面，药房工作人员的学历普遍较低。

20 世纪 60 年代中期至 80 年代，由于我国的制药工业不发达，许多医疗机构积极扩建制剂室，医疗机构药学服务模式由单纯的药品调剂工作扩展为调剂与制剂相结合的工作模式。制剂业务发展的同时，促进了药品检验和制剂科研工作的发展，对医疗机构药学技术和药学服务水平的提高起到了积极作用。

20 世纪 80～90 年代，兴起以合理用药为核心任务的临床药学工作。在这一阶段，许多大、中型医疗机构成立了临床药学室，配备了较高学历的药师甚至医师，开展治疗药物监测（therapeutic drug monitoring，TDM）和药品不良反应（ADR）监测项目。随着临床药学业务的开展，药师的职责从传统的药剂管理工作向为患者直接提供临床用药的药学技术服务转变，药学人员的结构和素质发生了很大变化，高学历和其他相关专业技术人员（医师、软件工程师）进入了药剂科编制。

20 世纪 90 年代起，在美国兴起一种崭新的"以患者为中心"的医疗机构药学服务模式——

药学保健（pharmaceutical care，PC），又译为"药学监护"。PC 是临床药学发展的一个新阶段，是在临床药学基础上发展起来的医院药学工作的新模式，工作目标从提供药品、规范合理用药转向以患者为中心、提供全方位药学服务。临床药师直接参与患者治疗方案的制订、实施监控和结果评价，对患者药物治疗结果负有责任。PC 是医院药学发展的方向，也是医院药学成熟的标志。目前，我国正在宣传"药学保健"这一新理念，部分有条件的大、中型医疗机构也正在积极开展药学保健工作。

第二节　医疗机构药品供应及药品调剂、处方管理

一、医疗机构药品供应管理

药品是维护人民健康的特殊商品，与群众的利益密切相关。2009 年 3 月，中共中央、国务院在"关于深化医药卫生体制改革的意见"中要求建立国家基本药物制度，在政府宏观调控下充分发挥市场机制的作用，基本药物实行公开招标采购，统一配送，减少中间环节，保障群众基本用药。

（一）药品采购管理

2009 年，卫生部等六部委联合下发了《进一步规范医疗机构药品集中采购工作的意见》的通知，为提高医疗机构药品采购透明度，要求县及县以上非营利性医疗机构，必须全部参加药品集中采购。除国家实行特殊管理的麻醉药品和第一类精神药品不纳入药品集中采购目录，第二类精神药品、医疗用毒性药品和放射性药品，以及中药材和中药饮片等可不纳入外，医疗机构使用的其他药品原则上必须全部纳入药品集中采购目录，实行公开招标、网上竞价、集中议价和直接挂网采购。医疗机构应当根据《国家基本药物目录》《处方管理办法》《中国国家处方集》《医疗机构药品集中采购工作规范》等制订本机构《药品处方集》和《基本用药供应目录》和药品采购工作流程，建立健全药品成本核算和账务管理制度，按临床使用需求合理编制药品采购计划，按规定购入药品，保证适当库存，避免药品资源的浪费。2010 年，国纠办颁布《药品集中采购监督管理办法》以加强对以政府为主导，以省、自治区、直辖市为单位的网上药品集中采购工作的监督管理，规范药品集中采购行为。

1.《医疗机构药品集中采购工作规范》 2010 年由卫生部会同六部委发布，规定各省级人民政府负责成立由相关部门组成的药品集中采购工作机构，建立非营利性药品集中采购平台。

（1）医疗机构由药物与治疗学委员会（组）根据有关规定，坚持质量优先、价格合理的原则，在省级集中采购入围药品目录范围内组织遴选本院使用的药品目录，原则上不得购买药品集中采购入围药品目录外的药品。有特殊需要的，须经省级药品集中采购工作管理机构审批同意。

（2）医疗机构应当在规定时间内，根据本单位的药品使用目录，编制采购计划，签订采购合同，明确采购品种和数量。

（3）应当严格按照《合同法》的规定签订药品购销合同，明确品种、规格、数量、价格、回款时间、履约方式、违约责任等内容，合同周期一般至少一年。合同采购数量应当与医疗机构上报的计划采购数量相符。如合同采购数量不能满足临床用药需要，可以签订追加合同。

（4）严格对药品采购发票进行审核，防止标外采购、违价采购或从非规定渠道采购药品。

（5）应当严格按照合同约定的时间回款。

（6）应当执行价格主管部门公布的集中采购药品零售价格。

《关于完善公立医院药品集中采购工作的指导意见》2015 年由国务院办公厅发布，指出按照市场在资源配置中起决定性作用和更好发挥政府作用的总要求，借鉴国际药品采购通行做法，充分吸收基本药物采购经验，坚持以省（区、市）为单位的网上药品集中采购方向，实行一个平台、上下联动、公开透明、分类采购，采取招生产企业、招采合一、量价挂钩、双信封制、全程监控等措施，加强药品采购全过程综合监管，切实保障药品质量和供应。

（1）实行药品分类采购：对临床用量大、采购金额高、多家企业生产的基本药物和非专利药品，发挥省级集中批量采购优势，由省级药品采购机构采取双信封制公开招标采购，医院作为采购主体，按中标价格采购药品。

落实带量采购。医院按照不低于上年度药品实际使用量的80%制订采购计划和预算，并具体到品种、剂型和规格，每种药品采购的剂型原则上不超过3种，每种剂型对应的规格原则上不超过2种，兼顾成人和儿童用药需要。省级药品采购机构应根据医院用药需求汇总情况，编制公开招标采购的药品清单，合理确定每个竞价分组的药品采购数量，并向社会公布。

进一步完善双信封评价办法。投标的药品生产企业须同时编制经济技术标书和商务标书。经济技术标书主要对企业的GMP资质认证、药品质量抽验抽查情况、生产规模、配送能力、销售额、市场信誉、电子监管能力等指标进行评审，并将通过GMP（2010年修订）认证情况，在欧盟、美国、日本等发达国家（地区）上市销售情况，标准化的剂型、规格、包装等作为重要指标。通过经济技术标书评审的企业方可进入商务标书评审。在商务标书评审中，同一个竞价分组按报价由低到高选择中标企业和候选中标企业。对竞标价格明显偏低、可能存在质量和供应风险的药品，必须进行综合评估，避免恶性竞争。优先采购达到国际水平的仿制药。在公立医院改革试点城市，允许以市为单位在省级药品集中采购平台上自行采购。

（2）对部分专利药品、独家生产药品，建立公开透明、多方参与的价格谈判机制。谈判结果在国家药品供应保障综合管理信息平台上公布，医院按谈判结果采购药品。

（3）对妇儿专科非专利药品、急（抢）救药品、基础输液、临床用量小的药品（上述药品的具体范围由各省区市确定）和常用低价药品，实行集中挂网，由医院直接采购。

（4）对临床必需、用量小、市场供应短缺的药品，由国家招标定点生产、议价采购。

（5）对麻醉药品、精神药品、防治传染病和寄生虫病的免费用药、国家免疫规划疫苗、计划生育药品及中药饮片，按国家现行规定采购，确保公开透明。

医院使用的所有药品（不含中药饮片）均应通过省级药品集中采购平台采购。省级药品采购机构应汇总医院上报的采购计划和预算，依据国家基本药物目录、医疗保险药品报销目录、基本药物临床应用指南和处方集等，按照上述原则合理编制本行政区域医院药品采购目录，分类列明招标采购药品、谈判采购药品、医院直接采购药品、定点生产药品等。鼓励省际跨区域、专科医院等联合采购。采购周期原则上一年一次。对采购周期内新批准上市的药品，各地可根据疾病防治需要，经过药物经济学和循证医学评价，另行组织以省（区、市）为单位的集中采购。

《国家组织药品集中采购和使用试点方案》2019年由国务院办公厅发布，规定了集中采购的具体措施如下。

（1）带量采购，以量换价。在试点地区公立医疗机构报送的采购量基础上，按照试点地区所有公立医疗机构年度药品总用量的60%～70%估算采购总量，进行带量采购，量价挂钩、以量换价，形成药品集中采购价格，试点城市公立医疗机构或其代表根据上述采购价格与生产企业签订带量购销合同。剩余用量，各公立医疗机构仍可采购省级药品集中采购的其他价格适宜的挂网品种。

（2）招采合一，保证使用。通过招标、议价、谈判等不同形式确定的集中采购品种，试点地区公立医疗机构应优先使用，确保1年内完成合同用量。

（3）确保质量，保障供应。要严格执行质量入围标准和供应入围标准，有效防止不顾质量的唯低价中标，加强对中选药品生产、流通、使用的全链条质量监管。在此前提下，建立对入围企业产品质量和供应能力的调查、评估、考核、监测体系。生产企业自主选定有配送能力、信誉度好的经营企业配送集中采购品种，并按照购销合同建立生产企业应急储备、库存和停产报告制度。出现不按合同供货、不能保障质量和供应等情况时，要相应采取赔偿、惩戒、退出、备选和应急保障措施，确保药品质量和供应。

（4）保证回款，降低交易成本。医疗机构作为药款结算第一责任人，应按合同规定与企业及时结算，降低企业交易成本。严查医疗机构不按时结算药款问题。医保基金在总额预算的基础上，按不低于采购金额的 30% 提前预付给医疗机构。有条件的城市可试点医保直接结算。

《关于推动药品集中带量采购工作常态化制度化开展的意见》（以下简称为《意见》）2021 年由国务院办公厅发布，明确了药品集中带量采购的覆盖范围：

（1）药品范围。按照保基本、保临床的原则，重点将基本医保药品目录内用量大、采购金额高的药品纳入采购范围，逐步覆盖国内上市的临床必需、质量可靠的各类药品，做到应采尽采。对通过（含视同通过，下同）仿制药质量和疗效一致性评价（以下简称一致性评价）的药品优先纳入采购范围。符合条件的药品达到一定数量或金额，即启动集中带量采购。积极探索"孤儿药"、短缺药的适宜采购方式，促进供应稳定。

（2）企业范围。已取得集中带量采购范围内药品注册证书的上市许可持有人（药品上市许可持有人为境外企业的，由其依照《药品管理法》指定履行药品上市许可持有人义务的中国境内的企业法人），在质量标准、生产能力、供应稳定性等方面达到集中带量采购要求的，原则上均可参加。参加集中带量采购的企业应对药品质量和供应保障作出承诺。

（3）医疗机构范围。所有公立医疗机构（含军队医疗机构，下同）均应参加药品集中带量采购，医保定点社会办医疗机构和定点药店按照定点协议管理的要求参照执行。

《意见》指出要分级开展工作：国家组织对部分通过一致性评价的药品开展集中带量采购，根据市场情况开展专项采购，指导各地开展采购工作。各省（自治区、直辖市）对本区域内除国家组织集中带量采购范围以外的药品独立或与其他省份组成联盟开展集中带量采购，并指导具备条件的地市级统筹地区开展采购工作。地市级统筹地区应根据所在省（自治区、直辖市）安排，就上级组织集中带量采购范围以外的药品独立或与其他地区组成联盟开展集中带量采购。对尚未纳入政府组织集中带量采购范围的药品，医疗机构可在省级药品集中采购平台上自主或委托开展采购。集中带量采购中选价格应及时报上级医药价格主管部门备案。

2.《医疗机构药品监督管理办法（试行）》 2011 年 10 月由国家食品药品监督管理局（CFDA）依据《药品管理法》及《药品管理法实施条例》发布，对医疗机构购进、储存、调配及使用药品做了详细的规定。

（1）医疗机构必须从具有药品生产、经营资格的企业购进药品。

（2）医疗机构使用的药品应当由药学部门统一采购，经药事管理与药物治疗学委员会（组）审核同意，核医学科可以购用、调剂本专业所需的放射性药品。其他科室或者部门不得从事药品的采购、调剂活动，不得在临床使用非药学部门采购供应的药品。禁止其他科室和医务人员自行采购。

（3）应当查验供货单位的药品生产许可证或者药品经营许可证和营业执照、所销售药品的批准证明文件等相关证明文件，并核实销售人员持有的授权书原件和身份证原件，并妥善保存首次购进药品加盖供货单位原印章的前述证明文件的复印件，保存期不得少于 5 年。

（4）购进记录完整。应当索取、留存供货单位的合法票据，并建立购进记录，做到票、账、货相符。合法票据包括税票及详细清单，清单上必须载明供货单位名称、药品名称、生产厂商、批号、数量、价格等内容，票据保存期不得少于 3 年。

知识链接 9-1　　　　　　　　药品采购组织

在美国，药品采购组织（Group Purchasing Organization, GPO）是一个实体组织，它聚集各种医疗机构或其他医疗服务提供者的购买需求，利用组织内部成员的集体购买力，通过与供应商谈判以帮助各成员寻求更低的购买价格和折扣。其购买项目涉及医院使用的所有产品，包括药品、医疗器械、手术耗材及办公用品、膳食等。GPO 并不购买任何产品，他们只是根据其会员的采购需求，发出招标书，让供货商来竞标，而会员可向得标者采购或者自行找供货商来供货。

自 2001 年《医疗机构药品集中招标采购工作规范（试行）》颁布以来，经过十余年的发展，我国医疗机构药品采购基本形成了由政府主导、以省为单位的网上药品集中招标采购模式。政府集中招标采购事实上充当了GPO的职责，但缺少应有的监督和评价机制。当前，国家有关部门正在研究我国医疗卫生领域体制改革，从长远发展看，切断医和药之间的经济利益联系是必然选择。GPO在控制美国药品价格和医药分开等方面取得了不错的效果，对于我国正在实行的药品采购政策有一定借鉴作用，有可能成为中国未来医药采购模式的一种选择。

（二）药品验收及保管

1. 药品的验收　医疗机构必须建立和执行进货验收制度，验明药品合格证明和其他标识；不符合规定要求的，不得购进和使用。

（1）购进药品应当逐批验收，并建立真实、完整的药品验收记录。

（2）药品验收记录应当包括药品通用名称、生产厂商、规格、剂型、批号、生产日期、有效期、批准文号、供货单位、数量、价格、购进日期、验收日期、验收结论等内容。

（3）验收记录必须保存至超过药品有效期1年，但不得少于3年。

2. 药品的保管　医疗机构使用药品必须有一定的库存量以备用，同药品生产企业和经营企业一样，医疗机构应当制订和执行药品保管制度，药品库的仓储条件和管理应当符合《医疗机构药品监督管理办法（试行）》的有关规定。

（1）应当有专用的场所和设施、设备储存药品。药品的存放应当符合药品说明书标明的条件。药品库按规定设置有验收、退药、发药等功能区域。

（2）需要在急诊室、病区护士站等场所临时存放药品的，应当配备符合药品存放条件的专柜。有特殊存放要求的，应当配备相应设备。

（3）储存药品应当按照药品属性和类别分库、分区、分垛存放，并实行色标管理。药品与非药品分开存放；化学药品、生物制品、中成药、中药饮片分别储存、分类存放；过期、变质、被污染等药品应当放置在不合格库（区）。易燃、易爆、强腐蚀性等危险性药品必须另设仓库单独存放，并设置必要的安全设施，制订相关的工作制度和应急预案。

（4）麻醉药品、精神药品、医疗用毒性药品、放射性药品应当严格按照相关行政法规的规定存放，并具有相应的安全保障措施。

（5）应当采取必要的控温、防潮、避光、通风、防火、防虫、防鼠、防污染等措施，保证药品质量。

（6）应当配备药品养护人员，定期对储存药品进行检查和养护，监测和记录储存区域的温湿度，维护储存设施设备，并建立相应的养护档案。

（7）应当建立药品效期管理制度。药品发放应当遵循"近效期先出"的原则。

医疗机构中药饮片的管理按照《医院中药饮片管理规范》执行。

二、医疗机构药品调剂管理

药品调剂是指按处方配药、发药，又称为调配处方。调剂工作是药学部门直接面对临床患者的服务窗口，其管理状况对药品使用过程的质量保证、医疗质量的优劣有直接的影响。调配处方，一方面要保证配发给患者的药品准确无误、质量优良，使用合理；另一方面是要提高配方速度，缩短患者等候时间。因此，调配模式、人员配置、硬件设施的合理安排是调剂工作质量的保证条件。

（一）医疗机构药品调剂的管理

医疗机构用于调配药品的工具、设施、包装用品及调配药品的区域，应当符合卫生要求及相应的调配要求。应当建立最小包装药品拆零调配管理制度，保证药品质量可追溯。

1. 调剂人员的权限　医疗机构药学专业技术人员，是指按照卫生部《卫生技术人员职务试行条例》规定，取得药学专业技术职务任职资格人员，包括主任药师、副主任药师、主管药师、药师、药士。药师在执业的医疗机构取得处方调剂资格。

未取得药学专业技术职务任职资格的人员不得从事处方调剂工作。

具有药师以上专业技术职务任职资格的人员负责处方审核、评估、核对、发药及安全用药指导；药士从事处方调配工作。药师签名或者专用签章式样应当在本机构留样备查。

药师应当凭医师处方调剂处方药品，非经医师处方不得调剂。

药师对于不规范处方或者不能判定其合法性的处方，不得调剂。

2. 调剂的操作规程　调剂操作过程为：收方—审查处方—调配处方—包装与贴标签—核对处方—发药。

药师应当按照操作规程调剂处方药品：认真审核处方，准确调配药品，正确书写药袋或粘贴标签，注明患者姓名和药品名称、用法、用量、包装；向患者交付药品时，按照药品说明书或者处方用法，进行用药交代与指导，包括每种药品的用法、用量、注意事项等。药师在完成处方调剂后，应当在处方上签名或者加盖专用签章。

药师调剂处方时必须做到"四查十对"：查处方，对科别、姓名、年龄；查药品，对药名、剂型、规格、数量；查配伍禁忌，对药品性状、用法用量；查用药合理性，对临床诊断。并注意保护患者的隐私权。

3. 处方的审核　药师应当认真逐项检查处方前记、正文和后记书写是否清晰、完整，并确认处方的合法性。

药师应当对处方用药适宜性进行审核，审核内容如下。

（1）规定必须做皮试的药品，处方医师是否注明过敏试验及结果的判定。

（2）处方用药与临床诊断的相符性。

（3）剂量、用法的正确性。

（4）选用剂型与给药途径的合理性。

（5）是否有重复给药现象。

（6）是否有潜在临床意义的药物相互作用和配伍禁忌。

（7）其他用药不适宜情况。

药师经处方审核后，认为存在用药不适宜时，应当告知处方医师，请其确认或者重新开具处方。发现严重不合理用药或者用药错误，应当拒绝调剂，及时告知处方医师，并应当记录，按照有关规定报告。

（二）中药调剂工作管理

中药处方分中成药处方和中草药处方两种。中成药处方的开具与西药处方相同，中药饮片处方的调配，应当按照《处方管理办法》《中药处方格式及书写规范》及中药饮片调剂规程的有关规定进行审方和调剂。

1. 医院调剂用计量器具应当按照质量技术监督部门的规定定期校验，不合格的不得使用。

2. 处方调剂规程。

（1）审查处方：患者姓名、性别、年龄、处方日期、医师签名盖章等项目是否完整，查处方药名、剂量、剂数、脚注等书写是否规范，处方按"十八反""十九畏"原则有无配伍禁忌、有无妊娠用药禁忌。对存在"十八反""十九畏"、妊娠禁忌、超过常用剂量等可能引起用药安全问题的处方，应当由处方医生确认（"双签字"）或重新开具处方后方可调配。

（2）调配处方：对每味药应按处方先后顺序排列，逐一称量，逐味摆齐；一方多剂时应按等量递减法称量，即一次称取总量，而后每次倒出每剂的重量并回称剩余的量，做到分剂均匀；需要特殊处理的药物，如先煎、后下、包煎、冲服等，必须另包并予以注明；方中如有坚硬块大的根及根茎类药材、果实种子类药材及矿石类、动物骨甲壳类、胶类等药材均应捣碎方可投入；处方上未注明生用者，一般付给炮制品；配方完毕，配方人员需自行核对，全部无误后，根据处方内容填写好中药包装袋，并在处方上签字或盖章，然后将配好的药物与处方一起送给核对发药人员。

（3）核对处方：中药饮片调配后，必须经复核后方可发出。二级以上医院应当由主管中药师以上专业技术人员负责调剂复核工作，复核率应当达到100%。一般先核对患者一般情况项目等，再查看处方上的药名与调配的实物是否一致。对处方正文的核对要严格进行"三查"（查配方、查用法、查禁忌）、"四对"（对药名、对实物、对分量、对剂量）。

（4）发药：将调配好的中药交给煎药人员或发给患者。给门诊患者发药时还要将煎法、服法、饮食禁忌等向患者交代清楚。

3. 调配含有毒性中药饮片的处方，每次处方剂量不得超过 2 日极量。对处方未注明"生用"的，应给付炮制品。如在审方时对处方有疑问，必须经处方医生重新审定后方可调配。处方保存两年备查。

4. 罂粟壳不得单方发药，必须凭有麻醉药处方权的执业医师签名的淡红色处方方可调配，每张处方不得超过 3 日用量，连续使用不得超过 7 天，成人一次的常用量为每天 3～6g。处方保存 3 年备查。

5. 医院应当定期对中药饮片调剂质量进行抽查并记录检查结果。中药饮片调配每剂重量误差应当在±5% 以内。

▮（三）医疗机构药品调剂模式

目前，我国医疗机构药品的调剂模式主要有门诊调剂室工作模式和住院调剂室工作模式。

1. 门诊调剂室工作模式　我国各级医疗机构的门急诊药品调剂室实行大窗口或柜台式双核对调剂模式：由一人收方及审查处方，一至两人配方，一人核对及发药。这种方法分工具体，效率较高，可减少差错，但需较多的人力。

近年来由于医疗机构信息系统（hospital information system，HIS）及电子处方已广泛应用，随着设备自动化水平的提高，国内一些医疗机构采用与 HIS 连接的自动化调剂系统。门诊医生开具电子处方，当患者交费后，经药师审核合格由门诊快速发药系统自动调配药品，然后由药师核对发药。这种方式可杜绝人为的调配错误，差错概率大大降低，同时一定程度上可减少人力。有些医院使用同样连接于 HIS 的"智能药柜"，在电子处方进入调配程序后，智能药柜会自动显示配方所需药品的位置，这种设备适用于处方调配量小、人员流动大的调剂部门如急诊药局，或作为由于异形、体积大等原因不适宜利用门诊快速发药系统的药品调配的补充方式。

2. 住院调剂室工作模式　住院（病房）药品调剂室实行中心摆药制，对注射剂按日剂量配发，对口服制剂药品实行单剂量调剂配发：医生经 HIS 系统将患者用药医嘱传给住院药房（无 HIS 系统的医院由药疗护士将纸质处方集中提交到住院药房），药师在药房将口服药品摆入患者的服药杯（盒）内，经护士核对后发给患者服用；注射用药由药师统计各品种用药总数，统一调配，由护士领取回病房后，护士负责配制（部分医院由静脉用药调配中心配制）并执行医嘱用药。

一些医疗机构住院调剂室采用基于电子用药医嘱的全自动分包装系统：电子用药医嘱单经药师审核合格后由自动药品摆药机将一次药量的口服药品自动包入同一个药袋内。病房患者的开放式摆药杯改为密封药袋，改善了口服用药卫生状况，同时提高调剂效率和准确性。

有些医院在调剂室和病区之间还建立了与 HIS 连接的中央物流传输系统，部分病区（如急诊ICU 病房）的药品领用可以由物流传输系统完成，减少了医护人员往返时间，提高了工作效率。

3. 静脉用药调配中心（pharmacy intravenous admixture services，PIVAS）　静脉用药集中调配：是指医疗机构药学部门根据医师处方或用药医嘱，经药师进行适宜性审核干预，由药学专业技术人员按照无菌操作要求，在洁净环境下对静脉用药品进行加药混合调配，使其成为可供临床直接静脉输注使用的成品输液的过程。

为加强医疗机构静脉用药调配中心的建设与管理，规范临床静脉用药集中调配工作，保障用药安全，促进合理用药，防范职业暴露风险，国家卫生健康委员会 2021 年制定了《静脉用药调配中心建设与管理指南（试行）》，同时明确指出，卫生部2010年制定的《静脉用药集中调配质量管理规范》（卫办医政发〔2010〕62号）与本指南对同一事项作出的规定不一致的，以本指南为准。

静脉用药调配中心是医疗机构为患者提供静脉用药集中调配专业技术服务的部门。静配中心通过静脉用药处方医嘱审核干预、加药混合调配、参与静脉输液使用评估等药学服务，为临床提供优质可直接静脉输注的成品输液。

《医疗机构药事管理规定》指出：医疗机构根据临床需要建立静脉用药调配中心（室），实行集中调配供应。

（1）医疗机构建立静脉用药调配中心（室）应当符合静脉用药集中调配质量管理规范，由所在地设区的市级以上卫生行政部门组织技术审核、验收，合格后方可集中调配静脉用药，并应当报省级卫生行政部门备案。

（2）肠外营养液、危害药品静脉用药应当实行集中调配供应。

（3）医疗机构在静脉用药调配中心（室）以外的其他部门集中或者分散调配临床静脉用药，参照该规范执行。

三、医疗机构处方管理

处方的开具权限、书写格式、分类使用及保管是调剂工作的重要内容。卫生部和国家中医药管理局于2007年5月1日起正式施行《处方管理办法》，为规范处方开具、调剂及保管提供了法规依据。

（一）处方概念

处方是由注册的执业医师或执业助理医师在诊疗活动中为患者开具的、由药学专业技术人员审核、调配、核对，并作为发药凭证的医疗用药的医疗文书。

（二）处方权限

经注册的执业医师必须在执业地点取得相应的处方权；经注册的执业助理医师开具的处方须经所在执业地点执业医师签字或加盖专用签章后方有效；如果经注册的执业助理医师在乡、民族乡、镇的医疗机构执业，须在注册的执业地点取得相应的处方权；试用期的医师开具处方，须经所在医疗机构中有处方权的执业医师审核、签名或加盖专用签章后方有效；医师须在注册的医疗机构签名留样及专用签章备案后方可开具处方；医师被责令暂停执业、考核不合格离岗培训期间或被注销、吊销执业证书后，其处方权即被取消。

此外，医师应当根据医疗、预防、保健的需要，按照诊疗规范与药品说明书中的适应证、药理作用、用法、用量、禁忌、不良反应和注意事项等开具处方。开具麻醉药品、精神药品、医疗用毒性药品、放射性药品的处方须严格遵守相关法律、法规、政策及制度的规定。

（三）处方的格式及内容标准

处方应采用不同颜色的印刷用纸区分不同类别：普通处方的为白色；急诊处方为淡黄色，右上角标注"急诊"；儿科处方为淡绿色，右上角标注"儿科"；麻醉药品和第一类精神药品处方为淡红色，右上角标注"麻、精一"；第二类精神药品处方为白色，右上角标注"精二"。

处方内容由处方前记、处方正文和处方后记三部分组成：

1. 前记 包括医疗机构名称、费别、患者姓名、性别、年龄、门诊或住院病历号、科别或病区和床位号、临床诊断、开具日期等。可添列专科或特殊管理药品要求的特殊项目。

2. 正文 以Rp或R（拉丁文recipe "请取"的缩写）标示，分列药品名称、剂型、规格、数量、用法用量。

3. 后记 医师签名或者加盖专用签章，药品金额以及审核、调配，核对、发药药师签名或者加盖专用签章。

此外，医师利用计算机开具、传递普通处方时，应当同时打印出纸质处方，其格式与手写处方一致；打印的纸质处方经签名或者加盖签章后有效。药师核发药品时，应当核对打印的纸质处方，无误后发给药品，并将打印的纸质处方与计算机传递处方同时收存备查（这项规定很多医疗机构在具体实施时采用电子签名）。

（四）处方书写规则

1. 患者一般情况、临床诊断填写清晰、完整，并与病历记载相一致；为便于调剂人员审核处方，除特殊情况外，应当注明临床诊断。患者年龄应当填写实足年龄，新生儿、婴幼儿写日、月龄，必要时要注明体重。

2. 每张处方只限于一名患者的用药。

3. 字迹清楚，不得涂改；如需修改，应当在修改处签名并注明修改日期。

4. 医师开具处方应当使用经药品监督管理部门批准并公布的药品通用名称、新活性化合物的专利药品名称和复方制剂药品名称；院内制剂处方时应当使用经省级卫生行政部门审核、药品监督管理部门批准的名称；可以使用由卫生部公布的药品习惯名称。应当使用规范的中文名称书写，没有中文名称的可以使用规范的英文名称书写；医疗机构或者医师、药师不得自行编制药品缩写名称或者使用代号；书写药品名称、剂量、规格、用法、用量要准确规范，药品用法可用规范的中文、英文、拉丁文或者缩写体书写，但不得使用"遵医嘱""自用"等含糊不清字句。

5. 药品剂量与数量用阿拉伯数字书写。剂量应当使用法定剂量单位：重量以克（g）、毫克（mg）、微克（μg）、纳克（ng）为单位；容量以升（L）、毫升（ml）为单位；国际单位（IU）、单位（U）；中药饮片以克（g）为单位。片剂、丸剂、胶囊剂、颗粒剂分别以片、丸、粒、袋为单位；溶液剂以支、瓶为单位；软膏及乳膏剂以支、盒为单位；注射剂以支、瓶为单位，应当注明含量；中药饮片以剂为单位。

6. 药品用法用量应当按照药品说明书规定的常规用法量使用，特殊情况需要超剂量使用时，应当注明原因并再次签名。

7. 西药和中成药可以分别开具处方，也可以开具一张处方，中药饮片应当单独开具处方。化学药、中成药处方，每一种药品应另起一行；每张处方不得超过五种药品。中药饮片处方的书写，可按君、臣、佐、使的顺序排列；药物调剂、煎煮的特殊要求应注明在药品名称的后上方，并加括号；对药物的产地、炮制有特殊要求，应在药名之前写出。

8. 开具纸质处方后的空白处应画一斜线，以示处方完毕。

9. 处方医师的签名式样和专用签章应当与院内药学部门留样备查的式样相一致，不得任意改动，否则应当重新登记留样备案。

（五）处方限量

1. 处方一般不得超过 7 日用量；急诊处方一般不得超过 3 日用量；对于某些慢性病、老年病或特殊情况，处方用量可适当延长，但医师应当注明理由。

2. 医疗用毒性药品每次处方不得超过 2 日极量。

3. 麻醉药品、精神药品的处方量应遵照《处方管理办法》第四章第二十三条至第二十六条的规定。

（1）为门（急）诊患者开具的麻醉药品注射剂，每张处方为一次常用量，仅限于医疗机构内使用；控缓释制剂，每张处方不得超过 7 日常用量；其他剂型，每张处方不得超过 3 日常用量。

（2）第一类精神药品注射剂，每张处方为一次常用量；控缓释制剂，每张处方不得超过 7 日常用量；其他剂型，每张处方不得超过 3 日常用量。哌醋甲酯用于治疗儿童多动症时，每张处方不得超过 15 日常用量。

（3）第二类精神药品一般每张处方不得超过 7 日常用量；对于慢性病或某些特殊情况的患者，处方用量可以适当延长，医师应当注明理由。

（4）为门（急）诊癌症疼痛患者和中、重度慢性疼痛患者开具的麻醉药品、第一类精神药品注射剂，每张处方不得超过 3 日常用量；控缓释制剂，每张处方不得超过 15 日常用量；其他剂型，每张处方不得超过 7 日常用量。

（5）为住院患者开具的麻醉药品和第一类精神药品处方应当逐日开具，每张处方为 1 日常用量。

（6）对于需要特别加强管制的麻醉药品，盐酸二氢埃托啡处方为一次常用量，仅限于二级以上医院内使用；盐酸哌替啶处方为一次常用量，仅限于医疗机构内使用。

（六）处方有效时间

处方开具当日有效。特殊情况下需延长有效期的，由开具处方的医师注明有效期限，但有效期最长不得超过 3 天。

（七）处方保管

处方由调剂处方药品的医疗机构妥善保存。普通处方、急诊处方、儿科处方保存期限为 1 年，医疗用毒性药品、第二类精神药品处方保存期限为 2 年，麻醉药品和第一类精神药品处方保存期限为 3 年。处方保存期满后，经医疗机构主要负责人批准、登记备案，方可销毁。

四、医疗机构特殊药品的管理

特殊管理的药品，是指麻醉药品、精神药品、医疗用毒性药品、放射性药品、药品类易制毒化学品等，国家对这几类药品实施特殊管理，严格管制，防止滥用和流入非法渠道。医疗机构应根据相关法律法规制定相应的管理制度并严格组织实施，确保临床用药安全，避免社会危害。在医疗机构，还有高危药品等需要特殊管理的药品。

（一）麻醉药品、精神药品的管理

医疗机构应根据《医疗机构麻醉药品、第一类精神药品管理规定》《国家卫生健康委办公厅关于加强医疗机构麻醉药品和第一类精神药品管理的通知》建立相应的管理工作组织和制度，由经法律法规和专业知识培训，取得麻醉药品、第一类精神药品管理资格的药学专业技术人员专门负责管理。

1. 采购管理 医疗机构需凭麻醉药品、第一类精神药品购用印鉴卡，按辖区药品监督管理部门审批的年度购用计划，向本辖区内定点经营企业购买，付款应当采取银行转账方式。由定点经营企业送货，不得自行提货。

2. 验收储存管理

（1）入库验收必须货到即验，至少双人开箱验收，清点验收到最小包装，验收记录双人签字。在验收中发现缺少、缺损的麻醉药品、第一类精神药品应当双人清点登记，报医疗机构负责人批准并加盖公章后向供货单位查询、处理。

（2）储存实行专人负责、专库（柜）加锁。必须配备保险柜，门、窗有防盗设施，安装报警装置。门急诊药房、住院药房、病房、手术室、内镜室等配备麻精药品基数的重点部门，要采用双锁保险柜或麻精药品智能调配柜储存，储存区域设有防盗设施和安全监控系统。加强手术室药品安全防范，安装视频监控装置，以监控取药及回收药品等行为。相关监控视频保存期限原则上不少于 180 天。

（3）进出专库（柜）应建立专用账册，进出逐笔记录，内容包括日期、凭证号、领用部门、品名、剂型、规格、单位、数量、批号、有效期、生产单位、发药人、复核人和领用签字，做到账、物、批号相符。

（4）对过期、损坏麻醉药品、第一类精神药品进行销毁时，应当向所在地卫生行政部门提出申请，在卫生行政部门监督下进行销毁，并对销毁情况进行登记。

3. 发放调配管理

（1）在门诊、急诊、住院等调剂室设置麻醉药品、第一类精神药品周转库（柜），库存不得超过本机构规定的数量。周转库（柜）应当每天结算。调剂室发药窗口麻醉药品、第一类精神药品调配基数不得超过本机构规定的数量。

（2）医师、药师应当按照有关规定，经过医疗机构组织的麻精药品使用知识和规范化管理的培训并考核合格后，方可获得相应麻精药品处方权或麻精药品调配资格。药学部门有本医疗机构经规定培训取得麻醉药品处方权医师和调配权药师的名单及签名（印鉴）式样备案。

（3）开具麻醉药品、第一类精神药品使用专用处方。处方格式及处方限量按照《处方管理办法》执行。医师开具麻醉药品、第一类精神药品处方时，应当在病历中记录。医师不得为他人开具不符合规定的处方或者为自己开具处方。

（4）应当对麻醉药品、第一类精神药品处方进行专册登记，内容包括患者（代办人）姓名、性别、年龄、身份证明编号、病历号、疾病名称、药品名称、规格、数量、处方医师、处方编号、处方日期、发药人、复核人。专用账册的保存应当在药品有效期满后不少于 2 年。

（5）麻精药品的使用及回收管理要做到日清日结、账物相符。对癌痛等需长期门诊使用麻精药品的慢性病患者，应当通过信息化或建立门诊病历等方式，详细记录每次取药的病情评估及处方情况。

4. 安全管理

（1）麻醉药品、第一类精神药品储存各环节应当指定专人负责，明确责任，交接班应当有记录。

（2）对麻醉药品、第一类精神药品的购入、储存、发放、调配、使用实行批号管理和追踪，必要时可以及时查找或者追回。

（3）患者使用麻醉药品、第一类精神药品注射剂或者贴剂的，再次调配时，应当要求患者将原批号的空安瓿或者用过的贴剂交回，并记录收回的空安瓿或者废贴数量；各病区、手术室等调配使用麻醉药品、第一类精神药品注射剂时应收回空安瓿，核对批号和数量，并作记录；收回的空安瓿、废贴由专人负责计数、监督销毁，并作记录。

（4）患者不再使用麻醉药品、第一类精神药品时，医疗机构应当要求患者将剩余的药品无偿交回医疗机构，由医疗机构按照规定销毁处理。

（5）鼓励将药师逐步纳入病房、手术室等重点部门的麻精药品管理团队中，开展麻精药品处方医嘱审核、处方点评，参与麻精药品管理、使用环节的核对和双人双签工作。参与双人双签的人员应当避免长期由固定人员担任。医疗机构应当制订双人双签人员轮换管理办法，明确轮换周期。对于未使用完的注射液和镇痛泵中的剩余药液，由医师、药师或护士在视频监控下双人进行倾泻入下水道等处置，并逐条记录。

（6）各级卫生健康行政部门要建立长效工作机制，定期开展医疗机构麻精药品现场指导检查，并将麻精药品管理作为医疗机构等级评审、合理用药考核等工作的重要内容。医疗机构要加强对医务人员相关法律法规、合理用药知识培训，制订完善具体管理制度，至少每半年开展一次专项自查工作，及时发现问题并整改落实。医疗机构发生麻精药品盗抢、丢失、骗取、冒领或者其他流入非法渠道时，应当立即采取控制措施，同时立即报告所在地县级公安机关、药品监督管理部门和卫生健康行政部门。对相关政策执行落实不到位、存在重大安全隐患或由于疏于管理造成麻精药品非法流弊的，依法严肃追究相关行政部门、医疗机构和相关人员的责任；构成犯罪的，依法追究刑事责任。

（二）药品类易制毒化学品的管理

药品类易制毒化学品是指《药品类易制毒化学品管理办法》中所确定的麦角酸、麻黄素等物质，品种目录包括麦角酸、麦角胺、麦角新碱、麻黄素、伪麻黄素、消旋麻黄素、去甲麻黄素、甲基麻黄素、麻黄浸膏、麻黄浸膏粉等麻黄素类物质（包括可能存在的盐类、原料药及其单方制剂），医疗机构应当建立药品类易制毒化学品管理制度，管理级别同麻醉药品，防止流入非法渠道。

（1）医疗机构需凭麻醉药品、第一类精神药品购用印鉴卡购买药品类易制毒化学品单方制剂和小包装麻黄素。

（2）药库应当设置专库（柜）储存，配备保障药品安全管理的设施，实行双人双锁管理。

（3）建立药品类易制毒化学品专用账册。入、出库应当双人验收、双人复核，做到账物相符。专用账册保存期限应当自药品类易制毒化学品有效期期满之日起不少于 2 年。

2012 年国家食品药品监督管理局、公安部、卫生部在《关于加强含麻黄碱类复方制剂管理有关事宜的通知》中，将单位剂量麻黄碱类药物含量大于 30mg（不含 30mg）的含麻黄碱类复方制剂，列入必须凭处方销售的处方药管理。要求医疗机构应当严格按照《处方管理办法》开具处方，防止该类药品的非法用途。

（三）医疗用毒性药品、放射性药品

见第十一章第二节、第三节内容。

（四）高警示药品的管理

高警示药品（high-alert medication），即指一旦使用不当发生用药错误，会造成严重伤害，甚至会危及生命的药品，其特点是此类药品引起的错误不常见，但一旦发生会产生严重的后果，造成患者严重伤害甚至死亡。此定义也适用于中药制剂。

美国用药安全研究所（Institute for Safe Medication Practices，ISMP）最早提出这一概念。高警示药品在我国曾被称为高危药品，我国《三级综合医院评审标准实施细则》（2017 版）要求三级医疗机构有高危药品管理目录、各环节储存的高危药品设置统一警示标识。

中国药学会医院药学专业委员会 2013 年发布了《高危药品分级管理策略及推荐目录》，中国药学会医院药学专业委员会用药安全专家组 2015 年发布了《中国高警示药品推荐目录 2015 版》，该目录借鉴了美国用药安全研究所（Institute for Safe Medication Practices，ISMP）高警示药品目录，在国内部分医疗机构中对医务人员进行问卷调查，并采用德尔菲法在用药安全专家组共识基础上制订。2019 年用药安全专家组根据所收到的反馈意见，结合我国用药错误报告情况更新了《中国高警示药品推荐目录》。医疗机构可借鉴该策略根据新版目录结合医院实际情况进行高警示药品的临床使用管理，主要内容如下。

1. 高警示药品标识　可制成标签粘贴在高警示药品储存处（包括药库、调剂室和病区药柜），也可嵌入电子处方、医嘱处理及药品调剂系统，以提示医务人员正确处置高警示药品。

2. 高警示药品的分级管理　根据高警示药品的使用频率、一旦发生用药错误患者受伤害的风险程度，将高警示药品分为 A、B、C 三级管理。

A 级是高警示药品管理的最高级别，是使用频率高，一旦用药错误，患者死亡风险最高的药品，必须重点管理和监护。

B 级是使用频率较高，一旦用药错误，会给患者造成严重伤害的药品，但给患者造成伤害的风险等级较 A 级低。

C 级是使用频率较高，一旦用药错误，会给患者造成伤害的药品，但给患者造成伤害的风险等级较 B 级低。

3. 高警示药品的管理要点

（1）储存处必须有专用标识。

（2）医生、护士和药师工作站在核发及处置高警示药品时应有明显的警示信息。

（3）A、B 级应严格按照法定给药途径和标准剂量、浓度给药，超出标准的医嘱医生须加签字。

（4）C 级应在核发给患者时进行专门的用药交代。

（五）易混淆药品的管理

为减少用药错误，保证药品发放、调配和使用准确无误，对药品名称、外观或外包装相似的药品应专人负责归纳制定易混淆相似药品目录，药库、调剂室、病区药柜均应按该目录将需提示的药品分开放置，并作明确标示。

对目录中尚未收录药品应及时做好标签补充警示，并做记录，定期上报以更新目录。

案例 9-2　　　　　　　　　　**阿糖胞苷与阿糖腺苷**

据报道，2012 年 12 月 4 日晚，某患儿因为呕吐症状前往上海某医院就医。一名进修医生单独在急诊值班，本应为患儿使用抗病毒药阿糖腺苷注射液，结果却处方为阿糖胞苷注射液。

药师收到处方后感觉困惑，曾与医师联系确认，但医生未予更正；护士也未发现这一错误，当天患儿输入阿糖胞苷注射液 200ml。第二天，一名资深护士发现了这一错误；之后发现当天夜间就诊的其他 9 名患儿发生了同样的用药错误。

问题：

1. 发生该用药错误的原因是什么？

2. 药师对处方适宜性审核的内容有哪些？

案例分析 9-2

该例用药错误的原因之一是两种药品药名相似极易混淆，造成医师处方错误，医师为主要责任者；但药师审核处方时发现用药与临床诊断不符，在告知了医生但医生未予更正的情况下，对有用药错误的处方没有拒绝调剂，提示药师对该处方问题的严重性专业判断不足，未能保证患者的用药安全；护士在用药环节也未能发现。

药师经处方审核后，认为存在用药不适宜时，应当告知处方医师，请其确认或者重新开具处方。发现严重不合理用药或者用药错误，应当拒绝调剂，及时告知处方医师，并应当记录，按照有关规定报告。

第三节　医疗机构制剂管理

医疗机构制剂是指医疗机构根据本单位临床需要经批准而配制、自用的固定处方制剂。医疗机构制剂品种范围包括临床常用而疗效确切的协定处方制剂、某些性质不稳定或有效期短的制剂、市场上不能满足的不同规格和容量的制剂、其他临床需要的及科研用的制剂等。

在 20 世纪 70～80 年代末，我国的制药工业尚不发达，其制剂品种不能满足临床的需要，并且由于医院制剂有较大的经济效益，因此许多医疗机构于 90 年代始扩大医院制剂室规模、大力发展医院制剂，特别是中药制剂和大容量注射剂二级以上医院几乎都有生产。这虽然在一定程度上缓解了药品市场供应不足，部分满足了临床治疗需求，客观上推动了医院制剂的研发和发展，提高了医院药品检验的能力和水平，也使医院获得了可观的经济效益。但是限于医院的制剂条件，其质量不能保证，存在着严重的医疗安全隐患。

目前，随着我国制药工业的快速发展，已基本可以满足临床治疗中的药品需求；国家对于医疗机构制剂实行了新的价格政策，其利润减少。《药品管理法》第七十六条规定：医疗机构配制的制剂，应当是本单位临床需要而市场上没有供应的品种，并应当经所在地省、自治区、直辖市人民政府药品监督管理部门批准；但是，法律对配制中药制剂另有规定的除外。这其中"市场上没有供应的品种"是指依照《药品管理法》及相关法规的规定，在我国没有取得药品批准文号的品种。由于以上各方面因素，目前许多大型医院的医院制剂规模已经萎缩。

尽管如此，由于医疗机构制剂具有使用量不定、规模小、储存时间短等特殊性，至今尚无法完全由药品生产市场供应的品种所取代。由于该类制剂的特点，其质量监督管理尤为重要。1984年，我国颁布的《药品管理法》对医疗机构制剂实行了制剂许可证制度，其管理从此走上了法治化管理的道路。2000年，国家药品监督管理局出台了"《医疗机构制剂许可证》验收标准"，对医疗机构制剂配制条件提出了严格要求。2001年修订后的《药品管理法》要求医院制剂的品种须经省级药品监督管理部门批准后方可配制。2001年，国家药品监督管理局颁布了《医疗机构制剂配制质量管理规范（试行）》（以下简称《规范》），该《规范》是医疗机构制剂配制和质量管理的基本准则。为了加强医疗机构制剂配制的监督管理，国家食品药品监督管理局又于2005年颁布了《医疗机构制剂配制监督管理办法（试行）》及《医疗机构制剂注册管理办法（试行）》。

2010年，卫生部、国家中医药管理局、国家食品药品监督管理局联合发布《关于加强医疗机构中药制剂管理的意见》：要求各地各级相关管理部门根据管理规定严格把关，认真审查，保证质量，突出特色，既要保证中医临床用药的安全、有效，又要充分考虑医院和人民群众的实际需求，促进医疗机构中药制剂的健康发展。

为继承和弘扬中医药、促进中医药的发展，我国制定了符合中医药发展的各项政策，2016年，我国颁布了《中医药法》明确指出：医疗机构配制的中药制剂品种，应当依法取得制剂批准文号。但是，仅应用传统工艺配制的中药制剂品种，向医疗机构所在地省、自治区、直辖市人民政府药品监督管理部门备案后即可配制，不需要取得制剂批准文号。2018年，国家食品药品监督管理总局颁布了《关于对医疗机构应用传统工艺配制中药制剂实施备案管理的公告（2018年第19号）》，明确了医疗机构中药制剂的备案标准和备案流程。

这些法律法规、政策及管理制度的颁布，对于确保医疗机构制剂的安全、有效、经济、合理地生产使用，保护、促进医疗机构中药制剂的发展具有十分重要的意义。

一、医疗机构制剂配制质量管理

医疗机构配制制剂实际上是一种药品的生产过程，应当按药品生产企业的要求进行质量管理。《规范》是根据《药品管理法》的规定，参照GMP的基本原则制定的，适用于制剂配制的全过程，内容主要包括机构与人员、房屋与设施、设备、物料、卫生、文件、配制管理、质量管理与自检和使用管理等部分。

（一）机构与人员

《规范》对医疗机构制剂配制的机构与人员要求如下。

（1）医疗机构制剂配制应在药剂部门设制剂室、药检室和质量管理组织，并要求配备具有相应素质及相应数量的专业技术人员。

（2）医疗机构负责人要对《规范》的实施及制剂质量负责。

（3）制剂室和药检室的负责人应具有大专以上药学或相关专业学历，具有相应管理的实践经验，有对工作中出现的问题做出正确判断和处理的能力，制剂室和药检室的负责人不得互相兼任。

（4）从事制剂配制操作及药检的人员，应经专业技术培训，具有基础理论知识和实际操作技能，此外凡有特殊要求的制剂配制操作和药检人员还应经过相应的专业技术培训。

（5）凡从事制剂配制工作的所有人员均应熟悉本《规范》，并应通过本《规范》的培训与考核。

（二）房屋与设施、设备、物料、卫生

《规范》对医疗机构制剂配制的硬件要求如下。

1. 房屋与设施

（1）为保证制剂质量，制剂室应远离各种污染源。周围的地面、路面、植被等不应对制剂配制过程造成污染。

（2）制剂室应有防止污染物、昆虫和其他动物进入的有效设施。实验动物房应远离制剂室。

（3）制剂室房屋和面积必须与所配制的制剂剂型和规模相适应，还应设工作人员更衣室。

（4）各工作间应按制剂工序和空气洁净度级别要求合理布局。一般区和洁净区分开；配制、分装与贴签、包装分开；内服制剂与外用制剂分开；无菌制剂与其他制剂分开。

（5）各种制剂应根据剂型的需要，工序合理衔接，设置不同的操作间，按工序划分操作岗位。其中中药材的前处理、提取、浓缩等必须与其后续工序严格分开，并应有有效的除尘、排风设施。

（6）制剂室应具有与所配制剂相适应的物料、成品等库房，并有通风、防潮等设施。

（7）制剂室在设计和施工时，应考虑在使用时便于进行清洁工作。洁净室的内表面应平整、光滑，无裂缝，接口严密，无颗粒物脱落并能耐受清洗和消毒；墙壁与地面等交界处宜成弧形或采取其他措施，以减少积尘和便于清洁；各种管道、灯具、风口及其他公用设施在设计和安装时应避免出现不易清洁的部位；窗户、技术夹层及进入室内的管道、风口、灯具与墙壁或顶棚的连接部位均应密封。

（8）根据制剂工艺要求，划分空气洁净度级别。洁净室（区）内空气的微生物数和尘粒数应符合规定，应定期检测并记录。

（9）洁净室（区）应有足够照度，主要工作间的照度宜为300Lx（勒克斯），同时维持一定的正压，并送入一定比例的新风。洁净室（区）内安装的水池、地漏的位置应适宜，不得对制剂造成污染。100级洁净区内不得设地漏。

2. 设备 制剂配制和检验应有与所配制制剂品种相适应的设备、设施与仪器。设备的选择与安装应符合制剂配制要求，便于清洗、消毒或灭菌，易于操作、维修和保养，并能防止差错、减少污染。纯化水、注射用水的制备、储存和分配应能防止微生物的滋生和污染，储罐和输送管道所用材料应无毒、耐腐蚀，管道的设计和安装应避免死角、盲管。与药品直接接触的设备表面应光洁、平整、易清洗或消毒、耐腐蚀；不与药品发生化学变化和吸附药品；设备所用的润滑剂、冷却剂等不得对药品和容器造成污染。

用于制剂配制和检验的仪器、仪表、量具、衡器等其适用范围及精密度应符合制剂配制与检验的要求，并应定期校验，有合格标志，校验记录至少应保存一年。还应建立设备管理的各项规章制度，制订标准操作规程。设备应由专人管理，定期维修、保养，并作好记录。

3. 物料 制剂配制所用物料的购入、储存、发放与使用等应制订相应的管理制度。所用物料应符合药用要求，不得对制剂质量产生不良影响。制剂配制所用的中药材应按质量标准购入，合理储存与保管。各种物料要严格管理，合格物料、待验物料及不合格物料应分别存放，并有易于识别的明显标志；不合格物料应及时处理。各种物料应按其性能与用途合理存放，对温度、湿度等有特殊要求的物料，应按规定条件储存；挥发性物料的存放，应注意避免污染其他物料；各种物料不得露在外，制剂的标签、使用说明书必须与药品监督管理部门批准的内容、式样、文字相一致，不得随意更改；应专柜存放，专人保管，不得流失。

4. 卫生

（1）制剂室应有防止污染的卫生措施和卫生管理制度，并由专人负责。

（2）配制间不得存放与配制无关的物品。配制中的废弃物应及时处理。

（3）更衣室、浴室及厕所的设置不得对洁净室（区）产生不良影响。

（4）配制间和制剂设备、容器等应有清洁规程，内容包括清洁方法、程序、间隔时间、使用清洁剂或消毒剂、清洁工具的清洁方法和存放地点等。

（5）洁净室（区）应定期消毒。使用的消毒剂不得对设备、物料和成品产生污染。消毒剂品种应定期更换，防止产生耐药菌株。

（6）工作服的选材、式样及穿戴方式应与配制操作和洁净度级别要求相适应。洁净室工作服的质地应光滑、不产生静电、不脱落纤维和颗粒性物质。无菌工作服必须包盖全部头发、胡须及脚部，能阻留人体脱落物并不得混穿。不同洁净度级别房间使用的工作服应分别定期清洗、整理，必要时应消毒或灭菌。洗涤时不应带入附加的颗粒物质。

（7）洁净室（区）仅限于在该室的配制人员和经批准的人员进入。进入洁净室（区）的人员不得化妆和佩戴饰物，不得裸手直接接触药品。

（8）配制人员应有健康档案，并每年至少体检一次。传染病、皮肤病患者和体表有伤口者不得从事制剂配制工作。

（三）文件

文件是医疗机构制剂室应有的关于生产管理与质量管理的各项制度和记录。具体内容如下。

1. 制剂室的资质相关文件

（1）《医疗机构制剂许可证》及申报文件、验收、整改记录。

（2）制剂品种申报及批准文件。

（3）制剂室年检、抽验、监督检查文件及记录。

2. 制剂室的制度和记录

（1）制剂室操作间、设施和设备的使用、维护、保养等制度和记录。

（2）物料的验收、配制操作、检验、发放、成品分发和使用部门及患者的反馈、投诉等制度和记录。

（3）配制返工、不合格品管理、物料退库、报损、特殊情况处理等制度和记录。

（4）留样观察制度和记录。

（5）制剂室内外环境、设备、人员等卫生管理制度和记录。

（6）本规范和专业技术培训的制度和记录。

3. 制剂配制过程管理文件

（1）配制规程。包括制剂名称、剂型、处方、配制工艺的操作要求，原料、中间产品、成品的质量标准和技术参数及储存注意事项，成品容器、包装材料的要求等。

（2）标准操作规程。配制过程中涉及的单元操作（如加热、搅拌、振摇、混合等）具体规定和应达到的要求。

（3）配制记录（制剂单）。包括编号、制剂名称、配制日期、制剂批号、有关设备名称与操作记录、原料用量、成品和半成品数量、配制过程的控制记录及特殊情况处理记录和各工序的操作者、复核者、清场者的签名等。

4. 制剂配制质量管理文件

（1）物料、半成品、成品的质量标准和检验操作规程。

（2）制剂质量稳定性考察记录。

（3）检验记录。

（四）配制管理

在配制医疗机构制剂过程中，需遵守配制规程和标准操作规程，配制规程和标准操作规程不得任意修改，如需修改时必须按制订时的程序办理修订、审批手续。

在同一配制周期中制备出来的一定数量常规配制的制剂为一批，一批制剂在规定限度内具有同一性质和质量，每批制剂均应编制制剂批号，并应按投入和产出的物料平衡进行检查，如有显著差异，必须查明原因，在得出合理解释、确认无潜在质量事故后，方可按正常程序处理。每批制剂均应保留一份配制过程各个环节的完整记录。操作人员应及时填写记录，填写时要做到字迹清晰、内容真实、数据完整，并由操作人、复核人及清场人签字。记录应保持整洁，不得撕毁和任意涂改。需要更改时，更改人应在更改处签字，并须使被更改部分可以辨认。

此外，新制剂的配制工艺及主要设备应按验证方案进行验证。当影响制剂质量的主要因素，如配制工艺或质量控制方法、主要原辅料、主要配制设备等发生改变时，以及配制一定周期后，应进行再验证。所有验证记录应归档保存。

■（五）质量管理与自检

质量管理组织主要负责制剂配制全过程的质量管理，并应定期组织自检。自检应按预定的程序，按规定的内容进行检查。自检应有记录并写出自检报告，包括评价及改进措施等。制剂配制过程中的检验由药检室负责。

（1）质量管理组织主要职责：制订质量管理组织任务、职责；决定物料和中间品能否使用；研究处理制剂重大质量问题；制剂经检验合格后，由质量管理组织负责人审查配制全过程记录并决定是否发放使用；审核不合格品的处理程序及监督实施。

（2）药检室主要职责：制定和修订物料、中间品及成品的内控标准与检验操作规程，制订取样和留样制度；制订检验用设备、仪器、试剂、试液、标准品（或参考品）、滴定液与培养基及实验动物等管理办法；对物料、中间品和成品进行取样、检验、留样，并出具检验报告等。

■（六）使用管理

医疗机构制剂应按药品监督管理部门制定的原则并结合剂型特点、原料药的稳定性和制剂稳定性试验结果规定使用期限。制剂配发必须有完整的记录或凭据，内容包括领用部门、制剂名称、批号、规格、数量等。制剂在使用过程中出现质量问题时，制剂质量管理组织应及时进行处理，出现质量问题的制剂应立即收回，并填写收回记录。收回记录应包括制剂名称、批号、规格、数量、收回部门、收回原因、处理意见及日期等。

制剂使用过程中发现的不良反应，应按《药品不良反应监测管理办法》的规定予以记录，填表上报。保留病历和有关检验、检查报告单等原始记录至少一年备查。

二、医疗机构制剂配制监督管理

医疗机构制剂配制监督管理是指药品监督管理部门依法对医疗机构制剂配制条件和配制过程等进行审查、许可、检查的监督管理活动。国务院药品监督管理部门负责全国医疗机构制剂配制的监督管理工作。省级药品监督管理部门负责本辖区内医疗机构制剂配制的监督管理工作。

■（一）医疗机构设立制剂室许可

医疗机构设立制剂室，应向所在地省级药品监督管理部门提交相关材料，如医疗机构制剂许可证申请表、实施《医疗机构制剂配制质量管理规范》自查报告、医疗机构的基本情况及医疗机构执业许可证副本复印件等。

药品监督管理部门收到申请后，根据不同情况分别做出不同处理。例如，申请事项依法不属于本部门职权范围的，应当及时做出不予受理的决定，并告知申请人向有关行政机关申请；申请材料存在可当场更正的错误的，应允许申请人当场更正；申请材料不齐全或不符合形式审查要求的，应当场或在 5 个工作日内发给申请人补正材料通知书，一次性告知申请人需要补正的全部内容，逾期不告知的，自收到申请材料之日起即为受理；申请材料齐全、符合形式审查要求，或申请人按要求提交全部补正材料的，予以受理，并出具加盖本部门受理专用印章、并注明日期的受理通知书，不予受理的则出具不予受理通知书。

省级药品监督管理部门应当自收到申请之日起 30 个工作日内，按照国务院药品监督管理部门制定的《医疗机构制剂许可证验收标准》组织验收。验收合格的，予以批准，并自批准决定做出之日起 10 个工作日内向申请人核发医疗机构制剂许可证，同时将有关情况报国务院药品监督管理部门备案；验收不合格的，做出不予批准的决定，书面通知申请人并说明理由，同时告知申请人享有依法申请行政复议或者提起行政诉讼的权利。

此外，药品监督管理部门应在办公场所公示申请医疗机构制剂许可证的事项、依据、条件、期限、需要提交的全部材料的目录和申请书示范文本等，颁发医疗机构制剂许可证的有关决定，也应予以公开，公众有权查阅。在对医疗机构制剂室开办申请进行审查时，应当公示审批过程和审批结果。申请人和利害关系人可以对直接关系其重大利益的事项提交书面意见进行陈述和申辩。在核发医疗机构制剂许可证的过程中，药品监督管理部门认为涉及公共利益的重大许可事项应当向社会公告，并举行听证。

（二）医疗机构制剂许可证管理

医疗机构制剂许可证是医疗机构配制制剂的法定凭证，有效期为5年，分正本和副本，正、副本具有同等法律效力。医疗机构制剂许可证应当载明证号、医疗机构名称、医疗机构类别、法定代表人、制剂室负责人、配制范围、注册地址、配制地址、发证机关、发证日期、有效期限等项目。任何单位和个人都不得伪造、变造、买卖、出租、出借医疗机构制剂许可证。

医疗机构制剂许可证变更分为许可事项变更和登记事项变更。许可事项变更是指制剂室负责人、配制地址、配制范围的变更；登记事项变更是指医疗机构名称、医疗机构类别、法定代表人、注册地址等事项的变更。变更医疗机构制剂许可证许可事项的，需在许可事项发生变更前30日，向原审核、批准机关申请变更登记。变更登记事项的，应当在有关部门核准变更后30日内，向原发证机关申请医疗机构制剂许可证变更登记。医疗机构制剂许可证变更后，原发证机关要在其副本上记录变更的内容和时间，并按变更后的内容重新核发医疗机构制剂许可证正本，收回原正本。

除了医疗机构制剂许可证变更登记，还存在另外一些情况。如医疗机构制剂许可证有效期届满需要继续配制制剂的，医疗机构应当在有效期届满前6个月，向原发证机关申请换发医疗机构制剂许可证；医疗机构终止配制制剂或者关闭的，由原发证机关缴销医疗机构制剂许可证，同时报国务院药品监督管理部门备案；遗失医疗机构制剂许可证的持证单位应当在原发证机关指定的媒体上登载遗失声明并同时向原发证机关申请补发；医疗机构制剂室的药检室负责人及质量管理组织负责人发生变更的，应当在变更之日起30日内将变更人员简历及学历证明等有关情况报所在地药品监督管理部门备案；医疗机构制剂室的关键配制设施等条件发生变化的，应当自发生变化之日起30日内报所在地药品监督管理部门备案。

此外，省级药品监督管理部门应当将上年度医疗机构制剂许可证核发、变更、换发、缴销、补办等办理情况，在每年3月底前汇总报国务院药品监督管理部门。

（三）监督检查

监督检查的主要内容是医疗机构执行《医疗机构制剂配制质量管理规范》的情况、医疗机构制剂许可证换发的现场检查以及日常监督检查。

省级药品监督管理部门负责本辖区内医疗机构制剂配制的监督检查工作，应建立实施监督检查的运行机制和管理制度，确定设区的市级药品监督管理机构和县级药品监督管理机构的监督检查职责。国务院药品监督管理部门可以根据需要组织对医疗机构制剂配制进行监督检查，同时对省级药品监督管理部门的监督检查工作情况进行监督和抽查。各级药品监督管理部门组织监督检查时，应制定检查方案，明确检查标准，如实记录现场检查情况。提出整改内容及整改期限，检查结果应以书面形式告知被检查单位，并应实施追踪检查。监督检查时，医疗机构应当提供有关情况和材料。

监督检查完成后，药品监督管理部门在医疗机构制剂许可证副本上载明检查情况，并记载以下内容。

（1）检查结论。

（2）配制的制剂是否发生重大质量事故，是否有不合格制剂受到药品质量公报通告。

（3）制剂室是否有违法配制行为及查处情况。

（4）制剂室当年是否无配制制剂行为。

此外，医疗机构制剂配制发生重大质量事故时，必须立即报所在地省级药品监督管理部门和有关部门，省级药品监督管理局部门应当在24小时内报国务院药品监督管理部门。

三、医疗机构制剂注册管理

为了规范医疗机构制剂的申报与审批，国务院药品监督管理部门根据《药品管理法》及《药品管理法实施条例》，于 2005 年 8 月 1 日起施行《医疗机构制剂注册管理办法（试行）》。该办法主要包括 4 个内容：申报与审批、调剂使用、补充申请与再注册、监督管理。

（一）医疗机构制剂申报与审批

申请医疗机构制剂，应进行相应的临床前研究，主要包括处方筛选、配制工艺、质量指标、药理、毒理学研究等。注册所报送的资料应当真实、完整、规范。申请制剂所用的化学原料药及实施批准文号管理的中药材、中药饮片必须具有药品批准文号，并符合法定的药品标准。

医疗机构制剂的名称、使用的辅料和直接接触制剂的包装材料、容器及说明书与包装标签都应符合国务院药品监督管理部门的相关规定。例如，医疗机构制剂的名称，应按照国务院药品监督管理部门颁布的药品命名原则命名，不得使用商品名称；说明书和包装标签应按照国务院药品监督管理部门有关药品说明书和包装标签的管理规定印制，其文字、图案不得超出核准的内容，并应标注"本制剂仅限本医疗机构使用"字样。

此外，有下列情形之一的，不得作为医疗机构制剂申报。

（1）市场上已有供应的品种。

（2）含有未经国务院药品监督管理部门批准的活性成分的品种。

（3）除变态反应原外的生物制品。

（4）中药注射剂。

（5）中药、化学药组成的复方制剂。

（6）麻醉药品、精神药品、医疗用毒性药品、放射性药品。

（7）其他不符合国家有关规定的制剂。

（二）医疗机构制剂调剂使用

医疗机构制剂一般不得调剂使用，只能在本医疗机构内凭执业医师或者执业助理医师的处方使用，并与医疗机构执业许可证所载明的诊疗范围一致。但发生灾情、疫情、突发事件或者临床急需而市场没有供应时，需要调剂使用的，属省级辖区内医疗机构制剂调剂的，必须经所在地省级药品监督管理部门批准，属国务院药品监督管理部门规定的特殊制剂及省级之间医疗机构制剂调剂的，必须经国务院药品监督管理部门批准。此外，医疗机构制剂的调剂使用，不得超出规定的期限、数量和范围。

（三）医疗机构制剂补充申请与再注册

医疗机构配制制剂，应严格执行经批准的质量标准，并不得擅自变更工艺、处方、配制地点和委托配制单位。需要变更的，申请人应当提出补充申请并报送相关资料，经批准后方可执行。医疗机构制剂批准文号有效期为 3 年。有效期届满需要继续配制的，申请人应当在有效期届满前 3 个月按照原申请配制程序提出再注册申请，并报送有关资料。

此外，有下列情形之一的，省级药品监督管理部门不予批准再注册，并注销制剂批准文号。

（1）市场上已有供应的品种。

（2）按照本办法应予撤销批准文号的。

（3）未在规定时间内提出再注册申请的。

（4）其他不符合规定的。

（四）医疗机构制剂监督管理

配制和使用制剂的医疗机构应注意观察制剂在使用过程中的不良反应，并按国务院药品监督管理部门的有关规定报告和处理。省级药品监督管理部门对质量不稳定、疗效不确切、不良反应大或其他原因危害人体健康的医疗机构制剂，应责令医疗机构停止配制，并撤销其批准文号。已被撤销批准文号的医疗机构制剂，不得配制和使用；已经配制的，由当地药品监督管理部门监督销毁或者处理。

对违反相关规定的医疗机构进行相应处罚：

（1）未经批准，医疗机构擅自使用其他医疗机构配制的制剂的，依照《药品管理法》第八十条的规定给予处罚。

（2）医疗机构配制制剂，违反《药品管理法》第四十八条、第四十九条规定的，分别依照《药品管理法》第七十四条、第七十五条的规定给予处罚。

（3）未按省级药品监督管理部门批准的标准配制制剂的，属于《药品管理法》第四十九条第三款第六项其他不符合药品标准规定的情形，依照《药品管理法》第七十五条的规定给予处罚。

（4）提供虚假的证明文件、申报资料、样品或者采取其他欺骗手段申请批准证明文件的，省级药品监督管理部门对该申请不予受理，对申请人给予警告，一年内不受理其申请；已取得批准证明文件的，撤销其批准证明文件，五年内不受理其申请，并处 1 万元以上 3 万元以下罚款。

（5）医疗机构将其配制的制剂在市场上销售或者变相销售的，依照《药品管理法》第八十四条的规定给予处罚。

2015 年 1 月，为完善《医疗机构制剂注册管理办法（试行）》，进一步加强对医疗机构制剂的注册管理，国家食品药品监督管理总局起草了《医疗机构制剂注册管理办法（征求意见稿）》，对医院制剂（尤其是中药制剂）的注册管理做出更细致的规定。其内容变化如下。

（1）中药制剂在本医疗机构使用满 5 年可免报主要药效学试验资料及文献资料、药物单次给药毒性试验资料及文献资料、药物重复给药毒性试验资料及文献资料、临床研究方案、临床研究总结等资料；但需要提供在本医疗机构连续使用 5 年以上的文字证明资料（如医师处方，科研课题记录，临床调剂记录等），并提供 100 例以上相对完整的临床病历；同时列出不作为医疗机构制剂管理的三种情况：①中药加工成细粉，临用时加水、酒、醋、蜜、麻油等中药传统基质调配、外用，在医疗机构内由医务人员调配使用；②鲜药榨汁；③受患者委托，按医师处方（一人一方）应用中药传统工艺加工而成的制品。

以上内容在 2010 年《关于加强医疗机构中药制剂管理的意见》中有所体现。

（2）如果处方组成含有法定标准中标识有毒性及现代毒理学证明有毒性的药材，或者处方组成含有十八反、十九畏配伍禁忌，或者处方中的药味用量超过药品标准规定的，需报送药物单次给药毒性试验资料及文献资料、药物重复给药毒性试验资料及文献资料。

（3）新批准文号格式增加变态反应原（生物制品）代码：X 药制字 H（Z 或 S）＋4 位年号＋4 位流水号。

（4）医疗机构制剂批准文号有效期延长至 5 年，而有效期届满需要继续配制的申请时间由有效期届满前 3 个月调整到有效期满前 6 个月。

（5）调剂使用的规定由审批制改为备案制：原属国家药品监督管理局规定的特殊制剂及省、自治区、直辖市之间医疗机构制剂调剂的，无需经国家药品监督管理局批准，改由国家药品监督管理局委托省级药品监督管理部门承担审批工作，由调剂双方所在地省级药品监督管理部门批准，只需在国家药品监督管理局备案。

案例 9-3   **非法销售医疗机构制剂**

据某健康时报2011年报道，内蒙古自治区某患者于5月因患乳腺癌到北京某医院住院治疗，住院期间每天两次外用"肿瘤超粉膏"，盒上没有批准文号及生产单位，住院期间共使用23盒，每盒360元；开具的中成药有四种，分别是瑶宝复方穿破石颗粒［批准文号：黑药制字（2005）Z第0010号］、瑶宝克癌灵胶囊1号［批准文号：庆卫制字（1997）-214号］、瑶宝消瘤止痛贴膏［批准文号：庆卫制字（1997）-211号］和瑶宝消肿精［批准文号：庆药制字（2000）-009

号]，均为黑龙江省药品监督管理局或者大庆市有关部门批准。患者出院后继续使用以上中成药，在该院门诊交药费和邮寄费后留下地址，药品从大庆市某医院制剂中心寄至家中。

9月16日，北京市药品监督管理局丰台分局已正式受理该患者举报该民族医院违规卖药一案。

问题：

1. 什么是医院制剂？医院制剂的特点有哪些？

2. 医院制剂的注册审批是哪个部门？医疗机构间调剂使用医院制剂的规定？

案例分析 9-3

医疗机构配制的制剂，必须按照规定取得批准文号，凭医师处方在本医疗机构使用。特殊情况下，经国务院或者省、自治区、直辖市人民政府的药品监督管理部门批准，医疗机构配制的制剂可以在指定的医疗机构之间调剂使用。医疗机构制剂批准文号的格式：X 药制字 H（Z）+4 位年号+4 位流水号（X-省、自治区、直辖市简称，H-化学制剂，Z-中药制剂）

该案例中，患者在北京某医院内使用的药膏为未经审批的制剂；自 2005 年《医疗机构制剂注册管理办法（试行）》发布并实施后，医院制剂的批准文号均为省级药监部门审批，患者使用的"庆卫制字"文号的三种中成药均属违规医院制剂。瑶宝复方穿破石颗粒为黑龙江省药品监督管理局批准，大庆市某医院和北京某医院之间调剂使用医院制剂，经查未得到药品监督管理部门的批准，属违规使用。

第四节　药物临床应用管理

药物临床应用管理是对医疗机构临床诊断、预防和治疗疾病用药全过程实施监督管理。医师和药学专业技术人员在药物临床应用时须遵循安全、有效、经济的合理用药原则，同时尊重患者对药品使用的知情权和隐私权。

一、临床用药的管理

（一）临床合理用药

临床用药管理的基本出发点和归宿是合理用药（rational drug use）。在临床实践中，临床合理用药不只是医师、药师或患者单方面的责任，而是涉及诊断、开方、调剂及用药的全过程。导致不合理用药的因素为医师因素、药师因素、护士因素、患者因素、药物因素、社会因素等。

不合理用药的主要表现如下。

1. 用药不对症　少数为诊断错误，多数情况属于选用药物不当，也有开错、配错、发错、服错药物造成的。

2. 用药不足　剂量偏低，达不到有效治疗剂量；疗程短，不足以治愈疾病，导致疾病反复发作。

3. 用药过度　用药过度包括给药剂量过大、疗程过长、无指征预防用药及药品使用级别过高（广谱、药理作用相对于症状过强、价格昂贵等）、经由多名医生诊治导致的重复用药。

4. 联合用药不适当　无指征或不适当的联合用药会导致有害的药物相互作用、增加药品不良反应的发生概率。

5. 给药方案不合理　未在适当的时间及间隔、经适当的途径给药，影响药效发挥。

6. 使用不良反应过大的药物　易发生本可以避免的药品不良反应或药源性疾病。

7. 超说明书疗效范围使用药物　盲信不实的宣传报道或受经济利益驱动，超说明书疗效范围使用药物。

不合理用药导致的不良结果有延误疾病治疗、浪费医药资源、发生药品不良反应甚至药源性疾病、酿成"药疗事故"（用药不当所造成的医疗事故）等。药疗事故通常分成三个等级：因用药造成严重不良反应、给患者增加重度痛苦者为三级药疗事故；因用药造成患者残废者为二级药疗事故；因用药造成患者死亡者为一级药疗事故。

（二）药物临床应用管理的实施

临床合理用药涉及医疗卫生大环境的综合治理，依赖于国家相关方针政策的制定和调整，受与临床用药有关的各方面人员的影响。

1. 国家药物政策法规及规范的制定与实施 我国政府在医疗机构管理中已经实施和应当采取的措施如下。

（1）国家基本药物政策的推行：我国于 2009 年制定和发布《国家基本药物目录》。2012 年修订增补后的版本共收录中、西药 520 个品种。同时发布了《国家基本药物处方集》和《国家基本药物临床应用指南》，作为医疗机构使用基本药物的规范和参考。2015 年卫生部等部门颁布了《国家基本药物目录管理办法（暂行）》，指出国家基本药物遴选应当按照防治必需、安全有效、价格合理、使用方便、中西药并重、基本保障、临床首选和基层能够配备的原则，结合我国用药特点，参照国际经验，合理确定品种（剂型）和数量。根据《国家基本药物目录管理办法》（国卫药政发〔2015〕52 号）等相关规定，有关部门对《国家基本药物目录（2012 年版）》进行了调整完善，形成了《国家基本药物目录（2018 年版）》，同步更新了《国家基本药物处方集》和《国家基本药物临床应用指南》。2018 年由原来的 520 种增加到 685 种，包括西药 417 种、中成药 268 种。政府要求基层医疗卫生机构全部配备和使用基本药物，其他各类医疗机构也都必须按规定优先使用基本药物，保障公众的药品获得及临床合理用药。

（2）制定《中国国家处方集》。2010 年，卫生部医政司委托中国医院协会组织国内医药学专家编写了《中国国家处方集》，收录药品 1336 种，涵盖基本药物目录及医保目录。2021 年国家卫生健康委员会和处方集办公室组织国内 16 位院士、200 多位临床权威知名专家编写了《中国国家处方集》（第 2 版），收录 1491 个药品。精练阐述了监管与规范合理用药的相关法律法规、特殊人群用药、药物相互作用、严格管制与监控的特殊与重点药品、高警示药品原则与管理等内容。《中国国家处方集》是国家药物政策的重要组成部分，是合理用药的专业指导性文件，是反映我国当今临床医药学治疗水平与能力的书籍，具有权威性、前瞻性、指导性、实用性。

（3）规范医师处方行为。卫生部于 2007 年发布《处方管理办法》，对处方权限、处方书写格式、药品通用名称的使用、用法用量及限量、处方的有效期等作出了明确的规定，有效遏制了处方书写药品名称混乱、格式不规范导致调剂差错、无理由超剂量使用等不良现象，减少了药疗事故的发生。

（4）制订"标准治疗指南"、推行单病种临床路径。除了用药建议外，还包括诊断指标，需做的检查，给患者的建议和费用等。这也是 WHO 对发展中国家改进药物应用的建议之一，并经许多发展中国家和发达国家证实是有效地促进临床合理用药的重要手段之一。自 2009 年起，国家卫生健康委员会陆续发布多个医疗专科临床诊疗指南、近百个病种的临床路径等，并定期发布根据循证医学证据修订的版本。

（5）制定"药物临床应用指导原则"

1）《抗菌药物临床应用指导原则》的制定：2004 年，卫生部组织有关专家共同制订，是我国首次制定的全面、系统的针对抗菌药物合理使用的指导性文件。该指导原则共分四部分，一是抗菌药物临床应用的基本原则，二是抗菌药物临床应用的管理，三是各类抗菌药物的适应证和注意事项，四是各类细菌性感染的治疗原则及病原治疗。该原则于 2015 年发布修订版，对抗菌药物的临床使用原则尤其是外科围手术期的抗菌药使用有更明确细致的规范。医疗机构对该原则的严格执行，将有助于开展临床用药监控，对过度使用抗菌药物的行为及时予以干预，从而推动合理使用抗菌药物、保障患者用药安全、规范医疗机构和医务人员用药行为。

2）麻醉药品和精神药品临床应用指导原则的制定：2007年，卫生部组织有关专家起草了《麻醉药品临床应用指导原则》及《精神药品临床应用指导原则》，从适应证、应用原则、使用方法、慎用及禁忌、不良反应、注意事项等几方面作出规定。根据《麻醉药品和精神药品管理条例》第三十八条规定："医务人员应当根据国务院卫生主管部门制定的临床应用指导原则，使用麻醉药品和精神药品。"该原则的发布使此项规定的实施有了权威性的依据。2018年国家卫生健康委员会组织癌痛规范化诊疗专家组对《癌症疼痛诊疗规范（2011年版）》进行了修订，形成了《癌症疼痛诊疗规范（2018年版）》，进一步提高我国癌痛治疗规范化水平，提高肿瘤患者诊疗效果和生存质量，保障医疗质量安全。

此外还有《糖皮质激素类药物临床应用指导原则》等。

2. 药物临床应用的国家监管措施

（1）处方点评制度：2007年5月卫生部发布《处方管理办法》中规定医疗机构应当建立处方点评制度，填写处方评价表，对处方实施动态监测及超常预警，登记并通报不合理处方，对不合理用药及时予以干预。2010年出台《医院处方点评管理规范（试行）》，对处方抽样方式、不合理处方分类、点评重点项目等有详细的规定。

（2）《抗菌药物临床应用管理办法》：2011年始开展了为期三年的专项整治活动，2012年出台管理办法，对抗菌药物实施临床应用分级管理制度，严格限制抗菌药品规目录，把抗菌药使用率和使用强度、围手术期预防用药情况、治疗性使用药菌药物前的病原学送检率等指标的监测纳入等级医院评审细则。2014年始，将该办法规定的监测项目列入医疗机构的常规工作要求。

（3）全国抗菌药物临床应用监测网的建立：2005年，卫生部组织建立了"全国抗菌药物临床应用监测网"和"细菌耐药监测网"，其目的和意义在于：①通过抽样监测及时了解并定期发布全国范围内医疗机构抗菌药物使用与细菌耐药的情况，为医疗机构合理使用抗菌药物、遏止细菌耐药性提供技术支持，为国家制定、调整药物政策、法规提供科学依据；②经过多学科专家对抗菌药物应用和耐药信息的综合分析，明确导致病原菌耐药水平增高的相关因素并确定相应政策，开展宏观调控抗菌药物使用、降低病原菌耐药水平的研究，提高促进合理使用抗菌药物措施的科学性和有效性；③为修改《抗菌药物临床应用指导原则》提供科学依据。

其中，抗菌药临床应用监测的主要项目：每月进行门诊处方抗菌药物使用情况及注射剂使用比率等指标的抽样统计、住院患者（分手术患者及非手术患者）抗菌药物及抗真菌药物使用情况的抽样调查；每季度进行住院患者抗菌药物使用品种、规格、用量等指标的统计、每年进行抗菌药品消耗金额占医院药品消耗金额比率统计等。

（4）全国合理用药监测系统的建立：2009年，卫生部启动建立全国合理用药监测系统，包括4个子系统。

1）用药相关医疗损害事件监测子系统：强制性要求全国医疗机构通过统一公共网络信息平台，直报药物不良事件与严重药物不良事件，可做到即刻上报、即刻分析、即刻处置。

2）药品临床应用监测子系统：监测药品的购进、库存信息。

3）处方监测子系统：监测处方（门诊、急诊）信息项；病案首页（出院患者）信息项；医嘱信息项。

4）重点单病种监测子系统（2010年启动）：通过连续、常态、抽样监测，可早期发现临床用药安全与不良事件，可做到早发现，早分析，早评估，早预防。

四个子系统与网络查询、检索、分析、评估、标准数据库等模块形成了我国医疗机构常态监测、及时分析、即刻预警、快速反应、有效防控的药品安全与药物不良事件监测与预警机制，实现国家级与省级监测系统互联互通、资源共享的全国合理用药监测系统。

目前规定药品临床应用和处方监测两系统为每月上报数据。

（5）《药品不良反应监测与报告制度》的修订：区分了药品不良反应和药品不良事件的概念，强调了及时报告群体药品不良事件的必要性和方式。2014年，国家卫生和计划生育委员会在二级以上医疗机构中开展"药品不良反应/事件监测工作哨点医院"的认定，加强医疗机构对药品临床使用的安全性监管。

3. 医疗机构的药物临床应用管理措施 《医疗机构药事管理规定》明确、具体地规定了医疗机构药物临床应用管理的内容。

（1）制定本机构基本药物临床应用管理办法。

（2）建立并落实抗菌药物临床应用分级管理制度。

（3）建立由医师、临床药师和护士组成的临床治疗团队，开展临床合理用药工作。

（4）遵循有关药物临床应用指导原则、临床路径、临床诊疗指南和药品说明书等合理使用药物；对医师处方、用药医嘱的适宜性进行审核。

（5）配备临床药师应当全职参与临床药物治疗工作，对患者进行用药教育，指导患者安全用药。

（6）建立临床用药监测、评价和超常预警制度，对药物临床使用安全性、有效性和经济性进行监测、分析、评估，实施处方和用药医嘱点评与干预。

（7）建立药品不良反应、用药错误和药品损害事件监测报告制度。

（8）结合临床和药物治疗，开展临床药学和药学研究工作，并提供必要的工作条件，制订相应管理制度，加强领导与管理。

二、我国目前临床药学工作主要内容

临床药学是指药学与临床相结合，直接面向患者，以患者为中心，研究与实践临床药物治疗，提高药物治疗水平的综合性应用学科。临床药学工作的开展可为医疗机构创造良好的社会效益和经济效益，直接减少药品不良反应对患者造成的伤害和经济损失，也减少了医药资源的浪费。

（一）个体化药物治疗方案的实验室基础

1. 治疗药物监测（therapeutic drug monitoring，TDM） 是以药代动力学原理为基础，运用现代分析手段在用药过程中测定血液或其他体液中的药物浓度，从而了解药物在体内的吸收、分布、代谢和消除情况，以达到发挥药物最佳疗效的目的。TDM对临床合理用药具有重要意义，为临床开展个体化给药及急性药物中毒的诊断、治疗等提供参考。

近年来我国许多大型医疗机构已将TDM作为临床实验室常规检测项目和临床医生制订个体化用药方案的依据，以提高药物疗效，减少不良反应的发生。

尽管个体对药物的耐受程度有所不同，但多数常用药物不须进行TDM测定。需要实施TDM的药物有以下几类。

（1）治疗指数低、安全范围窄。

（2）具有非线性药代动力学特征。

（3）需要长期使用，因而会由于药物伍用、患者的生理及病理状况的不确定性等因素而导致血药浓度的升高或降低从而发生中毒或疗效下降。

目前认为有临床意义的监测药物有强心苷类药、抗心律失常药、抗癫痫药、三环类抗抑郁药、抗躁狂症药、氨基糖苷类抗生素、氯霉素、万古霉素、抗肿瘤药、抗风湿病药、免疫抑制剂等。

可以实施TDM的药物必须符合下列条件。

（1）体液药物浓度变化可以反映靶部位浓度的变化。

（2）药效和药物浓度有密切的相关性。

（3）药效不能用临床指标评价的药物。

（4）已知药物的有效浓度范围。

（5）测定技术可行，测定方法具有特异性、灵敏性、精确性和操作便捷等。

药物实施TDM的步骤如下。

（1）申请：首先应由临床医师详细、准确填写TDM申请单，这是临床药师了解患者基本情况及用药情况的主要手段。

（2）取样测定：样品除了血浆、血清及全血外，还可以测定唾液、尿液或脑脊液等体液。取样量与取样时间，应根据临床监测目的、具体药物品种及测定前的处理方法而定。

（3）结果报告与解释：将单次测定数据结果及时报告给临床医师，并在详细了解患者的生理状态、病理状态、用药状况的基础上，综合影响药物蛋白质结合率的因素和被监测药物的用药过程、有效血药浓度范围、剂量-血药浓度-效应间的相关程度及其影响因素等，比较实测结果和预计结果，并做出相应的解释。

（4）数据处理与给药方案的制订：对连续多次的测定结果，根据药代动力学原理和群体药代动力学参数，估算具体患者的药代动力学参数，为临床合理制订给药方案提供依据。

2. 药物代谢酶和药物作用靶点基因检测 药物代谢酶和药物作用靶点基因特性的变化可通过影响药物的体内浓度和靶组织对药物的敏感性，导致药物反应性（包括药物的疗效和不良反应发生）个体差异。对药物代谢酶和药物靶点基因进行检测可指导临床针对特定的患者选择合适的药物和给药剂量，实现个体化用药，从而提高药物治疗的有效性和安全性，防止严重药品不良反应的发生。

药物基因组学已成为指导临床个体化用药、评估严重药品不良反应发生风险、指导新药研发和评价新药的重要工具，部分上市的新药仅限于特定基因型的适应证患者。美国 FDA 已批准在 140 多种药物的药品标签中增加药物基因组信息，如血小板聚集抑制剂药物硫酸氢氯吡格雷片的 FDA 说明书将以下信息列为特别警示："对本药代谢较慢（细胞色素 P450（CYP）2C19 活性低）的患者用药时药效将减弱，可通过测定 CYP 2C19 基因型以确定治疗方案或考虑替代治疗。"

2015 年 7 月，国家卫生和计划生育委员会个体化医学检测技术专家委员会，在广泛征求意见的基础上，制定了《药物代谢酶和药物作用靶点基因检测技术指南（试行）》，主要内容包括药物代谢酶和药物作用靶点基因，对个体化用药基因检测的适应人群、标本采集、运输、接收、处理、样本检测、结果报告与解释、室内室间质控需遵循的基本原则，以及可能出现的问题与应对措施等，为个体化用药基因检测提供一致性的方法。

目前美国 FDA 和我国国家药品监督管理局都已批准了一系列的个体化用药基因诊断试剂盒，我国国家药品监督管理局已批准的用于药物代谢酶和药物作用靶点基因多态性检测的基因芯片试剂盒有 ALDH2、CYP2C9、CYP2C19、CYP2D6、ADR1、ACE、VKORC1 等。其中应用较多的项目有针对药物代谢 P450 酶系中 CYP2C19 的基因检测，用于预测冠脉支架手术后的抗血小板药氯吡格雷的体内活性，如属于慢代谢基因型，应选用其他不经 CYP2C19 代谢的药物如替格瑞洛。

（二）参与药物治疗过程

药学保健与临床药师制的推行。（详见"三、药学保健"部分）

（三）合理用药监测

1. 药品不良反应监测与报告 根据《药品不良反应报告和监测管理办法》的规定，药品生产企业、药品经营企业和医疗机构是药品不良反应监测工作的主体，而医疗机构又是药品不良反应监测的重要场所。医疗机构临床科室发现药品不良反应、用药错误和药品损害事件后，应当积极救治患者，立即向药学部门报告，并做好观察与记录。医疗机构应当按照国家有关规定向相关部门报告药品不良反应，用药错误和药品损害事件应当立即向所在地县级卫生行政部门报告。

目前，医疗机构中药品不良反应监测的主要工作模式如下。

（1）建立不良反应报告制度及其实施办法：由医疗机构根据国家药品不良反应监测中心对药品不良反应监测的要求，结合本单位的具体情况制定。

（2）建立医疗机构药品不良反应监测领导小组：一般由主管医疗工作的院长或医务部负责人任组长，其小组由药学部门、护理部、各临床科室的负责人等人员组成。该小组的任务是建立和完善本机构的药品不良反应报告制度、组织指导监测工作的实施、组织宣传教育培训工作，并对疑难的药品不良反应病例进行研究和讨论复审。

（3）建立医疗机构药品不良反应监测网络：网络小组的成员应由各临床科室医师、护士长和临床药师等担任。医疗机构应指定本单位的药品不良反应监测的专（兼）职人员，各临床科室应指定药品不良反应监测员。

（4）药品不良反应/事件的处理程序：发现药品不良反应/事件的有关工作人员作相应记录，告知本科室的药品不良反应监测员；各科室监测员收集、调查、分析和评价药品不良反应/事件，并协助发现人员填写"药品不良反应/事件报告表"，报告内容应当真实、完整、准确，按规定上报本单位的药品不良反应监测的专（兼）职人员；药品不良反应监测专（兼）职人员核实并统计上报药品不良反应/事件，作出报告单位的关联性评价，并按规定及时上报当地药品不良反应监测中心。

建立并保存药品不良反应报告和监测档案。对收集到的药品不良反应报告和监测资料进行分析和评价，并采取有效措施减少和防止药品不良反应的重复发生。

（5）药品群体不良事件的报告及处理：发现药品群体不良事件后应当积极救治患者，迅速开展临床调查，分析事件发生的原因，必要时可采取暂停药品的使用等紧急措施；立即通过电话或者传真等方式报所在地的县级药品监督管理部门、卫生行政部门和药品不良反应监测机构，必要时可以越级报告；同时填写"药品群体不良事件基本信息表"，对每一病例还应当及时填写"药品不良反应/事件报告表"，通过国家药品不良反应监测信息网络报告。配合药品监督管理部门、卫生行政部门和药品不良反应监测机构对药品不良反应或者群体不良事件的调查，并提供调查所需的资料。

（6）加强宣传教育培训工作：通过对医护人员进行定期培训，讲解药品不良反应基础知识、法规规定和报告方法，把药品不良反应监测列入医疗机构再教育计划之内，加强医护人员认真评价药品不良反应/事件并报告、促进药品的监督管理和合理用药的责任意识。

2. 抗菌药物临床应用监测 抗菌药处方及用药医嘱的点评、抗菌药使用率及使用强度等指标的统计、抗菌药临床使用量与使用金额的排名和用药合理性分析等。

3. 其他类重点监测的药品 如辅助治疗药物、中药注射剂、糖皮质激素、肠外营养制剂等专项处方点评及药品使用动态监测和超常用量预警。

4. 开展药物利用评价和药物临床应用研究

5. 参与新药临床试验和新药上市后安全性与有效性监测

（四）药学信息服务

在药学服务领域，按信息产生的来源大致可将药学信息分为历史积累的药学知识、医药研究机构及企业的最新信息、临床的药物治疗信息三类。

我国对药学信息服务的具体内容尚无明确规定，但国外对药学信息服务的基本内容已有如下明确标准。

（1）向患者、家属、健康工作者和其他人员提供药学信息服务。

（2）对医师、药师、药学专业学生和其他健康工作者进行教育和培训。

（3）以疗效、安全性、费用和患者因素为科学依据，建立和维护处方集。

（4）参与药品不良事件的报告和分析。

（5）改善患者和医疗服务提供者的行为方式，以支持合理用药。

（6）出版《药讯》。

（7）对药品的使用进行评价。

（五）药物利用研究

药物利用研究（drug utilization study）是药物上市后监测的重要组成部分。根据WHO的定义：药物利用是指药物在社会中的市场、供给、处方及使用，重点是其引起的医学、社会和经济的结果及各种药物与非药物因素对其产生的影响。药物利用研究的目的是力求实现合理用药。

药物利用研究在方法学上可以分为定量研究和定性研究两大类。定量研究指定量描述药物利用现状、药物利用的经时动态变化、预测药物利用趋势的一类研究，其研究结果有多方面的用途：①推断人群内部不同年龄、性别、疾病种类、发病率等群体的药物利用状况；②作为计算药品不良反应发生率的分母数据；③比较不同药物治疗组的使用情况；④考察药物情报服务和药政法规的医疗及社会效果；⑤揭示特定地区或国家的药品消耗量和消费结构；⑥提示某种疾病的流行趋势等。

药物利用的定性研究以临床合理用药为核心，主要数据来自医生的处方和用药医嘱。通过调查一定医疗机构、一定时间段的用药处方或医嘱，结合处方诊断分析处方内容，评价用药的适当性。

（六）药物经济学应用

药物经济学的主要任务是测量、对比分析和评价不同卫生服务项目所产生的相对社会经济效果，为临床合理用药和疾病防治决策提供科学依据。广义的药物经济学（pharmaceutical economics）主要研究药品供方与需方的经济行为、供需双方相互作用下的药品市场定价，以及药品领域的各种干预政策措施等。狭义的药物经济学（pharmacoeconomics）是一门将经济学基础、方法和分析技术运用于临床药物治疗过程，并以药物流行病学为指导，从全社会角度开展研究，以求最大限度地合理分配和利用现有医药卫生资源的综合性应用科学。目前，药物经济学主要应用于药品定价、决定药品补偿和供付状况、制订医疗机构用药目录或诊疗规范、控制药品费用和促进合理用药等。

药物经济学常用的分析方法包括：最小成本分析法（CMA）、成本效果分析法（CEA）、成本效用分析法（CUA）和成本效益分析法（CBA）。其中CMA是评价成本的最简单方法，它假定或已验证相比较的治疗方案所导致的健康结果是等同的，分析重点仅在于不同方案成本上的比较；CEA不仅评价成本，同时评价治疗干预下的结果；CUA是成本效果分析的一种扩展，它用来比较不同干预方法甚至不同条件下的效用；CBA是以货币来衡量成本和结果的一种分析方法，它通过比较预期收益和预期成本来评价医疗行为，通常只有那些收益大于成本的行为才是可以评价的。

以上方法各有利弊，适用条件也不同，医疗机构应根据研究项目的特点、数据的可获得性及评价的目的与要求选择适合的分析方法。

三、药学保健

1985年英国药学界首先提出"药学保健"（pharmaceutical care，PC）这一概念，即"药师通过与各个患者的直接联系，对其用药有关事项进行直接的和负责的监督保护，使其获得改善生命质量的明确效果"。1991年美国卫生系统药师协会（American Society of Health-System Pharmacists，ASHP）把药学保健提到一个新高度，明确指出药学保健是医院药师不可推卸的社会责任。1995年国际药学联合会（International Pharmaceutical Federation，IPF）在瑞典斯德哥尔摩召开的第55届世界药学科学大会把"药学保健"作为会议主题之一。

药学保健是在临床药学基础上发展起来的医院药学工作模式，其基本原则是以患者为中心和面向用药结果。其目标不只是治愈疾病，而是强调通过实现药物治疗的预期结果，改善患者的生存质量。

（一）药学保健的概念与内涵

IPF对药学保健的定义：药学保健是负责地提供药物治疗，目的是达到改善或维持患者生命质量的确定结果，它是一个协作完成的过程，旨在预防或识别和解决药品与健康相关的问题。这是个药品使用的持续质量改进过程。

药学保健过程中，药师与患者及其他医护人员合作，设计、实施、监测药物治疗计划的过程，其结果：确认潜在或实际存在的用药问题；解决实际存在的用药问题；防止潜在的用药问题发生。

（二）实施药学保健的基本步骤

1. 制订药学保健计划

（1）收集患者信息：患者基本管理信息、医学指标、药物治疗情况、患者行为及生活方式、患者经济情况。

（2）确定存在的药物治疗问题：药师应将药物、疾病、实验室检查及具体患者的信息进行综合分析，从而找出任何与药物治疗有关的问题并评估其重要性。

（3）明确药物治疗目标：综合考虑患者的卫生保健需要、其他卫生人员的评估、目标和治疗计划及医学伦理。

（4）设计药物治疗方案及监测方案：根据药物治疗目标，遵从药物经济学原则，遵守卫生系统中的用药政策，并制订相应的药物治疗结果监测方案。

2. 执行药学保健计划 药师面对面服务于患者，监测药物治疗过程，了解患者及医护人员的反应，实施必要的干预（如实施 TDM 以调整用药方案、对药品不良反应采取相应对策、纠正不合理的合并用药等），追踪随访用药结果。其全过程应有详细的记录，确保所有卫生保健组成员都能够了解这些信息。

药学保健计划是动态的，执行中会随患者情况变化而修正；修改应当系统而有逻辑，并应代表患者、医师、药师的一致意见。

3. 评价药学保健计划结果 应从临床的、经济的、人道主义的三方面综合指标，评价药学保健的必要性、过程的合理性和结果效益性。

（三）我国临床药师制的逐步推行

临床药师是指以系统药学专业知识为基础，并具有一定医学和相关专业基础知识与技能，直接参与临床用药，促进药物合理应用和保护患者用药安全的药学专业技术人员。卫生部自 2002 年起提出在医疗机构建立临床药师制，《医疗机构药事管理规定》要求医疗机构应配备至少规定数量的临床药师，并建立有药师参与的临床药物治疗团队。

1. 临床药师的工作职责

（1）参与临床药物治疗，进行个体化药物治疗方案的设计与实施，开展药学查房，为患者提供药学专业技术服务。

（2）参加查房、会诊、病例讨论和疑难、危重患者的医疗救治，协同医师做好药物使用遴选，对临床药物治疗提出意见或调整建议，与医师共同对药物治疗负责。

（3）掌握与临床用药相关的药物信息，提供用药信息与药学咨询服务，向公众宣传合理用药知识。

（4）其他促进临床合理用药的临床药学工作。

2. 临床药师培训和管理机制的逐步形成

（1）临床药师培训试点基地：2005 年始，卫生部为贯彻上述政策，推动与规范临床药学人才培养工作，陆续评审选取了目前已经开展临床药学工作、取得较好效果并积极参与临床药学人才培养工作的数家医院和高等医药院校作为培训试点，培训目标以提高药师实际工作能力为主，采取脱产进修方式，并公布了《临床药师培训试点工作方案》和《临床药师培训考核方案及培训指南》。通过试点，探索临床药师的培养模式及相关政策，对临床药学人才的培养起到示范和引导作用，并逐步推广。

（2）临床药师制试点医院：2007 年末，为促进临床合理用药，提高医疗质量和药物治疗水平，充分发挥药师保护患者用药权益的作用，卫生部公布《临床药师试点工作方案》及《临床药师制试点工作评估方案》，指定 42 家医院开展临床药师制试点工作，同时对临床药师任职专业技术基本要求、临床药师工作职责等作出规定。通过试点工作，探索适合我国国情的临床药师准入标准、配备标准、管理制度、工作模式、岗位职责及临床药师工作的评价体系，以促进临床药师制的健康发展。

（3）我国临床药师规范化培训工作取得阶段性成果：通过以上的探索性实践工作，2012 年出台了《卫生部临床药师培训基地管理办法（试行）》，制定并修订了多个临床专业的临床药师培训指南及通科临床药师培训指南和考核方案等，卫生部临床药师培训基地和卫生部临床药师培训师资基地的管理逐步规范化，取得"临床药师带教师资岗位培训证书"的临床带教师和取得"临床药师岗位培训证书"的临床药师队伍日趋扩大。临床药师的规范化培养正逐步走向正轨。

案例 9-4　　　　药物代谢酶基因检测——个体化用药指导

　　某医院一例急性心肌梗死患者，行支架植入术后，常规服用了氯吡格雷 75mg+阿司匹林 100mg，联合抗血小板。然而患者一周后，再次因急性心肌梗死入院，进行了支架植入术，术后临床药师提醒医生进行氯吡格雷基因检测，结果显示患者为慢代谢。因此第二次术后，用替格瑞洛代替氯吡格雷。

　　问题：

　　1. 临床药师的职责有哪些？

　　2. 药物代谢酶基因检测的意义有哪些？

案例分析 9-4

　　此案例中临床药师提醒医生进行药物代谢酶基因检测，是因氯吡格雷为前体药物，须经 CYP2C19 酶代谢后产生体内活性。患者在服用 1 周抗凝药物的情况下再次发生心肌梗死，CYP2C19 酶相关基因为慢代谢型是需要排查的可能原因之一。检测结果提示该患者不适宜应用氯吡格雷，因此更换了不经该酶代谢的药物。临床药师直接参与患者药物治疗过程，提出与用药相关的适宜建议，配合医生制订合理的用药方案，保证患者药物治疗效果。

知识链接 9-2　　　　信息化工具在合理用药管理中的应用

　　基于合理用药信息支持系统的处方自动监测系统与药物临床使用管理系统如下。

　　1. 处方自动监测系统　可嵌入 HIS，能够对处方/药疗医嘱进行即时性监测。

　　（1）系统处方审核：医师下达处方时能够参考患者性别、检查检验（如肝肾功能等）结果、药物过敏史、临床诊断、历史处方等信息，自动比对知识库进行适应证、成人剂量、肝肾损害剂量、配伍禁忌、给药途径等用药合理性审查并给出提示。

　　（2）对未通过审查的处方能提示给药师，由药师审核是否需要干预。

　　（3）药师可做到与医师即时在线沟通，反馈审核结果，以便医师及时纠正不合理用药。

　　（4）对药品禁忌证、特殊人群用药、抗菌药物分级、高警示药品、特殊管理的药品等使用信息可给予警示。

　　（5）药物临床应用知识信息的在线支持。

　　2. 药物临床使用管理系统

　　（1）处方点评功能：系统预判/药师修正、生成报表、对问题进行分类统计等。

　　（2）临床用药宏观监测指标的统计功能：使用量（DDD）、使用率、使用强度、使用金额（按药品分类、按科室或治疗组/医生）等指标的统计、分析及报告。

　　（3）可实现药品开具权限的分级分类限制。

　　3. 自定义功能　患者的临床情况复杂多变，软件系统只能提示普遍性问题，与医院临床实际情况不符合的假阴性和假阳性审查结果可以通过药师的定期汇总分析进行自定义屏蔽，避免无效警示，提高软件的处方审查效率和精准性。

　　由于药物品种不断大量增加，无论医师、药师都不可能完全掌握所有的药品信息；忙碌的医院工作也会使医务人员有时忽略与用药相关的患者信息，使用基于合理用药信息支持系统的处方自动监测系统可降低医务人员的工作强度和压力，减少用药不良事件；而基于HIS数据的药物临床应用管理系统是医疗机构合理用药监管的有力工具。

该类型软件系统已在我国多家大型医院使用和不断更新换代，不同公司的软件功能模块大同小异、各有优势和局限，其在临床发挥促进合理用药的作用仍需要药学专业技术人员的配合。

知识链接9-3　　　　　　　　　公立医院绩效考核

为推进公立医院高质量发展，国家在2019年发布了《国务院办公厅关于加强三级公立医院绩效考核工作的意见》，对三级公立医院开展绩效考核，以加强和完善公立医院管理，引导三级公立医院进一步落实功能定位，提高医疗服务质量和效率，推进分级诊疗制度建设，为人民群众提供高质量医疗服务。

为落实《国务院办公厅关于加强三级公立医院绩效考核工作的意见》，科学开展三级公立中医医院绩效考核工作，保证绩效考核工作规范化、标准化、同质化，保证绩效考核数据客观可比，国家卫生健康委员会和国家中医药管理局分别组织编写了《三级公立医院绩效考核操作手册》《三级公立中医医院绩效考核操作手册》（以下简称《手册》），明确了绩效考核所涉及指标的释义。根据工作需要和最新政策要求，国家卫生健康委员会和国家中医药管理局定期对《手册》进行修订，现执行版本为2022版。

两份《手册》均在医疗质量相关指标中将合理用药单独列出。《三级公立医院绩效考核操作手册》涉及点评处方占处方总数比例、抗菌药物使用强度、门诊患者基本药物处方占比、住院患者基本药物使用率、基本药物采购品种数、国家组织药品集中采购中标药品使用比例6个指标，其中抗菌药物使用强度为国家监测指标。《三级公立中医医院绩效考核操作手册》增加了点评中药处方占中药处方总数的比例这一指标。

《三级公立中医医院绩效考核操作手册》中增加了中药特色指标如：门诊中药处方比例、门诊散装中药饮片和小包装中药饮片处方比例、门诊患者中药饮片使用率、出院患者中药饮片使用率等，且均为国家监测指标。

三级公立医院应逐项参照绩效考核标准，加强医院的药品管理制度。根据医院考核类别（西医、综合、中医、中西医结合等）优化药品使用结构，将药占比、处方点评、药品全流程管理、辅助用药收入占比等全面纳入考核体系，加强国家基本药物采购与使用、强化处方点评、抗生素使用强度的管控力度；将有限的药物资源实现最大程度的疗效改善，减少患者的就医成本。

思　考　题

（1）医疗机构的药事管理组织主要有哪些？

（2）我国医疗机构药学服务模式是什么？

（3）请谈谈医院药剂科的组织结构。

（4）调配处方有哪些主要步骤？

（5）医疗机构如何对自己生产的制剂进行质量控制？

（6）我国目前医疗机构临床管理都包含哪些内容？

（7）请谈谈公立医院绩效考核工作对药学工作的影响。

（张　鑫　郭小文）

第十章 中药管理

中药在我国的使用有着悠久的历史。在远古时代，中华民族的祖先发现了一些动植物可以解除病痛，开始积累了一些用药知识。后来，祖先们开始有目的地寻找防治疾病的药物和方法，有了"神农尝百草""药食同源"。有文字记载的中药典籍《神农本草经》《新修本草》《本草纲目》等都是中医药的宝库。其中，《神农本草经》概括论述了君臣佐使、七情合和、四气五味等药物配伍和药性理论，对于合理处方、安全用药、提高疗效具有十分重要的指导作用，为中药学理论体系的形成与发展奠定了基础。《新修本草》是世界上第一部药典。李时珍的《本草纲目》，在世界上首次对药用植物进行了科学分类，创新发展了中药学的理论和实践，是一部药物学和博物学巨著。

由此可见，中药是中华民族的伟大创造，是中国古代科学的瑰宝，也是打开中华文明宝库的钥匙，为中华民族繁衍生息作出了巨大贡献。本章从中药管理的角度，对中药的概念与分类，中药行业的发展、中药的独特地位、中药材管理、中药饮片管理、中药品种保护管理进行了概述，重点介绍《药品管理法》、《中医药法》、《野生药材资源保护管理条例》、《中药材生产质量管理规范》（GAP）、《中药品种保护条例》等法律法规和部门规章所涉及中药管理的内容。

第一节 中药管理概述

中药是人类防病治病的有力武器，在过去、现在和将来都发挥着重要的作用。近年来，国家积极支持和推动中药传承创新发展，深化中药审评审批制度改革，建立和完善符合中药特点的标准体系，强化中药质量安全监管，鼓励培育道地药材，保护野生药材资源，促进中药产业高质量发展。

根据第四次全国中药资源普查工作（2011年启动）的阶段性成果，我国有中药资源1.3万余种，其中特有3151种，我国已初步建成由1个中心平台、28个省级中心、65个监测站组成的中药资源动态监测信息和技术服务体系，以及16个中药材种子种苗繁育基地和2个种质资源库，摸清了我国中药资源的家底，为开展中药资源的持续保护工作奠定了基础。目前，我国有常用中药品种1200余种，中药方剂100 000余个，中药剂型40余种，中成药8500余种。在2022版国家医保药品目录中，中药饮片和中成药占比在79%以上。

需要引起重视的是，我国虽然中药资源丰富，但很多常用中药材因开发利用过度，面临濒临绝迹的境地。因此，国家保护药用野生动植物资源，保护道地药材，鼓励按照GAP规模化种植养殖中药材，进而从源头提升中药品质。

一、中药的概念与分类

（一）中药的概念

中药和民族药都是传统药的重要组成部分。狭义的中药是指用中医药学的术语表述其性能、功效，并在中医药理论指导下使用的药用物质及其制剂。广义的中药涵盖了中药和民族药。其中，民族药是指我国一些少数民族经过长期的医疗实践积累，用少数民族文字记载并用民族医学理论指导使用的药品，具有一定的地域性，如藏药、蒙药、维药、壮药、朝药等。

在此，需要注意天然药物与中药的区别。天然药物与中药物质基础相同，均来自于天然资源，如植物、动物和矿物，但天然药物是指在现代医药理论指导下使用的天然药用物质及其制剂，这是天然药物与中药本质上的区别点。

（二）中药的分类

中药可分为中药材、中药饮片和中成药，又称为中药的三大支柱。

1. 中药材 指药用植物、动物、矿物的药用部分采收后经产地初加工形成的原料药材。中药材又有野生药材和道地药材之分。

2. 中药饮片 是指根据中医临床辨证施治和调剂、制剂的需要，对中药材进行特殊加工炮制后的制成品。广义来说，凡是供中医临床配方用的全部药材统称饮片，狭义的中药饮片则是指切制成一定形状的药材如片、块、丝、段等，又称为饮片。中药饮片属于处方药，现已纳入了国家基本医疗保险药品目录。《中国药典》对中药饮片定义："饮片系指药材经过炮制后可直接用于中医临床或制剂生产制用的药品。"

3. 中成药 是指根据疗效确切、应用范围广泛的处方、验方和秘方，具备一定质量规格，批量生产供应的成药。或者说，中成药是以中药饮片为原料，按照现代药品生产工艺批量生产出来的药品。根据《中医药法》和《药品管理法》等法律法规，国家支持传统剂型中成药的生产，鼓励运用现代科学技术研究开发传统中成药。

中药的三大支柱之间，中药材是源头和基础，中药材的品质直接关乎中成药的质量。因此，保障和提升中药的品质应从抓中药材的品质入手。

知识链接 10-1 **中药分类方法**

中药分类的方法很多，传统的分类方法可概括为两类：即药性分类法和自然分类法。现代教科书中所采用的中药分类方法，根据其目的与重点而有不同，主要有下列 4 种。

1. 按药物功能分类 如解表药、清热药、理气药和活血化瘀药等。

2. 按药用部分分类 如根类、叶类、花类和皮类等。

3. 按有效成分分类 如含生物碱的中草药、含挥发油的中草药和含苷类的中草药等。

4. 按自然属性和亲缘关系分类 先把中草药分为植物药、动物药和矿物药，动、植物药材再根据其原植物或动物之间的亲缘关系来分类，如麻黄科、百合科和毛茛科等。

二、中药行业发展概述

从产业链来看，中药的产业链比较长且环环相扣，涵盖中药材种植养殖、中药饮片和中成药的生产经营。中药材可以直接进行贸易，也可再生产加工成中药饮片、中成药、中药配方颗粒等产品，在医药市场中流通。

改革开放以来，我国中药产业持续发展，已初步形成了一定规模的产业体系，成为我国国民经济和社会发展中一项具有较强发展优势和广阔市场前景的战略性产业。特别是新医改以来，中药产业工业总产值同比增速超过了同期制药产业水平。当前，我国中药行业已开始步入高质量发展阶段。

（一）政策环境持续利好

2017 年 7 月 1 日《中医药法》的正式实施，为中医药事业和产业发展提供了法律保障。2016～2022 年，国家及政府层面密集出台了一系列产业政策，如《中医药发展战略规划纲要（2016～2030 年）的通知》《"健康中国 2030"规划纲要》《关于促进中医药传承创新发展的意见》《关于加快中医药特色发展的若干政策措施》《关于医保支持中医药传承创新发展的指导意见》《"十四五"中医药发展规划》等，这些政策对我国中药行业发展起到了促进和提升作用。

（二）现代中药产业体系基本建立

截至 2020 年，全国有中成药生产企业 2160 家，生产中药（含饮片）企业 4357 家，中药已从丸、散、膏、丹等传统剂型发展到现在的滴丸、片剂、膜剂、胶囊等 40 多种剂型，中药产品生产工艺水平有了很大提高，基本建立了以药材生产为基础、工业为主体、商业为纽带的现代中药产业体系。

（三）市场规模稳步增长

近年来，在国家重视、行业政策环境持续利好下，中药质量不断提升，中药材野生变家种及替代品研究取得突破，生态种植加快推广，中药追溯系统应用范围不断扩大。同时，国家鼓励中药科技创新，国家中医药管理局、科技部等部门持续加大中药的科技投入，加强道地药材、中药炮制、质量保障、新药研发、中药智能制造等方面的研究，国家药品监督管理局建立起基于中医药理论、人用经验和临床试验"三结合"的审评证据体系，进一步激发了我国中药科技创新的活力，使得中药市场规模稳步增长。

我国中药行业制造市场规模整体呈现增长的态势。数据显示，从 2017 年到 2021 年，我国中药制造市场规模从 673 亿元左右增至 753 亿元左右，年均复合增长率约为 3.1%。

我国中药饮片市场和中药配方颗粒市场规模也稳步增长。数据显示，从 2017 年到 2021 年，我国中药饮片市场规模由 1843.4 亿元增至 2933.2 亿元，年均复合增长率为 9% 左右；中药配方颗粒市场规模从 191.6 亿元增长至约 332.2 亿元，每年同比增速维持在 14%～15%。

（四）中药正走向世界

在我国中药行业市场规模稳步增长的同时，我国中药行业正在走向世界，并取得了积极成效。数据显示，从 2015 年到 2021 年，我国中成药出口额整体得到增长，2021 年我国中成药出口额为 304.57 百万美元，同比增速高达 17.5%。据报道，截至 2022 年 10 月，全球已有 18 个国家和地区将中医药纳入医疗保险，中药先后在俄罗斯、新加坡、古巴、越南等国注册；我国也已经在 31 个国家建设了中医药服务出口基地，"十三五"期间中药类产品出口贸易总额达到了 281.9 亿美元。

三、中药的传承、创新、发展

案例 10-1   **屠呦呦发现青蒿素的故事**

20 世纪 60 年代，在极为艰苦的科研条件下，中国中医科学院女科学家屠呦呦带领着团队成员通过走访名老中医，查阅大量中医药典籍文献，经过艰苦卓绝的努力发现了黄花蒿中的抗疟成分青蒿素，但是青蒿素的提取却并不顺利。屠呦呦再次从中医药典籍寻求方法，正是葛洪的《肘后备急方》中关于青蒿截疟的记载："青蒿一握，以水二升渍，绞取汁，尽服之。"给了屠呦呦新的灵感，屠呦呦团队采用低温萃取的方法，最终成功提纯了青蒿素单体，开创了疟疾治疗新方法。

目前，以青蒿素为基础的复方药物已经成为疟疾的标准治疗药物，WHO 将青蒿素和相关药剂列入其基本药物目录。全球数亿人因这种"中国神药"而受益，挽救了数百万人的生命。

由于青蒿素的伟大发现，屠呦呦获得了 2015 年度诺贝尔生理学或医学奖，成为首位获得诺贝尔科学类奖项的中国女科学家。屠呦呦发表获奖感言时说道："青蒿素是中医药献给世界的礼物！"2017 年屠呦呦获得 2016 年"国家最高科学奖"。2018 年 12 月 18 日，党中央、国务院授予屠呦呦改革先锋称号。2019 年 5 月，屠呦呦入选福布斯中国科技 50 女性榜单。2020 年 3 月入选《时代》周刊 100 位最具影响力女性人物榜。

问题：

1. 从屠呦呦发现抗疟药物青蒿素的过程，分析青蒿素是中药还是天然药物。

2. 从该案例，深刻理解中药传承、创新、发展的关系。

为了切实把中医药这一祖先留给我们的宝贵财富继承好、发展好、利用好。2016 年 2 月，国务院印发了《中医药发展战略规划纲要（2016～2030 年）》，指明了直到 2030 年中医药发展的方向。2019 年 10 月 20 日，中共中央、国务院发表《关于促进中医药传承创新发展的意见》（以下简称《意见》）确立了中医药发展的基本原则。

（一）传承创新发展中医药的重要意义

传承创新发展中医药是新时代中国特色社会主义事业的重要内容，是中华民族伟大复兴的大事，对于坚持发展中国特色卫生健康发展模式，发挥中医药原创优势、推动我国生命科学实现创新突破，弘扬中华优秀传统文化、增强民族自信和文化自信，促进文明互鉴和民心相通、推动构建人类命运共同体具有重要意义。

（二）中药工作的发展目标与中药管理工作重点

根据《中医药发展战略规划纲要（2016～2030年）》，中药工作近阶段的发展目标：到2030年，中药治理体系和治理能力现代化水平显著提升；中药科技水平显著提高；中药工业智能化水平迈上新台阶，对经济社会发展的贡献率进一步增强，我国在世界传统药发展中的引领地位更加巩固。实现继承创新发展、统筹协调发展、生态绿色发展、包容开放发展和人民共享发展，为健康中国建设奠定坚实基础。根据上述发展目标和中药管理的根本遵循，近阶段中药管理工作的重点主要有以下几个方面。

1. 加强中药法治建设　加强中药监管的理论和实践创新，推动中药监管与时俱进，切实保障中药安全、质量和疗效。适时修订《中医药法》《药品管理法》，建立和完善与《中医药法》《药品管理法》相配套并体现中药特点的中药管理法规体系，完善中药品种保护、野生中药资源分级保护管理、道地中药材保护与生产管理、中药安全监管相关制度，推动中药产业高质量发展。在《中华人民共和国传染病防治法》《中华人民共和国突发公共卫生事件应对法》等法律制修订中，研究纳入中西药并用等相关内容，使中药在新发突发传染病防治和公共卫生事件应急处置中发挥更大作用。

2. 建立符合中药特点的评价体系　改革完善中药注册管理，在保持中药传统优势的基础上与现代药品研发有机结合，加大以临床价值为导向的中药创新研制力度。遵循中药研制规律，将"安全、有效、质量可控"的药品基本要求与中医药继承创新发展独特的理论体系和实践特点有机结合，开辟具有中药特色的注册申报路径。构建起中医药理论、人用经验、临床试验"三结合"的中药注册审评证据体系。

3. 建设高水平中药传承保护与科技创新体系　涉及加强中药传承保护和重点领域攻关、建设高层次科技平台、促进科技成果转化等方面。以加强中药传承保护为例，既要传承保护好中药古籍，同时要加强对老药工的活态传承。

4. 推动中医药文化繁荣发展和国际传播　建立起中药文物设施保护和非物质文化遗产传承制度，加强中医药文化研究和传播、发展中医药博物馆事业、做大中医药文化产业，借助"一带一路"推动中医药文化国际传播。

5. 推动中药海外发展　深化与各国政府和WHO、国际标准化组织等的交流与合作，积极参与国际规则、标准的研究与制订。加强中药知识产权国际保护，扩大中药对外投资和贸易。扶持中药材海外资源开拓。鼓励中药企业走出去，打造全产业链服务的跨国公司和知名国际品牌。

四、中药管理法律法规与政策文件

中药管理的法律渊源包含法律、行政法规、部门规章、地方性法规、地方政府规章，此外还包括一些纲领性政策文件等。

（一）中药管理法律

在法律层面主要有《宪法》、《中医药法》和《药品管理法》。

《宪法》（2018年修正案）确立了国家发展传统药的方针，强调了传统药与现代药在保护人民健康方面有着同等重要地位。根据《宪法》制定的《中医药法》和《药品管理法》分别是中药管理和药品管理领域的专门法。《中医药法》作为中医药特别法，明确了"中医药事业是我国医药卫生事业的重要组成部分"，强调"发展中医药事业应当遵循中医药发展规律，坚持继承和创新相结合，保持和发挥中医药特色和优势，运用现代科学技术，促进中医药理论和实践的发展"的原则，旨在继承和弘扬中医药，保障和促进中医药事业发展，保护人民健康。此外，中药从属于药品，中药管理也应当符合药品管理的一般要求，同时体现中药管理的特点，为此，《药品管理法》针对中药管理再次明确了"国家发展现代药和传统药"的方针，增加了"国家保护野生药材资源和中药品种，鼓励培育道地中药材"的方针。并将药品区分为中药、化学药和生物制品三大类别，提出"国家鼓励运用现代科学技术和传统中药研究方法开展中药科学技术研究和药物开发，建立和完善符合中药特点的技术评价体系，促进中药传承创新"的中药研发和药品审评审批原则。为了保护和促进中药事业发展，强调"在中国境内上市的药品，应当经国务院药品监督管理部门批准，取得药品注册证书；但是，未实施审批管理的中药材和中药饮片除外"。同时严格中药生产企业生产管理，"从事药品生产活动，应当遵守药品生产质量管理规范，建立健全药品生产质量管理体系，保证药品生产全过程持续符合法定要求"。以及"中药饮片生产企业履行药品上市许可持有人的相关义务，对中药饮片生产、销售实行全过程管理，建立中药饮片追溯体系，保证中药饮片安全、有效、可追溯"。

（二）中药管理行政法规

依据法律制定的中药管理行政法规主要有《野生药材资源保护管理条例》《中药品种保护条例》《医疗用毒性药品管理办法》《麻醉药品和精神药品管理条例》《药品管理法实施条例》等，其中《野生药材资源保护管理条例》明确要对重点野生药材资源实施分级保护，与中药事业产业可持续发展、生态环境保护密切相关。国家制定《中药品种保护条例》目的是提升中药品种的质量，保护中药生产企业的合法权益，促进中药事业的发展，这是一种有别于民事知识产权保护的行政保护途径。《医疗用毒性药品管理办法》《麻醉药品和精神药品管理条例》分别涉及毒性中药管理，麻醉药品和精神药品中的中药管理要求。《药品管理法实施条例》则是对《药品管理法》规定的配套细化和补充。

（三）中药管理部门规章

因中药管理涉及多个政府部门，如国家药品监督管理局、国家中医药管理局、国务院卫生行政部门、农业农村部、国家医保局等，根据各部门职责分工的不同，制定了一系列部门规章，构建起了中药全生命周期管理的制度体系。例如，国家市场监督管理总局颁布的《药品注册管理办法》、《药品生产监督管理办法》、GAP、《进口药材管理办法》、《药物警戒质量管理规范》，原国家食品药品监督管理总局发布的《处方药与非处方药分类管理办法》、GSP、《药品经营和使用质量监督管理办法》，国务院卫生行政部门发布的《医疗机构药事管理规定》《处方管理办法》，国家中医药局和国务院卫生行政部门联合发布的《医院中药饮片管理规范》等，这些部门规章涵盖了中药研制与注册管理、生产经营管理、使用管理、上市后评价管理各个环节，细化了中药全生命周期管理要求。

（四）中药管理政策文件

因中药管理涉及国务院诸多行政部门，为强化国家对中药管理工作的统一领导，保持各职能部门间步调一致，中共中央、国务院制定了一系列纲领性文件，现阶段主要有《关于促进中医药传承创新发展的意见》《中医药发展战略规划纲要（2016～2030年）》《"十四五"中医药发展规划（2021～2025）》等。这些纲领性文件围绕中药管理工作目标，明确了国务院各相关部门的职责分工和工作任务，强化了各行政部门间的协同配合，是保障中药高质量发展，促进中药事业发展的总行动纲领。

（五）中药管理的地方性法规与地方政府规章

中药管理往往具有鲜明的地域特色，在道地中药材、中药饮片炮制规范、医疗机构中药制剂、野生药材资源保护管理上各地均有所不同，各省、自治区、直辖市可在国家中药管理相关法律法规、纲领性政策文件的基础上结合本地实际，制定相应的地方性法规与地方政府规章。

除此之外，随着我国国际威望的提高，我国在世界传统医药领域的话语权决定了我们不仅要参与传统药国际标准的制定，同时也是传统药国际标准的执行者。

第二节 中药材管理

案例 10-2 **擦亮"岷归"金字招牌，中国当归之乡的国际范**

岷县位于甘肃省南部，地处青藏高原、陇中黄土高原、陇南山地三大地理区交汇点，素有"千年药乡"之称，是最早进入国家原产地保护产品名录当归道地药材——"岷归"主产区，也被誉为"中国当归之乡"。岷归已有 1700 多年的药用史和 1500 多年的种植史，随着当归 ISO 国际标准发布、入选中欧地理标志第二批保护名单，岷归正日益迈向国际市场，在满足国内医药健康需求的同时，还销往东南亚及欧美等 20 多个地区。

"中国当归城"是岷县最著名的药材市场，全国各大药市客商常驻岷县达 500 多家，流动客商 1000 多家，年市场交易量达 40 多万吨，交易额达 130 亿元，当归交易量约占全国总量的 80% 以上。与此同时，产业集聚效应显现。全县发展中药制剂企业 1 家，中药饮片企业 9 家，中药材加工营销企业 140 户，中药材加工农民专业合作社 403 家，年加工中药材 4 万吨，中药工业产值 16 亿元。

岷县着力推进中药材绿色标准化种植，中药材种植面积达 60 万亩以上，其中当归 30 万亩，利用岷归等岷县道地药材来开发独特的药品、医疗器械以及大健康产品，是岷县医药人高度重视的发展方向。

问题：

1. 何为道地中药材？
2. 中药材标准化种植对提升中药材品质有哪些作用？

中药材质量是中药质量的源头，加强中药材管理，从源头入手促进中药高质量发展，对于维护公众健康、促进中药材产业持续健康发展、推动中医药事业繁荣壮大具有重要意义。

中药材的来源有野生和种植养殖两种。为全面提升中药材质量，我们一方面要加强中药资源保护利用，实施野生中药资源保护工程，对野生药材特别是国家重点保护的野生中药材物种，实施分级保护制度。同时，加强道地中药材保护，积极推进中药材规范化种植养殖，提高中药材标准化、规模化、规范化水平。再则，加强中药材产地初加工管理、中药材专业市场管理等措施达到强化中药材管理，促进中药材产业健康发展的目标。

本节主要介绍道地中药材保护、野生药材资源保护管理与中药材生产、经营管理的内容。

一、道地中药材及其保护

（一）道地中药材的概念

道地中药材（又称道地药材），是指经过中医临床长期应用优选出来的，产在特定地域，与其他地区所产同种中药材相比，品质和疗效更好，且质量稳定，具有较高知名度的中药材。如"四大怀药"（地黄、山药、牛膝、菊花）、"浙八味"（麦门冬、杭白芍、杭白芷、白术、延胡索、浙贝母、山茱萸、玄参）等。

中药材生长的自然条件对中药材品质的影响至关重要。首先，我国幅员辽阔，气候地势十分复杂，从北部的黑龙江到南部的海南，从西部的青藏高原到东部的沿海平原大小岛屿，都盛产中药材。其次，中药材品种繁多，尤以植物居多。道地中药材的质量不仅与产地自然条件（气候、土壤、阳光、水分等）密切相关，而且与品种、生长年限、采收季节、栽培技术及产地加工等有着密切的关系。

（二）道地中药材保护

根据《中医药法》，国家通过建立道地中药材评价体系，支持道地中药材品种选育，扶持道地中药材生产基地建设，加强道地中药材生产基地生态环境保护，鼓励采取地理标志产品保护等措施保护道地中药材。

地理标志是反映产品质量和产地来源的一种重要的商业标记，其中蕴藏着巨大的经济和商业价值，属于药品知识产权保护的一种。目前，已有岷县当归、川白芷、文山三七、吉林长白山人参、宁夏枸杞、昭通天麻、怀地黄、怀山药、怀牛膝、略阳天麻、永福罗汉果等道地中药材取得了国家"地理标志"。

知识链接 10-2   **国家卫生健康委员会印发《按照传统既是食品又是中药材的物质目录管理规定》**

2021 年 11 月 10 日，国家卫生健康委员会印发《按照传统既是食品又是中药材的物质目录管理规定》，明确食药物质是指传统作为食品，且列入《中国药典》的物质。

纳入食药物质目录的物质应当符合下列要求。

（1）有传统上作为食品食用的习惯。

（2）已经列入《中国药典》。

（3）安全性评估未发现食品安全问题。

（4）符合中药材资源保护、野生动植物保护、生态保护等相关法律法规规定。

二、野生药材资源保护管理

案例 10-3   **边防截获 50 只野生蛤蚧　男子涉嫌走私野生动物被拘**

2015 年 10 月，在广西平南县从事中药材生意的彭某，来到地处中越边境的龙州县寻找"商机"，发现有人在兜售野生蛤蚧［学名大壁虎（*Gekko gecko*）］。精通生意经的彭某知道野生蛤蚧是名贵的中药材，如果贩到内地出售，可以得到一笔不菲的收入。经过一番讨价还价，彭某将这批野生蛤蚧共 50 只悉数购下，并将蛤蚧装进两个小木盒，准备利用私家车连夜运回平南县高价出售。还未走出边境辖区，他就被边防民警查获。最终，彭某因涉嫌走私贩卖濒危野生保护动物被警方依法刑事拘留。

根据我国《中华人民共和国刑法》的相关规定，一次性贩卖 20 只以上的蛤蚧已是特大案件，此次边防官兵一次性查获 50 只野生蛤蚧实属罕见。在铁的证据面前，彭某对其走私贩卖国家野生保护动物的犯罪行为供认不讳。50 只野生蛤蚧已全部依法移交龙州县森林公安局处理。

附：《中华人民共和国刑法》

第三百四十一条【非法猎捕、杀害珍贵、濒危野生动物罪；非法收购、运输、出售珍贵濒危野生动物、珍贵、濒危野生动物制品罪】非法猎捕、杀害国家重点保护的珍贵、濒危野生动物的，或者非法收购、运输、出售国家重点保护的珍贵、濒危野生动物及其制品的，处 5 年以下有期徒刑或者拘役，并处罚金；情节严重的，处 5 年以上 10 年以下有期徒刑，并处罚金；情节特别严重的，处 10 年以上有期徒刑，并处罚金或者没收财产。

违反狩猎法规，在禁猎区、禁猎期或者使用禁用的工具、方法进行狩猎，破坏野生动物资源，情节严重的，处3年以下有期徒刑、拘役、管制或者罚金。

问题：

1. 走私贩卖国家保护的野生药材，违反了哪些法律法规？

2. 我国对野生药材资源是如何分级保护的？

野生药材是指产在自然分布区、自然生长的药材品种。为保护和合理利用我国野生药材资源，满足医疗卫生事业发展的需要，国务院颁布了《野生药材资源保护管理条例》，自1987年12月1日起施行。在我国境内采猎、经营野生药材的任何单位或个人，除国家另有规定外，都必须遵守该条例。

（一）野生药材资源保护的原则

国家对野生药材资源实行保护、采猎相结合的原则，并创造条件开展人工种养。采用野生变家种（养）和人工培育中药材用以替代一些野生药材，这既可以满足医疗卫生事业发展对中药材的需求，也是保护野生药材资源的重要措施之一。同时，还可以使部分人群通过培育中药材而致富。这是"国家对野生药材资源实行保护、采猎相结合的原则，并创造条件开展人工种养"政策的集中体现，也是真正实现野生药材资源保护的有效途径。但人工培育中药材的前提条件是必须保证培育的中药材性质与野生药材保持生物物种的一致性，这也是GAP重点强调的内容，因为野生药材是受特定生态环境的影响，在长期的生态适应过程中形成的。当其生长的环境如气候、土壤、水质等因素发生了变化，药材的内在质量也可能发生变化，所以人工培育中药材必须科学、严谨。

（二）野生药材物种的分级管理

依据《野生药材资源保护管理条例》，国家重点保护的野生药材物种分为三级管理。

（1）一级保护野生药材物种：是指濒临灭绝状态的稀有珍贵野生药材物种。

（2）二级保护野生药材物种：是指分布区域缩小、资源处于衰竭状态的重要野生药材物种。

（3）三级保护野生药材物种：是指资源严重减少的主要常用野生药材物种。

国务院在颁布《野生药材资源保护管理条例》的同时，也公布了《国家重点保护野生药材物种名录》（以下简称《名录》）。《名录》共收载了野生药材物种76种，中药材42种，分三级管理，见表10-1。

表 10-1　国家重点保护的野生药材分级管理情况

分级	概念	野生药材物种数	中药材品种数	中药材名称
一级	濒临灭绝状态的稀有珍贵野生药材物种	4	4	虎骨、豹骨、羚羊角、鹿茸（梅花鹿）
二级	分布区域缩小、资源处于衰竭状态的重要野生药材物种	27	17	马鹿茸、麝香、熊胆、穿山甲片、蟾酥、蛤士蟆油、金钱白花蛇、乌梢蛇、蕲蛇、蛤蚧、甘草、黄连、人参、杜仲、厚朴、黄柏、血竭
三级	资源严重减少的主要常用野生药材物种	45	21	川（伊）贝母、刺五加、黄芩、天冬、猪苓、龙胆、防风、远志、胡黄连、肉苁蓉、秦艽、细辛、紫草、五味子、蔓荆子、诃子、山茱萸、阿魏、连翘、羌活、石斛

注：①梅花鹿鹿茸和马鹿茸作为2种野生药材，分别列入一级和二级保护。②虎骨、豹骨已禁止入药。

《野生药材资源保护管理条例》明确规定，在国家重点保护的野生药材物种名录之外，需要增加的野生药材保护物种由省、自治区、直辖市人民政府制定并备案。

知识链接 10-3 国家重点保护野生药材速记歌诀

1. 一、二级重点保护野生药材速记歌诀 一马[①]牧草射蟾[②]涂，二黄[③]双蛤[④]穿厚杜[⑤]。三蛇[⑥]狂饮人熊血[⑦]，虎豹羚羊梅花鹿[⑧]。

注：①马：马鹿茸。②草射蟾：甘草、麝香、蟾酥。③二黄：黄连、黄柏。④双蛤：蛤蚧、蛤蟆油。⑤穿厚杜：穿山甲、厚朴、杜仲。⑥三蛇：蕲蛇、乌梢蛇、金钱白花蛇。⑦人熊血：人参、熊胆、血竭。⑧虎豹羚羊梅花鹿：指4种一级保护野生药材品种虎骨、豹骨、羚羊角、梅花鹿茸。

2. 三级重点保护野生药材速记歌诀 紫薇丰荄[①]赠猪肉[②]，川味黄连[③]送石斛，荆诃刺秦[④]赴远东[⑤]，胆[⑥]大心细[⑦]也难活[⑧]。

注：①紫薇丰荄：紫草、阿魏、防风、山茱萸。②猪肉：猪苓、肉苁蓉。③川味黄连：川（伊）贝母、五味子、胡黄连、黄芩、连翘。④荆诃刺秦：蔓荆子、诃子、刺五加、秦艽。⑤远东：远志、天冬。⑥胆：龙胆（草）。⑦细：细辛。⑧活：羌活。

（三）野生药材资源的保护措施

为保护野生药材资源，我国已将 169 种药用植物列入国家珍稀濒危保护植物名录，162 种药用动物列入国家重点保护野生动物名录，涉及这些动植物的药材在《中国药典》中将被停止使用或代用，国务院在 1993 年发出"关于禁止犀牛角和虎骨贸易的通知"，取消了虎骨和犀牛角的药用标准，《中国药典》（1995 年版）已删除了熊胆、豹骨和玳瑁这 3 种动物类中药材。

1. 对一级保护野生药材物种的管理 禁止采猎一级保护野生药材物种，一级保护野生药材物种属于自然淘汰的，其药用部分由各级药材公司负责经营管理，但不得出口。

2. 对二、三级保护野生药材物种的管理 采猎、收购二、三级保护野生药材物种必须按照批准的计划执行，采猎者必须持有采药证，需要进行采伐或狩猎的，还需申请采伐证或狩猎证。同时，不得在禁猎区、禁猎期采猎，并不得使用禁用工具。二、三级保护野生药材物种属于国家计划管理的品种，由中国药材公司统一经营管理，其余品种由产地县药材公司或其委托单位按照计划收购。二、三级保护野生药材物种的药用部分，除国家另有规定外，实行限量出口。

3. 我国的野生药材资源情况及可持续利用 为更好地保护野生药用动植物资源，必须坚持合理开发、有效利用的原则，最大限度地提高资源利用率，满足需求。根据《中医药法》第二十五条，国家保护药用野生动植物资源，具体途径如下。

（1）对药用野生动植物资源实行动态监测和定期普查。

（2）建立药用野生动植物资源种质基因库。

（3）鼓励发展人工种植养殖。

（4）支持依法开展珍贵、濒危药用野生动植物的保护、繁育及其相关研究。

三、中药材管理

中药材管理部分主要涉及中药材生产、经营、使用和进出口管理。

（一）中药材生产管理

中药材最初主要来源于野生的动、植物，现在使用的中药材多为人工种植养殖。

2002 年，国家药品监督管理局发布实施《中药材生产质量管理规范（试行）》，以规范中药材生产，促进中药材的标准化、现代化。2022 年 3 月 17 日，修订后的 GAP 由国家药品监督管理局、农业农村部、国家林草局、国家中医药管理局联合发布，并于发布之日起施行。

1. 制定的目的、依据 为落实《中共中央 国务院关于促进中医药传承创新发展的意见》，推进中药材规范化生产，保证中药材质量，促进中药高质量发展，依据《药品管理法》《中医药法》，制定 GAP。

2. 适用范围及要求 GAP 是中药材规范化生产和质量管理的基本要求，适用于中药材生产企业采用种植（含生态种植、野生抚育和仿野生栽培）、养殖方式规范生产中药材的全过程管理，野生中药材的采收加工亦可参考。

GAP 中涉及的中药材是指来源于药用植物、药用动物等资源，经规范化地种植（含生态种植、野生抚育和仿野生栽培）、养殖、采收和产地加工后，用于生产中药饮片、中药制剂的药用原料。中药材生产企业包括具有企业性质的种植、养殖专业合作社或联合社。

实施规范化生产的企业应当按照 GAP 要求组织中药材生产，保护野生中药材资源和生态环境，促进中药材资源的可持续发展。

3. GAP 的主要内容　对于中药材生产企业，GAP 是规范化生产的技术指导原则；对于中药生产企业，GAP 是供应商质量审核的技术标准；对于药品监管部门，GAP 是延伸检查的技术依据。

2022 版 GAP 内容共十四章一百四十四条，在质量控制方面，要求中药材生产企业要做到"六统一"：统一规划生产基地，统一供应种子种苗或其他繁殖材料，统一化肥、农药等投入品管理，统一种植或养殖技术规程，统一采收与产地加工技术规程，统一包装与贮存技术规程。

在加强质量管理方面，要求中药材生产企业明确影响中药材质量关键环节的管理要求，建立有效的生产基地单元监督管理机制，配备与生产基地相适应的人员、设施、设备，明确中药材生产批次，建立中药材生产质量追溯体系，制定主要环节生产技术规程，制定不低于现行标准的中药材质量标准，制定中药材种子种苗或其他繁殖材料标准。

在激励与监管方面，鼓励中药生产企业自建、共建药材生产基地；鼓励中药生产企业优先使用符合 GAP 要求的中药材，药品批准证明文件等有明确要求的中药生产企业应当使用符合 GAP 要求的中药材；使用符合 GAP 要求的中药材，中药生产企业可以依规定在其药品标签上标示"药材符合 GAP 要求"依法宣传；对标示使用符合 GAP 要求中药材的，省级药监部门可以对相应的中药材生产企业开展延伸检查，发现不符合 GAP 要求的，依法严厉查处。

GAP 的基本框架如下。

第一章　总则	第二章　质量管理
第三章　机构与人员	第四章　设施、设备与工具
第五章　基地选址	第六章　种子种苗或其他繁殖材料
第七章　种植与养殖	第八章　采收与产地加工
第九章　包装、放行与储运	第十章　文件
第十一章　质量检验	第十二章　内审
第十三章　投诉、退货与召回	第十四章　附则

（1）质量管理：要求中药材生产企业应当根据中药材生产特点，明确影响中药材质量的关键环节，开展质量风险评估，制定有效的生产管理与质量控制、预防措施；对基地生产单元主体应当建立有效的监督管理机制，实现关键环节的现场指导、监督和记录；应当配备与生产基地规模相适应的人员、设施、设备等，确保生产和质量管理措施顺利实施；应当明确中药材生产批次，保证每批中药材质量的一致性和可追溯；应当建立中药材生产质量追溯体系，鼓励企业运用现代信息技术建设追溯体系；应当按照要求，结合生产实践和科学研究情况，制定主要环节的生产技术规程；应当制定中药材质量标准，中药材种子种苗或其他繁殖材料的标准，标准不能低于现行法定标准。

（2）机构与人员：中药材生产企业可采取农场、林场、公司+农户或者合作社等组织方式建设中药材生产基地；应当建立相应的生产和质量管理部门，并配备能够行使质量保证和控制职能的条件。

中药材生产企业负责人对中药材质量负责；企业应当配备足够数量并具有和岗位职责相对应

资质的生产和质量管理人员；对生产、质量的管理负责人的学历、实践经验和责任提出了相关要求。中药材生产企业应当开展人员培训和健康管理工作。

（3）设施、设备与工具：对中药材生产企业应当建设必要的设施和条件提出了要求，包括种植或者养殖设施、产地加工设施、中药材储存仓库、包装设施等。质量检验室功能布局应当满足中药材的检验条件要求，应当设置检验、仪器、标本、留样等工作室（柜）。生产设备、工具的选用与配置应当符合预定用途，便于操作、清洁、维护。

（4）基地选址：生产基地选址和建设应当符合国家和地方生态环境保护要求；应当根据种植或养殖中药材的生长发育习性和对环境条件的要求，制订产地和种植地块或者养殖场所的选址标准。对产地的选择、地块的选择、生产基地周围环境及种植历史等各项提出了相应要求。

中药材生产企业应当按照生产基地选址标准进行环境评估，确定产地，明确生产基地规模、种植地块或者养殖场所布局；生产基地应当规模化，鼓励集约化生产；产地地址应当明确至乡级行政区划；种植地块或者养殖场所可在生产基地选址范围内更换、扩大或者缩小规模。

（5）种子种苗或其他繁殖材料：应当明确使用种子种苗或其他繁殖材料的基原及种质，包括种、亚种、变种或者变型、农家品种或者选育品种；鼓励企业开展中药材优良品种选育，但禁用人工干预产生的多倍体或者单倍体品种、种间杂交品种和转基因品种。中药材种子种苗或其他繁殖材料应当符合国家、行业或者地方标准；没有标准的，鼓励企业制订标准；应当建立良种繁育规程；应当确定种子种苗运输、长期或者短期保存的适宜条件。

中药材生产企业在一个中药材生产基地应当只使用一种经鉴定符合要求的物种，防止与其他种质混杂；鼓励企业提纯复壮种质，加强中药材种质鉴定、种子产地、基地规模和种子质量、种子检疫、种子存放等方面工作。

（6）种植与养殖：根据药用植物生长发育习性和对环境条件的要求等制订种植技术规程；根据种植中药材营养需求特性和土壤肥力，科学制订肥料使用技术规程；防治病虫害等应当遵循"预防为主、综合防治"原则；根据种植的中药材实际情况，结合基地的管理模式，明确农药使用要求；按野生抚育和仿野生栽培方式生产中药材，制订野生抚育和仿野生栽培技术规程。

中药材生产企业应当按照制订的技术规程有序开展中药材种植；配套完善灌溉、排水、遮阴等田间基础设施；对田地整理和清理、投入品的使用、灌溉水的污染、科学施肥灌溉、田间病虫草害防治、农药使用、邻近地块农药影响、突发性灾害处理等提出要求。坚持"保护优先、遵循自然"原则，按技术规程管理野生抚育和仿野生栽培中药材。

中药材生产企业根据药用动物生长发育习性和对环境条件的要求等制订养殖技术规程，根据药用动物生长、疾病发生等情况，及时实施养殖措施。

（7）采收与产地加工：中药材生产企业应当制订种植、养殖、野生抚育或仿野生栽培中药材的采收与产地加工技术规程，明确采收的部位、采收过程中需除去的部分、采收规格等质量要求；明确采收期、采收方法、干燥方法、鲜中药材保鲜方法、特殊加工要求的中药材的加工技术规程。毒性、易制毒、按麻醉药品管理中药材的采收和产地加工，应当符合国家有关规定。

根据中药材生长情况、采收时气候情况等，按照技术规程要求进行采收；对采收天气、净选、直接干燥使用中药材的采收、中药材采收后运输和临时存放措施等采收管理方面做出了相应规定。

按照统一的产地加工技术规程开展产地加工管理，保证加工过程方法的一致性。

（8）包装、放行与储运：中药材生产企业应当制订包装、放行和储运技术规程；包装材料应当符合国家相关标准和药材特点，能够保持中药材质量；采用可较好保持中药材质量稳定的包装方法，鼓励采用现代包装方法和器具；要求确定中药材储藏条件、储藏方法和养护要求。按照制订的包装技术规程，选用包装材料，进行规范包装。对包装操作、包装材料、包装袋、包装标示内容提出了具体要求。

应当执行中药材放行制度，对每批药材进行质量评价，审核生产、检验等相关记录；由质量管理负责人签名批准放行。

应当分区存放中药材，建立中药材储存定期检查制度，按技术规程要求开展养护、装卸和运输工作，应当有产品发运的记录。

（9）文件：中药材生产企业应当建立文件管理系统，全过程关键环节记录完整。文件包括管理制度、标准、技术规程、记录、标准操作规程等。规范文件过程管理，明确记录原则与要求，明确生产记录要求。另外要制订培训记录、检验记录和标准操作规程。

（10）质量检验：中药材生产企业应当建立质量控制系统，包括相应的组织机构、文件系统及取样、检验等，确保中药材质量符合要求。检验可以自行检验，也可以委托第三方或中药材使用单位检验。委托检验时，委托方应当对受托方进行检查或现场质量审计，调阅或者检查记录和样品。

（11）内审：要求定期组织对本规范实施情况的内审，对影响中药材质量的关键数据定期进行趋势分析和风险评估，确认是否符合本规范要求，采取必要改进措施；制订内审计划，定期审计，并有记录和内审报告。

（12）投诉、退货与召回：中药材生产企业应当建立投诉处理、退货处理和召回制度。

（二）中药材经营管理

为确保药品质量安全，《中医药法》、《药品管理法》、《药品管理法实施条例》、GSP等法律法规均对中药材的经营管理提出了要求。以下从中药材经营场所、销售中药材的要求、中药材专业市场管理及中药材进出口等几个方面加以简要介绍。

1. 中药材经营场所 中药材经营场所有2个，即中药材专业市场和城乡集贸市场。

中药材专业市场可以出售中药材。但禁止出售国家规定限制销售的中药材，以及中成药、中药饮片、化学药品和生物制品。

在中药材专业市场国家禁止销售的中药材包括罂粟壳、27种毒性中药材品种、国家重点保护的42种野生药材品种。

2. 销售中药材的要求 根据GSP，经营中药材的企业，应当有专用的库房和养护工作场所，直接收购地产中药材的应当设置中药样品室（柜）。

验收应做好验收记录。中药材验收记录应当包括品名、产地、供货单位、到货数量、验收合格数量等内容。

发运和销售中药材要有包装，包装上应标明品名、产地、日期、调出单位，并附有质量合格的标志。

3. 中药材专业市场简介 目前经批准而开设的中药材专业市场有17家，它们是安徽亳州中药材专业市场、河北安国中药材专业市场、河南禹州中药材专业市场、江西樟树中药材专业市场、重庆解放路中药材市场、山东鄄城县舜王城药材市场、广州清平中药材市场、甘肃陇西中药材市场、广西玉林中药材市场、湖北省蕲州中药材专业市场、湖南岳阳花板桥中药材市场、湖南省邵东县药材专业市场、广东省普宁中药材专业市场、昆明菊花园中药材专业市场、成都市荷花池药材专业市场、西安万寿路中药材专业市场、兰州市黄河中药材专业市场。

其中安徽亳州中药材专业市场、河北安国中药材专业市场、河南禹州中药材专业市场、江西樟树中药材专业市场4家中药材专业市场，因有着悠久的历史，被称为"四大药都"。

（三）中药材使用管理

根据《中医药法》第二十六条，在村医疗机构执业的中医医师、具备中药材知识和识别能力的乡村医生，按照国家有关规定可以自种、自采地产中药材并在其执业活动中使用。

（四）中药材进出口管理

我国作为中药资源大国是最早进行中药国际贸易的国家。早在两汉时期，我国就从东南亚、印度、土耳其、非洲等地输入檀香、沉香、龙脑、乳香等香料，在发现其药用价值后，按中医药学的理论和方法进行论证，纳入了中药，沿用至今。

中药材的出口可追溯到唐宋时期，主要出口亚洲。近年来《"健康中国 2030"规划纲要》《中医药法》《中医药发展战略规划纲要（2016～2030 年）》《中医药"一带一路"发展规划（2016～2020 年）》等利好于中药行业发展的政策陆续发布，为我国中药材国际市场的发展提供了良好的政策环境，为中医药以服务贸易带动货物贸易提供了机遇。目前我国出口的中药产品分为植物提取物、保健品、中成药、中药材及饮片四类。

1. 中药材进口管理 为加强进口药材监督管理，保证进口药材质量，国家市场监督管理总局发布了《进口药材管理办法》（总局令第 9 号），自 2020 年 1 月 1 日起施行。

（1）监督管理部门：国家药品监督管理局主管全国进口药材监督管理工作，并对省级药品监督管理部门实施首次进口药材审批的行为进行监督指导。

省级药品监督管理部门依法对进口药材进行监督管理，并在委托范围内以国家药品监督管理局的名义实施首次进口药材审批。

口岸所在地药品监督管理部门负责进口药材的备案，组织口岸检验并进行监督管理。

（2）药材进口单位：药材进口单位是指办理首次进口药材审批的申请人或者办理进口药材备案的单位。药材进口单位应当是中国境内的中成药上市许可持有人、中药生产企业，以及具有中药材或者中药饮片经营范围的药品经营企业。

（3）药材进口申请：药材进口申请包括首次进口药材申请和非首次进口药材申请。

首次进口药材，是指非同一国家（地区）、非同一申请人、非同一药材基原的进口药材。首次进口药材，应当按照规定取得进口药材批件后，向口岸药品监督管理部门办理备案。

非首次进口药材，应当直接向口岸药品监督管理部门办理备案。非首次进口药材实行目录管理，具体目录由国家药品监督管理局制定并调整。

（4）进口药材标准：进口的药材应当符合国家药品标准。《中国药典》现行版未收载的品种，应当执行进口药材标准；《中国药典》现行版、进口药材标准均未收载的品种，应当执行其他的国家药品标准。少数民族地区进口当地习用的少数民族药药材，尚无国家药品标准的，应当符合相应的省、自治区药材标准。

（5）首次药材进口申请与审批：申请人应当通过国家药品监督管理局的信息系统填写进口药材申请表，并向所在地省级药品监督管理部门报送申报资料。省级药品监督管理部门收到申报资料后，应当对申报资料的规范性、完整性进行形式审查。省级药品检验机构负责完成样品检验，向申请人出具进口药材检验报告书，并报送省级药品监督管理部门。省级药品监督管理部门应当自受理申请之日起 20 日内作出准予或者不予批准的决定。对符合要求的，发给一次性进口药材批件。

（6）备案：首次进口药材申请人应当在取得进口药材批件后 1 年内，从进口药材批件注明的到货口岸组织药材进口。进口单位应当向口岸药品监督管理部门备案，通过国家药品监督管理局的信息系统填报进口药材报验单。

（7）口岸检验：口岸药品检验机构收到进口药材口岸检验通知书后，应当在 2 日内与进口单位商定现场抽样时间，按时到规定的存货地点进行现场抽样。现场抽样时，进口单位应当出示产地证明原件。

口岸药品检验机构一般应当在抽样后 20 日内完成检验工作，出具进口药材检验报告书，并将进口药材检验报告书报送口岸药品监督管理部门，并告知进口单位。

经口岸检验合格的进口药材方可销售使用。

（8）进口药材批件：进口药材批件为一次性有效批件，有效期为 1 年。申请人若要变更进口药材批件，应当向原发出批件的省级药品监督管理部门提出补充申请。对符合要求的，省级药品监督管理部门发给进口药材补充申请批件。

进口药材批件编号格式：（省、自治区、直辖市简称）药材进字+位年号+4 位顺序号。

2. 中药材出口管理

（1）对国内供应、生产严重不足的品种，应停止或减少出口。对国内供应有剩余的，应争取出口。

（2）出口中药材必须到商务部办理"出口中药材许可证"后，方可办理中药材出口手续。

（3）目前国家对人参、鹿茸、当归、三七、麝香等35种中药材实行出口审批。

（4）《药用植物及制剂外经贸绿色行业标准》（以下简称《标准》）由中华人民共和国对外贸易经济合作部发布，自2001年7月1日起实施，是我国外贸活动中药用植物及制剂进出口中的重要标准之一，适用于药用植物原料及制剂的进出口品质检验。规定了中药的重金属、砷盐、农药残留、黄曲霉素含量、微生物的限量指标。进出口产品经指定检验机构检验合格后，方可申请使用"药用植物及制剂进出口绿色标志"产品标签。使用中国"药用植物及制剂进出口绿色标志"应遵照中国医药保健品出口商会有关规定。

（5）根据《中华人民共和国野生动植物保护法》和《濒危野生动植物国际贸易公约》的有关规定，凡经营出口经济、药用野生动植物及其产品的，如鹿茸、熊胆、天麻、石斛、云木香、兰花、珊瑚及含豹骨、麝香、犀牛角的药品等，需向中华人民共和国濒危物种进出口管理办公室申报，凭濒管办批准件或允许出口证明书，再予办理检疫、检验、放行。

3. 禁止出口、限制出口技术 2020年8月28日，商务部、科技部发布关于调整《中国禁止出口限制出口技术目录》的公告。中药相关技术分为禁止出口技术和限制出口技术。

（1）中药相关的禁止出口技术

中药材资源及生产技术（编号：052703J）

控制要点：

1）世界珍稀、濒危保护动植物中的野生中药资源及其繁育技术。

2）《中国珍稀、濒危保护植物名录》（1986年）中收录的我国药材种质和基因资源及其繁育技术。

3）濒危、珍稀药材代用品的配方和生产技术。

4）菌类药材的菌种、菌株、纯化、培养、发酵及冬虫夏草、雷丸、猪苓、茯苓等17种菌种的生产工艺。

中药饮片炮制技术（编号：052704J）

控制要点：

1）毒性中药的炮制工艺和产地加工技术包括有制川乌、制草乌、制南星、胆南星、制白附子、清半夏、法半夏、姜半夏、制马钱子、巴豆霜等25种。

2）常用大宗中药的炮制工艺和产地加工技术包括有熟大黄、熟地黄、制何首乌六神曲、制山茱萸、阿胶、龙血竭等17种。

（2）中药相关的限制出口技术

中药材资源及生产技术（编号：052701X）

控制要点：

1）蛹虫草人工培植技术。

2）《野生药材资源保护管理条例》中规定的属于Ⅱ、Ⅲ级保护级别的物种及其繁育技术。

3）人工养麝（林麝、马麝）活体取香技术及繁育技术。

4）牛体培植牛黄的埋核技术。

5）人工牛黄、人工虎骨、人工麝香等品种配方技术。

6）《野生药材资源保护管理条例》中规定的属于Ⅰ级保护级别的物种及其繁育技术。

7）《中国药典》中收录的大宗品种药材的植物种子（包括种子类生药）、种苗和动物种源及其繁育技术。

中药的配方和生产技术（编号：052705X）

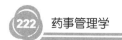

控制要点：石斛夜光丸内重金属低于限量标准的技术

第三节　中药饮片管理

中药饮片是指中药材经过炮制后可以直接用于中医临床或制剂生产的处方药品。中药饮片分为取得药品注册证书的中药饮片和未取得药品注册证书中药饮片两大类。按《药品管理法》规定，实施审批管理的中药饮片品种目录由国务院药品监督管理部门会同国务院中医药主管部门制定。根据《关于加强中药饮片监督管理的通知》（国食药监安〔2011〕2 号），中药饮片的生产、经营企业必须依法取得药品生产许可证、药品经营许可证，并符合 GMP、GSP 的要求，按照规定开展生产经营活动。各省级药品监督管理、卫生行政和中医药管理部门应加强中药饮片生产、经营及使用环节的监督和现场检查。2021 年，国家药品监督管理局、国家中医药管理局、国家卫生健康委员会、国家医疗保障局共同发布了《关于结束中药配方颗粒试点工作的公告》，明确中药配方颗粒的质量监管纳入中药饮片管理范畴。

本节主要涉及中药饮片生产管理、中药饮片经营与使用管理、医疗机构中药饮片管理、中药配方颗粒管理的内容。

案例 10-4　　　　　　一家中药饮片企业多次因生产销售劣药被罚

2022 年 8 月，某中药饮片生产企业因存在项目缺陷，被当地药品监督管理局责令暂停生产、责任人被告诫、约谈。值得注意的是，该中药饮片生产企业已经不是第一次被通报。在此之前，至少已有 6 次被各地监管部门处罚。

2020 年 4 月，该企业生产的莲子"【性状】【检查】黄曲霉素"项目不符合标准规定，被当地省级药品监督管理局通报。2020 年 2 月，该企业的中药饮片地黄，没有通过药品安全检测，最终被监管部门没收违法所得，并处货值金额 2.5 倍罚款。

此外，该企业在 2019 年曾被多地监管部门因生产销售劣药没收违法所得，并处 1.2 至 2.5 倍罚金：2019 年 6 月 10 日，该企业生产的麦冬、藿香，经检验为劣药，被当地市场监督管理局没收违法生产的药品、没收违法所得、处货值金额 1.2 倍罚款。

仅 4 天之后，该企业生产的没药、粉葛被检验为劣药。被当地市场监管局没收违法生产的药品、没收违法所得、处货值金额 1.6 倍罚款；2019 年 10 月 21 日，该企业被当地市场监督管理局处罚，这一次是中药饮片仙茅的质量不合格，不仅没收违法所得，还处以货值金额 2.5 倍罚款。

2019 年 12 月 3 日，该企业因销售劣药，被销售地的县市场监督管理局没收违法所得 12 996.5 元、罚款 20 000 元。

问题：

1. 企业所生产的中药饮片为劣药，应当如何处罚？

2. 对屡次违法的中药饮片生产企业，是否应该加大处罚力度？

一、中药饮片生产管理

中药饮片生产管理主要包括中药企业的中药饮片生产、医疗机构中药饮片炮制、毒性中药饮片定点生产管理的内容。

▌（一）中药企业的中药饮片生产

1. 中药企业中药饮片生产管理的基本要求

（1）生产中药饮片，必须持有药品生产许可证。

（2）中药饮片炮制规范分国家和省级炮制规范。根据《药品管理法》，中药饮片必须按照国家药品标准炮制；国家药品标准没有规定的，必须按照省级药品监督管理部门制定的炮制规范炮制。省级药品监督管理部门制定的炮制规范应当报国家药品监督管理部门备案。药品生产企业必须对其生产的药品进行质量检验，不按照省级药品监督管理部门制定的炮制规范炮制的，不得出厂。

2022年12月，国家药品监督管理局组织国家药典委员会制定了《国家中药饮片炮制规范》（以下简称《国家炮制规范》）。《国家炮制规范》属于中药饮片的国家药品标准。生产《国家炮制规范》收载的中药饮片品种，中药饮片生产企业应当按照《国家炮制规范》及时更新工艺规程等文件，并遵照执行。各省级药品监督管理部门要做好实施《国家炮制规范》的监督和指导，全面收集相关意见和问题，及时报告国家药品监督管理局。国家药典委员会定期评估《国家炮制规范》的执行情况，不断完善《国家炮制规范》收载项目，增加收载品种。2023年1月9日，经国家药品监督管理局批准，炒槐花、炒栀子、车前子等第一批22个国家中药饮片炮制规范正式颁布。

（3）中药饮片生产企业持有人的责任与义务。《药品管理法》规定：中药饮片生产企业履行药品上市许可持有人的相关义务，对中药饮片生产、销售实行全过程管理，建立中药饮片追溯体系，保证中药饮片安全、有效、可追溯。要求生产企业：①必须以中药材为起始原料，使用符合药用标准的中药材，并应尽量固定药材产地；②必须严格执行国家药品标准和地方中药饮片炮制规范、工艺规程；③必须在符合GMP条件下组织生产，出厂的中药饮片应检验合格，并随货附纸质或电子版的检验报告书。省、自治区、直辖市药品监督管理部门负责对本行政区域内药品上市许可持有人，中药饮片生产企业的监督管理。

（4）禁止性规定。根据《关于进一步加强中药材管理的通知》（食药监〔2013〕208号）精神，要加强中药饮片生产经营管理，严禁未取得合法资质的企业和个人从事中药饮片生产、中药提取。坚决取缔无证生产经营中药饮片的非法窝点，严厉打击私切滥制等非法加工、变相生产中药饮片的行为。严厉打击药品生产经营企业出租出借许可证照、将中药饮片生产转包给非法窝点或药农等违法行为。鼓励和引导中药饮片、中成药生产企业逐步使用可追溯的中药材为原料，在传统主产区建立中药材种植养殖和生产加工基地，保证中药材质量稳定。

2. 中药饮片炮制管理 中药炮制是按照中医药理论，根据药材自身性质及调剂、制剂和临床应用的需要，所采取的一项独特的制药技术，是中医药理论在临床用药上的具体表现，是我国具有自主知识产权的制药技术，是保证饮片质量的关键。

中药材必须净制后方可进行切制或进一步的炮炙等处理，成品统称为饮片。药材经过炮制后制得的饮片是可直接用于中医临床或制剂生产使用的处方药品，是供中医临床调剂及中成药生产的配方原料。

《中医药法》强调：国家保护中药饮片传统炮制技术和工艺，支持应用传统工艺炮制中药饮片，鼓励运用现代科学技术开展中药饮片炮制技术研究。

3. 中药饮片包装及标签 《药品管理法实施条例》规定：生产中药饮片，应当选用与药品性质相适应的包装材料和容器；包装不符合规定的中药饮片，不得销售。中药饮片包装必须印有或者贴有标签。中药饮片的标签必须注明品名、规格、产地、生产企业、产品批号、生产日期，实施批准文号管理的中药饮片还必须注明药品批准文号。

《关于进一步加强中药材管理的通知》中强调"严厉打击药品生产经营企业出租出借许可证照、将中药饮片生产转包给非法窝点或药农、购买非法中药饮片改换包装出售等违法行为"。

◤ （二）医疗机构的中药饮片炮制

（1）国家对医疗机构炮制中药饮片实行备案管理。对市场上没有供应的中药饮片，医疗机构可以根据本医疗机构医师处方的需要，在本医疗机构内炮制、使用，应当向所在地设区的市级人民政府药品监督管理部门备案。

（2）医疗机构炮制中药饮片，应当遵守中药饮片炮制的有关规定，对质量负责，保证药品安全。根据临床用药需要，医疗机构可以凭本医疗机构医师的处方对中药饮片进行再加工。

（3）委托配制中药制剂，应当向委托方所在地省、自治区、直辖市人民政府药品监督管理部门备案。

（三）毒性中药饮片定点生产管理

为加强毒性中药材的饮片生产管理，保证人民群众用药安全、有效，严禁不具备毒性中药材饮片生产条件的企业进行生产，防止未经依法炮制的毒性饮片进入药品流通领域，危害人民群众的身体健康。国务院药品监督管理部门对毒性中药材的饮片，实行统一规划，合理布局，定点生产。

1. 定点生产原则　国家药品监督管理部门对毒性中药材的饮片，实行统一规划，合理布局，定点生产。毒性中药材的饮片定点生产原则如下。

（1）对于市场需求量大，毒性药材生产较多的地区定点要合理布局，相对集中，按省区确定2～3个定点企业。

（2）对于一些产地集中的毒性中药材品种如：朱砂、雄黄、附子等要全国集中统一定点生产，供全国使用。今后逐步实现以毒性中药材主产区为中心择优定点。

（3）毒性中药材的饮片定点生产企业，要符合《医疗用毒性药品管理办法》等要求。

2. 加强对定点生产毒性中药材的饮片企业的管理

（1）建立健全毒性中药材的饮片各项生产管理制度，包括生产管理、质量管理、仓储管理、营销管理等。

（2）强化和规范毒性中药材的饮片生产工艺技术管理，制定切实可行的工艺操作规程，建立批生产记录，保证生产过程的严肃性、规范性。

（3）加强毒性中药材的饮片包装管理，毒性中药材的饮片严格执行《国家中医药管理局中药饮片包装管理办法（试行）》，包装要有突出、鲜明的毒药标志。

（4）建立毒性中药材的饮片生产，技术经济指标统计报告制度。

（5）定点生产的毒性中药饮片，应销往具有经营毒性中药饮片的经营单位或直销到医疗单位。

3. 毒性中药饮片生产的 GMP 有关规定

（1）从事药材炮制操作人员应具有中药炮制专业知识和实际操作技能。

（2）从事毒性药材等有特殊要求的生产操作人员，应具有相关专业知识和技能，并熟知相关的劳动保护要求。

（3）从事对人体有毒、有害操作的人员应按规定着装防护。其专用工作服与其他操作人员的工作服应分别洗涤、整理，并避免交叉污染。

（4）中药材与中药饮片应分别设库，毒性药材等有特殊要求的药材应设置专库或专柜。

（5）毒性药材等有特殊要求的饮片生产应符合国家有关规定，并有专用设备及生产线。

（6）毒性药材等有特殊要求的药材生产操作应有防止交叉污染的特殊措施。

二、中药饮片经营与使用管理

（一）中药饮片的经营管理

中药饮片属于处方药，应严格凭处方调配。销售时应标明产地。

GSP 对药品批发企业、零售企业从事中药饮片相关工作的人员条件、设施与设备、验收、销售等均作出了明确的规定。

1. 人员条件　从事中药饮片质量管理、验收、养护、采购人员应当具有中药学中专以上学历或者具有中药学专业初级以上专业技术职称，直接收购地产中药材的，验收人员应当具有中药学中级以上专业技术职称；从事中药饮片调剂的人员应当具有中药学中专以上学历或者具备中药调剂员资格，其中负责审方与调配处方的人员应当是经过资格认定的中药学专业技术人员，即必须是中药师及以上技术人员或执业药师（中药类）。

2. 设施与设备 批发企业经营中药饮片的，应当有专用的库房和养护工作场所。零售企业经营中药饮片的，应当有存放饮片和处方调配的设备。医疗机构的中药饮片调剂室应当有与调剂量相适应的面积，要有通风、调温、调湿、防潮、防虫、防鼠、除尘的设施；工作场地、操作台面应当保持清洁卫生。

3. 验收 应验明供货单位的资质证明文件、质量检验报告书及饮片的包装、标签、品名、数量、规格、产地、生产企业、产品批号、生产日期、供货单位、到货数量等，实施批准文号管理的中药饮片还应验明药品批准文号。

4. 保管与养护

（1）中药饮片要求专库存放：中药饮片应存放在独立的库房中。库房的一般要求：干燥通风，避免日光直射，室内温度不超过20℃（阴凉库），相对湿度35%～75%，饮片含水量控制一般在13%以下。

（2）中药饮片应采取适宜的养护方法：应按中药饮片的特性不同采用不同的养护方法，并做好记录，如石灰干燥法、酒精防虫法、化学药品灭虫法、气调法、对抗储藏法和冷藏法等。所采取的养护方法不得对药品造成污染。

（3）加强毒性中药饮片管理：毒性中药饮片必须按照国家有关规定，实行专人、专库、专账、专用衡器、双人双锁保管，做到账、货、卡相符。

5. 陈列 零售企业中药饮片柜斗谱上应当书写正名正字；装斗前应当复核，防止错斗、串斗；应当定期清斗，防止饮片生虫、发霉、变质；不同批号的饮片装斗前应当清斗并记录。

6. 销售管理 中药饮片销售记录应当包括品名、规格、批号、产地、生产厂商、购货单位、销售数量、单价、金额、销售日期等内容。销售中药饮片要做到计量准确，并告知煎服方法及注意事项。提供中药饮片代煎服务的，应当符合国家有关规定。

（二）中药调剂工作流程

中药调剂，即中药饮片的调剂，系指按照医师临床处方所开列的药物，准确地配制药剂的操作技术。

中药调剂工作流程分为审方、处方调配、复核、发药四个环节。

1. 审方与处方调配 调剂人员在调配处方时，应当按照《处方管理办法》和中药饮片调剂规程进行审方和调剂。对存在"十八反""十九畏"、妊娠禁忌、超剂量等可能引起用药安全问题的处方，应由处方医生确认（"双签字"）或重新开具处方后方可调配。

调配含有毒性中药饮片的处方，须凭医生签名的正式处方。每次处方剂量不得超过2日极量。对处方未注明"生用"的，应给付炮制品。如在审方时对处方有疑问，必须经处方医生重新审定后方可调配。处方保存2年备查。

罂粟壳不得单方发药，必须凭有麻醉药处方权的执业医师签名的淡红色处方方可调配，每张处方不得超过3日用量，连续使用不得超过7天，成人一次的常用量为每天3～6g。处方保存3年备查。

中药饮片调配每剂重量误差应当控制在±5%以内。

2. 复核与发药 中药饮片调配后，必须经复核后方可发出。二级以上医院应当由主管中药师以上专业技术人员负责调剂复核工作，复核率应当达到100%。医院应当定期对中药饮片调剂质量进行抽查并记录检查结果。完成处方调剂后，调配人员和复核人员应当在处方上签名或者加盖专用签章。

（三）毒性中药饮片的经营管理

具有经营毒性中药资格的企业采购毒性中药饮片，必须从持有毒性中药材的饮片定点生产证明的中药饮片生产企业和具有经营毒性中药资格的批发企业购进，严禁从非法渠道购进毒性中药饮片。

毒性中药饮片必须按照国家有关规定，实行专人、专柜（库）、专账、专用衡器，双人双锁保管，做到账、货、卡相符。

（四）医疗机构的中药饮片管理

案例 10-5   配药全靠手抓   13 副药剂称出 10 个不同分量

王大妈从去年年底开始吃中药，一直都在某医院中药房取药，过年后医生给她开药时将其中的一味药——瓜蒌从过去的用量 15g 加倍到 30g，取完药的王大妈却发现药量并没有明显变化。经过称重，王大妈发现 13 副药剂竟然称出了 10 个不同的重量。

问题：

调配中药饮片特别是毒性中药饮片时应注意一些什么问题？

为加强医院中药饮片管理，保障用药安全、有效，国家中医药管理局和卫生部 2007 年 3 月 12 日印发了《医院中药饮片管理规范》，明确对医疗机构中药饮片人员配备、采购、验收、保管、调剂、临方炮制、煎煮等管理进行了规定。

1. 人员要求   医院应配备与医院级别相适应的中药学技术人员。直接从事中药饮片技术工作的，应当是中药学专业技术人员。三级医院应当至少配备一名副主任中药师以上专业技术人员，二级医院应当至少配备一名主管中药师以上专业技术人员，一级医院应当至少配备一名中药师或相当于中药师以上专业技术水平的人员。

负责中药饮片验收的，在二级以上医院应当是具有中级以上专业技术职称和饮片鉴别经验的人员；在一级医院应当是具有初级以上专业技术职称和饮片鉴别经验的人员。

负责中药饮片临方炮制工作的，应当是具有 3 年以上炮制经验的中药学专业技术人员。

中药饮片煎煮工作应当由中药学专业技术人员负责，具体操作人员应当经过相应的专业技术培训。

2. 采购   医院应当建立健全中药饮片采购制度。医院采购中药饮片，由仓库管理人员依据本单位临床用药情况提出计划，经本单位主管中药饮片工作的负责人审批签字后，依照药品监督管理部门有关规定从合法的供应单位购进中药饮片。

医院与中药饮片供应单位应当签订"质量保证协议书"。

医院采购中药饮片，应当验证生产经营企业的药品生产许可证或药品经营许可证、企业法人营业执照和销售人员的授权委托书、资格证明、身份证，并将复印件存档备查。购进国家实行批准文号管理的中药饮片，还应当验证注册证书并将复印件存档备查。

医院应当定期对供应单位供应的中药饮片质量进行评估，并根据评估结果及时调整供应单位和供应方案。严禁擅自提高饮片等级、以次充好，为个人或单位谋取不正当利益。

3. 验收   医院对所购的中药饮片，应当按照验收。医院对所购的中药饮片应当按照国家药品标准和省、自治区、直辖市药品监督管理部门制定的标准和规范进行验收，验收不合格的不得入库。对购入的中药饮片质量有疑义需要鉴定的，应当委托国家认定的药检部门进行鉴定。

有条件的医院，可以设置中药饮片检验室、标本室，并能掌握《中国药典》收载的中药饮片常规检验方法。

购进中药饮片时，验收人员应当对品名、产地、生产企业、产品批号、生产日期、合格标识、质量检验报告书、数量、验收结果及验收日期逐一登记并签字。

购进国家实行批准文号管理的中药饮片，还应当检查核对批准文号。

发现假冒、劣质中药饮片，应当及时封存并报告当地药品监督管理部门。

4. 保管   中药饮片的保管应符合要求，确保质量。中药饮片仓库应当有与使用量相适应的面积，具备通风、调温、调湿、防潮、防虫、防鼠等条件及设施。

中药饮片出入库应当有完整记录。中药饮片出库前，应当严格进行检查核对，不合格的不得出库使用。

应当定期进行中药饮片养护检查并记录检查结果。养护中发现质量问题，应当及时上报本单位领导处理并采取相应措施。

5. 中药调剂与临方炮制

（1）中药调剂：即中药饮片的调剂，系指按照医师临床处方所开列的药物，准确地配制药剂的操作技术。调剂中药饮片要求准确无误，做到安全合理用药。中药饮片属于处方药，应严格凭处方调配。

医院中药饮片调剂室应当有与调剂量相适应的面积，配备通风、调温、调湿、防潮、防虫、防鼠、除尘设施，工作场地、操作台面应当保持清洁卫生。中药饮片调剂室的药斗等储存中药饮片的容器应当排列合理，有品名标签。药品名称应当符合《中国药典》或省、自治区、直辖市药品监督管理部门制定的规范名称。标签和药品要相符。

中药饮片装斗时要清斗，认真核对，装量适当，不得错斗、串斗。

医院调剂用计量器具应当按照质量技术监督部门的规定定期校验，不合格的不得使用。

调剂人员在调配处方时，应当按照《处方管理办法》和中药饮片调剂规程进行审方和调剂。对存在"十八反""十九畏"、妊娠禁忌、超剂量等可能引起用药安全问题的处方，应由处方医生确认或重新开具处方后方可调配。

调配含有毒性中药饮片的处方，须凭医生签名的正式处方。每次处方剂量不得超过2日极量。对处方未注明"生用"的，应给付炮制品。如在审方时对处方有疑问，必须经处方医生重新审定后方可调配。处方保存两年备查。

罂粟壳不得单方发药，必须凭有麻醉药处方权的执业医师签名的淡红色处方方可调配，每张处方不得超过3日用量，连续使用不得超过7天，成人一次的常用量为每天3～6g。处方保存3年备查。

中药饮片调配后，必须经中药房其他技术人员复核无误后方可发出。二级以上医院应当由主管中药师以上专业技术人员负责调剂复核工作，复核率应当达到100%。完成处方调剂后，调配人员和复核人员应当在处方上签名或者加盖专用签章。中药饮片调配每剂重量误差应当控制在±5%以内。

（2）临方炮制：医院中药临方炮制应符合国家有关规定。医院进行临方炮制，应当具备与之相适应的条件和设施，严格遵照国家药品标准和省、自治区、直辖市药品监督管理部门制定的炮制规范炮制，并填写"饮片炮制加工及验收记录"，经医院质量检验合格后方可投入临床使用。

6. 煎煮 医院开展中药饮片煎煮服务，应当有与之相适应的场地及设备，卫生状况良好，具有通风、调温、冷藏等设施。医院应当建立健全中药饮片煎煮的工作制度、操作规程和质量控制措施并严格执行。

中药饮片煎煮液的包装材料和容器应当无毒、卫生、不易破损，并符合有关规定。

三、中药配方颗粒管理

1. 中药配方颗粒管理概述 中药配方颗粒是由单味中药饮片经水提、分离、浓缩、干燥、制粒而成的颗粒，在中医药理论指导下，按照中医临床处方调配后，供患者冲服使用。中药配方颗粒的质量监管纳入中药饮片管理范畴。

中药配方颗粒在我国的试点工作始于1993年，属于科学研究阶段，采取选择试点企业研究、生产，试点临床医院使用。2001年《中药配方颗粒管理暂行规定》颁布，中药配方颗粒从2001年12月1日起纳入中药饮片管理范畴，实行批准文号管理。随后相关政府部门发布的《中医药创新发展规划纲要（2006～2020年）》《关于深化医药卫生体制改革的意见》《关于扶持和促进中医药事业发展的若干意见》《产业结构调整指导目录（2011年本）》等文件中均在不同层面上鼓励和促进中药配方颗粒的发展。

经过 20 余年研究、试点生产、使用，中药配方颗粒在中医临床中供中医生和患者选择使用，发挥了一定的积极作用。2021 年 1 月 26 日国家药品监督管理局发布并实施《中药配方颗粒质量控制与标准制定技术要求》。2021 年 2 月 10 日国家药品监督管理局、国家中医药管理局、国家卫生健康委员会和国家医疗保障局四部委共同发布的《关于结束中药配方颗粒试点工作的公告（2021 年第 22 号）》，宣布自 2021 年 11 月 1 日起结束中药配方颗粒试点工作，标志着中药配方颗粒的生产和监管进入新的阶段，同时明确了中药配方颗粒生产、经营质量管理的要求，有关临床使用方面政策，也将由相关部门另行研究制定或明确。

2021 年 4 月至 11 月，国家药品监督管理局先后颁布了两批中药配方颗粒国家药品标准，共包含 196 种药品。另外国家药典委员会也分别公示了两期中药配方颗粒品种标准受理情况，各省也陆续颁布本省的中药配方颗粒标准，广东、四川、山东等省在发布的中药配方颗粒质量标准公告中指出标准自 2021 年 11 月 1 日起正式实施。中药配方颗粒国家标准体现了中药质量的控制特点和质量全程管控的理念，实现了中药配方颗粒质量专属性与整体性的综合管控，提高了中药质量整体控制水平。

2. 中药配方颗粒的生产质量管理

（1）备案管理：中药配方颗粒品种实施备案管理，不实施批准文号管理，在上市前由生产企业报所在地省级药品监督管理部门备案。

（2）生产条件：生产中药配方颗粒的中药生产企业应当取得药品生产许可证，并同时具有中药饮片和颗粒剂生产范围。中药配方颗粒生产企业应当具备中药炮制、提取、分离、浓缩、干燥、制粒等完整的生产能力，并具备与其生产、销售的品种数量相应的生产规模。生产企业应当自行炮制用于中药配方颗粒生产的中药饮片。

（3）生产企业主体责任：中药配方颗粒生产企业应当履行药品全生命周期的主体责任和相关义务，实施生产全过程管理，建立追溯体系，逐步实现来源可查、去向可追，加强风险管理。中药饮片炮制、水提、分离、浓缩、干燥、制粒等中药配方颗粒的生产过程应当符合 GMP 相关要求。生产中药配方颗粒所需中药材，能人工种植养殖的，应当优先使用来源于符合 GAP 要求的中药材种植养殖基地的中药材。提倡使用道地药材。

（4）生产工艺：中药配方颗粒应当按照备案的生产工艺进行生产，并符合国家药品标准。国家药品标准没有规定的，应当符合省级药品监督管理部门制定的标准。省级药品监督管理部门应当将制定的中药配方颗粒标准，在标准发布后 30 日内报国家药典委员会备案。不具有国家药品标准或省级药品监督管理部门制定标准的中药配方颗粒不得上市销售。

（5）药品标准：国家药典委员会结合试点工作经验组织审定中药配方颗粒的国家药品标准，分批公布。省级药品监督管理部门制定的标准应当符合《中药配方颗粒质量控制与标准制定技术要求》的规定。中药配方颗粒国家药品标准颁布实施后，省级药品监督管理部门制定的相应标准即行废止。

（6）包装与标签：直接接触中药配方颗粒包装的标签至少应当标注备案号、名称、中药饮片执行标准、中药配方颗粒执行标准、规格、生产日期、产品批号、保质期、储藏、生产企业、生产地址、联系方式等内容。

3. 中药配方颗粒的经营与使用管理

（1）跨省销售使用需备案：跨省销售使用中药配方颗粒的，生产企业应当报使用地省级药品监督管理部门备案。无国家药品标准的中药配方颗粒跨省使用的，应当符合使用地省级药品监督管理部门制定的标准。

（2）不得在市场销售：中药配方颗粒不得在医疗机构以外销售。医疗机构使用的中药配方颗粒应当通过省级药品集中采购平台阳光采购、网上交易。由生产企业直接配送，或者由生产企业委托具备储存、运输条件的药品经营企业配送。接受配送中药配方颗粒的企业不得委托配送。医疗机构应当与生产企业签订质量保证协议。

（3）调剂：中药配方颗粒调剂设备应当符合中医临床用药习惯，应当有效防止差错、污染及交叉污染，直接接触中药配方颗粒的材料应当符合药用要求。使用的调剂软件应对调剂过程实现可追溯。

（4）报销政策：中药饮片品种已纳入医保支付范围的，各省级医保部门可综合考虑临床需要、基金支付能力和价格等因素，经专家评审后将与中药饮片对应的中药配方颗粒纳入支付范围，并参照乙类管理。

4. 强化中药配方颗粒的属地监管

（1）省级药品监督管理部门会同省级中医药主管部门应当结合国家及地方产业政策的有关规定和临床实际需求制定相应的管理细则，坚持中药饮片的主体地位，确保辖区内中药配方颗粒的平稳有序发展及合理规范使用。

（2）省级药品监督管理部门应当夯实属地监管职责。承担行政区域内中药配方颗粒的备案工作。强化事中事后管理，加强检查、抽检和监测，对中药材规范化种植养殖基地实施延伸检查，对违法违规行为进行处理。

知识链接 10-4　国家药品监督管理局将研究出台趁鲜切制中药材有关政策

中药饮片生产企业采购产地加工（又称趁鲜切制）是中药材产地加工的方式之一，是按照传统加工方法将采收的新鲜中药材切制成片、块、段、瓣等，虽改变了中药材形态，但未改变中药材性质，且减少了中药材经干燥、浸润、切制、再干燥的加工环节，一定程度上有利于保障中药材质量。中药饮片生产企业可以采购具备健全质量管理体系的产地加工企业生产的产地趁鲜切制中药材（以下简称鲜切药材）用于中药饮片生产。

国家药品监督管理局将研究出台中药饮片生产企业采购产地加工（趁鲜切制）中药材有关政策。要求采购鲜切药材的中药饮片生产企业，应当将质量管理体系延伸到该药材的种植、采收、加工等环节，应当在产地加工企业质量追溯基础上进一步完善信息化追溯体系，保证采购的鲜切药材在种植、采收、加工、干燥、包装、仓储及生产的中药饮片炮制、销售等全过程可追溯。要求省级药品监督管理部门积极协助建立中药材追溯信息化平台，采集种子种苗来源、种植面积、农药使用记录、产量、销售数量等关键信息，为中药材种植、采收、加工等提供信息化服务。

第四节　中成药管理

中成药是指根据疗效确切、应用范围广泛的处方、验方和秘方，以中药材为原料配制加工而成的药品。本节主要介绍与中成药管理相关的中药品种保护、中药注射剂的管理及医疗机构中药制剂的备案管理。

一、中药品种保护

为促进中成药整体质量提高及临床的广泛应用，保护企业的合法权益，规范生产经营秩序，国务院于1992年10月颁布了《中药品种保护条例》（以下简称《条例》），该条例是我国第一部中药品种保护的行政法规，适用范围主要包括中成药。

案例 10-6　A 药业有限公司诉 B 药业有限公司中药保护专属权侵权及不正当竞争纠纷案

原告A药业有限公司（以下简称A公司）诉称："抗癌平丸"是A公司经国家药监局批准为国家中药保护品种，取得了（2002）国药中保证字第120号中药保护品种证书，保护期为2002年9月12日至2009年9月12日。根据中药保护有关法律、法规及部门规章的规定，中药保护品种在保护期内只限于由取得保护的企业生产，其他非持有保护证书的企业一律不得仿制和生产,且应在公告之日起一律暂停生产,同时在规定的时间内申报同品种保护。被告 B 药业有限公司(以下简称 B 公司)无视国家的规定,在上述公告之后及其获得同品种保护前,继续大量生产和低价销售同品种的抗癌平丸,并擅自扩大该药品的适应证和功能主治,混淆患者对该受保护药品的正确认识,严重冲击了我公司的生产和销售,严重侵害了我公司的中药保护专属权利,并在目前应当只有我公司独家生产的市场造成混乱,是一种不正当竞争行为,给我公司造成了巨大的经济损失和不良的社会影响。为此,特诉至人民法院,请求依法保护我公司的合法权益,判令 B 公司停止侵权,并在中国医药报刊公开赔礼道歉,赔偿我公司经济损失 480 万元。

被告 B 公司辩称:"抗癌平丸"是我公司于 1974 年研制,1979 年首先生产,并已获得国家批准生产,依法享有在先权,不是仿制,不存在侵权。中药保护并无绝对排他权,我公司也已按规定正在申报同品种保护,且在 6 个月后停止了生产,未违反有关规定,更不属于不正当竞争。我公司认为原告诉讼系滥用诉权的一种不正当竞争行为,法律应公平地对待双方享有的合法权利,依法秉公而断,驳回原告的诉讼请求。

根据《中药品种保护条例》及有关规定,原告 A 公司作为合法的药品生产企业,向国家中药保护品种管理部门国家药监局申请并获得了对其生产的"抗癌平丸"的保护,取得了国家药监局颁发的中药保护品种证书,即获得国家中药品种保护专属权。该品种(抗癌平丸)在保护期内只限于获得中药保护品种证书的企业生产,B 公司即使按规定申请了"抗癌平丸"中药保护,但在未取得中药保护品种证书期间亦应暂停生产。

最终判决如下:

(1)被告 B 公司在其获得"抗癌平丸"同品种中药保护证书之前,停止生产和销售其产品"抗癌平丸"。

(2)由被告 B 公司赔偿原告 A 公司经济损失 2 052 631.55 元。

问题:

1. 中药品种保护的保护措施有哪些?

2. 对已经批准保护的中药品种,如果在批准前是由多家企业生产的,其他企业是否可以申请保护?

■（一）中药品种保护概述

1. 中药品种保护的发展　中药是我国传统医药学的重要组成部分,是中华文明瑰宝,但长期以来,由于对中药品种缺少必要的保护措施,致使在中药领域无偿仿制、移植他人名优产品的现象严重,许多珍贵的中药秘方流失到国外,使我国失去技术的独有性,严重损害了发明者和企业的权益,挫伤了企业进行技术创新和开发新品种的积极性。为此,1989 年,卫生部针对中药产品移植仿制成风的状况,提出了中药品种保护问题;1990 年,卫生部下发《关于加强中成药移植品种管理的通知》,对制止地方标准的中药品种仿制移植的现象,起到了一定的作用,但对于国家标准的中药品种仿制移植问题仍无法解决。1992 年 10 月 14 日,国务院颁布《中药品种保护条例》,并于 1993 年 1 月 1 日起正式实施。2009 年 2 月 3 日,国家食品药品监督管理局为了加强中药品种保护管理工作,制定并印发了《中药品种保护指导原则》。2018 年 9 月 18 日根据《国务院关于修改部分行政法规的决定》《中药品种保护条例》进行了部分条款的修订。

2. 中药品种保护的目的和意义　国家鼓励研制开发临床有效的中药品种,对质量稳定、疗效确切的中药品种实行分级保护制度,目的是提高中药品种的质量,保护中药生产企业的合法权益,促进中药事业的发展。该条例的颁布实施标志着我国中药品种保护制度的建立,我国对中药的研制生产、管理工作走上了法治化轨道;对保护中药名优产品,保护中药研制生产领域的知识权,提高中药质量和信誉,推动中药制药企业的科技进步,开发临床安全有效的新药和促进中药走向国际医药市场均具有重要的意义。

（二）《中药品种保护条例》的适用范围和监督管理部门

1. 适用范围 《条例》效力级别属于行政法规，适用于中国境内生产制造的中药品种，包括中成药、天然药物的提取物及其制剂和中药人工制成品。

申请专利的中药品种，依照专利法的规定办理，不适用本条例。

2. 监督管理部门 国务院药品监督管理部门负责全国中药品种保护的监督管理工作。国家中医药管理部门协同管理全国中药品种的保护工作。

国家药品监督管理局负责组织国家中药品种保护审评委员会，委员会成员由国家药品监督管理局聘请中医药方面的医疗、科研、检验及经营、管理专家担任。委员会承担中药品种保护注册的受理和技术审评。下设中药品种保护部，承担中药品种保护的技术审评，参与制修订中药品种保护的制度措施，组织制修订相关配套技术文件。

（三）中药保护品种的范围和等级划分

1. 中药保护品种的范围 受保护的中药品种，必须是列入国家药品标准的品种。经国家药品监督管理局认定，列为省、自治区、直辖市药品标准的品种，也可以申请保护。

2. 中药保护品种的等级划分 受保护的中药品种分为一、二级。

（1）符合下列条件之一的中药品种，可以申请一级保护。

1）对特定疾病有特殊疗效的。

2）相当于国家一级保护野生药材物种的人工制成品。

3）用于预防和治疗特殊疾病的。

其中，"对特定疾病有特殊疗效"，是指对某一疾病在治疗效果上能取得重大突破性进展。例如，对常见病、多发病等疾病有特殊疗效；对既往无有效治疗方法的疾病能取得明显疗效；或者对改善重大疑难疾病、危急重症或罕见疾病的终点结局（病死率、致残率等）取得重大进展。

"相当于国家一级保护野生药材物种的人工制成品"，是指列为国家一级保护物种药材的人工制成品；或目前虽属于二级保护物种，但其野生资源已处于濒危状态物种药材的人工制成品。

"用于预防和治疗特殊疾病中"的"特殊疾病"，是指严重危害人民群众身体健康和正常社会生活经济秩序的重大疑难疾病、危急重症、烈性传染病和罕见病，如恶性肿瘤、终末期肾病、脑卒中、急性心肌梗死、艾滋病、传染性非典型肺炎、人禽流感、苯丙酮尿症、地中海贫血等疾病。用于预防和治疗重大疑难疾病、危急重症、烈性传染病的中药品种，疗效应明显优于现有治疗方法。

（2）符合下列条件之一的中药品种，可以申请二级保护。

1）符合本条例第六条规定的品种或者已经解除一级保护的品种。

2）对特定疾病有显著疗效的。

3）从天然药物中提取的有效物质及特殊制剂。

其中，"对特定疾病有显著疗效"，是指能突出中医辨证用药理法特色，具有显著临床应用优势，或对主治的疾病、证候或症状的疗效优于同类品种。

"从天然药物中提取的有效物质及特殊制剂"，是指从中药、天然药物中提取的有效成分、有效部位制成的制剂，且具有临床应用优势。

凡存在专利等知识产权纠纷的品种，应解决纠纷以后再办理保护事宜。

（四）申请中药品种保护的程序

申请办理中药品种保护的程序为申请与受理、审评、审批和公告四个阶段。

1. 申请与受理 中药生产企业对其生产的符合《条例》规定的中药品种，可以向所在地省、自治区、直辖市人民政府药品监督管理局提出申请，由省、自治区、直辖市人民政府药品监督管理局初审签署意见后，报国家药品监督管理局。特殊情况下，中药生产企业也可以直接向国家药品监督管理局提出申请。

申请中药品种保护的企业，应当按照国家药品监督管理局的规定，向国家中药品种保护审评委员会提交完整的资料。

2. 审评　国家药品监督管理局委托国家中药品种保护审评委员会负责对申请保护的中药品种进行审评。国家中药品种保护审评委员会应当自接到申请报告书之日起 6 个月内作出审评结论。

3. 审批　根据国家中药品种保护审评委员会的审评结论，由国家药品监督管理局决定是否给予保护。批准保护的中药品种，由国家药品监督管理局发给"中药保护品种证书"。

4. 公告　对批准保护的中药品种及保护期满的中药品种，由国家药品监督管理局在指定的专业报刊上予以公告。

▍（五）中药品种保护的期限与措施

1. 中药保护品种的保护期限　中药一级保护品种的保护期限分别为 30 年、20 年、10 年；中药二级保护品种的保护期限为 7 年。

2. 中药一级保护品种的保护措施

（1）保密责任：中药一级保护品种的处方组成、工艺制法，在保护期限内由获得中药保护品种证书的生产企业和有关的药品监督管理及有关单位与个人负责保密，不得公开。负有保密责任的有关部门、企业和单位应当按照国家有关规定，建立必要的保密制度。

（2）向国外转让：向国外转让中药一级保护品种的处方组成、工艺制法的，应当按照国家有关保密的规定办理。

（3）延长保护：因特殊情况延长保护期限的，由生产企业在该品种保护期满前 6 个月，依照规定的程序申报。延长的保护期限由国家药品监督管理局根据国家中药品种保护审评委员会的审评结果确定；但是，每次延长的保护期限不得超过第一次批准的保护期限。

3. 中药二级保护品种的保护措施　中药二级保护品种在保护期满后可以延长 7 年。申请延长保护期的中药二级保护品种，应当在保护期满前 6 个月，由生产企业依照规定程序申报。

4. 其他保护措施

（1）保护品种的生产：除临床用药紧缺的中药保护品种另有规定外，被批准保护的中药品种，在保护期内限于由获得中药保护品种证书的企业生产。

（2）同一品种其他企业的管理：已批准保护的中药品种如果在批准前是由多家企业生产的，其中未申请中药保护品种证书的企业应当自公告发布之日起 6 个月内向国家药品监督管理局申报，并依照规定提供有关资料，由国家药品监督管理局指定药品检验机构对该申报品种进行同品种的质量检验。国家药品监督管理局根据检验结果，可以采取以下措施：对达到国家药品标准的，补发中药保护品种证书；对未达到国家药品标准的，依照药品管理的法律、行政法规的规定撤销该中药品种的批准文号。

（3）对临床用药紧缺的中药保护品种的仿制：须经国家药品监督管理局批准并发给批准文号。仿制企业应当付给持有中药保护品种证书并转让该中药品种的处方组成、工艺制法的企业合理的使用费，其数额由双方商定；双方不能达成协议的，由国家药品监督管理局裁决。

（4）生产中药保护品种的企业应当根据省、自治区、直辖市人民政府药品监督管理局提出的要求，改进生产条件，提高品种质量。

（5）向国外申请注册：中药保护品种在保护期内向国外申请注册时，须经国家药品监督管理局批准。

二、中药注射剂管理

中药注射剂是指从中药材中提取的有效成分，经采用现代科学技术和方法制成的可供注入体内，包括肌内注射、穴位注射、静脉注射和静脉滴注使用的无菌溶液、混悬液，或临用前配成液体的无菌粉末等注入人体的制剂。

由于中药注射剂存在着基础研究不充分、药用物质基础不明确、生产工艺比较简单、质量标准可控性较差，药品说明书对合理用药指导不足、使用环节存在不合理用药等情况，加之"鱼腥草注射液""刺五加注射液""炎毒清注射液""复方蒲公英注射液""鱼金注射液"等中药注射剂发生严重不良事件或存在严重不良反应，被暂停销售使用，故 2008 年，国家药品监督管理局等联合相关部门发布了《关于进一步加强中药注射剂生产和临床使用管理的通知》，并制定了《中药注射剂临床使用基本原则》，进一步加强中药注射剂的规范管理。

（一）加强中药注射剂生产管理、不良反应监测和召回工作

（1）药品生产企业应严格按照 GMP 组织生产，加强中药注射剂生产全过程的质量管理和检验，确保中药注射剂生产质量；应加强中药注射剂销售管理，必要时应能及时全部召回售出药品。

（2）药品生产企业要建立健全药品不良反应报告、调查、分析、评价和处理的规章制度。指定专门机构或人员负责中药注射剂不良反应报告和监测工作；对药品质量投诉和药品不良反应应详细记录，并按照有关规定及时向当地药品监督管理部门报告；对收集的信息及时进行分析、组织调查，发现存在安全隐患的，主动召回。

（3）药品生产企业应制订药品退货和召回程序。因质量原因退货和召回的中药注射剂，应按照有关规定销毁，并有记录。

（二）加强中药注射剂临床使用管理

医疗机构使用中药注射剂应遵循《中药注射剂临床使用基本原则》。

（1）中药注射剂应当在医疗机构内凭医师处方使用，医疗机构应当制订对过敏性休克等紧急情况进行抢救的规程。

（2）医疗机构要加强对中药注射剂采购、验收、储存、调剂的管理。药学部门要严格执行药品进货检查验收制度，建立真实完整的购进记录，保证药品来源可追溯，坚决杜绝不合格药品进入临床；要严格按照药品说明书中规定的药品储存条件储存药品；在发放药品时严格按照《药品管理法》《处方管理办法》进行审核。

（3）医疗机构要加强对中药注射剂临床使用的管理。要求医护人员按照《中药注射剂临床使用基本原则》，严格按照药品说明书使用，严格掌握功能主治和禁忌证；加强用药监测，医护人员使用中药注射剂前，应严格执行用药查对制度，发现异常，立即停止使用，并按规定报告；临床药师要加强中药注射剂临床使用的指导，确保用药安全。

（4）医疗机构要加强中药注射剂不良反应（事件）的监测和报告工作。要准确掌握使用中药注射剂患者的情况，做好临床观察和病历记录，发现可疑不良事件要及时采取应对措施，对出现损害的患者及时救治，并按照规定报告；妥善保留相关药品、患者使用后的残存药液及输液器等，以备检验。

（5）各级卫生行政部门要加强对医疗机构用药安全的监管，指导医疗机构做好中药注射剂相关不良事件的监测和报告工作；各级药品监督管理部门、卫生部门、中医药部门要密切配合，及时通报和沟通相关信息，发现不良事件果断采取措施进行处理；组织有关部门对医疗机构留存的相关样品进行必要的检验。

（6）各级药品监督管理部门要加强对中药注射剂的质量监督检查；组织对医疗机构留存疑似不良反应/事件相关样品进行必要的检验；加强对中药注射剂不良反应监测工作，对监测信息及时进行研究分析，强化监测系统的应急反应功能，提高药品安全性突发事件的预警和应急处理能力，切实保障患者用药安全。

（三）中药注射液安全性再评价

为进一步提高中药注射剂安全性和质量可控性，2009 年国家药品监督管理局制定了《中药注射剂安全性再评价工作方案》、《中药注射剂安全性再评价质量控制要点》及《中药注射剂安全性再评价基本技术要求》，并全面开展生产及质量控制环节的风险排查，切实控制中药注射剂安全隐患，组织综合评价，保证中药注射剂安全有效质量可控。2010 年国家药品监督管理局公布了《中药注射剂安全性再评价生产工艺评价技术原则（试行）》《中药注射剂安全性再评价质量控制评价技术原则（试行）》《中药注射剂安全性再评价非临床研究评价技术原则（试行）》《中药注射剂安全性再评价临床研究评价技术原则（试行）企业对中药注射剂风险控制能力评价技术原则（试行）》《中药注射剂安全性再评价风险效益评价技术原则（试行）》《中药注射剂风险管理计划指导原则（试行）》等 7 个技术原则，以规范和指导中药注射剂安全性再评价工作。

三、医疗机构中药制剂备案管理

医疗机构中药制剂以临床应用效果良好的中药处方为基础研制而成，具有临床疗效确切、使用方便、费用相对低廉等优势，体现了中医地域特色、医院特色、专科特色和医生的临床经验，是中医临床用药的重要组成部分。医疗机构中药制剂的使用能够弥补市售中成药产品不足，有利于满足群众的中医药服务需求；能够服务于临床需求，有利于提高中医临床疗效；能够带动特色专科及医院特色建设与发展，有利于保持发挥中医药特色与优势；能够有效继承名老中医药专家的临床经验，有利于推动中医药的继承与创新；能够为新药研发奠定良好基础，有利于促进中药新药研发。

2010 年，卫生部、国家中医药管理局和国家药品监督管理局共同组织制定并颁布了《关于加强医疗机构中药制剂管理的意见》。2017 年施行的《中医药法》明确，"国家鼓励医疗机构根据本医疗机构临床用药需要配制和使用中药制剂，支持应用传统工艺配制中药制剂，支持以中药制剂为基础研制中药新药"。

（一）发展医疗机构中药制剂的基本原则

1. 重特色 发展医疗机构中药制剂要紧密结合本医疗机构的中医专科特色，注重体现地域特点和疾病谱特点，体现工艺、剂型的传统特色和合理性。

2. 讲实效 发展医疗机构中药制剂要注重安全性，突出疗效，保证质量，方便使用，要与当地经济社会发展水平相适应。

3. 抓重点 发展医疗机构中药制剂要统筹规划，突出重点领域与品种，避免盲目追求品种数量，改变小而全、多而散的状况。

4. 重传承 医疗机构中药制剂的研制要注重以名老中医长期临床实践的验方为基础，与名老中医临床经验和学术的传承相结合。

5. 循规律 发展医疗机构中药制剂既要体现辨证论治，突出中药传统特色，又要遵循药物研发的基本规律，注重临床使用数据的积累和效果的评价。

6. 求发展 发展医疗机构中药制剂要把社会效益放在首位，立足于满足患者的需求，规范管理，不断提高制剂水平，为名科、名院建设和中医药事业发展服务。

（二）医疗机构中药制剂的相关规定

医疗机构配制中药制剂，应当依照《药品管理法》的规定取得医疗机构制剂许可证，或者委托取得药品生产许可证的药品生产企业、取得医疗机构制剂许可证的其他医疗机构配制中药制剂。委托配制中药制剂，应当向委托方所在地省、自治区、直辖市人民政府药品监督管理部门备案。

医疗机构对其配制的中药制剂的质量负责；委托配制中药制剂的，委托方和受托方对所配制的中药制剂的质量分别承担相应责任。

医疗机构配制的中药制剂品种，应当依法取得制剂批准文号。

医疗机构应当加强对备案的中药制剂品种的不良反应监测，并按照国家有关规定进行报告。药品监督管理部门应当加强对备案的中药制剂品种配制、使用的监督检查。

（三）医疗机构应用传统工艺配制中药制剂的相关规定

《中医药法》规定对医疗机构应用传统工艺配制中药制剂（以下简称传统中药制剂），向医疗机构所在地省、自治区、直辖市人民政府药品监督管理部门备案后即可配制，不需要取得制剂批准文号。国家药品监督管理局《关于对医疗机构应用传统工艺配制中药制剂实施备案管理的公告》（2018 年第 19 号）对传统中药制剂备案范围、程序及备案资料做了原则性规定。

1. 传统中药制剂的范围

（1）由中药饮片经粉碎或仅经水或油提取制成的固体（丸剂、散剂、丹剂、锭剂等）、半固体（膏滋、膏药等）和液体（汤剂等）传统剂型。

（2）由中药饮片经水提取制成的颗粒剂及由中药饮片经粉碎后制成的胶囊剂。

（3）由中药饮片用传统方法提取制成的酒剂、酊剂。

2. 传统中药制剂的备案要求　医疗机构所备案的传统中药制剂应与其医疗机构执业许可证所载明的诊疗范围一致。属于下列情形之一的，不得备案。

（1）《医疗机构制剂注册管理办法（试行）》中规定的不得作为医疗机构制剂申报的情形。

（2）与市场上已有供应品种相同处方的不同剂型品种。

（3）中药配方颗粒。

（4）其他不符合国家有关规定的制剂。

本章小结

本章主要介绍了中药管理的法律法规和政策文件，中药、道地中药材的概念、野生药材资源保护、中药材生产质量管理、中药饮片生产经营使用管理、中药品种保护制度、中药注射剂管理、医疗机构制剂备案管理的要求。

（1）广义的中药涵盖了中药和民族药。狭义的中药是指用中医药学的术语表述其性能、功效，并在中医药理论指导下使用的药用物质及其制剂，包括中药材、中药饮片和中成药。

道地中药材（又称道地药材），是指经过中医临床长期应用优选出来的，产在特定地域，与其他地区所产同种中药材相比，品质和疗效更好，且质量稳定，具有较高知名度的中药材。

（2）国家保护野生药材资源，对重点保护的野生药材实行分级保护。一级保护的野生药材物种禁止采猎；二、三级保护的野生药材需凭计划执行，采猎者需持有采药证及采伐证或狩猎证，同时禁止在禁猎区、禁止采猎期内采猎，并不得使用禁用工具。

（3）国家鼓励培育中药材。对于中药材生产企业，GAP 是规范化生产的技术指导原则；对于中药生产企业，GAP 是供应商质量审核的技术标准；对于药品监督管理部门，GAP 是延伸检查的技术依据。

（4）生产、经营中药饮片的企业必须取得相应的许可证。生产企业必须严格执行国家药品标准或省级中药饮片炮制规范。经营中药饮片、调剂中药饮片必须符合相关规定。中药配方颗粒纳入中药饮片管理范畴。

（5）国家实行中药品种保护制度，对中药保护品种实行分级保护。

（6）加强中药注射剂生产的管理、不良反应监测和召回工作，加强中药注射剂临床使用管理。

（7）国家对医疗机构中药制剂实行备案管理。

（俞双燕）

第十一章 特殊管理药品

特殊管理药品系指我国《药品管理法》中明确规定的实行特殊管理的麻醉药品、精神药品、医疗用毒性药品、放射性药品，以及国家制定了专门管理规定需特殊监管的药品类易制毒化学品、蛋白同化制剂、肽类激素、终止妊娠药品、部分含特殊药品复方制剂等。特殊管理药品不同于一般的药品，它们具有特殊的药理作用，如果管理、使用不当或流入非法渠道，将会对个人、家庭及社会造成严重的危害，因此有必要对它们实施特殊的管理办法。本章将重点对特殊管理的麻醉药品、精神药品、医疗用毒性药品、放射性药品及药品类易制毒化学品所采取的管理办法加以介绍。

第一节 麻醉药品和精神药品管理

一、麻醉药品和精神药品的定义与管理的品种范围

（一）麻醉药品和精神药品的定义

麻醉药品（narcotic drugs）一般是指具有依赖性潜力，连续使用、滥用或不合理使用，易产生生理依赖性和精神依赖性，能成瘾癖的药品。麻醉药品主要包括阿片类、可卡因类、大麻类、合成麻醉药类及卫生部指定的其他易成瘾癖的药品、药用原植物及其制剂。麻醉药品是医疗上必不可少的药品，因其有很强的镇痛等作用，可用于疾病伴随的剧烈、持续疼痛（如恶性肿瘤、外伤等），但连续使用易产生依赖性和成瘾性，若流入非法渠道则成为毒品，因此麻醉药品只限于医疗和科研应用。医疗上用的麻醉药（anaesthetic）与麻醉药品不同，麻醉药是能使整个机体或机体局部暂时、可逆性失去知觉及痛觉的药物，有麻醉作用但不会成瘾，也不产生依赖性，临床上主要用于各种手术前的麻醉，常用有乙醚、普鲁卡因、利多卡因、芬太尼、丙泊酚等。

精神药品（psychotropic substances）一般是指直接作用于中枢神经系统，使之兴奋或抑制，连续使用能产生依赖性，危害人体健康的药品。依据精神药品的依赖性潜力和危害人体健康程度的不同，将其分为第一类和第二类。因精神药品连续、不合理使用或滥用可产生依赖性和危害人体健康，流入非法渠道也扰乱社会治安，导致一系列家庭和社会问题，因而将其列为特殊管理的药品。精神药品与临床用于治疗精神疾病的抗精神病药不同，抗精神病药主要用于治疗精神分裂症和其他精神病性症状，根据临床用途分抗精神失常药、抗躁狂抑郁药和抗焦虑药三类，其中仅抗焦虑药中的安定类、巴比妥类药品属于精神药品范围，须按精神药品管理和使用，其他抗精神病药均按一般药品管理和使用。

2005 年 7 月 26 日国务院第 100 次常务会议审议通过的《麻醉药品和精神药品管理条例》里明确，麻醉药品和精神药品是指列入麻醉药品品种目录和精神药品品种目录中的药品和其他物质。

（二）麻醉药品和精神药品管理的品种范围

《麻醉药品和精神药品管理条例》中第三条明确规定，麻醉药品和精神药品的品种目录由国务院药品监督管理部门会同国务院公安部、国务院卫生主管部门制定、调整并公布。国家对麻醉药品目录和精神药品目录进行动态管理，对上市销售但尚未列入目录的药品和其他物质或第二类精神药品发生滥用，已经造成或者可能造成严重社会危害的，国务院药品监督管理部门会同国务院公安部、国务院卫生主管部门及时将该药品和该物质列入目录或者将该第二类精神药品调整为第一类精神药品。

2013 年 11 月 11 日国家食品药品监督管理总局、公安部、国家卫生和计划生育委员会联合公

布了新的《麻醉药品品种目录（2013 版）》和《精神药品品种目录（2013 版）》。之后，2015 年 4 月 3 日国家食品药品监督管理总局、公安部、国家卫生和计划生育委员会决定将含可待因复方口服液体制剂（包括口服溶液剂、糖浆剂）列入第二类精神药品管理，2019 年 9 月 1 日国家药品监督管理局、公安部和国家卫生健康委员会联合发布了《关于将含羟考酮复方制剂等品种列入精神药品管理的公告》，2019 年 12 月 16 日国家药品监督管理局、公安部、卫生健康委员会发布了《关于将瑞马唑仑（包括其可能存在的盐、单方制剂和异构体）列入第二类精神药品管理的公告》。至此，我国纳入管理的麻醉药品品种有 121 种、精神药品品种有 152 种（第一类 68 种，第二类 84 种），其中我国生产及使用的麻醉药品品种有 22 种（表 11-1）、第一类精神药品品种有 7 种（表 11-2）、第二类精神药品品种有 27 种（表 11-3），其他具体品种可在国家药品监督管理局网站查询。

表 11-1　我国生产及使用的麻醉药品品种

序号	中文名（英文名）	序号	中文名（英文名）
1	可卡因（cocaine）	12	哌替啶（pethidine）
2	罂粟浓缩物（concentrate of poppy straw）	13	瑞芬太尼（remifentanil）
3	二氢埃托啡（dihydroetorphine）	14	舒芬太尼（sufentanil）
4	地芬诺酯（diphenoxylate）	15	蒂巴因（thebaine）
5	芬太尼（fentanyl）	16	可待因（codeine）
6	氢可酮（hydrocodone）	17	右丙氧芬（dextropropoxyphene）
7	氢吗啡酮（hydromorphone）	18	双氢可待因（dihydrocodeine）
8	美沙酮（methadone）	19	乙基吗啡（ethylmorphine）
9	吗啡（morphine）	20	福尔可定（pholcodine）
10	阿片（opium）	21	布桂嗪（bucinnazine）
11	羟考酮（oxycodone）	22	罂粟壳（poppy shell）

表 11-2　我国生产及使用的第一类精神药品品种

序号	中文名（英文名）	序号	中文名（英文名）
1	哌醋甲酯（methylphenidate）	5	氯胺酮（ketamine）
2	司可巴比妥（secobarbital）	6	马吲哚（mazindol）
3	丁丙诺啡（buprenorphine）	7	三唑仑（triazolam）
4	γ-羟丁酸（gamma-hydroxybutyrate）		

表 11-3　我国生产及使用的第二类精神药品品种

序号	中文名（英文名）	序号	中文名（英文名）
1	异戊巴比妥（amobarbital）	10	氟西泮（flurazepam）
2	格鲁米特（glutethimide）	11	劳拉西泮（lorazepam）
3	喷他佐辛（pentazocine）	12	甲丙氨酯（meprobamate）
4	戊巴比妥（pentobarbital）	13	咪达唑仑（midazolam）
5	阿普唑仑（alprazolam）	14	硝西泮（nitrazepam）
6	巴比妥（barbital）	15	奥沙西泮（oxazepam）
7	氯硝西泮（clonazepam）	16	匹莫林（pemoline）
8	地西泮（diazepam）	17	苯巴比妥（phenobarbital）
9	艾司唑仑（estazolam）	18	唑吡坦（zolpidem）

续表

序号	中文名（英文名）	序号	中文名（英文名）
19	丁丙诺啡透皮贴剂（buprenorphine transdermal patch）	24	麦角胺咖啡因片（ergotamine and caffeine tablet）
20	布托啡诺及其注射剂（butorphanol and its injection）	25	氨酚氢可酮片（paracetamol and hydrocodone bitartrate tablet）
21	咖啡因（caffeine）	26	曲马多（tramadol）
22	安钠咖（caffeine sodium benzoate）	27	扎来普隆（zaleplon）
23	地佐辛及其注射剂（dezocine and its injection）		

二、麻醉药品和精神药品的国际管制

麻醉药品和精神药品是医疗上必不可少的药品，正常使用有利于疾病和健康，但使用不当或者滥用会产生身体依赖或者精神依赖甚至成瘾，若流入非法渠道则可成为毒品，从而引发严重的社会问题。鉴于麻醉药品和精神药品的这种双重性质，国际社会对麻醉药品和精神药品的管制开展了一系列的国际合作，并签订了一系列的国际公约、纲领性文件，使麻醉药品和精神药品的国际管制工作不断深入。

1909年2月1日，世界上第一次国际禁毒会议在我国上海召开，来自中国、美国、英国、法国、德国等13个国家的41名代表齐聚一堂，共商禁烟大计，史称"万国禁烟会"。这是人类历史上第一次多边性的国际反毒禁毒会议，会议就限制用于正当目的鸦片数量、对鸦片的进口实行管制、逐渐取缔吸食鸦片等问题作出了决议。决议属于建议性质，对签字国不具有约束力，但决议的主要内容多被之后的海牙禁毒公约所采纳，成为国际联合反毒禁毒的普遍原则。

1912年2月1日，中国、美国、日本、英国、德国等国在海牙召开了第二届"万国禁烟会议"，会议通过了第一个国际禁毒公约《海牙禁止鸦片公约》。公约要求：①缔约国应制定法律管理"生鸦片"的生产、销售和进口；②逐渐禁止"熟鸦片"的制造、贩卖和吸食；③切实管理吗啡、海洛因、古柯等麻醉药品；④规定各国在中国租界禁毒办法。自此各国不再把反毒禁毒当成中国的"内部事务"，而是认识到毒品贸易不仅会使输入国民穷国弱，而且会严重妨碍正当的国际贸易，最终使输出国也同样受害。

为了检验《海牙禁止鸦片公约》的实施情况，以及解决禁止贩运毒品问题，在国际毒品顾问委员会的提议下，先后在日内瓦又召开了两次国际禁毒会议，分别于1924年12月11日和1925年2月19日签订了《关于熟鸦片的制造、国内贸易及使用的协定》与《国际鸦片公约》。

为了更加严格限制麻醉药品的制造，1931年7月13日和11月27日分别在日内瓦签订《限制制造及调节分配麻醉品公约》、在曼谷签订《远东管制吸食鸦片协定》。1936年6月26日，又在日内瓦签订《禁止非法买卖麻醉品公约》，该公约第一次把非法制造、变造、提制、调制、持有、供给、兜售、分配、购买麻醉品等行为规定为国际犯罪，这也是国际禁毒立法上的一项重大突破。

1946年12月12日，联合国经济和社会理事会指定中、法、英、美、苏、捷、秘鲁等国代表对既往公约、协定进行合并与修订，于1953年6月23日在纽约签订了《限制与调节罂粟的种植、鸦片的生产、国际贸易、批发购销及其使用议定书》。

1961年6月30日，联合国大会通过《1961年麻醉品单一公约》。该公约不仅对以往的公约和协定进行了合并和修订，还把管制范围扩大到了天然麻醉品原料的种植等方面，并对有关刑事管辖权问题做了规定。1972年3月25日，联合国在日内瓦召开会议，对该公约进行重新修订，制定了《修正1961年麻醉品单一公约的议定书》。

由于苯丙胺等兴奋剂和安眠药的使用，不少人产生了药物依赖性，滥用情况也越来越严重，联合国于1971年2月21日在维也纳签订《1971年精神药物公约》，建议各国对精神药物实行管制。

由于国际毒品犯罪日益猖獗，联合国订立的《1961年麻醉品单一公约》和《1971年精神药物条约》不足以遏制不断加剧的国际贩毒活动，国际社会呼吁制订一项新公约，联合国于 1988 年 12 月 19 日在维也纳通过了《联合国禁止非法贩运麻醉品和精神药物公约》，公约明确将贩毒列为国际犯罪，各国应加强对此类犯罪的制裁与合作。随后，1990 年 2 月 23 日又在纽约召开的联合国禁毒特别会议上通过了《政治宣言》和《全球行动纲领》，并宣布 1991～2000 年为"世界缉毒十年"。这一系列制止、惩治毒品犯罪的国际公约、协议，对推动国际禁毒斗争和国际禁毒合作发挥了积极的作用。

此外，联合国还专门组建了联合国麻醉品委员会（United Nations Commission of Narcotic Drugs，UNCND，简称麻委会）、国际麻醉品管制局（International Narcotic Control Board，INCB，简称麻管局）、联合国国际药物管制规划署（United Nations Drug Control Programme，UNDCP，简称药物管制署）等机构，负责对麻醉药品和精神药品的研制、生产、流通、使用等全过程进行监督管理，以保证医疗用药合理需求和教学科研正常需要，防止滥用或流入非法渠道。

三、我国对麻醉药品和精神药品的管理

1973 年我国政府派卫生部药政局局长孟谦以观察员身份参加联合国麻醉药品委员会会议。1981 年、1983 年我国也先后派出代表出席联合国麻醉药品会议。1985 年，北京医科大学药理教授蔡志基竞选成为国际麻管局的 13 位成员之一，并任麻管局第二副主席及估量常设委员会主席。

1985 年，我国加入国际《1961 年麻醉品单一公约》和《1971 年精神药物公约》。按公约要求，于 1987 年 11 月 28 日和 1988 年 12 月 27 日颁布了《麻醉药品管理办法》和《精神药品管理办法》，开始对麻醉药品和精神药品采取严格审批、定点控制等多项管制措施。为加强麻醉药品和精神药品的管理，保证麻醉药品和精神药品的合法、安全、合理使用，防止其流入非法渠道，根据《药品管理法》和其他有关法律的规定。

1990 年 12 月 28 日，全国人大常委会制定并通过了《关于禁毒的决定》。随后，我国政府积极开展禁毒国际合作，加强与联合国和有关国家、地区在案件协作、情报交流、执法培训、易制毒化学品核查等方面的合作。在治理毒品方面，我国政府果断采取了禁种、禁吸、禁止贩运三管齐下政策，并通过：①加强立法工作；②加强国家级管制机构；③改善技术装备，加强毒品缉私力量；④积极开展戒毒工作和对药物依赖性的研究监测；⑤加强国际合作的综合治理措施，使得我国在国际麻醉药品和精神药品管制及国际禁毒事务中成效显著。

2005 年 7 月 26 日国务院第 100 次常务会议审议通过了《麻醉药品和精神药品管理条例》，条例明确，国家对麻醉药品药用原植物及麻醉药品和精神药品实行管制。除该条例另有规定的外，任何单位、个人不得进行麻醉药品药用原植物的种植及麻醉药品和精神药品的实验研究、生产、经营、使用、储存、运输等活动。2013 年 12 月 7 日和 2016 年 1 月 13 日国务院常务会议通过《国务院关于修改部分行政法规的决定》对条例中部分条款做了修订。

（一）麻醉药品和精神药品的管理体制

国务院药品监督管理部门负责全国麻醉药品和精神药品的监督管理工作，并会同国务院农业主管部门对麻醉药品药用原植物实施监督管理。公安部门负责对造成麻醉药品药用原植物、麻醉药品和精神药品流入非法渠道的行为进行查处。其他有关主管部门在各自的职责范围内负责与麻醉药品和精神药品有关的管理工作。

省、自治区、直辖市人民政府药品监督管理部门负责本行政区域内麻醉药品和精神药品的监督管理工作。县级以上地方公安机关负责对本行政区域内造成麻醉药品和精神药品流入非法渠道的行为进行查处。县级以上地方人民政府其他有关主管部门在各自的职责范围内负责与麻醉药品和精神药品有关的管理工作。

麻醉药品和精神药品生产、经营企业和使用单位可以依法参加行业协会，行业协会应当加强行业自律管理。

（二）麻醉药品药用原植物种植管理

《中华人民共和国禁毒法》第十九条明确，国家对麻醉药品药用原植物种植实行管制。禁止非法种植罂粟、古柯植物、大麻植物及国家规定管制的可以用于提炼加工毒品的其他原植物。禁止走私或者非法买卖、运输、携带、持有未经灭活的毒品原植物种子或者幼苗。地方各级人民政府发现非法种植毒品原植物的，应当立即采取措施予以制止、铲除。村民委员会、居民委员会发现非法种植毒品原植物的，应当及时予以制止、铲除，并向当地公安机关报告。非法种植罂粟3000株以上或者其他毒品原植物数量大的，处5年以上有期徒刑，并处罚金或者没收财产；非法种植罂粟或者其他毒品原植物，在收获前自动铲除的，可以免除处罚。国家鼓励公民举报毒品违法犯罪行为。各级人民政府和有关部门应当对举报人予以保护。对举报有功人员及在禁毒工作中突出贡献的单位和个人，给予表彰和奖励。

《麻醉药品和精神药品管理条例》第七条规定，国家根据麻醉药品和精神药品的医疗、国家储备和企业生产所需原料的需要确定需求总量，对麻醉药品药用原植物的种植、麻醉药品和精神药品的生产实行总量控制。

国务院药品监督管理部门根据麻醉药品和精神药品的需求总量制订年度生产计划，再与农业主管部门根据麻醉药品年度生产计划制订麻醉药品药用原植物年度种植计划，下达给麻醉药品药用原植物种植企业。麻醉药品药用原植物种植企业由国务院药品监督管理部门和农业主管部门共同确定，其他单位和个人不得种植麻醉药品药用原植物。麻醉药品药用原植物种植企业应当根据年度种植计划种植麻醉药品药用原植物，并定期向国务院药品监督管理部门和农业主管部门报告种植情况。

> **案例 11-1** **村民李某非法种植毒品原植物案**
>
> 2021年3月16日，信阳市公安局明港派出所民警在日常巡逻中发现，明港镇段湾村村民李某在自家菜园内种植罂粟，经民警现场清点，李某种植罂粟株数为540株。2021年4月6日，平桥区法院公开审理此案，被告人李某称自己并不知道种植的罂粟是违法农作物，听别人说给鸡吃罂粟苗不容易得病，便信以为真，索要了一些种子，在未取得合法种植罂粟手续的情况下在自家菜园内种植，没想到却触犯了法律。

（三）麻醉药品和精神药品的实验研究管理

1. 开展实验研究应具备条件　开展麻醉药品和精神药品实验研究活动应当具备：①以医疗、科学研究或者教学为目的；②有保证实验所需麻醉药品和精神药品安全的措施与管理制度；③单位及其工作人员2年内没有违反有关禁毒的法律、行政法规规定的行为。

2. 实验研究管理要求　麻醉药品和精神药品的实验研究（以医疗、科学研究或者教学为目的的临床前药物研究），必须经国务院药品监督管理部门批准后方能开展。

药品研究单位在普通药品的实验研究过程中，产生条例规定的管制品种的，应当立即停止实验研究活动，并向国务院药品监督管理部门报告，国务院药品监督管理部门根据情况及时作出是否同意其继续实验研究的决定。

麻醉药品和精神药品的实验研究单位申请相关药品批准证明文件，应当依照药品管理法的规定办理；需要转让研究成果的，应当经国务院药品监督管理部门批准。

麻醉药品和第一类精神药品的临床试验，不得以健康人为受试对象。

> **案例 11-2** **副教授涉毒研制国家管制一类精神药品案**
>
> 2014年11月，武汉海关机场办事处邮检科在例行检查寄往境外的邮包时发现，一份寄往美国、标明为普通化学品的快递包裹中藏匿有用锡箔纸包裹的白色可疑粉末。海关人员立即对

白色粉末进行了抽样检测，检测结果说明是疑似毒品。海关人员随即送往地方公安机关进行检验，发现该粉末状物质属一类精神药品，但其具体成分有待进一步鉴定，暂时不能确定是否属于管制类精神药品。在随后几个月里，武汉海关连续截获了8起邮寄类似可疑白色粉末的包裹。2015年5月，经公安部国家毒品实验室检测鉴定，查获的8起邮包中有2个邮包内的可疑物为"3,4-亚甲二氧基甲卡西酮"，属于国家管制一类精神药品。经武汉海关立案侦查发现，早在2005年，武汉某著名高校任职副教授的张某和朋友在武汉成立了一家化学公司，张某根据自身学识提供了部分产品的合成方法，并为研发新产品提供技术指导，生产的3,4-亚甲二氧基甲卡西酮主要销往英美等国家。该物质于2013年被我国列入一类精神药品管制目录，但张某等在未获得精神药品生产许可的情况下，依然继续进行该产品的非法生产销售，并获利巨大，因此涉嫌走私、贩卖、运输、制造毒品罪被抓获受审。

（四）麻醉药品和精神药品的生产管理

1. 定点生产制度 国家对麻醉药品和精神药品实行定点生产制度。国务院药品监督管理部门根据麻醉药品和精神药品的需求总量，确定麻醉药品和精神药品定点生产企业的数量与布局，并根据年度需求总量对数量和布局进行调整、公布。从事麻醉药品、精神药品生产的企业，应当经所在地省、自治区、直辖市人民政府药品监督管理部门批准。

2. 定点生产企业应具备条件 麻醉药品和精神药品定点生产企业应当具备：①有药品生产许可证；②有麻醉药品和精神药品实验研究批准文件；③有符合规定的麻醉药品和精神药品生产设施、储存条件和相应的安全管理设施；④有通过网络实施企业安全生产管理和向药品监督管理部门报告生产信息的能力；⑤有保证麻醉药品和精神药品安全生产的管理制度；⑥有与麻醉药品和精神药品安全生产要求相适应的管理水平及经营规模；⑦麻醉药品和精神药品生产管理、质量管理部门的人员应当熟悉麻醉药品和精神药品管理及有关禁毒的法律、行政法规；⑧没有生产、销售假药、劣药或者违反有关禁毒的法律、行政法规规定的行为；⑨符合国家药品监督管理部门公布的麻醉药品和精神药品定点生产企业数量与布局的要求。

3. 生产管理要求 定点生产企业生产麻醉药品和精神药品，应当依照药品管理法的规定取得药品批准文号。未取得药品批准文号的，不得生产。

首次申请上市的麻醉药品和精神药品，国务院药品监督管理部门组织医学、药学、社会学、伦理学和禁毒等方面的专家成立专家组，对其社会危害性和被滥用的可能性进行评价，并提出是否批准的建议。

定点生产企业应当严格按照麻醉药品和精神药品年度生产计划安排生产，并依照规定向所在地省、自治区、直辖市药品监督管理部门报告生产情况。不得擅自改变生产计划，自行销售。

发生重大突发事件，定点生产企业无法正常生产或者不能保证供应麻醉药品和精神药品时，国务院药品监督管理部门可以决定其他药品生产企业生产麻醉药品和精神药品。重大突发事件结束后，国务院药品监督管理部门应当及时决定停止该非定点生产企业麻醉药品和精神药品的生产。

麻醉药品和精神药品的标签应当印有国务院药品监督管理部门规定的标志。

4. 销售要求 定点生产企业应当依照条例规定，将麻醉药品和精神药品销售给具有麻醉药品和精神药品经营资格的企业或者依照条例规定批准的其他单位。

案例 11-3 ＿＿＿＿＿＿＿＿＿＿ **非法生产经营国家管制精神药品案**

2011年9月，广东潮州警方查处一起以牟利为目的，在没有依法取得药品生产、销售许可的情况下生产销售盐酸曲马多及其他药品案。经查2010年年底，吴某强、黄某荣二人约定共同出资合伙生产盐酸曲马多及其他药品，并由吴某强负责租用生产场地、购买生产设备和原料、联系接单及销售渠道，黄某荣负责调试生产设备、配制药品及日常生产管理。其后，吴某强租用陈某群的老屋作为加工场地，并雇用被告人吴某源从事生产加工，雇用被告人陈某金帮助运输原料和生产出的药品成品。陈某金按照吴某强的指示，多次将加工好的盐酸曲马多药片及包装盒、说明书运送至潮州市潮安区潮汕公路等处交给汪某等转卖。2010年年底至2011年9月间，吴某强共卖给汪某盐酸曲马多65件，汪某通过物流公司将盐酸曲马多等药品转至河北省石家庄市等地销售。公安机关在涉案的医疗器械经营部提取到部分违法销售的盐酸曲马多，并在吴某强等的加工场现场扣押盐酸曲马多药片115.3kg、原料1280.25kg及加工设备等。

（五）麻醉药品和精神药品的经营管理

1. 定点经营制度　国家对麻醉药品和精神药品实行定点经营制度。国务院药品监督管理部门根据麻醉药品和第一类精神药品的需求总量，确定麻醉药品和第一类精神药品的定点批发企业布局，并根据年度需求总量对布局进行调整、公布。

药品经营企业不得经营麻醉药品原料药和第一类精神药品原料药，但供医疗、科学研究、教学使用的小包装的上述药品可由国务院药品监督管理部门规定的药品批发企业经营。

2. 定点经营企业应具备条件　麻醉药品和精神药品定点批发企业除应当具备药品管理法规定的药品经营企业的开办条件外，还应具备下列条件：①有符合条例规定的麻醉药品和精神药品储存条件；②有通过网络实施企业安全管理和向药品监督管理部门报告经营信息的能力；③单位及其工作人员2年内没有违反有关禁毒的法律、行政法规规定的行为；④符合国务院药品监督管理部门公布的定点批发企业布局。麻醉药品和第一类精神药品的定点批发企业，还应具有保证供应责任区域内医疗机构所需麻醉药品和第一类精神药品的能力。

3. 定点经营企业的审批　跨省、自治区、直辖市从事麻醉药品和第一类精神药品批发业务的企业（以下简称全国性批发企业），应当经国务院药品监督管理部门批准，批准时还应当明确其所承担供药责任的区域。

在本省、自治区、直辖市行政区域内从事麻醉药品和第一类精神药品批发业务的企业（以下简称区域性批发企业），应当经企业所在地省、自治区、直辖市人民政府药品监督管理部门批准，批准时还应当明确其所承担供药责任的区域。

专门从事第二类精神药品批发业务的企业，应当经所在地省、自治区、直辖市人民政府药品监督管理部门批准。

实行统一进货、统一配送、统一管理的药品零售连锁企业，经所在地设区的市级药品监督管理部门批准，可以从事第二类精神药品零售业务。

4. 购进管理　全国性批发企业应当从定点生产企业购进麻醉药品和第一类精神药品、第二类精神药品。

区域性批发企业可以从全国性批发企业购进麻醉药品和第一类精神药品、第二类精神药品；经所在地省、自治区、直辖市人民政府药品监督管理部门批准，也可以从定点生产企业购进麻醉药品和第一类精神药品、第二类精神药品。

专门从事第二类精神药品批发业务的企业可以从全国性批发企业、区域性批发企业、第二类精神药品定点生产企业和其他专门从事第二类精神药品批发业务的企业购进第二类精神药品。

从事第二类精神药品零售业务的企业可以从全国性批发企业、区域性批发企业、第二类精神药品定点生产企业和专门从事第二类精神药品批发业务的企业购进第二类精神药品。

5. 销售管理

1）麻醉药品和第一类精神药品的销售管理：麻醉药品和第一类精神药品不得零售。麻醉药品和第一类精神药品批发销售路径有如下五条。①路径一（常规）：全国性批发企业从定点生产企业购进麻醉药品和第一类精神药品后，经销给区域性批发企业，区域性批发企业再卖给本省行政区域内取得麻醉药品和第一类精神药品使用资格的医疗机构及批准的其他单位。②路径二（全国调剂）：全国性批发企业从定点生产企业购进麻醉药品和第一类精神药品，经医疗机构所在地省、自治区、直辖市人民政府药品监督管理部门批准后，向取得麻醉药品和第一类精神药品使用资格的医疗机构及批准的其他单位销售麻醉药品和第一类精神药品。③路径三（区域调剂）：区域性批发企业经所在地省、自治区、直辖市人民政府药品监督管理部门批准，从定点生产企业购进麻醉药品和第一类精神药品，再销售给本省行政区域内取得麻醉药品和第一类精神药品使用资格的医疗机构及批准的其他单位。④路径四（超销售区域调剂）：由于特殊地理位置的原因，需要就近向其他省、自治区、直辖市行政区域内取得麻醉药品和第一类精神药品使用资格的医疗机构销售麻醉药品和第一类精神药品。⑤路径五（特殊设立）：因医疗急需、运输困难等特殊情况，区域性批发企业之间需要调剂麻醉药品和第一类精神药品的。

全国性批发企业可以向区域性批发企业或者经批准可以向取得麻醉药品和第一类精神药品使用资格的医疗机构及依照条例规定批准的其他单位销售麻醉药品和第一类精神药品。

区域性批发企业可以向本省、自治区、直辖市行政区域内取得麻醉药品和第一类精神药品使用资格的医疗机构销售麻醉药品和第一类精神药品。

由于特殊地理位置的原因，需要就近向其他省、自治区、直辖市行政区域内取得麻醉药品和第一类精神药品使用资格的医疗机构销售的，应当经所在地省、自治区、直辖市人民政府药品监督管理部门批准。审批情况由负责审批的药品监督管理部门在批准后5日内通报医疗机构所在地省、自治区、直辖市人民政府药品监督管理部门。向医疗机构销售麻醉药品和第一类精神药品，应当将药品送至医疗机构，医疗机构不得自行提货。

因医疗急需、运输困难等特殊情况，区域性批发企业之间需要调剂麻醉药品和第一类精神药品的，应当在调剂后2日内将调剂情况分别报所在地省、自治区、直辖市人民政府药品监督管理部门备案。

向取得麻醉药品和第一类精神药品使用资格的医疗机构销售麻醉药品和第一类精神药品，应当经医疗机构所在地省、自治区、直辖市人民政府药品监督管理部门批准。向医疗机构销售麻醉药品和第一类精神药品，应当将药品送至医疗机构，医疗机构不得自行提货。

禁止使用现金进行麻醉药品和精神药品交易（个人合法购买麻醉药品和精神药品的除外）。

2）第二类精神药品的销售管理：全国性批发企业和区域性批发企业可以从事第二类精神药品批发业务。第二类精神药品定点批发企业可以向医疗机构、定点批发企业和符合规定的药品零售企业及依照条例规定批准的其他单位销售第二类精神药品。

经所在地设区的市级药品监督管理部门批准，实行统一进货、统一配送、统一管理的药品零售连锁企业可以从事第二类精神药品零售业务。第二类精神药品零售企业应当凭执业医师出具的处方，按规定剂量销售第二类精神药品，并将处方保存2年备查。

禁止超剂量或者无处方销售第二类精神药品；也不得向未成年人销售第二类精神药品。

案例 11-4　　　　　　山东菏泽警方破获贩卖二类精神药品案

2019年8月，菏泽市公安局牡丹分局禁毒大队获得线索：当地人陈某多次向聊城的王某贩卖佐匹克隆等国家管控二类精神药品。在抓获陈某之后，警方通过询问发现他从保定籍男子刘某、菏泽东明县程某、南京籍李某等三人处，多次购买二类精神药品用于销售。同时，办案民警从陈某处当场查获佐匹克隆3600片。陈某交代，他从去年7月以来，加入多个与医药相关的微信群，在群内与外地犯罪嫌疑人交流信息，买卖佐匹克隆等药物。警方侦查发现，河北保定刘某是雄县某医院医生，他通过微信群先后从黑龙江绥化张某等处非法购买佐匹克隆、艾司唑仑约1万片向外销售。而张某等的药品，则来自呼和浩特某药店的王某。经查，王某是从内蒙古一家医药公司内，通过套取门诊资质的方式，把这些药从医药公司骗出来，从而以个人的名义再卖出去赚钱。在厘清了犯罪团伙的架构后，菏泽警方先后将8名涉案嫌疑人全部抓获。

（六）麻醉药品和精神药品的使用管理

1. 生产用　药品生产企业需要以麻醉药品和第一类精神药品为原料生产普通药品的，应当向所在地省、自治区、直辖市人民政府药品监督管理部门报送年度需求计划，由省、自治区、直辖市人民政府药品监督管理部门汇总报国务院药品监督管理部门批准后，向定点生产企业购买。

药品生产企业需要以第二类精神药品为原料生产普通药品的，应当将年度需求计划报所在地省、自治区、直辖市人民政府药品监督管理部门，并向定点批发企业或者定点生产企业购买。

食品、食品添加剂、化妆品、油漆等非药品生产企业需要使用咖啡因作为原料的，应当经所在地省、自治区、直辖市人民政府药品监督管理部门批准，向定点批发企业或者定点生产企业购买。

2. 科研教学用　科学研究、教学单位需要使用麻醉药品和精神药品开展实验、教学活动的，应当经所在地省、自治区、直辖市人民政府药品监督管理部门批准，向定点批发企业或者定点生产企业购买。

需要使用麻醉药品和精神药品的标准品、对照品的，应经所在地省、自治区、直辖市人民政府药品监督管理部门批准，向国务院药品监督管理部门批准的单位购买。

3. 医疗机构用　医疗机构需要使用麻醉药品和第一类精神药品的，应当经所在地设区的市级人民政府卫生主管部门批准，取得麻醉药品、第一类精神药品购用印鉴卡（以下简称印鉴卡），凭印鉴卡向本省、自治区、直辖市行政区域内的定点批发企业购买麻醉药品和第一类精神药品。

医疗机构申请印鉴卡应当具备下列条件：①具有与使用麻醉药品和第一类精神药品相关的诊疗科目；②具有经过麻醉药品和第一类精神药品培训、考核合格的、获得麻醉药品和第一类精神药品处方权的执业医师；③具有经过麻醉药品和第一类精神药品培训、考核合格的、获得从事调剂麻醉药品和第一类精神药品资格的药师；④有保证麻醉药品和第一类精神药品安全储存的设施和管理制度。

设区的市级人民政府卫生主管部门发给医疗机构印鉴卡时，应当将取得印鉴卡的医疗机构情况抄送所在地设区的市级药品监督管理部门，并报省、自治区、直辖市人民政府卫生主管部门备案。省、自治区、直辖市人民政府卫生主管部门应当将取得印鉴卡的医疗机构名单向本行政区域内的定点批发企业通报。

医疗机构抢救患者急需麻醉药品和第一类精神药品而本医疗机构无法提供时，可以从其他医疗机构或者定点批发企业紧急借用；抢救工作结束后，应当及时将借用情况报所在地设区的市级药品监督管理部门和卫生主管部门备案。

对临床需要而市场无供应的麻醉药品和精神药品，持有医疗机构制剂许可证和印鉴卡的医疗机构需要配制制剂的，应当经所在地省、自治区、直辖市人民政府药品监督管理部门批准。医疗机构所配制的麻醉药品和精神药品制剂只能在本医疗机构使用，不得对外销售。

医疗机构、戒毒机构以开展戒毒治疗为目的，可以使用美沙酮或者国家确定的其他用于戒毒治疗的麻醉药品和精神药品。具体管理办法由国务院药品监督管理部门、国务院公安部门和国务院卫生主管部门制定。

4. 个人用　因治疗疾病需要，个人凭医疗机构出具的医疗诊断书、本人身份证明，可以携带单张处方最大用量以内的麻醉药品和第一类精神药品；携带麻醉药品和第一类精神药品出入境的，由海关根据自用、合理的原则放行。

医务人员为了医疗需要携带少量麻醉药品和精神药品出入境的，应当持有省级以上人民政府药品监督管理部门发放的携带麻醉药品和精神药品证明。海关凭携带麻醉药品和精神药品证明放行。

案例 11-5　　　　　广州侦破首宗销售管制类精神科药品犯罪案

2019 年 3 月中旬，广州番禺警方接到群众报警，称有人通过微博、微信等自媒体社交平台推销、贩卖名为"聪明药"的精神科药品。接到报警后，番禺警方立即成立专案组展开调查。经查发现该销售团伙利用微博、微信和QQ添加陌生人好友，对象多为在校高中生、大学生，他们声称该"聪明药"能帮助学生集中精神上课、认真学习，并且通过微信、支付宝平台进行收款销售。该"聪明药"其实是含哌醋甲酯成分的"利他林"药品，哌醋甲酯属一类精神药品，在使用上有严格限制，正常人滥用该药，会形成药物上瘾，甚至出现人格幻象导致心理和神经崩溃等。5月23日，番禺警方开展统一收网行动，分赴中山、北京和浙江绍兴等地，一举抓获了李某、陈某等7名涉案人员。

5. 医师处方资格及处方管理

（1）医师处方资格管理：医疗机构应当按照国务院卫生主管部门的规定，对本单位执业医师进行有关麻醉药品和精神药品使用知识的培训、考核，经考核合格的，授予麻醉药品和第一类精神药品处方资格。

执业医师取得麻醉药品和第一类精神药品的处方资格后，方可在本医疗机构开具麻醉药品和第一类精神药品处方，但不得为自己开具该种处方。医务人员应当根据国务院卫生主管部门制定的临床应用指导原则，使用麻醉药品和精神药品。

医疗机构应当将具有麻醉药品和第一类精神药品处方资格的执业医师名单及其变更情况，定期报送所在地设区的市级人民政府卫生主管部门，并抄送同级药品监督管理部门。

（2）处方管理：执业医师应当使用专用处方开具麻醉药品和精神药品（麻醉药品和精神药品专用处方的格式由国家卫生主管部门规定）。

具有麻醉药品和类精神药品处方资格的执业医师，应当根据国务院卫生主管部门制定的临床应用指导原则，对确需使用麻醉药品或者第一类精神药品的患者，应当满足其合理用药需求，及时为患者开具处方，提供所需麻醉药品或者精神药品，不得为自己开具该种处方。对麻醉药品和第一类精神药品处方，除了要有开方医生的签名，处方的调配人、核对人应当仔细核对，签署姓名，并予以登记；对不符合规定的，处方的调配人、核对人应当拒绝发药。

根据国务院卫生主管部门《处方管理办法》的规定，执业医师开具麻醉药品和精神药品的处方，单张处方有最大用量的限定。在门（急）诊，开具麻醉药品和第一类精神药品时，注射剂每张处方为一次常用量，控缓释制剂每张处方不得超过7日常用量，其他剂型的每张处方不得超过3日常用量；特殊情况如癌症疼痛，医师应当注明理由，处方用量可以适当延长，第一类精神药品注射剂每张处方为3日常用量，控缓释制剂每张处方不得超过15日常用量，其他剂型的每张处方不得超过7日常用量。而为有需求住院患者，开具麻醉药品和第一类精神药品时，每张处方为1日常用量。

医疗机构应对麻醉药品和精神药品处方进行专册登记，加强管理。麻醉药品和第一类精神药品处方至少保存3年，第二类精神药品处方至少保存2年。

案例 11-6　　　　沈阳警方侦破贩卖、滥用含羟考酮复方制剂精神药品案

2019年9月初，沈阳市公安局刑侦禁毒局缉毒二大队民警侦查发现，一名女子经常夜间驾车在娱乐场所周边，行踪诡秘，警方对该车及驾车嫌疑人进行了秘密侦查。10月2日夜，当嫌疑人汤某与人交易时被一举抓获，在其车内查获泰勒宁氨酚羟考酮片600片，并将前来购买该药品的蔡某、杨某抓获。经审，汤某交代自己所贩卖泰勒宁氨酚羟考酮片来自沈阳市铁西区一名男子，缉毒民警在铁西区将汤某上线张某、田某抓获，并在其住处缴获泰勒宁氨酚羟考酮片4500片。抓获汤某等三人后，警方发现，该团伙上下线人员众多，交易数量巨大，通过深入调查，在大东区将张某的上线孙某、李某抓获，并根据二人交代，缉毒民警奔赴天津，在天津警方配合下将孙某和李某的上线岳某抓获，并在其住处缴获泰勒宁氨酚羟考酮片4800片，岳某随后交代了9月以来共计向沈阳贩卖泰勒宁氨酚羟考酮片30 000多片的犯罪事实。

（七）麻醉药品和精神药品的储存、运输和邮寄管理

1. 储存管理　麻醉药品药用原植物种植企业、定点生产企业、全国性批发企业和区域性批发企业及国家设立的麻醉药品储存单位，应当设置储存麻醉药品和第一类精神药品的专库。专库应当符合以下要求：①安装专用防盗门，实行双人双锁管理；②具有相应的防火设施；③具有监控设施和报警装置，报警装置应当与公安机关报警系统联网。

麻醉药品定点生产企业应当将麻醉药品原料药和制剂分别存放。

麻醉药品和第一类精神药品的使用单位应当设立专库或者专柜储存麻醉药品和第一类精神药品。专库应当设有防盗设施并安装报警装置，专柜应当使用保险柜。专库和专柜应当实行双人双锁管理。

麻醉药品药用原植物种植企业、定点生产企业、全国性批发企业和区域性批发企业、国家设立的麻醉药品储存单位及麻醉药品和第一类精神药品的使用单位，应当配备专人负责管理工作，并建立储存麻醉药品和第一类精神药品的专用账册。药品入库双人验收，出库双人复核，做到账物相符。专用账册的保存期限应当自药品有效期期满之日起不少于 5 年。

第二类精神药品经营企业应当在药品库房中设立独立的专库或者专柜储存第二类精神药品，并建立专用账册，实行专人管理。专用账册的保存期限应当自药品有效期期满之日起不少于 5 年。

2. 运输管理　托运、承运和自行运输麻醉药品和精神药品的，应当采取安全保障措施，防止麻醉药品和精神药品在运输过程中被盗、被抢、丢失。

通过铁路运输麻醉药品和第一类精神药品的，应当使用集装箱或者铁路行李车运输。通过公路或者水路运输麻醉药品和第一类精神药品的，应当由专人负责押运。

托运或者自行运输麻醉药品和第一类精神药品的单位，应当向所在地设区的省、自治区、直辖市人民政府药品监督管理部门申请领取运输证明（运输证明正本 1 份，必要时可增领副本，根据实际需要可发给副本若干份），运输证明有效期 1 年（不跨年度）。运输证明应当由专人保管，不得涂改、转让、转借。托运人办理麻醉药品和第一类精神药品运输手续，应将运输证明副本交付承运人。承运人应当查验、收存运输证明副本，并检查货物包装。没有运输证明或者货物包装不符合规定的，承运人不得承运。承运人在运输过程中应当携带运输证明副本，以备查验。运输第二类精神药品无须办理运输证明。

定点生产企业、全国性批发企业和区域性批发企业之间运输麻醉药品、第一类精神药品，发货人在发货前应当向所在地省、自治区、直辖市人民政府药品监督管理部门报送本次运输的相关信息。属于跨省、自治区、直辖市运输的，收到信息的药品监督管理部门应当向收货人所在地的同级药品监督管理部门通报；属于在本省、自治区、直辖市行政区域内运输的，收到信息的药品监督管理部门应当向收货人所在地设区的市级药品监督管理部门通报。

> **案例 11-7**　　　　　**湖南破获重大运输毒品案**
>
> 　　2009 年 3 月 18 日上午，京珠高速养护人员张师傅像往常一样在京珠高速公路湖南段做清洁工作。当他清扫至京珠高速公路湖南段南往北 57 公里处时，发现高速公路护坡上有一个大垃圾袋，里面装着几包可疑物品，张师傅马上向高速交警临湘中队报警。接警后民警立即联想到 3 月 16 日在此路段有一辆面包车曾发生过一起交通事故，两名伤员被送往医院接受治疗，当时还在车上搜出吸毒工具与少量的麻古粉。民警立即赶到医院，核实情况，面对警察，两名犯罪嫌疑人对其运输毒品的犯罪事实供认不讳。

3. 邮寄管理　邮寄麻醉药品和精神药品，寄件人应当提交所在地设区的市级人民政府药品监督管理部门出具的准予邮寄证明。邮政营业机构应当查验、收存准予邮寄证明；无准予邮寄证明的，不得收寄。省、自治区、直辖市邮政主管部门指定符合安全保障条件的邮政营业机构负责收寄麻醉药品和精神药品。邮政营业机构收寄麻醉药品和精神药品，应当依法对收寄的麻醉药品和

精神药品予以查验。

（八）麻醉药品和精神药品的审批和监督管理

1. 审批　国务院药品监督管理部门应当按"合理布局、总量控制"原则，通过公平竞争确定麻醉药品和精神药品定点生产企业、定点批发企业和定点药品零售连锁企业。

申请人提出条例规定的审批事项申请，应当提交能够证明其符合条例规定条件的相关资料。审批部门应当自收到申请之日起 40 日内作出是否批准的决定；作出批准决定的，发给许可证明文件或者在相关许可证明文件上加注许可事项；作出不予批准决定的，应当书面说明理由。

确定定点生产企业和定点批发企业，审批部门应当在经审查符合条件的企业中，根据布局的要求，通过公平竞争的方式初步确定定点生产企业和定点批发企业，并予公布。其他符合条件的企业可以自公布之日起 10 日内向审批部门提出异议。审批部门应当自收到异议之日起 20 日内对异议进行审查，并作出是否调整的决定。

2. 监督管理　药品监督管理部门应当根据规定的职责权限，对麻醉药品药用原植物的种植及麻醉药品和精神药品的实验研究、生产、经营、使用、储存、运输活动进行监督检查。

（1）建立监控信息网络：省级以上人民政府药品监督管理部门应当根据实际情况建立监控信息网络，对定点生产企业、定点批发企业与使用单位的麻醉药品和精神药品生产、进货、销售、库存、使用的数量及流向实行实时监控，并与同级公安机关做到信息共享。

尚未连接监控信息网络的麻醉药品和精神药品定点生产企业、定点批发企业及使用单位，应当每月通过电子信息、传真、书面等方式，将本单位麻醉药品和精神药品生产、进货、销售、库存、使用的数量及流向，报所在地设区的市级药品监督管理部门和公安机关；医疗机构还应当报所在地设区的市级人民政府卫生主管部门。

设区的市级药品监督管理部门应当每 3 个月向上一级药品监督管理部门报告本地区麻醉药品和精神药品的相关情况。

（2）加强企业和使用单位管制：对已经发生滥用，造成严重社会危害的麻醉药品和精神药品品种，国务院药品监督管理部门应当采取在一定期限内中止生产、经营、使用或者限定其使用范围和用途等措施。对不再作为药品使用的麻醉药品和精神药品，国务院药品监督管理部门应当撤销其药品批准文号和药品标准，并予以公布。

药品监督管理部门、卫生主管部门发现生产、经营企业和使用单位的麻醉药品和精神药品管理存在安全隐患时，应当责令其立即排除或者限期排除；对有证据证明可能流入非法渠道的，应当及时采取查封、扣押的行政强制措施，在 7 日内做出行政处理决定，并通报同级公安机关。

药品监督管理部门发现取得印鉴卡的医疗机构未依照规定购买麻醉药品和第一类精神药品时，应当及时通报同级卫生主管部门。接到通报的卫生主管部门应当立即调查处理。必要时，药品监督管理部门可以责令定点批发企业中止向该医疗机构销售麻醉药品和第一类精神药品。

县级以上人民政府卫生主管部门应当对执业医师开具麻醉药品和精神药品处方的情况进行监督检查。

（3）监督药品销毁：麻醉药品和精神药品的生产、经营企业及使用单位对过期、损坏的麻醉药品和精神药品应当登记造册，并向所在地县级药品监督管理部门申请销毁。药品监督管理部门应当自接到申请之日起 5 日内到场监督销毁。医疗机构对存放在本单位的过期、损坏麻醉药品和精神药品，应当按照条规定的程序向卫生主管部门提出申请，由卫生主管部门负责监督销毁。对依法收缴的麻醉药品和精神药品，除经国务院药品监督管理部门或者公安部门批准用于科学研究外，应当依照国家有关规定予以销毁。

（4）多部门信息同步：药品监督管理部门、卫生主管部门与公安机关应当互相通报麻醉药品和精神药品生产、经营企业及使用单位的名单及其他管理信息。

各级药品监督管理部门应当将在麻醉药品药用原植物的种植及麻醉药品和精神药品的实验研

究、生产、经营、使用、储存、运输等各环节的管理中的审批、撤销等事项通报同级公安机关。麻醉药品和精神药品的经营企业、使用单位报送各级药品监督管理部门的备案事项，应当同时报送同级公安机关。

发生麻醉药品和精神药品被盗、被抢、丢失或者其他流入非法渠道的情形的，案发单位应当立即采取必要的控制措施，同时报告所在地县级公安机关和药品监督管理部门。医疗机构发生上述情形的，还应当报告其主管部门。公安机关接到报告、举报，或者有证据证明麻醉药品和精神药品可能流入非法渠道时，应当及时开展调查，并可以对相关单位采取必要的控制措施。药品监督管理部门、卫生主管部门及其他有关部门应当配合公安机关开展工作。

◤（九）法律责任

药品监督管理部门、卫生主管部门违反条例规定，有下列情形之一的，由其上级行政机关或者监察机关责令改正；情节严重的，对直接负责的主管人员和其他直接责任人员依法给予行政处分；构成犯罪的，依法追究刑事责任。①对不符合条件的申请人准予行政许可或者超越法定职权做出准予行政许可决定的；②未到场监督销毁过期、损坏的麻醉药品和精神药品的；③未依法履行监督检查职责，应当发现而未发现违法行为、发现违法行为不及时查处，或者未依照条例规定的程序实施监督检查的；④违反条例规定的其他失职、渎职行为。

麻醉药品药用原植物种植企业违反条例规定，有下列情形之一的，由药品监督管理部门责令限期改正，给予警告；逾期不改正的，处5万元以上10万元以下的罚款；情节严重的，取消其种植资格。①未依照麻醉药品药用原植物年度种植计划进行种植的；②未依照规定报告种植情况的；③未依照规定储存麻醉药品的。

定点生产企业违反条例规定，有下列情形之一的，由药品监督管理部门责令限期改正，给予警告，并没收违法所得和违法销售的药品；逾期不改正的，责令停产，并处5万元以上10万元以下的罚款；情节严重的，取消其定点生产资格。①未按照麻醉药品和精神药品年度生产计划安排生产的；②未依照规定向药品监督管理部门报告生产情况的；③未依照规定储存麻醉药品和精神药品，或者未依照规定建立、保存专用账册的；④未依照规定销售麻醉药品和精神药品的；⑤未依照规定销毁麻醉药品和精神药品的。

定点批发企业违反条例规定销售麻醉药品和精神药品，或者违反条例的规定经营麻醉药品原料药和第一类精神药品原料药的，由药品监督管理部门责令限期改正，给予警告，并没收违法所得和违法销售的药品；逾期不改正的，责令停业，并处违法销售药品货值金额2倍以上5倍以下的罚款；情节严重的，取消其定点批发资格。

定点批发企业违反条例规定，有下列情形之一的，由药品监督管理部门责令限期改正，给予警告；逾期不改正的，责令停业，并处2万元以上5万元以下的罚款；情节严重的，取消其定点批发资格。①未依照规定购进麻醉药品和第一类精神药品的；②未保证供药责任区域内的麻醉药品和第一类精神药品的供应的；③未对医疗机构履行送货义务的；④未依照规定报告麻醉药品和精神药品的进货、销售、库存数量及流向的；⑤未依照规定储存麻醉药品和精神药品，或者未依照规定建立、保存专用账册的；⑥未依照规定销毁麻醉药品和精神药品的；⑦区域性批发企业之间违反条例的规定调剂麻醉药品和第一类精神药品，或者因特殊情况调剂麻醉药品和第一类精神药品后未依照规定备案的。

第二类精神药品零售企业违反条例规定储存、销售或者销毁第二类精神药品的，由药品监督管理部门责令限期改正，给予警告，并没收违法所得和违法销售的药品；逾期不改正的，责令停业，并处5000元以上2万元以下的罚款；情节严重的，取消其第二类精神药品零售资格。

药品生产企业和食品、食品添加剂、化妆品、油漆等非药品生产企业违反条例规定，购买麻醉药品和精神药品的，由药品监督管理部门没收违法购买的麻醉药品和精神药品，责令限期改正，给予警告；逾期不改正的，责令停产或者停止相关活动，并处2万元以上5万元以下的罚款。

取得印鉴卡的医疗机构违反条例规定，有下列情形之一的，由设区的市级卫生主管部门责令限期改正，给予警告；逾期不改正的，处 5000 元以上 1 万元以下的罚款；情节严重的，吊销其印鉴卡；对直接负责的主管人员和其他直接责任人员，依法给予降级、撤职、开除的处分。①未依照规定购买、储存麻醉药品和第一类精神药品的；②未依照规定保存麻醉药品和精神药品专用处方，或者未依照规定进行处方专册登记的；③未依照规定报告麻醉药品和精神药品的进货、库存、使用数量的；④紧急借用麻醉药品和第一类精神药品后未备案的；⑤未依照规定销毁麻醉药品和精神药品的。

具有麻醉药品和第一类精神药品处方资格的执业医师，违反条例规定开具麻醉药品和第一类精神药品处方，或未按临床应用指导原则的要求使用麻醉药品和第一类精神药品的，由其所在医疗机构取消其麻醉药品和第一类精神药品处方资格；造成严重后果的，由原发证部门吊销其执业证书。执业医师未按照临床应用指导原则的要求使用第二类精神药品或者未使用专用处方开具第二类精神药品，造成严重后果的，由原发证部门吊销其执业证书。

未取得麻醉药品和第一类精神药品处方资格的执业医师擅自开具麻醉药品和第一类精神药品处方，由县级以上卫生主管部门给予警告，暂停其执业活动；造成严重后果的，吊销其执业证书；构成犯罪的，依法追究刑事责任。

处方的调配人、核对人违反条例规定未对麻醉药品和第一类精神药品处方进行核对，造成严重后果的，由原发证部门吊销其执业证书。

违反条例规定运输麻醉药品和精神药品的，由药品监督管理部门和运输管理部门依照各自职责，责令改正，给予警告，处 2 万元以上 5 万元以下的罚款。

收寄麻醉药品、精神药品的邮政营业机构未依照条例规定办理邮寄手续的，由邮政主管部门责令改正，给予警告；造成麻醉药品、精神药品邮件丢失的，依照邮政法律、行政法规的规定处理。

提供虚假材料、隐瞒有关情况，或者采取其他欺骗手段取得麻醉药品和精神药品的实验研究、生产、经营、使用资格的，由原审批部门撤销其已取得的资格，5 年内不得提出有关麻醉药品和精神药品的申请；情节严重的，处 1 万元以上 3 万元以下的罚款，有药品生产许可证、药品经营许可证、医疗机构执业许可证的，依法吊销其许可证明文件。

药品研究单位在普通药品的实验研究和研制过程中，产生条例规定管制的麻醉药品和精神药品，未依照本条例的规定报告的，由药品监督管理部门责令改正，给予警告，没收违法药品；拒不改正的，责令停止实验研究和研制活动。

药物临床试验机构以健康人为麻醉药品和第一类精神药品临床试验的受试对象的，由药品监督管理部门责令停止违法行为，给予警告；情节严重的，取消其药物临床试验机构的资格；构成犯罪的，依法追究刑事责任。对受试对象造成损害的，药物临床试验机构依法承担治疗和赔偿责任。

定点生产企业、定点批发企业和第二类精神药品零售企业生产、销售假劣麻醉药品和精神药品的，由药品监督管理部门取消其定点生产资格、定点批发资格或者第二类精神药品零售资格，并依照药品管理法的有关规定予以处罚。

定点生产企业、定点批发企业和其他单位使用现金进行麻醉药品和精神药品交易的，由药品监督管理部门责令改正，给予警告，没收违法交易的药品，并处 5 万元以上 10 万元以下的罚款。

发生麻醉药品和精神药品被盗、被抢、丢失案件的单位，违反条例规定未采取必要的控制措施或者未依照条例规定报告的，由药品监督管理部门和卫生主管部门依照各自职责，责令改正，给予警告；情节严重的，处 5000 元以上 1 万元以下的罚款；有上级主管部门的，由其上级主管部门对直接负责的主管人员和其他直接责任人员，依法给予降级、撤职的处分。

依法取得麻醉药品药用原植物种植或者麻醉药品和精神药品实验研究、生产、经营、使用、运输等资格的单位，倒卖、转让、出租、出借、涂改其麻醉药品和精神药品许可证明文件的，由原审批部门吊销相应许可证明文件，没收违法所得；情节严重的，处违法所得 2 倍以上 5 倍以下的罚款；没有违法所得的，处 2 万元以上 5 万元以下的罚款；构成犯罪的，依法追究刑事责任。

致使麻醉药品和精神药品流入非法渠道造成危害，构成犯罪的，依法追究刑事责任；尚不构成犯罪的，由县级以上公安机关处 5 万元以上 10 万元以下的罚款；有违法所得的，没收违法所得；情节严重的，处违法所得 2 倍以上 5 倍以下的罚款；由原发证部门吊销其药品生产、经营和使用许可证明文件。

第二节　医疗用毒性药品管理

医疗用毒性药品（medicinal toxic drug，简称毒性药品）是指毒性剧烈、治疗剂量与中毒剂量相近、使用不当会致人中毒或死亡的药品，如砒霜、阿托品等。如果对毒性药品管理不严，导致使用不当或发生流失，将会对患者和社会造成重大影响和危害。为加强医疗用毒性药品的管理，防止中毒或死亡等严重事件的发生，根据药品管理法有关规定，1988 年 12 月 27 日国务院发布施行《医疗用毒性药品管理办法》（国务院令第 23 号）。1990 年 5 月 11 日卫生部药政局对该办法做了补充，2002 年 10 月 14 日国家药品监督管理局发布《关于切实加强医疗用毒性药品监管的通知》，进一步明确了要对医疗用毒性药品的生产、经营、储运和使用等进行严格监管。

一、毒性药品管理的品种范围

《医疗用毒性药品管理办法》规定，毒性药品的管理品种由国务院卫生部门会同国务院医药管理局、国家中医药管理局确定。2008 年 7 月 21 日卫生部、国家食品药品监督管理局决定将 A 型肉毒毒素及其制剂列入毒性药品管理，至此纳入管理的医疗用毒性药品品种中有毒性中药 28 种、毒性西药 13 种（具体品种见表 11-4）。

表 11-4　医疗用毒性药品品种

毒性中药品种	毒性西药品种
砷类无机物：砒石（红砒、白砒）、砒霜、雄黄	砷类：三氧化二砷、亚砷酸钾、氢亚砷酸注射液
汞类无机物：水银、红粉、轻粉、红升丹、白降丹	汞类：升汞
植物类：生马钱子、生川乌、生草乌、生白附子、生附子、生半夏、生南星、生巴豆、生甘遂、生狼毒、生千金子、生天仙子、生藤黄、洋金花、闹羊花、雪上一枝蒿	生物碱类：毛果芸香碱、水杨酸毒扁豆碱、氢溴酸东莨菪碱、士的宁（马钱子碱）
动物类：红娘虫、青娘虫、斑蝥、蟾酥	其他：阿托品、氢溴酸后马托品、去乙酰毛花苷丙、洋地黄毒苷、A 型肉毒毒素及其制剂

注：毒性中药品种是指原药材和饮片，不含制剂；毒性西药品种除亚砷酸注射液、A 型肉毒毒素制剂以外都是指原料药；士的宁、阿托品、毛果芸香碱等包括其盐类化合物。

> **案例 11-8　　　　　　　误将砒霜当石膏**
>
> 2009 年 3 月 9 日上午 11 时，杏子铺镇某豆腐店老板到某药店买石膏准备制作豆腐。豆腐店老板要购买 3.5 斤，但药店容器内只有 3.2 斤，药店员工随手从另一容器内取出 0.3 斤补足。顾客走后药店员工才发现，那补足的 0.3 斤是砒霜，由于没有顾客信息，药店员工立即向杏子铺镇党委和镇政府求援。该镇负责人立即召开紧急会议，通知全镇各责任区、村组所有干部和广大群众进行调查，终于在当日下午 2:30 找到了购买石膏的豆腐店老板，好在那份"石膏"还原封未动，否则后果难以想象。

二、毒性药品的生产管理

（一）年度生产计划

毒性药品生产实行定点生产，毒性药品年度生产计划，由省、自治区、直辖市人民政府药品监督管理部门根据医疗需要制订，经省、自治区、直辖市人民政府卫生行政部门审核后，由药品监督管理部门下达给指定的毒性药品生产单位，并抄报国务院卫生行政部门、药品监督管理部门和中医药管理部门。未取得毒性药品生产许可的企业，不得生产毒性药品。毒性药品的生产企业必须按照审批的生产计划进行生产，不得擅自改变生产计划。

（二）生产管理

生产毒性药品及其制剂，必须由医药专业人员负责生产、配制和质量检验，并建立严格的管理制度，严防与其他药品混杂。

生产毒性药品时，必须严格执行生产工艺操作规程，在本单位药品检验人员的监督下准确投料，并建立完整的生产记录，记录保存5年备查。在生产毒性药品过程中产生的废弃物，必须妥善处理，不得污染环境。

每次配料，必须经2人以上复核无误，并详细记录每次生产所用原料和成品数，经手人要签字备查。所有工具、容器要处理干净，以防污染其他药品。

凡加工炮制毒性中药，必须按照《中国药典》或者省、自治区、直辖市人民政府卫生行政部门制定的炮制规范的规定进行，药材符合药用要求的，方可供应、配方和用于中成药生产。

（三）储存、运输管理

储存毒性药品必须有专库或专柜。专库或专柜必须加锁，做到双人双锁管理，并专账记录。毒性药品的包装容器上必须要有毒药标志，标示量要准确无误。

运输毒性药品过程中，应当采取有效措施，防止发生事故。

> **案例 11-9　　　　　　　　　非法储存砒霜案**
>
> 　　2008年12月9日，江西永新县警方在该县禾川镇西门村，查处了一个非法储存剧毒化学品砒霜窝点，查获95桶砒霜，每桶200kg，共计1.9万kg。砒霜主人李某交代：1995年前，其丈夫与他人合伙在该县办了一个砒霜厂，后因环境污染被迫关闭。储存的这些砒霜是被客户退货留下的，一直放在家中无人过问。

三、毒性药品的收购、经营管理

毒性药品收购、经营单位，由各级药品监督管理部门指定，其他任何单位或者个人均不得从事毒性药品的收购、经营业务。

毒性药品收购、经营单位必须建立健全保管、验收、领发、核对等制度，严防收假、收错，严禁与其他药品混杂，做到划定仓位，专柜加锁、专人保管。运输毒性药品过程中，应当采取有效措施，防止发生事故。

> **案例 11-10　　　　　　兽药店销售毒性药品致人死亡案**
>
> 　　2018年端午节期间，村民李某打算买点雄黄来泡酒喝，就到乡镇一家持有合法资质的兽药经营店购买，药店负责人张某便称取了100g雄黄给李某，收取药费20元。李某回到家后便用买来的雄黄泡了酒饮用，结果导致中毒，经抢救无效死亡。

四、毒性药品的使用管理

（一）配方用

毒性药品的配方用药，由国营药店、医疗单位负责，其他任何单位或者个人均不得从事毒性药品的配方业务。

医疗单位供应和调配毒性药品，必须凭医生签名的正式处方。国营药店供应和调配毒性药品，必须凭盖有医生所在的医疗单位公章的正式处方。

调配处方必须认真负责，计量准确，按医嘱注明要求，并由配方人员及具有药师以上技术职称的复核人员签名盖章后方可发出。对处方未注明"生用"的毒性中药，应当付炮制品。如发现处方有疑问，必须经原处方医生重新审定后再行调配。每次处方剂量不得超过 2 日极量。处方一次有效，取药后保存 2 年备查。

案例 11-11 **砒霜治痔疮 老翁中毒殒命**

2008 年 1 月 15 日，75 岁的朱某因生痔疮到广州市天河区某医院看病，接诊医生先后给他外敷了 4 帖"枯痔散"（药膏中含有砷成分）。一周后，朱某感觉身体疼痛难忍，被转送至武警广东省总队医院，经检测为急性砷、汞中毒所致，虽医院积极救治，但终因中毒过深抢救无效死亡。

（二）科研、教学用

科研和教学单位所需的毒性药品，必须持本单位的证明信，经单位所在地县以上卫生行政部门批准后，供应部门方能发售。

（三）群众自配用

群众自配民间单、秘、验方需用毒性中药，购买时要持有本单位或者城市街道办事处、乡（镇）人民政府的证明信，供应部门方可发售。每次购用量不得超过 2 日极量。

案例 11-12 **22 岁大学生喝下生草乌水身亡**

2018 年 7 月 7 日早晨，120 急救中心接到了两次电话，电话里只有一声叫唤。随后 110 报警服务台又接到几次电话，通过电话信息得知报警人是江苏师范大学一名叫夏某的男孩。在送往医院的路上，夏某的生命体征还算平稳，但到医院后，夏某出现了呼吸心搏骤停，尽管医院积极抢救，但他还是再也没有醒过来。警方在医院抢救的同时去了夏某的宿舍，发现有生草乌。警方从夏某手机里的记录发现，他搜索过"乌头碱中毒""生草乌能吃吗"等内容及浏览过"感觉活着没意思""他为什么经常说死了算了""一个把死挂在嘴边的人心里在想什么"等页面。5 月 18 日夏某在淘宝上花 18 元购买了生草乌。报警时他已经喝下生草乌泡的水 3 小时左右，结合现场救助人员的描述和尸体的勘验，警方认为，购买生草乌到最后服用是夏某的个人行为，可排除刑事案件的可能。

五、法律责任

对违反规定，擅自生产、收购、经营毒性药品的单位或者个人，由县以上卫生行政部门没收其全部毒性药品，并处以警告或按非法所得的 5～10 倍罚款。情节严重、致人伤残或死亡，构成犯罪的，由司法机关依法追究其刑事责任。

当事人对处罚不服的，可在接到处罚通知之日起 15 日内，向作出处理的机关的上级机关申请复议。但申请复议期间仍应执行原处罚决定。上级机关应在接到申请之日起 10 日内作出答复。对答复不服的，可在接到答复之日起 15 日内，向人民法院起诉。

第三节 放射性药品管理

放射性药品（radioactive drug）是指用于临床诊断或者治疗的放射性核素制剂或者其标记药物，包括裂变制品、推照制品、加速器制品、放射性同位素发生器及其配套药盒、放射免疫分析药盒等。放射性药品是一类特殊药品，它在分子内或制剂内含有放射性核素，能放射出射线与机体组织发生电离作用而达到诊断与治疗的目的，但射线具有的穿透力也可使正常组织受到损害，因此对它的质量要求和管理要比一般药品更加严格。

1965 年国家药典委员会首次制定了 2 种放射性药品标准。随着核技术在医学领域的发展，出现了核医学科，放射性药品的需求亦日益增加。1974 年卫生部药政管理局将放射性药品纳入药政管理轨道并将放射性药品列为部管药品，1975 年《中华人民共和国卫生部放射性药品标准》颁布，1984 年颁布的《药品管理法》将放射药品被法定为特殊管理的药品。1985 年 12 月国家放射性药品标准制订，国家卫生部会同核工业部发出通知，对放射性药品生产、经营单位进行检查、验收和核发放射性药品生产经营许可证，并颁发了检查验收细则。1987 年卫生部组织对医疗单位的核医学科室进行整顿，对使用单位发放放射性同位素使用许可登记证，使用单位须持证才能购买使用放射性药品。至此，国家对放射性药品的生产、经营、使用开始实行全面的监督和管理，这不仅保证了放射性药品的质量和保障了群众用药的安全有效，还促进了我国核医学科和医用放射性核素的发展。

1989 年 1 月 13 日国务院正式发布实施《放射性药品管理办法》，后于 2010 年 12 月 29 日、2017 年 3 月 1 日、2022 年 3 月 29 日的《国务院关于修改和废止部分行政法规的决定》进行了三次修正，进一步完善和加强了放射性药品的研究、生产、经营、运输、使用、检验、监督管理等各个环节的管理。办法明确，凡在中华人民共和国领域内进行放射性药品的研究、生产、经营、运输、使用、检验、监督管理的单位和个人都必须遵守该办法；国务院药品监督管理部门负责全国放射性药品监督管理工作，国务院国防科技工业主管部门依据职责负责与放射性药品有关的管理工作，国务院环境保护主管部门负责与放射性药品有关的辐射安全与防护的监督管理工作。

一、放射性药品的品种

《放射性药品管理办法》里明确，放射性药品的国家标准，由国家药典委员会负责制定和修订，报国务院药品监督管理部门审批颁发。目前我国国家药品标准收载的放射性药品有 36 种，全都由 14 种放射性核素（32 磷、51 铬、67 镓、123 碘、125 碘、131 碘、132 碘、131 铯、133 氙、169 镱、198 金、203 汞、99m 锝、133m 铟）制备，按用途分为用于体内诊断、用于体内治疗、用于体内即时标记三类，常用品种见表 11-5。

表 11-5 常用放射性药品品种

用于体内诊断品种	碘 $[^{131}I]$ 化钠口服溶液、邻碘 $[^{131}I]$ 马尿酸钠注射液、碘 $[^{131}I]$ 化钠胶囊、碘 $[^{123}I]$ 化钠口服溶液、碘 $[^{123}I]$ 化钠注射液、枸橼酸镓 $[^{67}Ga]$ 注射液铬、氯化亚铊 $[^{201}Tl]$ 注射液、铬 $[^{51}Gr]$ 酸钠注射液、氙 $[^{133}Xe]$ 注射液
用于体内治疗品种	磷 $[^{32}P]$ 酸钠口服溶液、磷 $[^{32}P]$ 酸钠注射液、胶体磷 $[^{32}P]$ 酸铬注射液、来昔决南钐 $[^{153}Sm]$ 注射液、氯化锶 $[^{89}Sr]$ 注射液、胶体金 $[^{198}Au]$ 注射液
用于体内即时标记品种	高锝 $[^{99m}Tc]$ 酸钠注射液、锝 $[^{99m}Tc]$ 依替菲宁注射液、锝 $[^{99m}Tc]$ 二巯丁二酸盐注射液、（4）锝 $[^{99m}Tc]$ 植酸盐注射液、锝 $[^{99m}Tc]$ 焦磷酸盐注射液、锝 $[^{99m}Tc]$ 亚甲基二膦酸盐注射液、锝 $[^{99m}Tc]$ 聚合白蛋白注射液、锝 $[^{99m}Tc]$ 喷替酸盐注射液、锝 $[^{99m}Tc]$ 双半胱乙酯注射液、锝 $[^{99m}Tc]$ 甲氧异腈注射液、锝 $[^{99m}Tc]$ 双半胱氨酸注射液

二、放射性新药的研制、临床研究和审批管理

（一）放射性新药的研制管理

放射性新药是指我国首次生产的放射性药品。药品研制单位的放射性新药年度研制计划，应当报送能源部备案，并报所在地的省、自治区、直辖市卫生行政部门，经卫生行政部门汇总后，报卫生部备案。

放射性新药的研制内容应包括工艺路线、质量标准、临床前药理及临床研究。研制单位在制订新药工艺路线的同时，必须研究该药的理化性能、纯度（包括核素纯度）及检验方法、药理、毒理、动物药代动力学、放射性比活度、剂量、剂型、稳定性等。

研制单位对放射免疫分析药盒必须进行可测限度、范围、特异性、准确度、精密度、稳定性等方法学的研究。

（二）放射性新药的临床研究管理

研制单位研制的放射性新药，在进行临床试验或者验证前，应当向国务院药品监督管理部门提出申请，按规定报送资料及样品，经国务院药品监督管理部门审批同意后，在国务院药品监督管理部门指定的药物临床试验机构进行临床研究。

（三）放射性新药的审批管理

研制单位在放射性新药临床研究结束后，应向国务院药品监督管理部门提出申请，经国务院药品监督管理部门审核，征求国务院国防科技工业主管部门意见后批准，发给新药证书。

放射性新药投入生产，需由生产单位或者取得放射性药品生产许可证的研制单位，凭新药证书（副本）向国务院药品监督管理部门提出生产该药的申请，并提供样品，由国务院药品监督管理部门审核发给批准文号。

三、放射性药品的生产、经营和进出口管理

（一）放射性药品的生产管理

开办放射性药品生产企业，必须具备药品管理法规定的条件，符合国家有关放射性同位素安全和防护的规定与标准，并履行环境影响评价文件的审批手续；开办放射性药品生产企业，经国务院国防科技工业主管部门审查同意，国务院药品监督管理部门审核批准后，由所在省、自治区、直辖市药品监督管理部门发给放射性药品生产企业许可证。无许可证的生产企业，一律不准生产、销售放射性药品。

放射性药品生产企业许可证的有效期为 5 年，期满前 6 个月，放射性药品生产企业应向原发证的药品监督管理部门重新提出申请换发新证。

放射性药品生产企业生产已有国家标准的放射性药品，必须经国务院药品监督管理部门征求国务院国防科技工业主管部门意见后审核批准，并发给批准文号。凡是改变国务院药品监督管理部门已批准的生产工艺路线和药品标准的，生产单位必须按原报批程序提出补充申请，经国务院药品监督管理部门批准后方能生产。

放射性药品生产企业，必须配备与生产放射性药品相适应的专业技术人员，具有安全、防护和废气、废物、废水处理等设施，并建立严格的质量管理制度。

放射性药品生产企业，必须建立质量检验机构，严格实行生产全过程的质量控制和检验。产品出厂前，须经质量检验。符合国家药品标准的产品方可出厂，不符合标准的产品一律不准出厂。

经国务院药品监督管理部门审核批准的含有短半衰期放射性核素的药品，可以边检验边出厂，但发现质量不符合国家药品标准时，该药品的生产企业应当立即停止生产、销售，并立即通知使用单位停止使用，同时报告国务院药品监督管理、卫生行政和国防科技工业主管部门。

（二）放射性药品的经营管理

开办放射性药品经营企业，必须具备《药品管理法》规定的条件，符合国家的放射卫生防护基本标准，并履行环境影响报告的审批手续，经国务院药品监督管理部门审核并征求国务院国防科技工业主管部门意见后批准的，由所在省、自治区、直辖市药品监督管理部门发给放射性药品经营企业许可证。无许可证的经营企业，一律不准销售放射性药品。

放射性药品经营企业许可证的有效期为 5 年，期满前 6 个月，放射性药品经营企业应当向原发证的药品监督管理部门重新提出申请换发新证。

放射性药品经营企业，必须配备与经营放射性药品相适应的专业技术人员，具有安全、防护和废气、废物、废水处理等设施，并建立严格的质量管理制度。

放射性药品经营企业，必须建立质量检验机构，严格实行经营全过程的质量控制和检验。

放射性药品的生产、经营单位和医疗单位必须凭省、自治区、直辖市人民政府药品监督管理

部门发给的放射性药品生产企业许可证、放射性药品经营企业许可证、放射性药品使用许可证，开展放射性药品的购销活动。

（三）放射性药品的进出口管理

进口的放射性药品品种，必须符合我国的药品标准或者其他药用要求，并依照药品管理法的规定取得进口药品注册证书。

进出口放射性药品，应当按照国家有关对外贸易、放射性同位素安全和防护的规定，办理进出口手续。进口放射性药品，必须经国务院药品监督管理部门指定的药品检验机构抽样检验；检验合格的，方准进口。

对于经国务院药品监督管理部门审核批准的含有短半衰期放射性核素的药品，在保证安全使用的情况下，可以采取边进口检验，边投入使用的办法。进口检验单位发现药品质量不符合要求时，应当立即通知使用单位停止使用，并报告国务院药品监督管理、卫生行政、国防科技工业主管部门。

四、放射性药品的包装和运输管理

（一）放射性药品的包装管理

放射性药品的包装必须安全实用，符合放射性药品质量要求，具有与放射性剂量相适应的防护装置。

包装必须分内包装和外包装两部分，外包装必须贴有商标、标签、说明书和放射性药品标志，内包装必须贴有标签。

标签必须注明药品品名、放射性比活度、装量。

说明书除注明药品品名、放射性比活度、装量外，还须注明生产单位、批准文号、批号、主要成分、出厂日期、放射性核素半衰期、适应证、用法、用量、禁忌证、有效期和注意事项等。

（二）放射性药品的运输管理

放射性药品的运输，按国家运输、邮政等部门制订的有关规定执行。严禁任何单位和个人随身携带放射性药品乘坐公共交通运输工具。

> **案例11-13　　　广州市原子高科同位素医药有限公司131碘放射性药品丢失事故**
> 2006年3月4日，广州市原子高科同位素医药有限公司一辆运送放射性药品的车辆在送药途中因后门松开丢失一箱131碘放射性药品（内装8瓶液体放射性药品，总活度48mCi）。根据有关事故规定，该事件性质为一般辐射事故。

五、放射性药品的使用管理

医疗单位设置核医学科、室（同位素室），必须配备与其医疗任务相适应的并经核医学技术培训的技术人员。非核医学专业技术人员未经培训，不得从事放射性药品使用工作。

医疗单位使用放射性药品，必须符合国家有关放射性同位素安全和防护的规定。所在地的省、自治区、直辖市药品监督管理部门，应当根据医疗单位核医疗技术人员的水平、设备条件，核发相应等级的放射性药品使用许可证，无许可证的医疗单位不得临床使用放射性药品。放射性药品使用许可证有效期为5年，期满前6个月，医疗单位应当向原发证的行政部门重新提出申请，经审核批准后，换发新证。持有放射性药品使用许可证的医疗单位，必须负责对使用的放射性药品进行临床质量检验，收集药品不良反应等项工作，并定期向所在地药品监督管理、卫生行政部门报告。由省、自治区、直辖市药品监督管理、卫生行政部门汇总后分别报国务院药品监督管理、卫生行政部门。

医疗单位配制、使用放射性制剂，应当符合药品管理法及其实施条例的相关规定。放射性药品使用后的废物（包括患者排出物），必须按国家有关规定妥善处置。

案例 11-14   **来自已故患者的辐射**

一位 69 岁胰腺癌患者因异常低血压前往医院，两天后不幸与世长辞。而就在他去世的前一天，为了治疗，他曾在另外一家医院注射了放射性化合物，在火化时，他体内仍存在着超出安全剂量的 177 镥元素。在患者火化近一个月后，工作人员使用专门用于测量放射性的盖革计数器对火化室及相关设备的辐射水平进行测量，发现辐射量仍然很高，而辐射产生的"罪魁祸首"就是 177 镥，也就是被火化的患者生前治疗用的放射性化合物。虽然没有明确的证据将被火化的患者的放射性药物的剂量与火化场检测到的辐射水平关联起来，但也只有这能解释为什么火葬场会出现 177 镥。这也是火葬场第一次对放射性污染的记录。但这还不是这次事件中最令人关注的部分。当研究人员对火葬场工作人员的尿液进行辐射检查时，他们找不到任何 177 镥的痕迹，但找到另一种放射性同位素：99 锝。可火葬场的工作人员表示，他们并没有接触过任何核医学操作。因此，研究人员表示，火葬场工作人员可能是接触到了挥发的及骨灰中的 99 锝。

六、放射性药品的标准和检验管理

放射性药品的国家标准，由国务院药品监督管理部门药典委员会负责制定和修订，报国务院药品监督管理部门审批颁发。

放射性药品的检验由国务院药品监督管理部门公布的药品检验机构承担。

第四节　药品类易制毒化学品的管理

药品类易制毒化学品是指属于药品的易制毒化学品，是《易制毒化学品管理条例》中确定的麦角酸类、麻黄素类物质。2010 年 2 月 23 日卫生部审议通过《药品类易制毒化学品管理办法》（卫生部令第 72 号），自 2010 年 5 月 1 日起施行。目前纳入药品类易制毒化学品管理的药品主要有麦角酸类和麻黄素类两类。麦角酸类有麦角酸、麦角胺、麦角新碱；麻黄素类有麻黄素、伪麻黄素、消旋麻黄素、去甲麻黄素、甲基麻黄素、麻黄浸膏、麻黄浸膏粉等麻黄素类物质。

一、药品类易制毒化学品的监督管理

国务院批准需要调整的易制毒化学品的分类和品种，涉及药品类易制毒化学品的，国务院药品监督管理部门应当及时调整并予公布。省、自治区、直辖市人民政府认为有必要在本行政区域内调整药品类易制毒化学品分类或者增加《药品类易制毒化学品管理办法》规定以外的品种的，应当向国务院公安部门提出，由国务院公安部门会同国家药品监督主管部门提出方案，报国务院批准。

国务院药品监督管理部门主管全国药品类易制毒化学品生产、经营、购买等方面的监督管理工作。县级以上地方药品监督管理部门负责本行政区域内的药品类易制毒化学品生产、经营、购买等方面的监督管理工作。

国家对药品类易制毒化学品的生产、购买、经营、运输和进口、出口实行许可制度。

二、药品类易制毒化学品的生产、购买、经营管理

■（一）生产管理

1. 生产许可制度　药品生产企业申请生产药品类易制毒化学品，应当符合《易制毒化学品管理条例》第七条规定的条件，具备下列条件：①属依法登记的化工产品生产企业或者药品生产企

业；②有符合国家标准的生产设备、仓储设施和污染物处理设施；③有严格的安全生产管理制度和环境突发事件应急预案；④企业法定代表人和技术、管理人员具有安全生产和易制毒化学品的有关知识，无毒品犯罪记录；⑤法律、法规、规章规定的其他条件。

　　药品生产企业具备以上条件，可向所在地省、自治区、直辖市药品监督管理部门提出申请，审查符合上报后报国务院药品监督部门审批，对符合规定的，发给药品类易制毒化学品生产许可批件，注明许可生产的药品类易制毒化学品名称；不予许可的，应当书面说明理由。药品生产企业收到生产许可批件后，应当向所在地省、自治区、直辖市药品监督管理部门提出变更药品生产许可证生产范围的申请。取得标注药品类易制毒化学品生产范围和品种名称的生产许可证后，方可进行生产药品类易制毒化学品。

　　药品生产企业申请换发药品生产许可证的，省、自治区、直辖市药品监督管理部门除按照《药品生产监督管理办法》审查外，还应当对企业的药品类易制毒化学品生产条件和安全管理情况进行审查。对符合规定的，方可换发。

　　2. 生产管理要求　生产药品类易制毒化学品的药品生产企业，应当依照《易制毒化学品管理条例》和《药品类易制毒化学品管理办法》的规定取得药品类易制毒化学品生产许可。同时，应当依照《药品管理法》和《药品注册管理办法》取得药品批准文号。

　　药品类易制毒化学品生产企业变更生产地址、品种范围的，应当重新申办生产许可批件。药品类易制毒化学品生产企业变更企业名称、法定代表人的，由所在地省、自治区、直辖市药品监督管理部门办理药品生产许可证变更手续，报国家药品监督管理局备案。

　　药品类易制毒化学品及含有药品类易制毒化学品的制剂不得委托生产。特殊情况需要委托加工的，须经国家药品监督管理部门批准。

　　药品类易制毒化学品生产企业不再生产药品类易制毒化学品的，应当在停止生产经营后 3 个月内办理注销相关许可手续。药品类易制毒化学品生产企业连续 1 年未生产的，应当书面报告所在地省、自治区、直辖市药品监督管理部门；需要恢复生产的，应当经所在地省、自治区、直辖市药品监督管理部门对企业的生产条件和安全管理情况进行现场检查。

（二）购买管理

　　1. 购买许可制度　购买药品类易制毒化学品的企业或单位申请购买药品类易制毒化学品，应当符合《易制毒化学品管理条例》第十四条规定的条件，具备下列证件：①经营企业（包括药品经营企业、外贸出口企业）提交企业营业执照和合法使用需要证明；②其他组织（包括药品生产企业、教学和科研单位、兽药生产企业）提交登记证书（成立批准文件）和合法使用需要证明。

　　购药企业或单位具备以上证件，可向所在地省、自治区、直辖市药品监督管理部门或者设区的市级药品监督管理部门提出申请。市级药品监督管理部门受理审查后，报送省、自治区药品监督管理部门审查，符合规定的，应当请公安机关协助核查相关内容，再发予药品类易制毒化学品购买证明（简称购买证明）。不予许可的，应当书面说明理由。药品生产企业获得经营许可证，方可进行经营。

　　购药企业或单位符合以下情形之一的，可豁免办理购用证明：①医疗机构凭麻醉药品、第一类精神药品购用印鉴卡购买药品类易制毒化学品单方制剂和小包装麻黄素的；②麻醉药品全国性批发企业、区域性批发企业持麻醉药品调拨单购买小包装麻黄素以及单次购买麻黄素片剂 6 万片以下、注射剂 1.5 万支以下的；③按规定购买药品类易制毒化学品标准品、对照品的；④药品类易制毒化学品生产企业凭药品类易制毒化学品出口许可自营出口药品类易制毒化学品的。

　　2. 购买管理要求　除豁免办理购用证明购药企业或单位外，购买药品类易制毒化学品时必须使用购用证明原件，不得使用复印件、传真件。购用证明只能在有效期内一次使用。购用证明不得转借、转让。

　　除药品类易制毒化学品经营企业外，购用单位应当按照购用证明载明的用途使用药品类易制毒化学品，不得转售；外贸出口企业购买的药品类易制毒化学品不得内销。

药品类易制毒化学品生产企业、经营企业销售药品类易制毒化学品，应当逐一建立购买方档案。购买方为医疗机构的，档案应当包括医疗机构麻醉药品、第一类精神药品购用印鉴卡复印件和销售记录。购买方为非医疗机构的，档案内容至少包括：①购买方药品生产许可证、药品经营许可证、企业营业执照等资质证明文件复印件；②购买方企业法定代表人、主管药品类易制毒化学品负责人、采购人员姓名及其联系方式；③法定代表人授权委托书原件及采购人员身份证明文件复印件；④购用证明或者麻醉药品调拨单原件；⑤销售记录及核查情况记录。药品类易制毒化学品生产企业、经营企业除建立购买方档案外，还应当核查采购人员身份证明和相关购买许可证明，无误后方可销售，并保存核查记录。

（三）药品类易制毒化学品的经营管理

1. 经营许可制度　药品生产企业申请经营药品类易制毒化学品，应当符合《易制毒化学品管理条例》第九条规定的条件，具备下列条件：①属依法登记的化工产品经营企业或者药品经营企业；②有符合国家规定的经营场所，需要储存、保管易制毒化学品的，还应当有符合国家技术标准的仓储设施；③有易制毒化学品的经营管理制度和健全的销售网络；④企业法定代表人和销售、管理人员具有易制毒化学品的有关知识，无毒品犯罪记录；⑤法律、法规、规章规定的其他条件。

药品经营企业具备以上条件，可向所在地省、自治区、直辖市药品监督管理部门提出申请，药品监督管理部门现场检查和实质性审查后，符合规定的，在药品经营许可证经营范围中标注"药品类易制毒化学品"，报国务院药品监督管理局备案。不予许可的，应当书面说明理由。药品生产企业获得相关审批的经营许可证，方可进行经营。

2. 经营管理要求　药品类易制毒化学品生产企业，应当将药品类易制毒化学品原料药销售给取得购用证明的药品生产企业、药品经营企业和外贸出口企业。药品类易制毒化学品经营企业应当将药品类易制毒化学品原料药销售给本省、自治区、直辖市行政区域内取得购用证明的单位。药品类易制毒化学品经营企业之间不得购销药品类易制毒化学品原料药。应当将药品类易制毒化学品单方制剂和小包装麻黄素销售给麻醉药品全国性批发企业及区域性批发企业经销，不得零售。

药品类易制毒化学品生产企业、经营企业（全国性批发企业和区域性批发企业）销售药品类易制毒化学品，应当建立购买方档案，核查采购人员身份证明和相关购买许可证明，无误后方可销售，并保存核查记录，发货应当严格执行出库复核制度，认真核对实物与药品销售出库单是否相符，并确保将药品类易制毒化学品送达购买方药品生产许可证或者药品经营许可证所载明的地址，或者医疗机构。

药品类易制毒化学品单方制剂和小包装麻黄素，纳入麻醉药品销售渠道经营，仅能由麻醉药品全国性批发企业和区域性批发企业经销，不得零售。麻醉药品区域性批发企业之间不得购销药品类易制毒化学品单方制剂和小包装麻黄素。麻醉药品区域性批发企业之间因医疗急需等特殊情况需要调剂药品类易制毒化学品单方制剂的，应当在调剂后2日内将调剂情况分别报所在地省、自治区、直辖市药品监督管理部门备案。未实行药品批准文号管理的品种，纳入药品类易制毒化学品原料药渠道经营。

药品类易制毒化学品禁止使用现金或者实物进行交易。

案例 11-15　　感冒药竟被用作冰毒替代原料

2009年3月底，四川省宜宾食品药品监督管理局接到吉林市食品药品监督管理局的协查函，请求核查宜宾市某医药公司是否向吉林某制药公司购买了197件舒咳喘，药品是否到达该医药公司。宜宾食品药品监督管理局使用"药品物流追踪管理信息系统"核查药品流向发现，该医药公司并没有该批药品的进出购销台账记录。后经药监人员明察暗访发现，该医药公司库房也没有该批药品，产品极有可能流入了非法渠道。顺着这一可疑线索，此后成立的"4·08"专案组追查发现，不法分子通过违法盗用、套用该医药公司合法资质，骗购、套购含麻黄碱类复方制剂，用于提取制毒。在严格监管下，药品类易制毒化学品越来越难以获取，境内外不法分子就开始寻求一些未列入特殊管理的用于治疗感冒的含麻黄碱类复方制剂作为替代品，非处方药新康泰克含有的盐酸伪麻黄碱也被犯罪分子大量骗购甚至通过地下交易高价收购，从中提取麻黄碱用于制毒。

三、药品类易制毒化学品的安全、监督管理

（一）安全管理

药品类易制毒化学品生产企业、经营企业、使用药品类易制毒化学品的药品生产企业和教学科研单位，应当配备保障药品类易制毒化学品安全管理的设施，建立层层落实责任制的药品类易制毒化学品管理制度。

1. 储存双人双锁管理制度　药品类易制毒化学品生产企业、经营企业和使用药品类易制毒化学品的药品生产企业，应当设置专库或者在药品仓库中设立独立的专库（柜）储存药品类易制毒化学品，其关键生产岗位、储存场所应当设置电视监控设施，安装报警装置并与公安机关联网。麻醉药品全国性批发企业、区域性批发企业可在其麻醉药品和第一类精神药品专库中设专区存放药品类易制毒化学品。教学科研单位应当设立专柜储存药品类易制毒化学品。

专库应当设有防盗设施，专柜应当使用保险柜；专库和专柜应当实行双人双锁管理。

2. 专用账册管理制度　药品类易制毒化学品生产企业、经营企业和使用药品类易制毒化学品的药品生产企业，应当建立药品类易制毒化学品专用账册。专用账册保存期限应当自药品类易制毒化学品有效期期满之日起不少于 2 年。

药品类易制毒化学品入库应当双人验收，出库应当双人复核，做到账物相符。

药品类易制毒化学品生产企业自营出口药品类易制毒化学品的，必须在专用账册中载明，并留存出口许可及相应证明材料备查。

发生药品类易制毒化学品被盗、被抢、丢失或者其他流入非法渠道情形的，案发单位应当立即报告当地公安机关和县级以上地方药品监督管理部门。接到报案的药品监督管理部门应当逐级上报，并配合公安机关查处。

（二）监督管理

1. 监督检查制度　县级以上地方药品监督管理部门负责本行政区域内药品类易制毒化学品生产企业、经营企业、使用药品类易制毒化学品的药品生产企业和教学科研单位的监督检查制度和监督检查档案。

2. 监督检查活动　监督检查至少应当包括药品类易制毒化学品的安全管理状况、销售流向、使用情况等内容；对企业的监督检查档案应当全面翔实，应当有现场检查等情况的记录。每次检查后应当将检查结果以书面形式告知被检查单位；需要整改的应当提出整改内容及整改期限，并实施跟踪检查。

药品监督管理部门对药品类易制毒化学品的生产、经营、购买活动进行监督检查时，可以依法查看现场、查阅和复制有关资料、记录有关情况、扣押相关的证据材料和违法物品；必要时，可以临时查封有关场所。

被检查单位及其工作人员应当配合药品监督管理部门的监督检查，如实提供有关情况和材料、物品，不得拒绝或者隐匿。

3. 监督管理系统

（1）部门协同管理：药品监督管理部门应当将药品类易制毒化学品许可、依法吊销或者注销许可的情况及时通报有关公安机关和工商行政管理部门。

药品监督管理部门收到工商行政管理部门关于药品类易制毒化学品生产企业、经营企业吊销营业执照或者注销登记的情况通报后,应当及时注销相应的药品类易制毒化学品许可。

(2)定期上报制度:药品类易制毒化学品生产企业、经营企业应当按照药品监督管理部门制定的药品电子监管实施要求,及时联入药品电子监管网,应当于每月 10 日前通过网络,向所在地县级药品监督管理部门、公安机关及中国麻醉药品协会报送上月药品类易制毒化学品生产、经营和库存情况;每年 3 月 31 日前向所在地县级药品监督管理部门、公安机关及中国麻醉药品协会报送上年度药品类易制毒化学品生产、经营和库存情况。药品监督管理部门应当将汇总情况及时报告上一级药品监督管理部门。

(3)销毁处理制度:药品类易制毒化学品生产企业、经营企业、使用药品类易制毒化学品的药品生产企业和教学科研单位,对过期、损坏的药品类易制毒化学品应当登记造册,并向所在地县级以上地方药品监督管理部门申请销毁。药品监督管理部门应当自接到申请之日起 5 日内到现场监督销毁。

(4)行政许可管理制度:有《行政许可法》第六十九条第一款、第二款所列情形的,如药品监督管理部门工作人员在药品类易制毒化学品管理工作中有不应当许可而滥许可,以及其他滥用职权、玩忽职守、徇私舞弊行为或超越法定职权作出的准予行政许可决定,省、自治区、直辖市药品监督管理部门或者国务院药品监督管理部门应当撤销根据本办法作出的有关许可。

四、法律责任

▰（一）违反日常管理制度

药品类易制毒化学品生产企业、经营企业,使用药品类易制毒化学品的药品生产企业、教学科研单位,未按规定执行安全管理制度的,或者生产企业自营出口药品类易制毒化学品,未按规定在专用账册中载明或者未按规定留存出口许可、相应证明材料备查的,由县级以上药品监督管理部门按照《易制毒化学品管理条例》第四十条给予警告,责令限期改正,处 1 万元以上 5 万元以下的罚款;对违反规定生产、经营、购买的易制毒化学品可以予以没收;逾期不改正的,责令限期停产停业整顿;逾期整顿不合格的,吊销相应的许可证。

▰（二）违反特殊情况管理制度

有下列情形之一的,由县级以上药品监督管理部门给予警告,责令限期改正,可以并处 1 万元以上 3 万元以下的罚款:①药品类易制毒化学品生产企业连续停产 1 年以上未按规定报告的,或者未经所在地省、自治区、直辖市药品监督管理部门现场检查即恢复生产的;②药品类易制毒化学品生产企业、经营企业未按规定渠道购销药品类易制毒化学品的;③麻醉药品区域性批发企业因特殊情况调剂药品类易制毒化学品后未按规定备案的;④药品类易制毒化学品发生退货,购用单位、供货单位未按规定备案、报告的。

▰（三）违反监督检查管理制度

药品类易制毒化学品生产企业、经营企业,使用药品类易制毒化学品的药品生产企业和教学科研单位,拒不接受药品监督管理部门监督检查的,由县级以上药品监督管理部门按照《易制毒化学品管理条例》第四十二条规定,责令其改正,对直接负责的主管人员以及其他直接责任人员给予警告;情节严重的,对单位处 1 万元以上 5 万元以下的罚款,对直接负责的主管人员以及其他直接责任人员处 1000 元以上 5000 元以下的罚款;有违反治安管理行为的,依法给予治安管理处罚;构成犯罪的,依法追究刑事责任。

▰（四）违反许可管理制度

对于由公安机关、工商行政管理部门按照《易制毒化学品管理条例》第三十八条因未经许可或者备案擅自生产、经营、购买、运输易制毒化学品,伪造申请材料骗取易制毒化学品生产、经营、购买或者运输许可证，使用他人的或者伪造、变造、失效的许可证生产、经营、购买、运输易制毒化学品的，作出行政处罚决定的单位，药品监督管理部门自该行政处罚决定作出之日起3年内不予受理其药品类易制毒化学品生产、经营、购买许可的申请。

药品监督管理部门工作人员在药品类易制毒化学品管理工作中有应当许可而不许可、不应当许可而滥许可，以及其他滥用职权、玩忽职守、徇私舞弊行为的，依法给予行政处分；构成犯罪的，依法追究刑事责任。

思 考 题

（1）麻醉药品和精神药品的定义分别是什么？

（2）麻醉药品的种植、生产、经营有哪些规定？

（3）违反麻醉药品和精神药品的管理规定要承担什么样的法律责任？

（4）医疗用毒性药品的生产和使用有什么具体规定？

（戴　忠　夏海珊）

第十二章　药品信息管理

随着计算机技术和通信技术的蓬勃发展，人类已经进入信息社会。信息已经和物质、能量并列为支配人类社会发展的三大要素。信息量指数式增长，为人类生产和生活的每一个领域提供着便利。与此同时，信息爆炸的态势出现，不同来源的信息更可能纷繁复杂、相互矛盾，给人们的判断和选择造成障碍。因此，需要对信息资源和信息活动进行管理，使信息有组织、按计划地在不同渠道中有序流动，以更低的成本实现信息资源在经济发展、科技创新、社会进步各方面的最大效益。药品信息作为信息中的一种，也应当对其进行管理。

第一节　药品信息管理概述

一、药品信息

（一）药品信息的含义

信息是事物的存在方式和运动状态的表现形式。

广义的药品信息包括所有有关药品的信息，可分为两大类：第一类是关于药品本身特性的信息，如药品理化性质、安全性、有效性等信息；第二类是关于药品活动的信息，如药品研制、生产、经营、使用和监督管理等信息。

本章主要讨论的药品信息特指依靠药品包装之标签、说明书及其他各种媒介（含互联网）和形式（含药品广告）传递的药品特性等资讯。我们将之称为狭义的药品信息。

（二）药品信息应当满足的要求

药品信息的真假优劣直接关系着用药安全。药品信息应当满足科学性的总体要求，具体而言包括以下几个方面。

1.真实准确　真实准确的药品信息是有效开展各种药品活动的重要依据。但药品信息在生成、传递、加工、整理过程中受到诸多主客观因素的影响，往往出现偏差或失真，导致错误的判断和决策。因此，作为药品信息的提供方，应当避免故意、恶意传播不实信息，并尽可能确保具有产出真实准确信息的客观条件；作为药品信息的使用方，应当对信息持有审慎的态度，有能力明辨信息真假。

2.系统全面　某一药品对人体的作用一般不局限于某个身体系统，且多数药品药理、毒理作用机制复杂，药品信息应当尽量系统地反映药品的性质。同时，药品对人体而言通常有利有弊，药品信息应该是对药品利弊全面的介绍，不能只强调有效性而忽略安全性。系统全面的药品信息才能为使用药品权衡利弊提供充分的基础。

3.更新及时　人们对药品的认识随着科学水平的提高会不断深化。例如，有些药品的不良反应在其上市后才被逐渐发现，另一些药品在临床上被证实存在新的治疗用途。这就要求药品信息应当及时更新，并通过有效的载体和传播途径尽快传达，使药品发挥最大的效用。

二、药品信息管理的含义及范畴

（一）药品信息管理的含义

药品信息管理指的是药品监督管理部门等行政部门对药品信息进行的监督管理，目的是保证药品信息的科学性，最终保障人们用药安全有效，维护人们的生命健康。

（二）药品信息管理的范畴

1. 药品研发信息管理 在研发阶段可以获得药品的大量信息，如药品的处方、工艺、质量标准、药效学和一般药理试验信息、各种毒性试验数据、人体药代动力学特征等。在 GLP、GCP 中，监管部门对试验中获得的信息如何收集、整理、统计分析、保存等都有相应的规定。《药品注册管理办法》更是以附件的形式明确了如何根据申报资料项目和要求来上报这些信息。

2. 药品生产流通信息管理 GMP 和 GSP 有大量的条款涉及药品生产企业与经营企业各种记录的规定，实际上就是对药品生产、物流信息的管理。药品召回管理工作中，要求企业定时提交召回进展报告等也属于反向物流信息的管理。

3. 药品临床使用信息管理 在临床应用的过程中会不断生成关于药品的新的信息。对上市后药品不良反应信息进行监测和报告，对药品使用数据的搜集如"抗菌药物临床应用监测"都是用药环节的信息监管。

4. 药品宣传信息管理 药品生产、经营等主体需要宣传介绍药品。一种方式是凭借药品标签、药品说明书阐述药品的适应证或功能主治、用法用量等信息。另一种方式是通过各种类型其他信息媒介如互联网对药品进行宣传，这其中当然包括药品广告。不管采用哪种方式，药品宣传信息都应当处于监管下，而不能任由宣传主体肆意发挥。

本章第二至四节讨论的是上述第 4 点所指的药品信息管理，即对药品标签、说明书、药品广告、互联网药品信息进行的监管。

第二节　药品标签与说明书管理

案例 12-1　　　　　　　　　中药饮片违法包装案

四川某药业有限公司打电话向外地某中药饮片有限责任公司订购了 1000 斤中药饮片"法半夏"。该中药饮片有限责任公司将生产批号为 1408014 的中药饮片"法半夏"用无任何标示的透明塑料袋作为内包装，用标示为"特驱中猪料、生产猪前期配合饲料"的橘黄色编织袋进行外包装，共计 23 袋，并通过成都市某运输有限公司托运。这批中药饮片刚卸货，该县药品监督管理部门执法人员即接到群众举报赶到四川某药业有限公司，依法对这批包装标签标识不合法的货值金额 114 430.75 元的中药饮片"法半夏"采取了扣押的行政强制措施，并进行立案查处。

问题：

1. 该中药饮片有限责任公司的"法半夏"包装违反了哪些规定？

2. 对该中药饮片有限责任公司应当如何处罚？处罚所依据的规定是什么？

一、药品说明书和标签的管理概述

（一）药品说明书和标签的定义

药品说明书是药品生产企业通常放置在药品销售包装中的，包含药品安全性、有效性的重要科学数据、结论和信息，用以指导安全、合理使用药品的技术资料。

药品的标签是指药品包装上印有或者贴有的内容，分为内标签和外标签。药品内标签指直接接触药品的包装的标签，外标签指内标签以外的其他包装的标签。

（二）药品说明书和标签的重要性

药品说明书和标签是传递有关药品特性、药品使用目的和方法、药品储藏保管要求等信息的重要媒介，是指导医生、药师和患者正确、合理使用药品的依据，也是发生涉药人身损害时，认定责任的关键证据之一。药品说明书和标签信息是否规范、客观、准确、全面关系到药品整体质量。

因此，必须对药品说明书和标签加以监管。

国家药品监督管理部门针对除中药材、中药饮片以外的药品，于 2006 年 6 月 1 日起实施部门规章《药品说明书和标签管理规定》。

（三）药品说明书和标签共同的管理要求

1. 强制使用 药品包装必须按照规定印有或者贴有标签，不得夹带其他任何介绍或者宣传产品、企业的文字、音像及其他资料。药品生产企业生产供上市销售的最小包装必须附有说明书。

2. 内容审批 在我国境内上市销售的药品，其说明书和标签由国家药品监督管理部门核准。药品的标签应当以说明书为依据，其内容不得超出说明书的范围，不得印有暗示疗效、误导使用和不适当宣传产品的文字和标识。

3. 文字规范 药品说明书和标签应当使用国家语言文字工作委员会公布的规范化汉字，增加其他文字对照的，应当以汉字表述为准。

4. 表述科学 药品说明书和标签的文字表述应当科学、规范、准确。非处方药说明书还应当使用容易理解的文字表述，以便患者自行判断、选择和使用。

5. 标识清晰 药品说明书和标签中的文字应当清晰易辨，标识应当清楚醒目，不得有印字脱落或者粘贴不牢等现象，不得以粘贴、剪切、涂改等方式进行修改或者补充。

麻醉药品、精神药品、医疗用毒性药品、放射性药品、外用药品和非处方药品等国家规定有专用标识的，其说明书和标签必须印有规定的标识。纳入国家免疫规划的疫苗的最小外包装显著位置，应当标"免费"字样和"免疫规划专有标识"（图 12-1）。

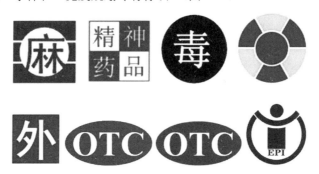

图 12-1　国家规定的药品专用标识

此外，根据国家药品监督管理部门、国家林业主管部门等 5 部门的联合通知，含有天然麝香、熊胆粉、赛加羚羊角、穿山甲片和稀有蛇类原材料的成药，须在其最小销售单位包装上加载"中国野生动物经营利用管理专用标识（图 12-2）"后方可进入流通。

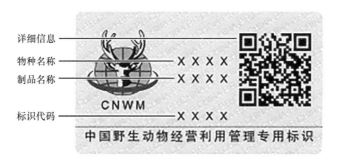

图 12-2　中国野生动物经营利用管理专用标识

6. 加注警示 出于保护公众健康和指导正确合理用药的目的，药品生产企业可以主动提出在药品说明书或者标签上加注警示语，国家药品监督管理局也可以要求药品生产企业在说明书或者标签上加注警示语。

警示语应以醒目的黑体字注明，包含对药品严重不良反应及其潜在的安全性问题的警告，还可以包括药品禁忌、注意事项及剂量过量等需要提示用药人群特别注意的事项。

《反兴奋剂条例》规定，药品含有兴奋剂目录所列禁用物质的，其说明书和标签应注明"运动员慎用"字样。需要说明的是，"运动员慎用"字样不要求以警示语的形式标注，

知识链接 12-1　　　　　药品慎用、忌用和禁用的区别

"慎用"是指谨慎应用，并非绝对不能用，这种药可能会引起不良反应，通常是在小儿、老人、孕妇、哺乳期妇女，以及心、肝、肾功能不全的患者。因为这些人由于生理上的特点或病理上的原因，机体代谢能力低下，或某些重要脏器功能低下，在使用某种药物时，容易出现不良反应，因此用药应格外小心谨慎，一旦出现问题应及时停药并向医师咨询。

"忌用"是指不适宜使用、应避免使用、最好不要用，药品使用于忌用的情形下发生不良反应的可能性很大，但存在个体差异。例如，腰息痛胶囊由于含有制草乌，尽管通过炮制将乌头碱通过炮制水解成乌头次碱并进一步水解成苯甲酰乌头原碱，毒性大大降低，但其说明书仍然规定"严重心脏病、房室传导阻滞、高血压者忌用"。

"禁用"即禁止使用，因为用后会发生严重不良反应或中毒，如阿司匹林，有消化性溃疡的患者应禁用，又如马来酸氯苯那敏（扑尔敏），对那些正从事机械操纵、驾车船或高空作业者应禁用。

（四）药品说明书和标签中药品名称的规定

药品说明书和标签中标注的药品名称必须符合国家药品监督管理局公布的药品通用名称和商品名称的命名原则，并与药品批准证明文件的相应内容一致。

1. 药品通用名称　应当显著、突出，其字体、字号和颜色必须一致，并符合以下要求：①对于横版标签，必须在上 1/3 范围内显著位置标出；对于竖版标签，必须在右 1/3 范围内显著位置标出；②不得选用草书、篆书等不易识别的字体，不得使用斜体、中空、阴影等形式对字体进行修饰；③字体颜色应当使用黑色或者白色，与相应的浅色或者深色背景形成强烈反差；④除因包装尺寸的限制而无法同行书写的，不得分行书写。

2. 药品商品名称　不得与通用名称同行书写，其字体和颜色不得比通用名称更突出和显著，其字体以单字面积计不得大于通用名称所用字体的 1/2。

3. 注册商标　药品说明书和标签中禁止使用未经注册的商标及其他未经国家药品监督管理局批准的药品名称。药品标签使用注册商标的，应当印刷在药品标签的边角，含文字的，其字体以单字面积计不得大于通用名称所用字体的 1/4。

知识链接 12-2　　　　　药品商品名称和注册商标的区别

商标是指能够将自然人、法人或者其他组织的商品或服务与他人的商品或服务区别开的标志，包括文字、图形、字母、数字、三维标志、颜色组合和声音等，以及上述要素的组合。注册商标是经过国家知识产权局商标局（2018 年国务院机构改革前为国家工商行政管理总局商标局）审查核准的商标。注册商标具有专用权，是三大知识产权之一。

药品商品名是国家药品监督管理部门在药品注册过程中，批准给特定企业使用的该药品的专用名称。根据《关于进一步规范药品名称管理的通知》（国食药监注〔2006〕99 号），自 2006 年 6 月 1 日起，属于下列情形的药品可以申请使用商品名称：①新化学结构、新活性成分且在保护期、过渡期或者监测期内的药品；②在我国具有化合物专利，且该专利在有效期内的药品。2006 年 6 月 1 日前批准使用的商品名称可以继续使用。

一些药品的注册商标同时也是药品的商品名，但更多的情况是药品只有注册商标而无商品

名。例如，通用名为"氨麻美敏片（Ⅱ）"的药品，施贵宝公司生产的"日夜百服咛"既是注册商标也是商品名，史克公司生产的"新康泰克"就仅是注册商标。

二、药品说明书管理规定

■（一）药品说明书编写总体要求

药品说明书对疾病名称、药学专业名词、药品名称、临床检验名称和结果的表述，应当采用国家统一颁布或规范的专用词汇，度量衡单位应当符合国家标准的规定。药品说明书应当列出全部活性成分或者组方中的全部中药药味。注射剂和非处方药还应当列出所用的全部辅料名称。药品处方中含有可能引起严重不良反应的成分或者辅料的，应当予以说明。

■（二）说明书修改的要求

药品生产企业应当主动跟踪药品上市后的安全性、有效性情况，需要对药品说明书进行修改的，应当及时提出申请。根据药品不良反应监测、药品再评价结果等信息，国家药品监督管理局也可以要求药品生产企业修改药品说明书。

药品说明书获准修改后，药品生产企业应当将修改的内容立即通知相关药品经营企业、使用单位及其他部门，并按要求及时使用修改后的说明书和标签。

药品说明书应当充分包含药品不良反应信息，详细注明药品不良反应。药品生产企业未根据药品上市后的安全性、有效性情况及时修改说明书或者未将药品不良反应在说明书中充分说明的，由此引起的不良后果由该生产企业承担。

案例 12-2　　　　　全身用氟喹诺酮类药品说明书修订

2021 年 3 月 18 日，国家药品监督管理局发布《关于修订全身用氟喹诺酮类药品说明书的公告》。

一、说明书修订总体要求

（1）本次说明书修订只针对全身用氟喹诺酮类药品（口服制剂和注射制剂）进行，具体修订意见适用于全身用氟喹诺酮类药品下的每一个具体品种。

（2）本次全身用氟喹诺酮类药品（口服制剂和注射制剂）说明书修订主要针对【不良反应】【注意事项】【老年用药】三部分内容，应遵循以下原则：如本次修订内容较国家药品监督管理局已批准的相关内容更严格、全面的，说明书应按本次修订意见修改。国家药品监督管理局已批准的相关内容原则上不得删减，如原批准内容较本次修订意见更全面或更严格的，应保留原批准内容。

二、【不良反应】项下应增加以下内容

1. 严重和其他重要的不良反应

主动脉瘤和主动脉夹层的风险

三、【注意事项】项下增加以下内容

主动脉瘤和主动脉夹层的风险

流行病学研究报告使用氟喹诺酮类药物后两个月内主动脉瘤和主动脉夹层的发生率增加，尤其是老年患者。风险增加的原因尚未确定。对于已知患有主动脉瘤或主动脉瘤高风险的患者，仅在没有其他抗菌治疗可用的情况下，使用 ××××。

四、【老年用药】项下增加以下内容

流行病学研究报告使用氟喹诺酮类药物后两个月内主动脉瘤和主动脉夹层的发生率增加，尤其是老年患者。（见【注意事项】）。

（注：说明书其他内容如与上述修订要求不一致的，应当一并进行修订。）

问题：

1. 已上市药品的说明书为什么需要修订？

2. 以化学药品为例，药品说明书【不良反应】和【注意事项】的书写要求有哪些？

（三）说明书的格式与书写要求

国家食品药品监督管理局于 2006 年 5 月、6 月、10 月分别发布 3 个工作文件：《关于印发化学药品和生物制品说明书规范细则的通知》《关于印发中药、天然药物处方药说明书格式内容书写要求及撰写指导原则的通知》《关于印发非处方药说明书规范细则的通知》。2022 年 5 月 20 日，药品审评中心发布《化学药品及生物制品说明书通用格式和撰写指南》，实际上取代了前述《关于印发化学药品和生物制品说明书规范细则的通知》。

我们重点介绍化学药品和治疗用生物制品处方药说明书格式和书写要求，在此基础上简要分析其他各类药品与之对比的主要差异。

1. 化学药品和治疗用生物制品处方药说明书

（1）化学药品和治疗用生物制品处方药的说明书通用格式

核准和修改日期

                                          特殊药品、外用药品标识位置

×××说明书

请仔细阅读说明书并在医师或药师指导下使用

警示语位置

【药品名称】

【成分】

【性状】

【适应症】

【规格】

【用法用量】

【不良反应】

【禁忌】

【注意事项】

【孕妇及哺乳期妇女用药】

【儿童用药】

【老年用药】

【药物相互作用】

【药物滥用和药物依赖】

【药物过量】

【临床药理】

【临床试验】

【药理毒理】

【贮藏】

【包装】

【有效期】

【执行标准】

> 【批准文号】
> 【上市许可持有人】
> 【生产企业】
> 【境内联系人】

（2）化学药品和治疗用生物制品处方药的说明书各项内容书写要求

1）核准和修改日期：核准日期为国家药品监督管理局首次批准该药品注册的时间，修改日期为此后历次修改的时间。

核准和修改日期应当印制在说明书首页左上角。修改日期位于核准日期下方。

2）特殊药品、外用药品标识：麻醉药品、精神药品、医疗用毒性药品、放射性药品和外用药品等专用标识在说明书首页右上方标注。

3）说明书标题："×××说明书"中的"×××"是指该药品的通用名称。

"请仔细阅读说明书并在医师或药师指导下使用"。如为附条件批准，该句表述为"本品为附条件批准上市。请仔细阅读说明书并在医师或药师指导下使用。"

该内容必须标注，并印制在说明书标题下方。

4）警示语：是指药品严重不良反应（可导致死亡或严重伤害）及其严重安全性问题警告的摘要，可涉及【禁忌】和【注意事项】等项目的内容。

警示语置于说明书标题下，全文用黑体字。应设标题和正文两部分。标题应直指问题实质而不用中性语言。各项警告前置黑体圆点并设小标题。各项末用括号注明对应的详细资料的说明书项目。

无该方面内容的，不列该项。

5）【药品名称】：按下列顺序列出。

通用名称：应当符合药品通用名称命名原则。《中国药典》收载的品种应当与药典一致；《中国药典》未收载的品种，属于首次在我国批准上市的（包括新药、5.1类、3类等），应当经国家药典委员会核准名称后，通用名称以核准名称为准；《中国药典》未收载的生物制品，经国家药典委员会核准名称后，通用名称以核准名称为准。

商品名称：商品名称的命名应符合国家食品药品监督管理局《关于进一步规范药品名称管理的通知》（国食药监注〔2006〕99号）要求。未批准使用商品名称的药品不列该项。

英文名称：无英文名称的药品不列该项。

汉语拼音：

6）【成分】

A. 明确活性成分，逐项列出其化学名称、化学结构式、分子式、分子量，并按下列方式书写。

化学名称：

化学结构式：

分子式：

分子量：

B. 复方制剂可以不列出每个活性成分化学名称、化学结构式、分子式、分子量内容。本项可以表述为"本品为复方制剂，其组分为"组分按一个制剂单位（如每片、粒、支、瓶等）分别列出所含的全部活性成分及其量。

C. 多组分或者化学结构尚不明确的化学药品或者治疗用生物制品，应当列出主要成分名称，简述活性成分来源。

D. 应当列出所有辅料的名称。

7）【性状】：包括药品的外观、嗅、味等，与质量标准中【性状】项保持一致。

8）【适应症】：应当根据该药品的用途，采用准确的表述方式，明确用于预防、治疗、诊断、缓解或者辅助治疗某种疾病（状态）或者症状。

应当描述适用的人群（如年龄、性别或特殊的基因型）、适用的疾病（如疾病的亚型）和该药的治疗地位（如一线药还是二线用药、辅助用药）。

使用限制：根据产品实际情况，如果需要，列出使用限制的内容。

对于附条件批准品种，注明本品为基于替代终点（或中间临床终点或早期临床试验数据）获得附条件批准上市，暂未获得临床终点数据，尚待上市后进一步确证。

9）【规格】：指每一单位制剂（每支、每片等）中含有主药的标示量（或效价）、含量（%）或装量。生物制品注射剂应标明每支（瓶）中有效成分的效价（或含量及效价）及装量（或冻干制剂的复溶后体积）。表示方法一般按照现行版《中国药典》要求规范书写，有两种以上规格的应当分别列出。

口服制剂：①口服固体制剂（片剂、胶囊等），每单位制剂中有效成分含量大于 100mg 者，以 g 表示，如 0.1g、0.5g、1.0g 等；如有效成分含量小于 100mg，通常以所含药物量的 mg 数量表示，如 50mg、10mg、0.1mg 等。②口服溶液，通常以每单位制剂的体积及有效成分含量表示，如 30ml：30mg。

注射液：通常以每单位制剂中的药液体积及有效成分标示量表示，5ml：5mg。

吸入制剂：参照《中国药典》规格项标示。

外用制剂：通常以制剂所含有效成分百分比浓度并结合每单位制剂的标示量（或体积）和有效成分含量比表示，如 0.1%（10g：10mg），0.005%（2.5ml：125μg）。

10）【用法用量】：应当包括用法和用量两部分。需按疗程用药或者规定用药期限的，必须注明疗程、期限。

应当详细列出该药品的用药方法，准确列出用药频次、用药剂量及疗程期限，并应当特别注意剂量与规格的关系。

用法上有特殊要求的，应当按实际情况详细说明。

在有研究数据支持的情况下，明确阐述特殊人群的用药方法：如肝功能不全、肾功能不全、老年人、儿童等。

11）【不良反应】：应当实事求是地详细列出该药品的不良反应，并按不良反应的严重程度、发生的频率或症状的系统性列出。按照临床试验期间和上市后不良反应分别列出。

在说明书其他章节详细阐述的不良反应、最常见的不良反应、导致停药或其他临床干预的不良反应应该在本项开始部分阐述。

详细列出特定的不良反应可能有助于临床实践中不良反应发生的预防、评估和管理。

尽量避免使用含糊的词语，如耐受良好的、稀有、频繁等。

12）【禁忌】：应当列出禁止使用该药品的人群或者疾病情况。

必要时，阐述禁忌情况下使用药物的预期后果。

13）【注意事项】：该项目应包括需要特别警惕的严重的或有其他临床价值的不良反应的警告和注意事项。应描述各项不良反应的临床表现和后果及流行病学特点（如发生率、死亡率和风险因素等）、识别、预防和处理。这些信息会影响是否决定处方给药、为确保安全使用药物对患者进行监测的建议，以及可采取的预防或减轻损害的措施。

应列出使用时必须注意的问题，包括需要慎用的情况（如肝、肾功能的问题），影响药物疗效的因素（如食物、烟、酒），用药过程中需观察的情况（如过敏反应，定期检查血象、肝功能、肾功能），以及药物对临床实验室检测的干扰、评价安全性需要的监测、严重的或有临床意义的药物相互作用等。

应根据其重要性，按警告、注意事项的顺序分别列出。每个小项应设有显示其内容特点的粗体字小标题并赋予编号，以重要性排序。

14）【孕妇及哺乳期妇女用药】：根据药物的具体情况，着重说明该药品对妊娠期、哺乳期母婴的影响，并写明可否应用本品及用药注意事项。

未进行该项试验且无可靠参考文献的，应当在该项下予以说明。

15)【儿童用药】：主要包括儿童由于生长发育的关系而对于该药品在药理、毒理或药代动力学方面与成人的差异，并写明可否应用本品及用药注意事项。若有幼龄动物毒性研究资料，且已批准药品用于儿科人群，应阐明有关动物毒性研究内容。

未进行该项试验且无可靠参考文献的，应当在该项下予以说明。

16)【老年用药】：主要包括老年人由于机体各种功能衰退的关系而对于该药品在药理、毒理或药代动力学方面与成人的差异，并写明可否应用本品及用药注意事项。

未进行该项试验且无可靠参考文献的，应当在该项下予以说明。

17)【药物相互作用】：列出与该药物产生相互作用的药物或者药物类别，并说明相互作用的结果及合并用药的注意事项。

未进行该项试验且无可靠参考文献的，应当在该项下予以说明。

18)【药物滥用和药物依赖】：镇痛、麻醉、精神药物等有可能导致药物滥用或依赖，需阐明与之有关的内容，合理控制，避免药物滥用，避免/减少药物依赖。

对于不存在滥用、依赖问题的药物，可不保留该项内容。

19)【药物过量】：详细列出过量应用该药品可能发生的毒性反应、剂量及处理方法。

未进行该项试验且无可靠参考文献的，应当在该项下予以说明。

20)【临床药理】

A. 作用机制：重点阐述药物与临床适应证相关已明确的药理作用，包括药物类别、作用机制；复方制剂的药理作用可以为每一组成成分的药理作用。如果作用机制尚不明确，需明确说明。

对于抗微生物药物，应阐明药物的微生物学特征，包括抗病毒/抗菌活性/药物敏感性、耐药性等。

B. 药效学：应描述与临床效应或不良事件相关的药物或活性代谢产物的生物化学或生理学效应。该部分应包括关于药物及其活性代谢产物对药效学生物标志物或其他临床相关参数影响的描述。

如果无相关药效学数据或药效学效应未知，须说明缺乏该部分信息。

药物对 QT 间期的影响也应包括在药效学部分。

C. 药代动力学：应包括药物在体内吸收、分布、代谢和排泄的全过程及其主要的药代动力学参数或特征，以及特殊人群的药代动力学参数或特征。说明药物是否通过乳汁分泌、是否通过胎盘屏障及血脑屏障等。应以人体临床试验结果为主，如缺乏人体临床试验结果，可列出非临床试验的结果，并加以说明。未进行药代动力学研究且无可靠参考文献的，应当在该部分予以说明。

D. 遗传药理学：应包括影响药物体内过程及治疗相关的基因变异相关数据或信息。未进行该项试验且无可靠参考文献的，应当在该项下予以说明。

21)【临床试验】：该项为临床试验概述，应当准确、客观地进行描述。具体内容应包括试验方案设计（如随机、盲法、对照）、研究对象、给药方法、有效性终点及主要试验结果等。可适当使用图表，清晰表述试验设计、疗效和安全性数据等。

对于附条件批准品种，注明本品为基于替代终点（或中间临床终点或早期临床试验数据）获得附条件批准上市，暂未获得临床终点数据，尚待上市后进一步确证。

22)【药理毒理】：包括药理作用和毒理研究两部分内容。

药理作用为临床药理中药物对人体作用的有关信息。也可列出与临床适应证有关或有助于阐述临床药理作用的体外试验和（或）动物实验的结果。复方制剂的药理作用可以为每一组成成分的药理作用。

毒理研究为与临床应用有关、有助于判断药物临床安全性的非临床毒理研究结果，一般包括遗传毒性、生殖毒性、致癌性等特殊毒理学试验信息，必要时包括一般毒理学试验中或其他毒理学试验中提示的需重点关注的信息。应当描述动物种属类型，给药方法（剂量、给药周期、给药途径）和主要毒性表现等重要信息。复方制剂的毒理研究内容应当尽量包括复方给药的毒理研究结果，若无该信息，应当写入单药的相关毒理内容。

23）【贮藏】：具体条件的表示方法按《中国药典》要求书写，并注明具体温度，如阴凉处（不超过 20℃）保存。

生物制品应当同时注明制品保存和运输的环境条件，特别应明确具体温度。

24）【包装】：包括直接接触药品的包装材料和容器及包装规格，并按该顺序表述。

25）【有效期】：以月为单位表述。

26）【执行标准】：列出执行标准的名称、版本，如《中国药典》（2020 年版）二部。或者药品标准编号，如 YBH00012021。

27）【批准文号】：指该药品的药品批准文号。

对于附条件批准品种，应注明附条件批准上市字样。

28）【上市许可持有人】

名称：

注册地址：

邮政编码：

电话和传真号码：须标明区号。

网址：

持有人名称与注册地址按持有人生产许可证有关项目填写。

29）【生产企业】

企业名称：

生产地址：

邮政编码：

电话和传真号码：须标明区号。

网址：

生产企业名称与生产地址按生产企业生产许可证有关项目填写。

如另有包装厂者，应按下列方式列出包装厂的信息：

名称：

包装地址：

邮政编码：

电话和传真号码：须标明区号。

网址：

30）【境内联系人】：对于境外生产药品，应该列出境外上市许可持有人指定的在中国境内的联系人信息，并按下列方式列出。

名称：

注册地址：

邮政编码：

电话和传真号码：须标明区号。

网址：

2. 预防用生物制品说明书　和化学药品和治疗用生物制品说明书相比较，区别主要在于：①【接种对象】和【作用和用途】对应【适应症】；②【免疫程序和剂量】对应【用法用量】；③【警告】内容与警示语部分相呼应，如警示语中涉及的信息较多，在该处进一步说明。无该方面内容的，不列该项。④【特殊人群】应基于获得的研究数据，描述育龄期人群、老人、儿童、患有基础疾病人群接种该疫苗的相关事项。研究数据不充分或没有相应研究数据且无可靠参考文献的，予以说明。无该方面内容的，不列该项。⑤不要求【药物滥用和药物依赖】、【临床药理】、【药理毒理】。

3. 中药、天然药物处方药说明书 除了【药品名称】只要求通用名称和汉语拼音，【适应症】可以替换表述成【功能主治】这两点区别以外，总体上此类药品说明书的要求比化学药品、生物制品低。具体表现为：①不要求书写【药物过量】；②未进行相关研究的，可不列【孕妇及哺乳期妇女用药】、【儿童用药】、【老年用药】、【临床试验】、【药理毒理】、【药代动力学】；③未进行相关研究的，可不列【药物相互作用】，但注射剂必须以"尚无本品与其他药物相互作用的信息"来表述；④【不良反应】、【禁忌】、【注意事项】可以用"尚不明确"来表述。

4. 非处方药说明书 非处方药说明书应当容易理解的，方便消费者自行判断、购买和使用。①说明书标题项下的忠告语为"请仔细阅读说明书并按说明书使用或在药师指导下购买和使用"；②【用法用量】中数字以阿拉伯数字表示，重量或容量单位必须以汉字表示；③非处方药说明书不要求【临床试验】、【药理毒理】、【药代动力学】三项专业性太强的内容；④特殊人群用药不单独列出，作为【注意事项】的内容，在【用法用量】项不得使用"儿童酌减"或"老年人酌减"等表述；⑤【注意事项】中有更多保障用药人自我药疗安全的内容，如"如正在使用其他药品，使用本品前请咨询医师或药师"、"请将本品放在儿童不能接触的地方"等；⑥化学药非处方药说明书【作用类别】项按国家药品监督管理部门公布的该药品非处方药类别书写，如"解热镇痛药"。

除上述说明书格式和书写要求外，国家药品监督管理局及其药品审评中心陆续发布了一系列更为详尽的有关说明书的指导原则，如《已上市中药说明书安全信息项内容修订技术指导原则（试行）》《化学药品和治疗用生物制品说明书中儿童用药相关信息撰写的技术指导原则（试行）》《古代经典名方中药复方制剂说明书撰写指导原则（试行）》《抗肿瘤药物说明书不良反应数据汇总指导原则》等。

> **知识链接 12-3　　　　　说明书和标签公开制度**
>
> 国家药品监督管理局公布非处方药说明书范本。根据《关于做好处方药与非处方药分类管理实施工作的通知》（国食药监安〔2005〕409号），非处方药的适应证、用法用量须与公布的非处方药说明书范本一致，禁忌证、注意事项、不良反应不得少于范本内容，不得以任何形式扩大适应证范围。已公布非处方药品种说明书的变更，涉及适应证增加、用法用量改变，应按药品注册补充申请办理。
>
> 《中华人民共和国疫苗管理法》规定国务院药品监督管理部门应当在其网站上及时公布疫苗说明书、标签内容。
>
> 上述非处方药说明书范本、疫苗说明书和标签可以在国家药品监督管理局网站"药品查询"栏目检索。

三、药品标签管理

（一）药品标签内容依据

药品的标签应当以说明书为依据，其内容不得超出说明书的范围，不得印有暗示疗效、误导使用和不适当宣传产品的文字和标识。

> **知识链接 12-4　　　　药品标签可以印刷和不得印刷的内容**
>
> 关于《药品说明书和标签管理规定》有关问题解释的通知进一步规定：药品标签不得印制"×省专销""原装正品""进口原料""驰名商标""专利药品""×监制""×总经销""×总代理"等字样。

"企业防伪标识""企业识别码""企业形象标志"等不违背《规定》第三条规定的文字图案可以印制。"印刷企业""印刷批次"等与药品的使用无关的，不得在药品标签中标注。以企业名称等作为标签底文的，不得以突出显示某一名称来弱化药品通用名称。

（二）各种药品标签应当包含的内容

（1）药品内标签：应当包含药品通用名称、适应证或者功能主治、规格、用法用量、生产日期、产品批号、有效期、生产企业等内容。包装尺寸过小无法全部标明上述内容的，至少应当标注药品通用名称、规格、产品批号、有效期等内容。

（2）药品外标签应当注明药品通用名称、成分、性状、适应证或者功能主治、规格、用法用量、不良反应、禁忌、注意事项、储藏、生产日期、产品批号、有效期、批准文号、生产企业等内容。适应证或者功能主治、用法用量、不良反应、禁忌、注意事项不能全部注明的，应当标出主要内容并注明"详见说明书"字样。

（3）用于运输、储藏的包装的标签至少应当注明药品通用名称、规格、储藏、生产日期、产品批号、有效期、批准文号、生产企业，也可以根据需要注明包装数量、运输注意事项或者其他标记等必要内容。

（4）原料药标签应当注明药品名称、储藏、生产日期、产品批号、有效期、执行标准、批准文号、生产企业，同时还需注明包装数量及运输注意事项等必要内容。

（三）同一药品生产企业生产的同一药品的标签

（1）同一药品生产企业生产的同一药品，药品规格和包装规格均相同的，其标签的内容、格式及颜色必须一致；药品规格或者包装规格不同的，其标签应当明显区别或者规格项明显标注。

（2）同一药品生产企业生产的同一药品，分别按处方药与非处方药管理的，两者的包装颜色应当明显区别。

（四）药品标签中有效期的表述

药品标签中的有效期应当按照年、月、日的顺序标注，年份用四位数字表示，月、日用两位数表示。其具体标注格式为"有效期至××××年××月"或者"有效期至××××年××月××日"；也可以用数字和其他符号表示为"有效期至××××.××."或者"有效期至××××/××/××"等。

预防用生物制品有效期的标注按照国家药品监督管理局批准的注册标准执行，治疗用生物制品有效期的标注自分装日期计算，其他药品有效期的标注自生产日期计算。

有效期若标注到日，应当为起算日期对应年月日的前一天，若标注到月，应当为起算月份对应年月的前一月。

（五）药品追溯码

《药品管理法》规定"国家建立健全药品追溯制度"。药品追溯制度是用信息化的手段实现药品"一物一码、物码同追"，实现药品最小包装单元可追溯、可核查。药品追溯制度可以便于问题药品召回，同时还能防止假药、劣药进入合法渠道。国家药品监督管理局已经发布了12项药品追溯标准规范，实现了疫苗的追溯监管，并推进实现对麻醉药品、精神药品、血液制品、国家组织集中采购中选品种等重点品种追溯的监管。

药品追溯码是用于唯一标识药品各级销售包装单元的代码，由一列数字、字母和（或）符号组成。《药品追溯码编码要求》规定药品追溯码应关联药品上市许可持有人名称、药品生产企业名称、药品通用名、药品批准文号、药品本位码、剂型、制剂规格、包装规格、生产日期、药品生产批号、有效期和单品序列号等信息；应符合以下两项要求中的一项：①代码长度为20个字符，前7位为药品标识码；②符合ISO相关国际标准（如，ISO/IEC 15459系列标准）的编码规则。

药品追溯码的载体可以选择一维条码、二维条码或 RFID 标签等。

药品追溯码标识是在药品包装上采用印刷、粘贴等方式对药品追溯码及其相关信息所做的标识，由数字、字母、文字、条码组成。《药品追溯码标识规范》规定了药品追溯码标识的原则、一般要求、样式、位置、质量要求等。其中，追溯码标识示意图如图 12-3 所示。

图 12-3　药品追溯码标识示意图

a. 采用一维条码的药品追溯码标识示意图；b. 采用二维码的药品追溯码标识示意图。a、b 均为药品追溯码标识示意图，为药品追溯码标识提供参考

四、违反说明书、标签管理规定的法律责任

目前，违反说明书、标签管理规定的法律责任，主要体现在《药品管理法》第一百一十七条、第一百二十五条和第一百二十八条。

根据《药品管理法》第九十八条，"未标明或者更改有效期的药品"或者"未注明或者更改产品批号的药品"为劣药。该法第一百一十七条规定：生产、销售劣药的，没收违法生产、销售的药品和违法所得，并处违法生产、销售的药品货值金额 10 倍以上 20 倍以下的罚款；违法生产、批发的药品货值金额不足 10 万元的，按 10 万元计算，违法零售的药品货值金额不足 1 万元的，按 1 万元计算；情节严重的，责令停产停业整顿直至吊销药品批准证明文件、药品生产许可证、药品经营许可证或者医疗机构制剂许可证。生产、销售的中药饮片不符合药品标准，尚不影响安全性、有效性的，责令限期改正，给予警告；可以处 10 万元以上 50 万元以下的罚款。

第一百二十五条处罚的情形包括使用未经核准的标签、说明书，没收违法生产、销售的药品和违法所得及包装材料、容器，责令停产停业整顿，并处 50 万元以上 500 万元以下的罚款；情节严重的，吊销药品批准证明文件、药品生产许可证、药品经营许可证，对法定代表人、主要负责人、直接负责的主管人员和其他责任人员处 2 万元以上 20 万元以下的罚款，10 年直至终身禁止从事药品生产经营活动。

第一百二十八条规定：除依法应当按照假药、劣药处罚的外，药品包装未按照规定印有、贴有标签或者附有说明书，标签、说明书未按照规定注明相关信息或者印有规定标志的，责令改正，给予警告；情节严重的，吊销药品注册证书。

第三节　药品广告管理

一、药品广告概述

（一）广告概述

1. 广告的定义　广告是重要的营销方式。在不同的时代、不同的国家，从不同的视角出发，人们对广告界定有所不同。

美国国家广告主协会对广告的定义："广告是付费的大众传播，其最终目的为传递情报，改变人们对广告商品之态度，诱发其行动而使广告主得到利益。"

现行《中华人民共和国广告法》（以下简称《广告法》）规定："在中华人民共和国境内，商品经营者或者服务提供者通过一定媒介和形式直接或者间接地介绍自己所推销的商品或者服务的商业广告活动，适用本法。"此规定从《广告法》调整对象的角度间接对广告做出了界定。

2. 广告主体和广告媒介

（1）广告主体包括以下相关方。

广告主——为推销商品或者服务，自行或者委托他人设计、制作、发布广告的自然人、法人或者其他组织。

广告经营者——接受委托提供广告设计、制作、代理服务的自然人、法人或者其他组织。

广告发布者——为广告主或者广告主委托的广告经营者发布广告的自然人、法人或者其他组织。

广告代言人——广告主以外的，在广告中以自己的名义或者形象对商品、服务作推荐、证明的自然人、法人或者其他组织。

（2）广告媒介随着社会进步不断发展，从早期的招牌旗幌发展到传统的四大媒体即报纸、杂志、电台、电视再到今天的互联网、多元化数字媒体等。

（二）药品广告及其管理

1. 药品广告的定义 凡利用各种媒介或者形式发布的广告含有药品名称、药品适应证（功能主治）或者与药品有关的其他内容的，为药品广告。

2. 药品广告的管理 药品广告是传播药品信息的重要方式，不但可以使医药学专业人士了解药品的成分、用途、使用方法、注意事项等，而且对普通消费者进行非处方药广告宣传能提高其自我药疗的意识和能力。

但是实践中，由于广告本身所具有的"推销"特性，发布虚假药品广告、篡改经批准内容发布药品广告或未经批准发布药品广告等违法行为时常出现。因此，对药品广告内容、广告审查程序和违法广告处罚进行规范，才能保障广告受众接收到真实、准确、全面的药品信息，并在此基础上合理用药。

目前，我国与药品广告有关的规范性文件主要有《广告法》《药品管理法》《药品管理法实施条例》《中华人民共和国反不正当竞争法》和《药品、医疗器械、保健食品、特殊医学用途配方食品广告审查管理暂行办法》（以下简称《暂行办法》）。

其中，国家市场监督管理总局根据《广告法》等法律、行政法规制定的《暂行办法》，于2020年3月1日起施行，对药品广告内容、审查程序和监督处罚等作出了规定，目的在于加强药品广告监督管理，规范广告审查工作，维护广告市场秩序，保证消费者合法权益。

本节将根据上述法律、法规和规章，尤其是其中涉及药品广告的特别条款，对药品广告审查规定、药品广告内容要求及违法药品广告的法律责任进行总结。

二、药品广告审查规定

（一）药品广告审查要求

未经审查不得发布药品广告。

药品只宣传药品名称（含药品通用名称和药品商品名称）的，不再对其内容进行审查。

（二）药品广告审查机关

国家市场监督管理总局负责组织指导药品广告审查工作。

各省、自治区、直辖市市场监督管理部门、药品监督管理部门（以下称广告审查机关）负责药品广告审查，依法可以委托其他行政机关具体实施广告审查。

（三）药品广告申请人

药品注册证明文件持有人及其授权同意的生产、经营企业为广告申请人（以下简称申请人）。申请人可以委托代理人办理药品广告审查申请。

（四）药品广告申请提交方式

申请人可以到广告审查机关受理窗口提出申请，也可以通过信函、传真、电子邮件或者电子政务平台提交药品广告申请。

（五）广告申请材料

申请药品广告审查，应当依法提交广告审查表、与发布内容一致的广告样件，以及下列合法有效的材料。

（1）申请人的主体资格相关材料，或者合法有效的登记文件。

（2）产品注册证明文件、注册的产品标签和说明书，以及生产许可文件。

（3）广告中涉及的知识产权相关有效证明材料。

经授权同意作为申请人的生产、经营企业，还应当提交合法的授权文件；委托代理人进行申请的，还应当提交委托书和代理人的主体资格相关材料。

（六）广告申请和审批程序

根据《暂行办法》相关条款，此处将药品广告申请和审批流程归纳成图12-4。经广告审查机关审查通过并向社会公开的药品广告，可以依法在全国范围内发布。

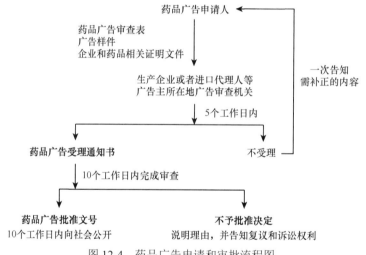

图 12-4　药品广告申请和审批流程图

（七）药品广告批准文号格式、有效期、注销

1. 格式　根据2020年2月27日国家市场监管总局办公厅关于印发《药品、医疗器械、保健食品、特殊医学用途配方食品广告审查文书格式范本》的通知，药品广告批准文号为 × 药广审（视/声/文）第 000000-00000 号。其中 × 为各省、自治区、直辖市的简称。"视""声""文"代表用于广告媒介形式的分类代号。

2. 有效期　药品广告批准文号的有效期与产品注册证明文件最短的有效期一致。产品注册证明文件未规定有效期的，广告批准文号有效期为2年。

广告主、广告经营者、广告发布者应当严格按照审查通过的内容发布药品广告，不得进行剪辑、拼接、修改。已经审查通过的广告内容需要改动的，应当重新申请广告审查。

3. 注销　申请人有下列情形的，不得继续发布审查批准的广告，并应当主动申请注销药品广告批准文号。

（1）主体资格证照被吊销、撤销、注销的。

（2）产品注册证明文件被撤销、注销的。

（3）法律、行政法规规定应当注销的其他情形。

广告审查机关发现申请人有前款情形的，应当依法注销其药品广告批准文号。

三、药品广告内容要求

案例 12-3　　　　藿香正气口服液和软胶囊违法广告

　　广元市某药品经营企业在新冠疫情期间，为推销其销售的药品，在经营场所发布含有使用国家机关的名义及"藿香正气口服液每天两支适用预防及医学观察期、每天两支适合新型冠状病毒感染"等内容的药品广告，当事人无法提供相关材料证明广告中推销的商品有预防新冠病毒感染的功效及广告审查批准文件。

　　东城区市场监管局在监督检查时发现，某医药连锁有限公司在其微信公众号发布了"消暑特惠——藿香正气软胶囊"广告，并在广告中使用了"店长推荐"字样。经查，上述"藿香正气软胶囊"为非处方药，药品批准文号为"国药准字 Z10890019"。

　　问题：

　　1. 第 1 则案例中，藿香正气口服液的广告有哪些违法之处？应当如何处罚？

　　2. 第 2 则案例中，藿香正气软胶囊的广告有哪些违法之处？应当如何处罚？

药品广告应当真实、合法，不得含有虚假或者引人误解的内容。广告主应当对药品广告内容的真实性和合法性负责。

药品广告的内容应当以国务院药品监督管理部门核准的说明书为准。药品广告涉及药品名称、药品适应证或者功能主治、药理作用等内容的，不得超出说明书范围。

（一）禁止发布广告的药品

（1）麻醉药品、精神药品、医疗用毒性药品、放射性药品、药品类易制毒化学品，以及戒毒治疗的药品。

（2）军队特需药品、军队医疗机构配制的制剂。

（3）医疗机构配制的制剂。

（4）依法停止或者禁止生产、销售或者使用的药品。

（5）法律、行政法规禁止发布广告的情形。

（二）处方药广告管理

处方药广告只能在国务院卫生行政部门和国务院药品监督管理部门共同指定的医学、药学专业刊物上发布。

不得利用处方药的名称为各种活动冠名进行广告宣传。不得使用与处方药名称相同的商标、企业字号在医学、药学专业刊物以外的媒介变相发布广告，也不得利用该商标、企业字号为各种活动冠名进行广告宣传。

（三）广告内容的要求

1. 药品广告必须标明的内容　药品广告应当显著标明禁忌、不良反应。

处方药广告还应当显著标明"本广告仅供医学药学专业人士阅读"，非处方药广告还应当显著标明非处方药标识（OTC）和"请按药品说明书或者在药师指导下购买和使用"。

药品广告应当显著标明广告批准文号。

药品广告中应当显著标明的内容，其字体和颜色必须清晰可见、易于辨认，在视频广告中应当持续显示。

2. 药品广告中不得含有的内容　药品广告除了遵守《广告法》规定的"广告不得有的情形"的一般条款（本书省略）以外，还应当遵守《广告法》对"药品广告不得含有的内容"的特别条款规定。以下是《广告法》第十六条规定的药品广告不得含有的内容。

（1）表示功效、安全性的断言或者保证。

（2）说明治愈率或者有效率。

（3）与其他药品的功效和安全性比较。

（4）利用广告代言人作推荐、证明。

（5）法律、行政法规规定禁止的其他内容。

《暂行办法》第十一条规定药品广告不得包含的情形如下。

（1）使用或者变相使用国家机关、国家机关工作人员、军队单位或者军队人员的名义或者形象，或者利用军队装备、设施等从事广告宣传。

（2）使用科研单位、学术机构、行业协会或者专家、学者、医师、药师、临床营养师、患者等的名义或者形象作推荐、证明。

（3）违反科学规律，明示或者暗示可以治疗所有疾病、适应所有症状、适应所有人群，或者正常生活和治疗病症所必需等内容。

（4）引起公众对所处健康状况和所患疾病产生不必要的担忧和恐惧，或者使公众误解不使用该产品会患某种疾病或者加重病情的内容。

（5）含有"安全""安全无不良反应""不良反应小"；明示或者暗示成分为"天然"，因而安全性有保证等内容。

（6）含有"热销、抢购、试用""家庭必备、免费治疗、免费赠送"等诱导性内容，"评比、排序、推荐、指定、选用、获奖"等综合性评价内容，"无效退款、保险公司保险"等保证性内容，怂恿消费者任意、过量使用药品的内容。

（7）含有医疗机构的名称、地址、联系方式、诊疗项目、诊疗方法及有关义诊、医疗咨询电话、开设特约门诊等医疗服务的内容。

（8）法律、行政法规规定不得含有的其他内容。

此外，《广告法》还规定：广播电台、电视台、报刊音像出版单位、互联网信息服务提供者不得以介绍健康、养生知识等形式变相发布药品广告。在针对未成年人的大众传播媒介上不得发布药品广告。

四、违法药品广告的法律责任、公示和行政强制

本书仅将《广告法》法律责任部分明确提及药品的条款和《暂行办法》有关的条款归纳如下。

（一）违法药品广告的法律责任

1. 未显著、清晰表示广告中应当显著标明内容的，由市场监督管理部门责令停止发布广告，对广告主处 10 万元以下的罚款。广告经营者、广告发布者明知或者应知有前述违法行为仍设计、制作、代理、发布的，由市场监督管理部门处 10 万元以下的罚款。

变相发布药品广告，由市场监督管理部门责令改正，对广告发布者处 10 万元以下的罚款。

2. 违反《广告法》第十六条对药品广告内容的禁止性规定；或未经审查发布药品广告；或应当注销广告批准文号或者广告批准文号已超过有效期，仍继续发布药品广告；或未按照审查通过的内容发布药品广告，由市场监督管理部门责令停止发布广告，责令广告主在相应范围内消除影响，处广告费用 1 倍以上 3 倍以下的罚款，广告费用无法计算或者明显偏低的，处 10 万元以上 20 万元以下的罚款；情节严重的，处广告费用 3 倍以上 5 倍以下的罚款，广告费用无法计算或者明显偏低的，处 20 万元以上 100 万元以下的罚款，可以吊销营业执照，并由广告审查机关撤销广告审查批准文件、一年内不受理其广告审查申请。

3. 违反《暂行规定》第十一条第②～⑤项规定，发布药品广告的，按上述第 2 点规定处罚，构成虚假广告的，由市场监督管理部门责令停止发布广告，责令广告主在相应范围内消除影响，

处广告费用 3 倍以上 5 倍以下的罚款，广告费用无法计算或者明显偏低的，处 20 万元以上 100 万元以下的罚款；2 年内有 3 次以上违法行为或者有其他严重情节的，处广告费用 5 倍以上 10 倍以下的罚款，广告费用无法计算或者明显偏低的，处 100 万元以上 200 万元以下的罚款，可以吊销营业执照，并由广告审查机关撤销广告审查批准文件、一年内不受理其广告审查申请。构成犯罪的，依法追究刑事责任。

4. 违反《暂行办法》第十一条第⑥~⑧项规定，发布药品广告的，《广告法》及其他法律法规有规定的，依照相关规定处罚，没有规定的，由县级以上市场监督管理部门责令改正；对负有责任的广告主、广告经营者、广告发布者处以违法所得 3 倍以下罚款，但最高不超过 3 万元；没有违法所得的，可处 1 万元以下罚款。

5. 违反《暂行办法》第十一条第①项规定；或为禁止发布广告的药品发布广告；或违反处方药广告管理规定；或在针对未成年人的大众传播媒介上发布药品广告，由市场监督管理部门责令停止发布广告，对广告主处 20 万元以上 100 万元以下的罚款，情节严重的，并可以吊销营业执照，由广告审查机关撤销广告审查批准文件、一年内不受理其广告审查申请；对广告经营者、广告发布者，由市场监督管理部门没收广告费用，处 20 万元以上 100 万元以下的罚款，情节严重的，并可以吊销营业执照。

6. 隐瞒真实情况或者提供虚假材料申请广告审查的，广告审查机关不予受理或者不予批准，予以警告，一年内不受理该申请人的广告审查申请；以欺骗、贿赂等不正当手段取得广告审查批准的，广告审查机关予以撤销，处 10 万元以上 20 万元以下的罚款，3 年内不受理该申请人的广告审查申请。

7. 伪造、变造或者转让广告审查批准文件的，由市场监督管理部门没收违法所得，并处 1 万元以上 10 万元以下的罚款。

8. 对广告代言人的违法行为的处罚：广告代言人在药品广告中做推荐、证明的，由市场监督管理部门没收违法所得，并处违法所得 1 倍以上 2 倍以下的罚款。

9. 对违法广告相关责任人的资格处罚：因发布虚假广告，或者有其他《广告法》规定的违法行为，被吊销营业执照的公司、企业的法定代表人，对违法行为负有个人责任的，自该公司、企业被吊销营业执照之日起 3 年内不得担任公司、企业的董事、监事、高级管理人员。

（二）违法广告公示

市场监督管理部门对违法广告行为作出行政处罚决定后，应当依法通过国家企业信用信息公示系统向社会公示。

（三）对涉嫌违法药品广告的行政强制措施

市场监督管理部门在履行广告监督管理职责时，可以采取的行政强制措施有查封、扣押与涉嫌违法广告直接相关的广告物品、经营工具、设备等财物；责令暂停发布可能造成严重后果的涉嫌违法广告。

知识链接 12-5　　　　违法药品广告可能承担的刑事责任

《中华人民共和国刑法》第二百二十二条规定"虚假广告罪"：广告主、广告经营者、广告发布者违反国家规定，利用广告对商品或者服务作虚假宣传，情节严重的，处 2 年以下有期徒刑或者拘役，并处或者单处罚金。

2022 年 3 月 6 日起施行的《关于办理危害药品安全刑事案件适用法律若干问题的解释》第九条规定：明知他人实施危害药品安全犯罪，而提供广告宣传等帮助行为的，以共同犯罪论处。

第四节 互联网药品信息管理

案例 12-4 **第三方平台上展示销售二类精神药品案**

2021 年 2 月 5 日，某市药品监督管理局接到举报，举报人称，某第三方平台 A 上展示的某药店 B 销售的地西泮片属二类精神药品处方药。购买者只需声声称已确诊相关疾病、并安全使用过相关药品，就可以在第三方平台 A 上成功购买该药品。接到举报后，该市药品监督管理局高度重视，立即组织检查人员赶赴平台 A 开展现场检查。现场发现举报属实。检查人员查询平台 A 上药店 B 的销售记录时，发现该药店 B 共销售地西泮片 5 盒，售价 18 元/盒。检查人员未查询到购买者提供的处方（复印件）或互联网医院开具的处方（复印件），也未见到药店 B 药师审核的地西泮片处方记录。

经查，平台 A 已取得互联网药品信息服务资格证书、互联网药品交易服务资格证书，并在网站主页显著位置标注了上述证书编号，但未建立相关质量管理制度，无药品质量管理机构，未配备执业药师。药店 B 已取得药品网络经营相关资质。

问题：
1. 结合《药品管理法》相关条款和本节内容，分析该第三方平台的行为违反了哪些规定？
2. 对该第三方平台应当如何处罚？处罚所依据的规定有哪些？

我们今天处在"互联网+"时代，互联网特别是移动互联网正在影响包括药品信息传递在内的社会运行的方方面面。互联网信息具有数量大、传播广，开放性和交互性高、容易变化等特点，亟须对其加强监管。现行的《互联网药品信息服务管理办法》于 2004 年 7 月 8 日起实施，以下为其主要内容。

一、互联网药品信息服务的定义和分类

互联网药品信息服务是指通过互联网向上网用户提供药品信息的服务活动。

互联网药品信息服务分为经营性和非经营性两类。经营性互联网药品信息服务是指通过互联网向上网用户有偿提供药品信息等服务的活动；非经营性互联网药品信息服务是指通过互联网向上网用户无偿提供公开的、共享性药品信息等服务的活动。非经营性互联网药品信息服务对象通常为政府上网工程、企事业单位公益性网站、企业自身业务宣传的网站等。

二、互联网药品信息服务主体的资格

申请提供互联网药品信息服务，除应当符合《互联网信息服务管理办法》（国务院令第 292 号）规定的要求外，还应当具备下列条件：①互联网药品信息服务的提供者应当为依法设立的企事业单位或者其他组织；②具有与开展互联网药品信息服务活动相适应的专业人员、设施及相关制度；③有 2 名以上熟悉药品、医疗器械管理法律、法规和药品、医疗器械专业知识，或者依法经资格认定的药学、医疗器械技术人员。

三、互联网药品信息服务资格证书的管理

（一）申请与审批

申请提供互联网药品信息服务，应当填写国家药品监督管理局统一制发的"互联网药品信息服务申请表"，向网站主办单位所在地省级药品监督管理部门提出申请并提交相应材料。

《国务院关于取消和调整一批行政审批项目等事项的决定》（国发〔2014〕50 号）已将此项审批调整为后置审批。《国务院关于深化"证照分离"改革进一步激发市场主体发展活力的通知》（国发〔2021〕7 号）进一步规定该项审批实行告知承诺。实行告知承诺后，药品监督管理部门依

法列出可量化可操作、不含兜底条款的经营许可条件，明确监管规则和违反承诺后果，一次性告知企业。对因企业承诺可以减省的审批材料，不再要求企业提供；对可在企业领证后补交的审批材料，实行容缺办理、限期补交。对企业自愿作出承诺并按要求提交材料的，要当场作出审批决定。

（二）有效期

互联网药品信息服务资格证书有效期为 5 年。有效期届满，需要继续提供互联网药品信息服务的，持证单位应当在有效期届满前 6 个月内，向原发证机关申请换发互联网药品信息服务资格证书。

（三）标注

提供互联网药品信息服务的网站，应当在其网站主页显著位置标注互联网药品信息服务资格证书的证书编号。

四、互联网药品信息服务的管理规定

（一）互联网药品信息的要求

提供互联网药品信息服务网站所登载的药品信息必须科学、准确，必须符合国家的法律、法规和国家有关药品、医疗器械管理的相关规定。

（二）互联网站不得发布的药品信息

提供互联网药品信息服务的网站不得发布麻醉药品、精神药品、医疗用毒性药品、放射性药品、戒毒药品和医疗机构制剂的产品信息。

（三）互联网站发布药品广告的规定

提供互联网药品信息服务的网站发布的药品（含医疗器械）广告，必须经过药品监督管理部门审查批准；提供互联网药品信息服务的网站发布的药品（含医疗器械）广告要注明广告审查批准文号。

五、违反互联网药品信息服务规定的法律责任

（一）未经审批进行信息服务的处罚

提供互联网药品信息服务的网站，必须取得互联网药品信息服务资格证书。未取得或者超出有效期使用互联网药品信息服务资格证书从事互联网药品信息服务的，由国家药品监督管理部门或者省级药品监督管理部门给予警告，并责令其停止从事互联网药品信息服务；情节严重的，移送相关部门，依照有关法律、法规给予处罚。

（二）未在网站显著位置标注资格证书编号的处罚

提供互联网药品信息服务的网站不在其网站主页的显著位置标注互联网药品信息服务资格证书的证书编号的，国家药品监督管理局或者省、自治区、直辖市药品监督管理部门给予警告，责令限期改正；在限定期限内拒不改正的，对提供非经营性互联网药品信息服务的网站处以 500 元以下罚款，对提供经营性互联网药品信息服务的网站处以 5000 元以上 1 万元以下罚款。

（三）超范围提供互联网药品信息、提供不真实信息造成不良影响的处罚

国家药品监督管理局或者省、自治区、直辖市药品监督管理部门给予警告，责令限期改正；情节严重的，对提供非经营性互联网药品信息服务的网站处以 1000 元以下罚款，对提供经营性互联网药品信息服务的网站处以 1 万元以上 3 万元以下罚款；构成犯罪的，移送司法部门追究刑事责任。

知识链接 12-6 《广告法》对互联网广告的规定

第四十四条 利用互联网从事广告活动，适用本法的各项规定。

利用互联网发布、发送广告，不得影响用户正常使用网络。在互联网页面以弹出等形式发布的广告，应当显著标明关闭标志，确保一键关闭。

第四十五条 公共场所的管理者或者电信业务经营者、互联网信息服务提供者对其明知或者应知的利用其场所或者信息传输、发布平台发送、发布违法广告的，应当予以制止。

第六十三条第二款 违反本法第四十四条第二款规定，利用互联网发布广告，未显著标明关闭标志，确保一键关闭的，由工商行政管理部门责令改正，对广告主处 5000 元以上 3 万元以下的罚款。

第六十四条 违反本法第四十五条规定，公共场所的管理者和电信业务经营者、互联网信息服务提供者，明知或者应知广告活动违法不予制止的，由工商行政管理部门没收违法所得，违法所得 5 万元以上的，并处违法所得 1 倍以上 3 倍以下的罚款，违法所得不足 5 万元的，并处 1 万元以上 5 万元以下的罚款；情节严重的，由有关部门依法停止相关业务。

思 考 题

（1）为什么要进行药品信息管理？

（2）对药品的说明书和标签有哪些共性要求？

（3）简述化学药品和治疗用生物制品说明书的格式和书写要求。

（4）药品标签分成哪几类？简述各类标签所应标示项目的区别。

（5）简述药品广告批准文号申请审批流程。

（6）有哪些药品不得发布广告？

（7）简述药品广告不得含有的内容。

（8）申请提供互联网药品信息服务需要具备哪些条件？

（唐亚岚）

第十三章　药品上市后的监督与管理

第一节　药物警戒与药品不良反应概述

药品在保障人类健康和促进社会发展的过程中发挥重要作用，但在治疗疾病过程中有高度的风险性和不确定性，常伴随着与用药目的不相关甚至相反的有害作用，据 WHO 统计，各国发生药品不良反应的概率在 10%～20%，其中 5% 因严重的药品不良反应而死亡。我国是药品不良反应发生较为严重的地区，据统计，我国 5000 万的住院患者中至少有 250 万人因药品不良反应而入院，其中 20 万～50 万人发生严重的药品不良反应，约 19 万人因此而死亡。在美国，药源性损害致死占社会人口死亡的第 4～6 位，约占社会人口的 1/2200，百余年来，全世界发生了几十起致死、致残的药害事件，这些惨痛的教训引起各国卫生工作者的密切关注，世界各国药品监督管理部门也逐渐意识到加强药品上市后的监督管理的必要性和紧迫性，药物警戒与药品不良反应监测更成为全球共同关注的热点。

20 世纪 60 年代初，WHO 建议在世界范围内建立药品不良反应监测系统，并于 1968 年建立了国际药品监督合作中心。我国于 1989 年成立了中国药品不良反应监测中心，1998 年成为 WHO 国际药品监测合作计划的正式成员国。1999 年 11 月 25 日，国家食品药品监督管理局和卫生部联合发布了《药品不良反应监测管理办法》（试行）。《药品管理法》也明确规定：国家实行药品不良反应报告制度。2004 年 3 月 4 日经卫生部、国家食品药品监督管理局审议通过，国家食品药品监督管理局令第 7 号发布了《药品不良反应报告和监测管理办法》，并自发布之日起施行。2010 年 12 月 13 日经卫生部部务会议审议通过，中华人民共和国卫生部令第 81 号发布了最新版的《药品不良反应报告和监测管理办法》，自 2011 年 7 月 1 日起实施。

2002 年，WHO 对药物警戒进行了完整的定义：药物警戒是发现、评估、理解和预防药品不良反应或任何其他与药物相关问题的活动和科学。直到 2019 年，我国才建立药物警戒制度，对药品不良反应及其他与用药有关的有害反应进行监测、识别、评估和控制。2021 年，发布《药物警戒质量管理规范》，并于 2021 年 12 月 1 日起正式施行。

这些法律法规不仅为加强上市药品的安全监管、规范药品不良反应报告和监测的管理、保障公众用药安全等方面提供了法律保障，而且标志着我国药品药物警戒和不良反应监督管理正在逐渐步入正轨。

一、药物警戒与药品不良反应概念

（一）药物警戒相关概念

WHO 对药物警戒（pharmacovigilance）的定义：药物警戒是指发现、评价、理解和预防不良反应或其他任何可能与药物有关问题的科学研究与活动。近年来，它涉及的范围已经扩展到中草药、传统药物、辅助用药、血液制品、生物制品、医疗器械和疫苗。

为规范药品全生命周期药物警戒活动，根据《药品管理法》《中华人民共和国疫苗管理法》等有关规定，2021 年我国制定了《药物警戒质量管理规范》。该规范指出：药物警戒活动是指对药品不良反应及其他与用药有关的有害反应进行监测、识别、评估和控制的活动。因此，药物警戒不仅涉及药物的不良反应，还涉及与药物相关的其他问题：①不合格药品；②药物治疗错误；③缺乏有效性的报告；④对没有充分科学根据而不被认可的适应证的用药；⑤急慢性中毒的病例报告；⑥与药物相关的病死率的评价；⑦药物的滥用与错用；⑧药物与化学药品、其他药物和食品的不良相互作用，等等。

（二）药品不良反应相关概念

1. 我国对药品不良反应的定义

（1）我国《药品不良反应报告和监测管理办法》对药品不良反应的定义：药品不良反应是指合格药品在正常用法用量下出现的与用药目的无关的或意外的有害反应。这一定义将药品不良反应界定为药品天然风险的范畴，而不包括不合格药品（如假、劣药）及非正常使用（如超剂量）情况下所产生的药品不良事件。

（2）新的药品不良反应是指药品说明书中未载明的不良反应。

（3）药品严重不良反应是指因使用药品引起以下损害情形之一的反应：①引起死亡；②致癌、致畸、致出生缺陷；③对生命有危险并能够导致人体永久的或显著的伤残；④对器官功能产生永久性损伤；⑤导致住院或住院时间延长。

（4）药品不良反应报告和监测是指药品不良反应发现、报告、评价和控制的过程。

2. WHO 对药品不良反应的定义　WHO 国际药物监测合作中心对药品不良反应的定义：药品不良反应是指在预防、诊断、治疗疾病或改变生理功能过程中，人接受正常剂量的药物时出现的任何有害的且非预期的反应。（A reaction which is noxious and unintended and which occurs at doses normally used in man for the prophylaxis diagnosis or therapy of disease or for the modification of physiological function.）

二、药品不良反应分类

（一）我国关于药品不良反应的分类

1. 传统分类法　1977 年，罗林斯（Rawlins）和汤普森（Thompson）设计的药品不良反应分类法由于其简单而被广泛采用。此分类是根据药品不良反应与药理作用的相关性进行分类，分为 A 型和 B 型两种。

（1）A 型不良反应：又称剂量相关型不良反应（dose-dependent），指由于药物的药理作用增强而引起的不良反应。其程度轻重与用药剂量有关，一般容易预测，发生率较高而死亡率较低。A 型不良反应包括副作用、毒性反应、后遗效应、首剂效应、继发反应、停药反应等。例如，普萘洛尔引起心脏传导阻滞、抗胆碱能类药物引起口干。

（2）B 型不良反应：又称剂量不相关型不良反应（dose-independent），指与药物药理作用无关的异常反应。其程度轻重与用药剂量无关，一般难以预测，发生率较低但死亡率较高。B 类反应又分特异质反应（idiosyncrasy）和变态反应（allergic reaction）。前者指由于基因遗传原因而造成的药物不良代谢，是遗传药理学（pharmacogenetics，亦称药物遗传学）的重要内容；后者即过敏反应，指机体再次接触某一相同抗原或半抗原所发生的组织损伤和机体紊乱的免疫反应，是外来的抗原性物质与体内抗体间所发生的一种对机体不利的病理性免疫反应，如某些药物引起的细胞减少症和一些自身免疫性疾病（急性肾小球肾炎、红斑狼疮等）。

2. 根据药品不良反应发生的原因分类

（1）副作用（side effect）：指药物按治疗剂量使用时，伴随治疗作用的同时出现与固有药理作用相关、但与用药目的无关的作用。一般多较轻微，呈一过性、可逆性功能变化，但却难以避免。例如，阿托品作为麻醉前给药抑制腺体分泌，则术后肠胀气，尿潴留为副作用，当阿托品用于解除胆道痉挛时，心悸、口干成为副作用。该不良反应通常是由药物作用选择性低所造成的。

（2）毒性反应（toxic reaction）：指由于患者个体差异、病理状态或合用其他药物等原因，造成相对用药剂量过大或用药时间过长，对人体某种功能或器质方面所带来的危害性反应。该反应有些是可逆的，有些是不可逆（药源性疾病）的。根据发生的快慢程度，毒性反应分为急性毒性和慢性毒性两种。急性毒性一般发生较快，多损害循环、呼吸及神经系统功能，而慢性毒性一般发生较缓，多损害肝、肾、骨髓、内分泌等器官功能。致癌作用（carcinogenesis）、致畸作用

（teratogenesis）、致突变作用（mutagenesis）"三致反应"为药物的特殊毒性，也属于慢性毒性的范畴。由于这些特殊毒性发生延迟，在早期不易发现，而且其表现可能和非药源性疾病相似，所以很难将它与引起毒性的药物联系起来，因此需特别引起注意。

（3）后遗效应（residual effect）：是指停药后血药浓度已降至最低有效浓度以下时残存的生物效应。遗留时间可长可短、危害轻重不一，如服用巴比妥类催眠药后次晨的宿醉现象。

（4）继发反应（secondary reaction）：是由于药物的治疗作用所引起的不良后果，又称治疗矛盾。例如，广谱抗生素长期应用可改变正常肠道菌群的关系，使肠道菌群失调导致二重感染（superinfection）。

（5）停药反应（withdrawal reaction，亦称回跃反应或反跳现象）：指长期用药后突然停药，出现原有疾病或症状加剧的现象。例如，长期应用可乐定，突然停药后次日血压急剧回升。

（6）变态反应（allergic reaction）也称过敏反应（hypersensitive）：是药物作为半抗原进入体内与机体蛋白结合为抗原后，经过一段时间的致敏过程而发生，一般见于过敏体质患者。这种反应的发生与药物固有药理效应和剂量无关，反应的严重程度因人因药而异，表现为皮疹、血管神经性水肿、哮喘、血清病、过敏性休克等。变态反应的致敏物质比较复杂，可以是药物本身或其代谢产物，也可以是药物制剂中的杂质。

（7）特异质反应（idiosyncraticreaction）：少数先天性遗传异常的患者对某些药物特别敏感，很小的剂量即可引起超出常人的强烈的药理效应。这种反应的性质与药物固有药理作用基本一致，反应的程度与剂量成比例，拮抗药救治可能有效。例如，假性胆碱酯酶缺乏者，应用琥珀胆碱后，由于延长了肌肉松弛作用而常出现呼吸暂停反应。

（8）依赖性（dependence）：指反复地（周期性或连续性）用药所引起的人体精神（心理）、身体（生理）或两者兼有的对药物的依赖状态（瘾癖），表现出一种强迫性连续或定期用药的行为。精神（心理）依赖性：凡能引起令人愉快意识状态的任何药物即可引起精神依赖性，精神依赖者为得到欣快感而不得不定期或连续使用某种药物。身体（生理）依赖性：用药者反复应用某种药物造成一种适应状态，停药后产生戒断症状，使人非常痛苦，甚至危及生命。例如，阿片类和催眠镇静药在反复用药过程中，先产生精神依赖性，后产生生理依赖性。

（二）世界卫生组织关于药品不良反应的分类

1991 年 9 月 WHO 国际药物监测计划对药物引起的不良反应提出了如下分类。

（1）副作用（side effect）：指药物在常用剂量引起的与药理学特性有关但非用药目的的作用。

（2）不良事件（adverse event/adverse experience）：在药物治疗过程中所发生的任何不良医学事件称为药品不良事件（adverse drug event，ADE），亦称不良药物事件。药品不良事件不一定与药物治疗有因果关系，它包括了药品不良反应、药品标准缺陷、药品质量问题、用药失误（medication error）和药物滥用（drug abuse）等。

（3）不良反应（adverse reaction）：在预防、诊断、治疗疾病或改变生理功能过程中，人体接受正常剂量的药物时出现的任何有害的且非预期的反应。

（4）意外不良反应（unexpected adverse reaction）：为药物的一种不良反应，其性质和严重程度与标记的或批准上市的药物的不良反应不符，或者是未能预料的不良反应。

（5）信号（signal）：是指一种药品和某一不良事件之间可能存在的因果关系性的报告信息，这种关联性应是此前未知的或尚未证实的。信号形成假说供进一步研究，并使药品不良反应得到早期预警。产生信号是不良反应监测工作的一项基本任务。我国《药品不良反应报告和监测管理办法》中采用的术语"可疑不良反应"是指怀疑而未确定的不良反应，与信号的概念相近。

三、药品不良反应的危害

20 世纪以来发生多起重大的药品不良反应事件，给全世界人民带来了深刻的血的教训。

1. 含汞化学药物致肢端疼痛病　国外应用汞和汞化合物作为药物已有一千多年的历史。在阿拉伯国家用含汞的软膏治疗慢性皮肤病、麻风、斑疹伤寒等。哥伦布远航归来后欧洲流行梅毒，汞又成为治疗梅毒的唯一有效药物。在英联邦，不仅婴儿用的牙粉、尿布漂洗中含有汞和汞化合物，而且也广泛应用甘汞（氯化亚汞）作为幼儿的轻泻药和驱虫剂。1890 年以后有许多人特别是儿童因汞和汞化合物中毒患肢端疼痛病，死亡率达 20%。1939～1948 年，仅英格兰和威尔士地区因此而死亡的儿童就达 585 名。

2. 氨基比林引起严重的白细胞减少症　氨基比林于 1893 年合成，1897 年首先在欧洲上市，1934 年仅美国就有 1981 人死于该药引起的白细胞减少症。

3. 磺胺酏剂致尿毒症　"磺胺酏（含二甘醇）"事件于 1937 年发生在美国，该药用于治疗感染性疾病。上市仅 2 个月，就造成用药的 358 人中 107 人（多数是儿童）死于该药引起的尿毒症。

4. 沙利度胺致畸胎　著名的沙利度胺事件成为 20 世纪最大的药物灾难。沙利度胺是 20 世纪 50 年代后期联邦德国、英国等推荐的安定药和催眠药，1960 年前后被作为治疗妊娠呕吐的药物。短短 5 年间，沙利度胺在 20 多个国家（除外美国、法国、捷克斯洛伐克和民主德国等）内竟造成 12 000 多个海豹肢畸形儿，另外还致 1300 人患有多发性神经炎，死亡人数过半。

5. 己烯雌酚致少女阴道癌　应用己烯雌酚治疗先兆流产，可引起子代阴道癌。1971 年，美国波士顿妇科医师赫伯斯特等在不到 2 年时间所收集到 8～25 岁的 91 例阴道癌患者中，其母亲在孕期服用己烯雌酚的有 49 例，并发现己烯雌酚引起阴道癌的不良反应可延迟至 13～22 年以后在子代中出现。

6. 非那西丁致肾衰竭　1953 年以后，因服用非那西丁（解热镇痛药）导致肾病的报告，欧洲 2000 例、美国 100 例、加拿大 45 例，有几百人死于慢性肾衰竭。有的患者即使停用非那西丁长达 8 年以后，仍可因肾衰竭而死亡。

7. 康泰克苯丙醇胺（PPA）事件　PPA 是一种血管收缩和中枢神经系统的兴奋药，是咳嗽药处方中的成分之一。1996 年，耶鲁大学的一个医学研究小组研究发现：过量服务 PPA 会使患者血压升高、肾衰竭、心律失常，严重的可能因此导致脑卒中、心脏病而丧生。随即，该小组向 FDA 提出了禁止 PPA 的建议。很快，美国各大制药公司迅速采取行动并发表声明，宣称已经开始采取措施，寻找 PPA 的代用品。中国政府出于谨慎的考虑，于 2000 年 11 月 16 日，发布了《关于暂停使用和销售含苯丙醇胺的药品制剂的通知》，宣布暂停销售含有 PPA 的 15 种药品，而中美史克的两个主打产品康泰克（复方盐酸苯丙醇胺缓释胶囊）和康得（复方氨酚美沙芬片）含有这种成分。在过去的 11 年间，康泰克的销量达到了 51 亿粒，占据感冒药非处方药（OTC）市场份额的 40%。

根据卫生部药品不良反应监测中心推算，中国每年因药品不良反应住院的患者达 250 万人，占总住院数的 3%～7%。其中死亡达 19.2 万人，占总住院数 0.5%～0.9%。由此可见，药品不良反应给社会和公众造成的危害是十分严重的。

第二节　药物警戒与药品不良反应监测管理

我国的药品不良反应监测工作始于 20 世纪 80 年代。1998 年，我国加入 WHO 的国际药品监测合作组织，1999 年，国家药品监督管理局与卫生部联合发布了《药品不良反应监测管理办法（试行）》，后经重新修订，于 2004 年 3 月正式发布《药品不良反应报告和监测管理办法》，标志着我国的药品不良反应监测工作正式步入法治化轨道。最新版的《药品不良反应报告和监测管理办法》于 2010 年 12 月 13 日经卫生部部务会议审议通过，自 2011 年 7 月 1 日起施行，该办法对药品不良反应的检测管理做了规定。

一、药品不良反应监测机构及其职责

（一）管理机构及其职责

1. 国家药品监督管理局主管全国药品不良反应监测工作，主要职责如下。

（1）与国家卫生健康委员会共同制定药品不良反应报告和监测的管理规定和政策，并监督实施。

（2）与国家卫生健康委员会联合组织开展全国范围内影响较大并造成严重后果的药品群体不良事件的调查和处理，并发布相关信息。

（3）对已确认发生严重药品不良反应或者药品群体不良事件的药品依法采取紧急控制措施，作出行政处理决定，并向社会公布。

（4）通报全国药品不良反应报告和监测情况。

（5）组织检查药品生产、经营企业的药品不良反应报告和监测工作的开展情况，并与国家卫生健康委员会联合组织检查医疗机构的药品不良反应报告和监测工作的开展情况。

2. 省、自治区、直辖市人民政府药品监督管理局主管本行政区域内的药品不良反应监测工作，主要职责如下。

（1）根据本办法与同级卫生行政部门共同制定本行政区域内药品不良反应报告和监测的管理规定，并监督实施。

（2）与同级卫生行政部门联合组织开展本行政区域内发生的影响较大的药品群体不良事件的调查和处理，并发布相关信息。

（3）对已确认发生严重药品不良反应或者药品群体不良事件的药品依法采取紧急控制措施，作出行政处理决定，并向社会公布。

（4）通报本行政区域内药品不良反应报告和监测情况。

（5）组织检查本行政区域内药品生产、经营企业的药品不良反应报告和监测工作的开展情况，并与同级卫生行政部门联合组织检查本行政区域内医疗机构的药品不良反应报告和监测工作的开展情况。

（6）组织开展本行政区域内药品不良反应报告和监测的宣传、培训工作。

3. 设区的市级、县级药品监督管理部门负责本行政区域内药品不良反应报告和监测的管理工作；与同级卫生行政部门联合组织开展本行政区域内发生的药品群体不良事件的调查，并采取必要控制措施；组织开展本行政区域内药品不良反应报告和监测的宣传、培训工作。

4. 县级以上卫生行政部门应当加强对医疗机构临床用药的监督管理，在职责范围内依法对已确认的严重药品不良反应或者药品群体不良事件采取相关的紧急控制措施。

（二）专业机构及其职责

1. 国家药品不良反应监测中心承办全国药品不良反应监测技术工作，并履行以下主要职责。

（1）承担国家药品不良反应报告和监测资料的收集、评价、反馈和上报，以及全国药品不良反应监测信息网络的建设和维护。

（2）制定药品不良反应报告和监测的技术标准和规范，对地方各级药品不良反应监测机构进行技术指导。

（3）组织开展严重药品不良反应的调查和评价，协助有关部门开展药品群体不良事件的调查。

（4）发布药品不良反应警示信息。

（5）承担药品不良反应报告和监测的宣传、培训、研究和国际交流工作。

2. 省级药品不良反应监测机构负责本行政区域内的药品不良反应报告和监测的技术工作，并履行以下主要职责。

（1）承担本行政区域内药品不良反应报告和监测资料的收集、评价、反馈和上报，以及药品不良反应监测信息网络的维护和管理。

（2）对设区的市级、县级药品不良反应监测机构进行技术指导。

（3）组织开展本行政区域内严重药品不良反应的调查和评价，协助有关部门开展药品群体不良事件的调查。

（4）组织开展本行政区域内药品不良反应报告和监测的宣传、培训工作。

3. 设区的市级、县级药品不良反应监测机构负责本行政区域内药品不良反应报告和监测资料的收集、核实、评价、反馈和上报；开展本行政区域内严重药品不良反应的调查和评价；协助有关部门开展药品群体不良事件的调查；承担药品不良反应报告及监测的宣传、培训等工作。

4. 药品生产、经营企业和医疗机构应当建立药品不良反应报告及监测管理制度。药品生产企业应当设立专门机构并配备专职人员，药品经营企业和医疗机构应当设立或者指定机构并配备专（兼）职人员，承担本单位的药品不良反应报告和监测工作。

5. 从事药品不良反应报告和监测的工作人员应当具有医学、药学、流行病学或者统计学等相关专业知识，具备科学分析评价药品不良反应的能力。

随着我国药品不良反应报告数量的不断增加和质量的不断提高，我国不良反应监测体系已开始由初级阶段向发展阶段过渡。但是，我国药品不良反应监测工作仍存在很多问题，如不良反应监督机制、药品召回淘汰机制、不良反应损害赔偿机制等尚未配套；国家对不良反应信息的评价和利用还有待提高；药品生产、经营、使用单位对不良反应重视不够；社会公众对不良反应缺乏了解；整个社会对不良反应存在极不重视和过度敏感两种极端倾向，很难理性地认识不良反应等问题。

二、药品不良反应报告基本要求

药品生产、经营企业和医疗机构获知或者发现可能与用药有关的不良反应，应当通过国家药品不良反应监测信息网络报告；不具备在线报告条件的，应当通过纸质报表报所在地药品不良反应监测机构，由所在地药品不良反应监测机构代为在线报告。

报告内容应当真实、完整、准确。

（一）药品不良反应报告的适用群体

1. 个人发现药品引起的不良反应事件，应及时就近在当地医疗机构进行诊、治疗，并可向所在地县级以上药品不良反应监测机构或药品监督管理部门报告，也可直接向所在省（自治区、直辖市）药品不良反应监测机构或药品监督管理局报告。

2. 药品生产、经营企业和医疗卫生机构必须指定专（兼）职人员负责本单位生产、经营、使用药品的不良反应报告与监测工作。每季度集中向所在地的省级药品不良反应监测中心报告，其中新的或严重的药品不良反应应于发现之日起 15 日内报告，死亡病例须及时报告。

（二）药品不良反应报告的制度

我国的药品不良反应实行逐级、定期报告制度。

1. 省、自治区、直辖市药品不良反应监测中心，应每季度向国家药品不良反应监测中心报告收集的一般不良反应报告；对新的或严重的不良反应报告应当进行核实，并于接到报告之日起 3 日内报告，同时抄报本省，自治区、直辖市药品监督管理局和卫生行政部门；每年向国家药品不良反应监测中心报告所收集的定期汇总报告。

2. 国家药品不良反应监测中心应每半年向国家药品监督管理局和国家卫生健康委员会报告药品不良反应监测统计资料，其中新的或严重的不良反应报告和群体不良反应报告资料应分析评价后及时报告。

（三）药品不良反应报告的范围

1. 我国《药品不良反应报告和监测管理办法》要求药品生产、经营企业和医疗卫生机构做到如下几方面。

（1）新药监测期内的药品应报告该药品发生的所有不良反应，每年向所在地省级药品不良反应中心总报告 1 次；新药监测期已满的药品，报告该药品引起的新的和严重的不良反应，在首次药品批准证明文件有效期满当年汇总报告 1 次，以后每 5 年汇总报告 1 次。

（2）进口药品自首次获批准进口之日起 5 年内，每年汇总报告 1 次该进口药品发生的所有不良反应，进口药品满 5 年的，报告该进口药品发生的新的和严重的不良反应，同时每 5 年汇总报告 1 次。

（3）群体不良事件：药品生产、经营企业和医疗机构获知或者发现药品群体不良事件后，应当立即通过电话或者传真等方式报所在地的县级药品监督管理部门、卫生行政部门和药品不良反应监测机构，必要时可以越级报告；同时填写药品群体不良事件基本信息表，对每一病例还应当及时填写药品不良反应/事件报告表，通过国家药品不良反应监测信息网络报告。

设区的市级、县级药品监督管理部门获知药品群体不良事件后，应当立即与同级卫生行政部门联合组织开展现场调查，并及时将调查结果逐级报至省级药品监督管理部门和卫生行政部门。省级药品监督管理部门与同级卫生行政部门联合对设区的市级、县级的调查进行督促、指导，对药品群体不良事件进行分析、评价，对本行政区域内发生的影响较大的药品群体不良事件，还应当组织现场调查，评价和调查结果应当及时报国家药品监督管理局和国家卫生健康委员会。

药品生产企业获知药品群体不良事件后应当立即开展调查，详细了解药品群体不良事件的发生，药品使用，患者诊治，以及药品生产、储存、流通、既往类似不良事件等情况，在 7 日内完成调查报告，报所在地省级药品监督管理部门和药品不良反应监测机构；同时迅速开展自查，分析事件发生的原因，必要时应当暂停生产、销售、使用和召回相关药品，并报所在地省级药品监督管理部门。

（4）境外发生的严重药品不良反应：进口药品和国产药品在境外发生的严重药品不良反应（包括自发报告系统收集的、上市后临床研究发现的、文献报道的），药品生产企业应当填写境外发生的药品不良反应/事件报告表，自获知之日起 30 日内报送国家药品不良反应监测中心。国家药品不良反应监测中心要求提供原始报表及相关信息的，药品生产企业应当在 5 日内提交。

国家药品不良反应监测中心应当对收到的药品不良反应报告进行分析、评价，每半年向国家药品监督管理局和国家卫生健康委员会报告，发现提示药品可能存在安全隐患的信息应当及时报告。

进口药品和国产药品在境外因药品不良反应被暂停销售、使用或者撤市的，药品生产企业应当在获知后 24 小时内书面报国家药品监督管理局和国家药品不良反应监测中心。

2. WHO 监测中心要求医务人员和药品生产与供应人员报告药品不良反应的范围大致如下。

（1）未知的、严重的、罕见的、异乎寻常的不可预测的药品不良反应。

（2）属于已知的不良反应，其程度和频率有较大改变的，以及其他医生认为值得报告的。

（3）对新药应全面监测报告，不论该反应是否已在说明书中注明。

三、国外药品不良反应监测管理概述

国外开展药品不良反应监测工作已有较长历史，在组织机构、管理模式、报告制度、报告处理、信息反馈及相应的处罚机制等方面，都有较为成熟的经验。国外一些国家和组织的药品不良反应监测机构概况如下。

1. 瑞典的药品不良反应监测管理　瑞典的不良反应监测机构设在瑞典医疗产品局，该局隶属瑞典卫生社会事务部，负责监督管理药品及其他医疗产品的开发、生产、销售。瑞典药品不良反应监测机构的职责包括建立药品不良反应微机数据库、研究药品不良反应因果关系、建立药品不良反应公报制度、向 WHO 监测中心呈报药品不良反应的信息等。其分支机构以收集严重的、致死的和药品说明书上没有列入的药品不良反应为主，为调查研究药品不良反应的情况提供数据服务，以此弥补自愿报告制度存在漏报率高的缺陷。瑞典的不良反应报告一般程序：基层单位收集不良反应信息→报告给地区不良反应监测中心→初步整理与评估→上报瑞典医疗卫生产品局药物警戒部，药物警戒部有专门的药师负责将报告按照病种分发给各科专门负责的医生，对报告进行具体分析、评价。这些报告主要来自医生，药师、护士的报告也被视为正式报告，但不良反应监测部门不会接受来自患者的报告。

2. 澳大利亚的药品不良反应监测管理 澳大利亚最权威的药品安全组织 TGA（Therapeutic Goods Admininstration）下设药品不良反应处（ADRS），具体负责药品不良反应病例报告的收集、分析、整理与评价，并与 TGA 其他相关门同协商以进一步采取相应措施；向卫生产中提交采取某项控制药品不良反应的措施及建议或报告；向 WHO 部药物监测中心呈报有关药品不良反应的信息。澳大利亚还设有评价委员会（ADEC）的分支机构，成立于 1970 年。它拥有许多独立的医学专家，可以对药品的安全性进行评估，并 TGA 提供建立。澳大利亚的不良反应报表称为"蓝卡"，其不良反应监测部门每年都会定期向一线临床医生提供该卡。通常每个医院都有一个药剂师专门负责收集蓝卡，并定期递交给不良反应监测部门。对发现的不良反应，政府鼓励消费者通过热线直接联系药剂师，由药剂师做出专业判断。

3. 日本的药品不良反应监测管理 在日本，新药上市前 2 个月内，不良反应监测部门每两周会通过访问、信件、电子邮件等方式，向医疗机构询问其不良反应状况。上市的第 2～6 月，要保证每月与医疗机构沟通 1 次；直到新药上市 8 个月后，新药上市的早期警戒工作才告一段落，不良反应监测部门要将监测情况报告日本厚生劳动省备案。

4. 美国的药品不良反应监测管理 FDA 的重点工作之一就是系统地承办药品不良反应报告工作。FDA 的机构设置是一种事业部制的模式，包括 2 个办公室和 6 个中心，其中药品评价研究中心（Center for Drug Evaluation and Research，CDER）负责对美国上市药品不良事件的收集、分析、管理。CDER 下设 10 个部门，其中"药物流行病学与统计学办公室"下的"药品安全性办公室"具体负责上市药品不良反应的监管，其机构职责是确保食品、人用药物、兽药、生物制品和医疗器械的安全和有效，包括放射电子医疗产品的安全。对所监管的产品，一经发现任何不符合法规的情况，FDA 即给予纠正，把一切不安全的和非法的产品从市场撤除。

5. 国际药品监察合作中心（UMC） 1970 年世界卫生大会设立永久性的 WHO 药品监测合作中心，现名"WHO 国际药品监察合作中心"，地点设在瑞典的乌普萨拉，主要负责汇总各成员国的药品不良反应报告，并将其分级分类，将汇总的药品不良反应信息反馈给各成员国的国家药品不良反应监测中心。该中心定期出版《WHO 药品不良反应通讯》，负责组织对重点药品不良反应进行药物流行病学的调查研究工作，同时负责召开一年一度的成员国国家药品不良反应监测中心代表会议，总结当年工作，讨论和决定来年的协作等问题。

国际药品不良反应监测体系的发展一般经历 3 个阶段：即以报告体系为重点的初级阶段，以评价体系为主的发展阶段，以服务体系为主的成熟阶段。

案例 13-1　　　　　　　暂停使用和审批鱼腥草注射液

现在药理研究证明鱼腥草注射液具有抗病原微生物、消炎、抗过敏、增强机体免疫功能、利尿、镇痛、镇咳、止血等作用，临床上被广泛治疗呼吸道感染、泌尿系统感染、皮肤病、耳鼻喉科感染、妇科感染等。由于部分患者使用鱼腥草注射液相继出现了不良反应，国家食品药品监督管理局于 2006 年 6 月 1 日发布，在全国范围内暂停使用和审批鱼腥草注射液等 7 个注射剂，这 7 个注射剂都含鱼腥草或新鱼腥草素的注射剂。

问题：

1. 鱼腥草注射液等 7 个注射剂被叫停的原因是什么？

2. 处理措施是否妥当？

第三节　药品上市后再评价

药品上市前的临床研究由于受到研究对象、时间、目的与条件等诸多因素限制，其安全性和有效性在的评价效果并不能完全等同上市后更长时间及更广泛的人群的临床应用的实际效果，有可能出现在上市前临床研究中未发现的、潜在的不良反应，存在用药安全性的风险，因此，进行药品上市后再评价必不可少。

一、药品上市后再评价概述

（一）药品上市后再评价的含义

药品上市后再评价是指根据医药学的最新学术水平，从药理学、药剂学、临床医学、药物流行病学、药物经济学及药物政策等方面，对已批准上市的药品在社会人群中的疗效、不良反应、用药方案、稳定性及费用等是否符合安全、有效、经济、合理的用药原则做出科学评价和估计。

（二）药品上市后再评价的必要性

1. 药品上市前临床研究的局限性　药品上市前临床研究受到如下诸多人为因素的限制。①病例少：我国《新药审批办法》规定 I 期临床试验 20～30 例，II 期临床试验病例 100 例，III 临床试验病例 300 例以上。②研究时间短：观察期较短。③试验对象年龄范围窄：一般不选择在特殊患者人群（如老年、儿童患者）中进行。④用药条件控制较严，有心肝肾功能异常、妊娠、精神异常、造血系统异常的患者不参加试验。⑤目的单纯：药品上市前临床试验的观察指标只限于试验所规定内容，其他不予评价。因此，使一些发生频率低于 1% 的和需要较长时间应用才能出现或迟发的不良反应、药物相互作用等未能在上市前发现。导致我们对药品安全性和有效性评价不够充分，对公众用药安全构成潜在的威胁。

2. 药品上市后临床应用的不合理性　目前，世界各国都存在大量不合理用药现象，我国不合理用药的发生率从回顾性病例分析得到的数据为住院病例的 20%～25%，即有 1/5～1/4 的住院患者存在不合理用药，造成了临床上医源性和药源性疾病。临床不合理用药主要表现在用药指证不明确、违反禁忌证、疗程过长或过短、给药途径不适宜、合并用药过多等。在临床上，不合理用药也有相当一部分来自于上市前用药方案确定的局限性，即上市前的用药方案并非为最佳方案。

由于药品上市前临床研究的局限性和上市后临床应用的不合理性，决定了每种药品批准生产上市，并不意味着对其评价的结束，而是表明已具备在社会范围内对其进行更深入研究的条件，因此药品只要在生产、使用中，就应不断在对其进行评价。以管理严格著称的美国 FDA 在 1980～1998 年近 20 年里，已先后从市场上撤销了 1973～1997 年批准的 13 种新药，这 13 种新药审批时是十分严格的，最短时间为 15 个月，最长时间为 61 个月，而这些药自上市至撤出市场的时间，最短的 4 个月，最长的是 24 年。

（三）药品上市后再评价的目的

1. 为医药行政管理部门制定政策提供依据，提高我国临床药品治疗水平　在国家药品监督管理部门领导下，再评价机构依靠广大专家按照再评价的有关法规标准通过对大量的药品临床使用资料的分析、评估，为我国的"国家基本药物目录""非处方药目录""淘汰品种目录"和"新药试生产期转正"等药物政策的实施提供依据，为其他药品监督管理政策的制定提供依据。

2. 为最佳药物疗法提供咨询，指导和规范临床合理用药　合理用药涉及广大群众的切身利益，而社会发展、科学技术与管理水平决定着合理用药的水平。除了在临床上要大力推行"国家基本药物"的使用外，也要用新的科学技术通过再评价的方式对一个药品的实况进行调研与分析评价，使该药在临床上得以准确地应用，使公众在治病中以最小的代价获得最大的利益。

3. 为新药研发提供选题依据，有助于加快新药审批　新药研发是一项技术复杂、投资大、风险高、周期长的系统工程，开发既能满足人类社会防病治病需要，又能使自身获得利润回报的新药是摆在制药企业面前的重要研究课题。通过药品上市后再评价，可以了解公众对医疗保健的需求，了解药品的销售与使用情况，从而指导制药企业研发、销售既有市场前景，又能满足公众健康需求的药物。同时，通过建立和完善药品上市后再评价制度，可以简化药品上市前临床试验的要求，加快新药审批。

（四）药品上市后再评价的方法

目前，国际上药品上市后再评价的方法采用较多的药物流行病学方法。药物流行病学（pharmacoepidemiology）是运用流行病学原理和方法，以社会用药人群为研究对象，研究药品在人群中的作用及效应的应用性学科。其研究方法主要有 3 种：描述性研究、病例对照研究和队列研究。

（五）国内外药品上市后再评价工作现状

国际上部分国家药品上市后再评价工作取得了显著的进展。由 20 世纪 30 年代单纯地关注药品毒性到 20 世纪 60～70 年代的注重药品有效性、安全性，再到 20 世纪 80 年代开始关注药品的安全、有效、经济性，一直到今天许多国家已将或逐渐将工作重点从药品的上市前审批转移到上市后的评价上来。WHO 从 1968 年开始推行国际药物监测，到 1993 年，已有 41 个国家参加，我国也于 1998 年加入该组织。1964 年，英国成立了药品安全委员会，建立了药品上市后监测（黄卡）制度。美国于 1962 年建立了药品不良反应报告制度。瑞士在 20 世纪 60 年代建立了药品不良反应监测制度，从 20 世纪 70 年代中期实行药品监测。日本是亚洲第一个以法规形式确定药品上市后再评价制度的国家，该国药品上市后监测体系由再审查制度、再评价制度和药品不良反应报告制度三根支柱构成，使药品上市后监测系统化、法治化。世界各国如美国、英国、瑞典、德国、法国、西班牙、日本等都建立了各自的药品上市监测的管理方法和评价指南。

我国药品上市后评价法规体现在《药品管理法》第七十七、八十、八十三条，而药品上市后再评价工作的开展主要体现在以下 4 个方面。

> **知识链接 13-1** 　　　　《药品管理法》第七十七、八十、八十三条
>
> 　　《药品管理法》第七十七条　药品上市许可持有人应当制定药品上市后风险管理计划，主动开展药品上市后研究，对药品的安全性、有效性和质量可控性进行进一步确证，加强对已上市药品的持续管理。
>
> 　　《药品管理法》第八十条　药品上市许可持有人应当开展药品上市后不良反应监测，主动收集、跟踪分析疑似药品不良反应信息，对已识别风险的药品及时采取风险控制措施。
>
> 　　《药品管理法》第八十三条　药品上市许可持有人应当对已上市药品的安全性、有效性和质量可控性定期开展上市后评价。必要时，国务院药品监督管理部门可以责令药品上市许可持有人开展上市后评价或者直接组织开展上市后评价。经评价，对疗效不确切、不良反应大或者因其他原因危害人体健康的药品，应当注销药品注册证书。已被注销药品注册证书的药品，不得生产或者进口、销售和使用。已被注销药品注册证书、超过有效期等的药品，应当由药品监督管理部门监督销毁或者依法采取其他无害化处理等措施。

1. 开展药品淘汰工作

（1）通过修订药品标准对药品品种进行整顿、复查、重新审核，符合使用要求的给予注册登记，不符合要求的品种在整顿中予以淘汰。

（2）医师与公众认为药品不安全、无疗效、有更好替代药、企业因价格、销路等原因而停产，形成自然淘汰。

（3）根据法规组织专家对上市后药品进行再评价，对不符合要求的药品予以淘汰。第一批淘

汰品种是 1982 年 8 月由卫生部决定 127 种西药停止生产、销售和使用。1986～1992 年卫生部又组织专家对已批准上市的 8500 种、近 30 000 个品种的中成药进行了全面的清理整顿和再评价。提出了 4000 多个组方合理、临床疗效确切的品种进行药学审查和制订部颁标准，同时也提出了约 1000 个组方不合理、临床疗效不确切的品种建议给予撤销。在此基础上，卫生部于 1991 年、1992 年，两次共正式宣布撤销 233 种中成药的批准文号。2001 年、2002 年我国撤销的中药保健药品、中成药地方标准品种及化学药地方标准品种分别达到 3312 个、2895 个、700 个，淘汰了一疗效不确切、组方不合理、不良反应严重的品种。

2. 开展新药试生产期临床试验工作 据规定"第一类化学药品及第一、二类中药批准后一律为试生产"及"新药在试生产期内应继续考察药品质量、稳定性及临床疗效和不良反应。药品检验机构要定期抽验检查，发现质量问题要及时报告。如发生严重不良反应或疗效不确切者，国家药品监督管理局可责令停止生产、销售和使用"。从 1992 年开始由有关部门统一组织化学药品和治疗用生物制品的试生产期临床试验工作。经过几年的指导和实践，从无到有，从无序到规范，已建立了新药试生产期临床试验管理办法等一套管理规范。

3. 开展不良反应监察工作 我国 1988 年，在北京、上海等 10 个医疗单位进行了药品不良反应监测试点工作，1989 年成立了卫生部药品不良反应监测中心，1998 年加入 WHO 国际药品监测合作计划。到目前为止，全国已有 31 个省（自治区、直辖市）的药品不良反应中心全部挂牌成立。药品不良反应报告的数量也快速增长，2004 年全国收集的药品不良反应报告达到 7 万多份，相当于此前 10 年的总和。

4. 药品临床评价工作 中华医学会 1995 年成立临床药物评价委员会。1995～1997 年共召开了 4 次全国性学术研讨会，对抗生素、心血管系统药、消化系统药和非甾体抗炎药物进行了学术性评价，较好地指导了这些重点药品的临床合理应用。

我国药品上市后评价虽做了一些工作，但与国际上发达国家相比还比较薄弱，主要存在如下问题。

（1）法规不健全：尽管在药品管理法的两条中提到了再评价，但是没有具体的管理办法和行政措施支撑其条文。

（2）技术标准不规范。

（3）实施机构不统一：目前我国药品上市后的评价工作，没有统一管理、部门分散，并且有相当部分的工作是企业行为和商业行为。

（4）企业对药品上市后再评价重视不够，药品不良反应报告质量不高、再评价人力和经费不足等问题还制约着这方面的开展。

总之，欧美发达国家和日本已先后建立药品上市后再评价制度，并建立相应的法律法规或指南，上市后再评价工作较为成熟。我国这项工作处于起步阶段，上市后药品的再评价主要依据的法律法规为《药品管理法》与《药品不良反应报告和监测管理办法》。除了现行的法律法规不健全外，现有的研究工作的研究质量和研究目的参差不齐、方法学和统计学缺乏、研究结果的可信度和利用价值偏低等。因此，建立符合我国国情的药品再评价体系、管理规范及标准操作指南迫在眉睫。

二、药品上市后再评价的组织机构

（1）**国家药品监督管理局**：主管药品上市后再评价工作。

（2）**药品评价中心**：承担药品上市后再评价具体技术专业务组织工作。

（3）**各省药品监督管理局**：协助监督管理在本省内实施的药品上市后再评价工作。

（4）**药品生产、经营企业**：是本单位药品上市后再评价的主体，有责任和义务对本单位上市后药品进行追踪和监测，对国家药品监督管理部门安排的重点再评价品种，须按要求及时组织和积极协助实施。

（5）医疗保健机构：是药品上市后再评价的具体操作实施单位，应积极支持和参与药品上市后再评价工作，特别是国家药品临床研究机构还应承担相应技术指导责任，严把评价质量关，使评价结果科学、客观。

（6）合同研究组织（CRO）：对规范药品临床试验起到了一定作用，但其水平和质量参差不齐，应尽快制定相应的管理办法和要求，将 CRO 纳入规范管理，这样，CRO 在药品上市后再评价中才能起到应有的作用。

三、药品上市后再评价的内容、实施与处理方式

（一）药品上市后再评价内容

1. 药品有效性评价（疗效研究） 鉴于上市前研究的局限性，药品上市后在广大人群中应用的有效率，长期效应和新的适应证及临床疗效中存在的可影响药品疗效的各种因素的（治疗方案，患者年龄生理状况、合并用药、食物等）研究，是上市后再评价的重要内容。

2. 药品安全性评价（不良反应研究） 在广大人群中考察经长时期应用药品的不良反应，以及停药后发生的不良反应，同时研究不良反应发生的因素（机体、药品、给药方法、药物相互作用等）。

3. 药物经济学评价（经济学研究） 治疗费用的上涨是世界难题，20 世纪 80 年代兴起的药物经济学从社会角度出发，运用药物经济学的理论与方法通过对成本和相应效益两方面进行鉴别、比较、决定出最佳医疗服务方案，以最大限度地合理利用现有药物资源，让公众以最小的代价享受到最好的医疗服务。

4. 药品质量评价 通过不断地提高药品的控制标准和检测方法的准确性与精确性，为药品上市后的安全有效，经济合理提供保障。其中又包括药品质量（效价）与疗效的关系，药品质量（生物利用度）与治疗方案的关系，药品质量（生产工艺）与制剂配伍依从性的关系，药品质量（杂质含量）与不良反应的关系。

（二）药品上市后再评价的实施

根据我国目前药品上市后再评价工作开展的实际情况，药品上市后再评价应采取定期系统评价和不定期专题评价相结合的方式。定期系统评价是对市场现有药品的使用情况调查，按药品评价指导原则有计划、按系统地组织评价，如一类新药（化学药品、中药、治疗用生物制品）开展重点监测，重视评价国外上市时间不足 5 年的进口药品和仿制药等；重视对药物滥用情况的调研，如抗生素、解热镇痛药、激素类等。不定期专题评价是根据国家基本药物和非处方药遴选、调整及其他药品监督管理实施时有异议的品种，某些药品不良事件的因果关系分析等。从用药量大、关系人民健康密切的药品着手，开展重点药品的再评价，逐步过渡到对所有上市药的面再评价。

（三）药品上市后再评价结果的处理

国家药品监督管理局可根据评价结果，通过对药品的风险和效益比，对其综合评价后可采取相应必要的管理措施。

（1）停止药品的生产和（或）流通，包括对临床疗效不确切的品种。

（2）修改产品说明书（包括适应证过宽、某些适应证的疗效不确切、剂量和使用方法不适当、补充不良反应内容、修改注意事项）。

（3）发出警示标志和警告信号。

（4）给临床医生建议信等。通过这些具体措施，以期最大限度获得药品的预期效应。

2008 年 7 月 8 日，颜江瑛作为新闻发言人在国家食品药品监督管理局新闻发布会上指出：我国于 2001 年建立了药品不良反应信息通报制度，将已上市药品新的、严重的不良反应，及时向制

药企业、医疗机构和社会通报，以引导制药企业改进生产工或修改说明书、提示医生和患者慎重使用，起到预警作用。对于发生过严重不良反应的药品，将根据其风险程度采取 5 种措施：一是要求或责令企业修改药品说明书；二是暂停销售使用；三是改进生产工艺；四是非处方药转处方药管理；五是责令其撤市。国家食品药品监督管理局已经责令葛根素注射液、莲必治注射液、穿琥宁注射液、非甾体抗炎药、甘露聚糖肽注射液、胸腺肽注射剂、硫普罗宁注射剂、罗格列酮、头孢曲松钠等药品修改说明书，暂停了乙双吗啉、鱼腥草注射液、替加色罗、抑肽酶的销售使用，责令培高利特撤市等措施，从而有效地保护了公众健康。

2009 年 1 月，国家食品药品监督管理局出台《中药注射剂安全性再评价工作方案》。由于我国目前中药注射剂存在的安全风险，主要体现在基础研究不充分，药用物质基础不明确，生产工艺比较简单，质量标准可控性差及药品说明书对合理用药指导不足，使用环节存在不合理用药等方面。国家食品药品监督管理局按照全面评价、分步实施、客观公正、确保安全的原则，全面开展中药注射剂安全性再评价工作。各省食品药品监督管理局主要负责对本辖区内生产的中药注射剂的质量风险控制，国家食品药品监督管理局负责对相关品种的安全性再评价。

2013 年 2 月 16 日，国家食品药品监督管理局出台《仿制药质量一致性评价工作方案》，对药品生产企业提出的仿制药自我评估资料进行评价，评判其是否与参比制剂在内在物质和临床疗效上具有一致性。评价的对象是 2007 年 10 月 1 日前批准的、对在国内外上市药品进行仿制的化学药品。通过仿制药质量一致性评价，初步建立仿制药参比制剂目录，逐步完善仿制药质量评价体系，淘汰内在质量和临床疗效达不到要求的品种，促进我国仿制药整体水平提升，达到或接近国际先进水平。

第四节　药品召回管理

药品是一种关系到人民身体健康和生命安全的特殊商品。药品的召回不同于其他产品的召回，药品召回是国际惯例，也是减少存在安全隐患药品对公众用药安全造成危害的有效方法之一，美国、日本、加拿大等许多国家和地区已经建立并成功实施。近年来，我国药品安全事件频繁发生，"龙胆泻肝丸""齐二药""欣弗""甲氨蝶呤"等事件，促使人们更加关注药品安全问题，建立药品召回制度的呼声也日益强烈。国家药品监督管理局根据保障公众用药安全的需要，开展了相关药品召回的调研和论证工作。2007 年 12 月，备受关注的《药品召回管理办法》正式公布施行，这标志着我国药品召回法规的正式建立。

> **案例 13-2　　默克公司召回"普泽欣"案，召回办法实施后首个案例**
>
> 美国默克制药公司生产的"普泽欣"是 b 型流感嗜血杆菌疫苗，主要适用于 5 岁以下的婴幼儿，可以预防由 b 型流感嗜血杆菌引起的脑膜炎、肺炎等严重感染。
>
> 国家食品药品监督管理局 2007 年 12 月 13 日接到默沙东（中国）有限公司北京办事处关于美国默克公司主动召回 b 型流感嗜血杆菌偶联疫苗（商品名：普泽欣）的情况报告，按照我国《药品召加管理办法》的规定，要求默沙东（中国）有限公司及该疫苗进口单位负责对其实施二级召回，并提交对该疫苗安全隐患的调查评估报告和详细召回计划落实相关规定要求。所有使用单位应当立即停止使用该批号疫苗，加强对注射后出现不良反应的监测，并协助进口单位做好疫苗收回工作。相关药品经营企业应当及时传达、反馈召回信息，按照召回计划积极协助控制和收回该批疫苗。
>
> **问题：**
>
> 1. 根据我国《药品召回管理办法》，如何确定召回的范围？
> 2. 如何进行药品安全隐患的评估？
> 3. 默沙东（中国）有限公司及该疫苗进口单位负责对其实施二级召回的法律依据是什么？

一、药品召回概念

（一）药品召回的背景

召回制度最早起源于美国，在世界上各主要工业国家被广泛采用。1966年，美国在《国家交通与机动车安全法》中首次以法律的形式提出了召回制度。2004年，我国的《缺陷汽车产品召回管理规定》出台，这是我国加入WTO后首次发布产品召回法规，宣告召回制度在我国正式确立。作为一种对市场与行业进行监督的有效手段，召回制度有利于维护消费者的合法权益，降低社会成本和行政成本，以及树立企业整体形象。

药品召回制度是从产品召回制度延伸出来的一项新的制度。最早在20世纪70年代初期，召回制度即引入药品监管领域。目前，美国、加拿大、澳大利亚、日本、韩国及欧盟等国家和地区均已建立相关的缺陷药品召回制度。药品召回作为一种强化制药企业责任的预警性措施，为保障消费者的用药安全发挥了积极的作用。在国外，由于完善的法规体系及明确的产品责任，企业都愿意在药品监管部门的指导下，主动召回存在缺陷的药品以规避风险。

我国在《药品召回管理办法》颁布实施前，药品监督管理部门只能通过组织专项行动，被动召回引发安全事件的药品，难以高效、快捷地阻止事态发展。一些药品已在国外召回，但在国内却因无法可依难以召回；甚至出现有的药品早已在国外撤市，却仍在国内市场销售的情况。这种制度上的滞后，不仅影响国际交流，也影响到我国消费者的利益，甚至影响我国在国际上的形象。因此，建立药品召回制度，不仅是维护消费者权益的需要。也是遵循国际惯例，与国际接轨的需要。建立并实施药品召回制度可以快捷、有效地撤回市场上存在安全隐患的药品，在最短时间内，最大程度地减少对消费者健康的伤害，充分保障消费者的用药安全。

（二）我国药品召回管理的发展

长期以来，我国因未建立药品召回制度，在发生严重药物不良事件后缺乏相应的应对措施，给社会带来了不良影响与后果。而跨国制药企业在全球范围内召回缺陷药品时，由于在我国缺乏相应召回政策的支持，药品召回工作处于被动状态。

2003年，龙胆泻肝丸因所含关木通成分被证实具有肾毒性，国家食品药品监督管理局下文禁止关木通入药。然而，由于缺乏法治化的药品召回程序，以及对药品生产企业、经营企业和医疗机构在召回过程中的责任不明，无法通过有效机制自愿进行问题药品回收。同时，由于医药市场的信息不对称情况，尽管部分消费者获得信息自动放弃服用，而大部分信息闭塞的消费者无法及时得到通告会继续服用，使得所有药品无法退出市场，对患者继续造成危害。

2003年1月1日，《上海市消费者权益保护条例》首次规定了缺陷产品召回，为我国在法律上建立药品召回制度奠定了基础。2004年11月8日，在武汉市食品药品监督管理局的倡导下，该市20家药品生产企业联名向社会倡议并公开承诺主召回可能存安全隐患的药品，并承担全部损失。2004年10月1日，美国默沙东制药公司在国家药品监督管理部门没有要求的情况下宣布，由于连续服用18个月会增加患者患心脏病和脑卒中的概率，在全球范围内统一召回治疗关节炎药物罗非昔布（商品名万络），为进一步从企业层面接受和推进我国药品召回制度的建立实施起到了促进作用。2006年5月1日起，武汉市正式执行的《关于限期召回违法药品的暂行规定》是我国针对药品召回的第一个地方性法规，为我正式建立药品召回制度提供了依据。

2007年7月，国务院出台了《关于加强食品等产品安全监督管理的特别规定》（简称《特别规定》），要求生产企业发现其产品存在安全隐患的，应主动召回。国务院《特别规定》的颁布进一步促进了《药品召回管理办法》的出台，国家食品药品监督管理局根据《药品管理法》、《药品管理法实施条例》和国务院的《特别规定》制定了《药品召回管理办法》，并于2007年12月10日正式公布施行。

《药品召回管理办法》对于进口药品的召回也明确了责任主体，要求跨国制药企业在药品召回政策上必须将中国市场纳入其中。2007 年 12 月 12 日，由于在对 b 型流感嗜血杆菌偶联疫苗（商品名：普泽欣）生产工艺的常规测试过程中，发现灭菌工艺存在问题，可能导致若干批次产品存在潜在质量问题，美国默克公司宣布，在全球范围内紧急召回约 120 万剂普泽欣疫苗。按照我国《药品召回管理办法》规定，默克公司从中国市场召回了普泽欣疫苗，并于 2007 年 12 月 29 日在我国药品监管部门的监督下进行了销毁。这是《药品召回管理办法》实施后，跨国制药企业首次在中国内地召回并销毁药品，有效保护了我国消费者的利益。

（三）药品召回的概念

1. 美国药品召回定义及强制召回情形　美国是世界上最早诞生产品召回制度，也是至今实际运用产品召回措施最频繁的国家。美国《联邦法典》第 21 部（Code of Federal Regulations，Title 21）和美国 FDCA 中，对药品召回都有明确规定。

美国《联邦法典》规定医药产品召回（recall）的定义：指公司对市场销售产品的撤回（removal）或更正（correction），该产品属于违反了现行法律。召回不包括正常库存周转、调整修理（非违法）的市场撤出（market withdrawal）或未上市销售的库存回收（stork recovery）。

美国 FDCA《国家儿童疫苗伤害法》《联邦法内》（第 21 章第 1270 部）分别规定：对医疗器械引起严重的健康不良后果致死时、生物制品对公众健康具有实际的或可能的危害、植入人类医疗器械可能传播病毒时，FDA 有权实施强制性召回。

2. 我国药品召回的概念　根据我国《药品召回管理办法》，药品召回是指药品生产企业（包括进口药品的境外制药厂商）按照规定的程序收回已上市销售的存在隐患的药品。

药品召回分为主动召回和责令召回两类。责令召回是指药品监督管理部门经过调查评估，认为存在安全隐患，药品生产企业应当召回药品而未主动召回的，应当责令药品生产企业召回药品。而且和我国的食品召回制度一样，药品召回根据其安全隐患的严重程度分为三级。一级召回：使用该药品可能引起严重健康危害的。二级召回：使用该药品可能引起暂时的或者可逆的健康危害的。三级召回：使用该药品一般不会引起健康危害，但由于其他原因需要收回的。

为鼓励企业主动召回存在安全隐患的药品，依据《行政处罚法》的规定，《药品召回管理办法》增加了对积极履行召回义务的企业减免处罚的条款。如果企业已经采取召回措施主动消除或者减轻危害后果的，依照《行政处罚法》的规定从轻或者减轻处罚；违法行为轻微并及时纠正，没有造成危害后果的，将不予处罚。但药品生产企业召回药品的，不免除其依法应当承担的其他法律责任。

对于药品生产企业发现药品存在安全隐患而不主动召回药品的，除了责令其召回药品，处以应召回药品货值金额 3 倍的罚款外，造成严重后果的，还要由原发证部门撤销药品批准证明文件，直到吊销药品生产许可证。

国内外药品召回管理比较见表 13-1。

表 13-1　国内外药品召回管理比较

国家（或组织）	召回概念	概念范围	法律依据
美国	企业对在市场上销售的违法产品的撤回（removal）或改正（correction）	因为违反相关法律法规的规定而出现包装（packaging）、制造（manufactuing）、污染或混淆（contamination）等方面问题，使药品面临不确定、不合理的使用风险	FDCA《消费者安全法》
澳大利亚	为解决在质量、疗效或安全方面有明确缺陷的医药产品问题而采取的行动	治疗用产品不符合应用标准或相关生产标准；供应的治疗用产品违背了相关法规；未获生产许可的产品；已被撤销许可证的产品	《医药产品法》《联邦贸易法》《医药产品统一召回程序》
加拿大	公司停止进一步销售或使用已投放市场的、违反健康保护局法规的产品	与美国相似	《产品召回程序》

续表

国家（或组织）	召回概念	概念范围	法律依据
欧盟	企业对违反现行法规并可能对公众健康产生潜在危害的上市药品的收回或改正	在正常使用下医药产品被证明是有害的；缺少治疗任用组分的定性与定量指标与标准不符；未进行成品和（或）成分的控制及在生产过程中的控制；或是未履行本规定16款认可的其他要求和义务	欧盟部长理事会令75/319/EEC
中国	药品生产企业按照规定的程序收回已上市销售的存在安全隐患的药品	由于研发、生产等原因可能使药品具有危及人体健康和生命安全的不合理危险	《药品召回管理办法》

（四）药品召回的责任划分

责任主体的确立对药品召回制度的建立和落实具有十分重要的意义。在我国《药品召回管理办法》中规定了药品生产、经营企业及使用单位和药品监督管理部门在确立药品召回后的各自责任，并始终贯穿了企业是药品安全第一责任人的思想。

1. 药品生产企业的责任　药品生产企业是药品召回的主体，应当按照《药品召回管理办法》的规定建立和完善药品召回制度，收集药品安全的相关信息，对可能具有安全隐患的药品进行调查、评估，召回存在安全隐患的药品。

药品生产企业应当建立健全药品质量保证体系和药品不良反应监测系统，收集、记录药品的质量问题与药品不良反应信息，并按规定及时向药品监督管理部门报告。

药品生产企业应当根据召回分级与药品销售和使用情况，科学设计药品召回计划并组织实施，并按要求在召回计划中确定召回信息的公布途径和范围。

2. 药品经营企业及使用单位的责任　药品经营企业、使用单位应当协助药品生产企业履行召回义务，按照召回计划的要求及时传达、反馈药品召回信息、控制和收回存在安全隐患的药品。

药品经营企业、使用单位发现其经营、使用的药品存在安全隐患的，应当立即停止销售或者使用该药品，通知药品生产企业或者供货商，并向药品监督管理部门报告。

3. 进口药品召回的责任主体　进口药品的境外制药厂商与境内药品生产企业一样是药品召回的责任主体，履行相同的义务。进口药品需要在境内进行召回，由进口单位按照《药品召回管理办法》的规定负责具体实施。

为了使药品监督管理部门及时掌握进口药品在国外的召回情况，便于对进口药品在境内使用的安全风险控制，进口药品的境外制药厂商在境外实施药品召回的，应当及时报告国家药品监督管理局。

4. 药品监督管理部门的责任　药品监督管理部门应加强监督指导，确保召回效果，并及时对召回效果进行评价。认为企业召回不彻底或者需要采取更为有效的措施的，应当要求药品生产企业重新召回或者扩大召回范围。必要时，药品监督管理部门可以要求药品生产企业、经营企业和使用单位立即停止销售和使用该药品。

同时，国家药品监督管理局和省、自治区、直辖市药品监督管理部门应当建立药品召回信息公开制度，采用有效途径向社会公布存在安全隐患的药品信息和药品召回的情况。

二、药品召回的范围

案例13-3　　　2003年龙胆泻肝丸案——国家药品监督管理局关于取消关木通药用标准的通知

龙胆泻肝丸中含有的关木通成分被证实具有肾毒性，2003年国家食品药品监督管理局下文取消关木通的药用标准："凡生产龙胆泻肝丸（含浓缩丸、水丸）、龙胆泻肝胶囊（含软胶囊）、龙胆泻肝颗粒、龙胆泻肝片的企业务必于 2003 年 4 月 30 日前将处方中的关木通替换为《中国药典》（2000 年版）2002 年增补本中收载的木通（木通科），其他国家标准处方中含有关木通的中成药品种务必于 2003 年 6 月 30 日前替换完毕。"

问题：

1. 根据我国现行《药品召回管理办法》规定，龙胆泻肝丸是否属于药品召回的范围？
2. 药品不良反应概念与药品召回范围界定的区别与联系？

根据《药品召回管理办法》，召回的药品是指存在安全隐患的药品。药品安全隐患，是指由于研发、生产等原因可能使药品具有危及人体健康和生命安全的不合理危险。因此可以理解为，药品召回的前提应该是药品本身是符合生产标准要求的合格产品，只是由于曾经的技术水平和工艺缺陷导致某些方面不科学、不完善，造成的工艺技术缺陷和告知缺陷，这两缺陷是科学技术水平原因形成的"先天性"的，而不是企业自身原因导致的。

工艺技术缺陷是指由于科学发展局限，受药品成型时科学水平的局限，当时认为是安全有效的，但随着科学的进步和发展，用新技术、新的检测手段重新审查，就有可能发现有问题的，这样的药品应该召回。例如，龙胆泄肝丸中"关木通"后来被经科学验证，被证实肾毒性，需要召回。

告知缺陷，例如，说明书上标识的问题，因为技术的进步发现了说明书的标识或表述问题，需要做一些修正的，这样的药品也属于召回对象。在药品使用环节，例如，不合理用药产生的药害事件则不属于药品召回范围。

此外，还需要注意如下两点。第一，假药、劣药不适用药品召回制度中的药品召回范围。我国《药品管理法》做了明确的禁止生产、销售以及使用规定，并对假药、劣药的定义作出了明确的界定，由于假药、劣药本身就是质量不合格或不合法的药品，其生产过程没有严格执照国家规定的要求和标准生产。因此，已经确认为假药、劣药的，不适用召回程序。假药及劣药的处理，《药品管理法》做了相应的行政处罚乃至刑事处罚的规定。第二，发生不良反应的药品与被召回的药品之间的关系。药品不良反应是指质量合格药品在正常用法用量下，出现的有害的和意料之外的反应。尽管药品不良反应的发生在客观是无法避免的，也不能一味出现不良反应就召回。发生药品不良反应以后药监部门还要敦促企业修改药品说明书，补充说明书的不足，提醒用药者注意使用事项。通过药品不良反应监测，药品监督管理部门可以采集相关信息，及时做出评估，再决定是否召回药品。

三、药品安全隐患评估

对药品安全隐患的调查与评估是及时发现问题信号（signal），实施药品召回管理的有效途径。

（一）药品安全隐患调查与评估的主体

（1）药品生产企业应当建立健全药品质量保证体系和药品不良反应监测系统、收集、记录药品的质量问题与药品不良反应信息，并按规定及时向药品监督管理部门报告。

（2）药品生产企业应当对药品可能存在的安全隐患进行调查。药品监督管理部门对药品可能存在的安全隐患开展调查时，药品生产企业应当予以协助。

（3）药品经营企业、使用单位应当配合药品生产企业或者药品监督管理部门开展有关药品安全隐患的调查，提供有关资料。

（二）药品安全隐患调查的内容

药品安全隐患调查的内容应当根据实际情况确定，可以包括如下内容。

（1）已发生药品不良事件的种类、范围及原因。

（2）药品使用是否符合药品说明书、标签规定的适应证、用法用量的要求。

（3）药品质量是否符合国家标准，药品生产过程是否符合 GMP 等规定，药品生产与批准的工艺是否一致。

（4）药品储存、运输是否符合要求。

（5）药品主要使用人群的构成比例。

（6）可能存在安全隐患的药品批次、数量及流通区域和范围。

（7）其他可能影响药品安全的因素。

（三）药品安全隐患评估的主要内容

（1）该药品引发危害的可能性，以及是否已经对人体健康造成了危害。

（2）对主要使用人群的危害影响。

（3）对特殊人群，尤其是高危人群的危害影响，如老年、儿童、孕妇、肝肾功能不全者、外科患者等。

（4）危害的严重与紧急程度。

（5）危害导致的后果。

四、药品召回级别

据药品安全隐患的严重程度，药品召回分为如下三级。

（1）一级召回：使用该药品可能引起严重健康危害的。

（2）二级召回：使用该药品可能引起暂时或可逆的健康危害的。

（3）三级召回：使用该药品一般不会引起健康危害，但由于其他原因需要召回的。

药品生产企业应当根据召回分级与药品销售和使用情况，科学设计药品召回计划并组织实施。同时，我国药品召回形式又分为主动召回和责令召回两类。

五、主 动 召 回

案例 13-4　　　　黑龙江省四家企业主动召回全部刺五加注射液产品

2008 年 10 月 14 日，卫生部、国家食品药品监督管理局联合通报，中检院检验初步结果显示，黑龙江省某制药厂生产的刺五加注射液部分批号的部分样品有被细菌污染的问题。2008 年 10 月 17 日，黑龙江省该制药厂依据《药品召回办理办法》有关规定，主动启动产品召回程序，企业通过网站正式布召回市场上流通的"刺五加注射液"的公告，告知各经营使用、医疗单位及患者暂停销售和使用所有规格与批次的"刺五加注射液"，企业也将组织对该产品开展相关研究工作。

问题：

1. 根据我国现行《药品召回管理办法》规定，什么是主动召回？

2. 主动召回如何组织实施？

（一）主动召回的情形

如果制药企业发现其药品存在安全隐患，应主动召回（voluntary recall），这种召回方式的属于药品生产企业。根据《药品召回管理办法》，药品生产企业应当对收集的信息进行分析，对可能存在安全隐患的药品进行调查评估，发现药品存在安全隐患的，应当决定召回。

进口药品的境外制药厂商在境外实施药品召回的，应当及时报告国家药品监督管理局；在境内进行召回的，由进口单位按照《药品召回管理办法》的规定负责具体实施。

（二）主动召回的组织实施

药品生产企业在做出药品召回决定后，应当制订召回计划并组织实施，一级召回在 24 小时内，二级召回在 48 小时内，三级召回在 72 小时内，通知到有关药品经营企业、使用单位停止销售和使用，同时向所在地省、自治区、直辖市药品监督管理部门报告。药品生产企业在启动药品召回后，一级召回在 1 日内，二级召回在 3 日内，三级召回 7 日内，应当将调查评估报告和召回计划提交给所在地省、自治区、直辖市药品监督管理部门备案。省、自治区、直辖市药品监督管理部门应当将收到一级药品召回的调查评估报告和召回计划报告国家药品监督管理局。

（1）调查评估报告的内容：①召回药品的具体情况，包括名称、批次等基本信息；②实施召回的原因；③调查评估结果；④召回分级。

（2）召回计划的内容：①药品生产销售情况及拟召回的数量；②召回措施的具体内容，包括实施的组织、范围和时限等；③召回信息的公布途径与范围；④召回的预期效果；⑤药品召回后的处理措施；⑥联系人的姓名及联系方式。

省、自治区、直辖市药品监督管理部门可以根据实际情况组织专家对药品生产企业提交的召回计划进行评估，认为药品生产企业所采取的措施不能有效消除安全隐患的，可以要求药品生产企业采取扩大召回范围、缩短召回时间等更为有效的措施。

生产企业对上报的召回计划进行变更的，应当及时报药品监督管理部门备案。在实施召回的过程中，一级召回每日，二级召回每 3 日，三级召回每 7 日，向所在地省、自治区、直辖市药品监督管理部门报告药品召回进展情况。药品生产企业对召回药品的处理应当有详细的记录，并向药品生产企业所在地省、自治区、直辖市药品监督管理部门报告。必须销毁的药品，应当在药品监督管理部门监督下销毁。

（三）主动召回的效果评价

药品生产企业在召回完成后，应当对召回效果进行评价，向所在地省、自治区、直辖市药品监督管理部门提交药品召回总结报告。省、自治区、直辖市药品监督管理部门应当自收到总结报告之日起 10 日内对报告进行审查，并对召回效果进行评价，必要时组织专家进行审查和评价。审查和评价结论应当以书面形式通知药品生产企业。

经过审查和评价，认为召回不彻底或者需要采取更为有效的措施的，药品监督管理部门应当要求药品生产企业重新召回或者扩大召回范围。

六、责 令 召 回

（一）责令召回的情形

责令召回（compulsory recall）是指药品监督管理部门经过调查评估，认为存在药品安全隐患时，药品生产企业应当召回药品而未主动召回的，应当责令药品生产企业召回药品。必要时，药品监督管理部门可以要求药品生产企业、经营企业和使用单位立即停止销售和使用该药品。

（二）责令召回的组织实施

药品监督管理部门做出责令召回决定，应当将责令召回通知书送达药品生产企业，通知书包括以下内容。

（1）召回药品的具体情况，包括名称、批次等基本信息。

（2）实施召回的原因。

（3）调查评估结果。

（4）召回要求，包括范围和时限等。

药品生产企业在收到责令召回通知书后，应当按照《药品召回管理办法》的规定通知药品经营企业和使用单位制订、提交召回计划并组织实施。

（三）责令召回的后续处理

药品生产企业应当按照下述规定向药品监督管理部门报告药品召回的相关情况，进行召回药品的后续处理。

（1）药品生产企业对上报的召回计划进行变更的，应当及时报药品监督管理部门备案。

（2）药品生产企业在实施召回的过程中，一级召回每日，二级召回每3日，三级召回每7日，向所在地省、自治区、直辖市药品监督管理部门报告药品召回进展情况。

（3）药品生产企业对召回药品的处理应当有详细的记录，并向药品生产企业所在地省、自治区、直辖市药品监督管理部门报告。必须销毁的药品，应当在药品监督管理部门监督下销毁。

（4）药品生产企业在召回完成后，应当对召回效果进行评价，向所在地省、自治区、直辖市药品监督管理部门提交药品召回总结报告。

药品监督管理部门应当自收到药品生产企业提交的药品召回总结报告之日起10日内对报告进行审查，并结合召回效果进行评价，必要时组织专家进行审查和评价。审查和评价结论应当以书面形式通知药品生产企业。

经过审查和评价，认为召回不彻底或者需要采取更为有效的措施的，药品监督管理部门可以要求药品生产企业重新召回或者扩大召回范围。

知识链接 13-2　　　　　产品召回有关的法律条文

《药品管理法》第七十一条　国家实行药品不良反应报告制度。药品生产企业、药品经营企业和医疗机构必须经常考察本单位所生产、经营、使用的药品质量、疗效和反应。发现可能与用药有关的严重不良反应，必须及时向当地省、自治区、直辖市人民政府药品监督管理部门和卫生行政部门报告。具体方法由国务院药品监督管理部门会同国务院卫生行政部门制定。

对已确认发生严重不良反应的药品，国务院或者省、自治区、直辖市人民政府药品监督管理部门可以采取停止生产、销售、使用的紧急控制措施，并应当在5日内组织鉴定，自鉴定结论做出之日起15日内依法做出行政处理决定。

《药品管理法实施条例》第四十条　国务院药品监督管理部门对已批准生产、销售的药品进行再评价，根据药品再评价结果，可以采取责令修改药品说明书，暂停生产、销售和使用的措施；对不良反应大或者其他原因危害人体健康的药品，应当撤销该药品批准证明文件。

《药品管理法实施条例》第五十五条　药品监督管理部门依法对有证据证明可能危害人体健康的药品及其有关证据材料采取查封、扣押的行政强制措施的，应当自采取行政强制措施之日起7日内做出是否立案的决定；需要检验的，应当自检验报告书发出之日起15日内做出是否立案的决定；不符合立案条件的，应当解除行政强制措施；需要暂停销售和使用的，应当由国务院或者省、自治区、直辖市人民政府的药品监督管理部门做出决定。

《产品质量法》第三条　生产者、销售者应当建立健全内部产品质量管理制度，严格实施岗位质量规范、质量责任及相应的考核办法。

《产品质量法》第四条　生产者、销售者依照本法规定承担产品质量责任。

《产品质量法》第四十六条　本法所称缺陷，是指产品存在危及人身、他人财产安全的不合理的危险；产品有保障人体健康和人身、财产安全的国家标准、行业标准的，是指不符合该标准。

《中华人民共和国消费者权益保护法》第五条　国家保护消费者的合法权益不受侵害。国家采取措施，保障消费者依法行使权利，维护消费者的合法权益。

《中华人民共和国消费者权益保护法》第十八条　经营者应当保证其提供的商品或者服务符合保障人身、财产安全的要求。对可能危及人身、财产安全的商品和服务，应当向消费者做出真实的说明和明确的警示，并说明和标明正确使用商品或者接受服务的方法及防止危害发生的方法。

经营者发现其提供的商品或者服务存在严重缺陷，即使正确使用商品或者接受服务仍然可能对人身、财产安全造成危害的，应当立即向有关行政部门报告和告知消费者，并采取防止危害发生的措施。

《关于加强食品等产品安全监督管理的特别规定》第九条　生产企业发现其生产的产品存在安全隐患，可能对人体健康和生命安全造成损害的，应当向社会公布有关信息，通知销售者停止销售，告知消费者停止使用，主动召回产品，并向有关监督管理部门报告；销售者应当立即停止销售该产品。销售者发现其销售的产品存在安全隐患，可能对人体健康和生命安全造成损害的，应当立即停止销售该产品，通知生产企业或者货商，并向有关监督管理部门报告。

生产企业和销售者不履行前款规定义务的，由农业、卫生、质检、商务、工商、药品等监督管理部门依据各自职责，责令生产企业召回产品、销售者停止销售，对生产企业并处货值金额 3 倍的罚款，对销售者并处 1000 元以上 5 万元以下的罚款；造成严重后果的，由原发证部门吊销许可证照。

思　考　题

（1）简述药品不良反应的概念，分类与表现。

（2）简述药品不良反应监测机构及其主要职责。

（3）简述药品不良反应报告的要求。

（4）简述药品上市后再评价的含义、必要性、目的、方法、内容。

（5）简述药品上市后再评价结果的处理方式。

（6）如何完善我国药品上市后再评价体系？

（7）简述药品召回的概念。

（8）简述药品召回的主体和召回级别。

（9）简述药品主动召回和责令召回的主要区别。

（徐小军）

第十四章 药品知识产权保护

第一节 药品知识产权保护概述

对于药品研究组织来说，新产品一旦开发成功，不仅可为人类战胜疾病、保证健康和延长生命做出巨大贡献，还可为研发其他的科研院所和制药企业及经销商带来巨额利润。这种巨额利润的回报，主要依靠知识产权制度的垄断保护。从 20 世纪 80 年代以来，逐渐发展的工业企业通过在市场竞争中的历练，认识到了知识产权保护的重要性，在制药工业中，许多知名药厂凭借着专利保护和品牌的影响力，提高了企业的竞争力，获得了长足的发展。同时伴随着我国知识产权保护制度的逐渐完善，医药科技成果转化率和技术创新能力也得到了极大的提升。

一、药品知识产权保护的概念

（一）知识产权保护的概念

知识产权（intellectual property）是指人类智力劳动产生的智力劳动成果所有权。通常由各国立法对其进行保护。知识产权是一种法定权益，基于人的智力投入和资金投入而产生，与债权、物权、人身权并称为四大民事权益。由于知识产权是一种跨越科学技术、经济、文化和法律领域的精神财富，在人类社会生产和社会生活中具有很高的价值尤其是使用价值，是人类社会财富的重要部分。

在医药行业，与药品研发生产有关的制备方法、设计资料、实验数据、人工合成化合物、剂型、商标、包装设计等投入了企业与研发者智力和资金的成果都属于知识产权保护的范围。为此，药品知识产权的含义非常广泛，可指一切与药品有关的智力劳动产生的劳动成果所有权。

（二）知识产权保护的范围和种类

1. 知识产权保护的范围和种类 现代广义知识产权研究认为，知识产权的范围由版权、工业产权和其他知识产权（主要是指科技成果权其中尤其是技术秘密类技术成果权）组成。

（1）版权：又被称为著作权，也有人把它概括为文学产权（literature property），指文学、艺术和科学作品的著作权人（包括创作者、传播者和其他著作权人）根据法律规定对其智力成果所享有的专有权利，它包括著作人身权和著作财产权。版权的主要范围如下。①文学、艺术和科学作品。②邻接权作品：演出（表演）、录音、录像和广播作品。③计算机软件作品（包括计算机软件文档资料和计算机操作程序两个部分，近年来被多数国家列为版权保护的一种作品）。

（2）工业产权（industrial property）：指法律赋予人们在工商业领域中为使用而作出的创造性构思或区别性标志、记号、品牌等方面所享有的专有权。工业产权包括工业所有权和商业所有权，其中"工业"一词包括工业、农业、采掘业等各个产业部门，还包括商业等经贸企业，也有人统称为"产业产权"。工业产权范围：①专利；②商标；③服务标记；④厂商名称；⑤地理标志（货源标记）；⑥反不正当竞争。

（3）其他知识产权：根据 WTO 的 TRIPs 的第二部分"有关知识产权效力、范围及标准"中所规定的，科技成果权是指集成电路布图设计（拓扑图）、植物新品种权和未公开信息（包括技术秘密、商业秘密和实验数据）。这是一个最新的关于知识产权范围的定义，说明其他知识产权即科技成果权包括两大类：一类是新兴的高科技成果权，其中相当一部分成果很多国家的专利法和我国的专利法还没有规定为专利授权范围；一类是具有一定经济价值的处于保密状态的技术秘密，包括部分商业秘密和实验数据。

2.药品知识产权保护的范围和种类　药品知识产权涉及前述三大知识产权的范围，具体可分为四个种类。

（1）专利权：药品专利权是指药品专利的申请人依法对其成果享有的所有权。药品专利权包括发明人的标记权及对药品成果依法独占、使用、收益和处分的权利。

（2）商标权：药品商标权是药品商标注册人依法对注册商标享有的权益。

（3）版权（著作权）：版权主要包括发表权、署名权、修改权和保护作品完整权等人身权，同时也包括对所创作的产品的复制权、展览权、表演权、播放权和演绎权等。医药创作人可对其智力成果（主要为年鉴、文献、期刊、教材、论文、档案、资料、产品说明书、计算机软件、实验数据等）享有相应的版权。

（4）商业秘密权：商业秘密权主要指商业秘密的所有人依法对其商业秘密享有不受非法侵害的权益。医药企业商业秘密包括企业经营中所不愿意公开的数据、策略、管理方法、实施方案、客户信息资料，乃至药品生产中的研究数据、生产记录、设备调试数据、所获专利数和类型等都可视为商业秘密。

二、药品知识产权保护的意义

▶（一）推动医药科技创新发展

药品的研发和生产需要创新的科技突破与大量的资本投入，作为高科技行业的医药产业具有高投入、高风险和知识密集等特征，对于知识产权保护的需要极为迫切。知识产权保护授予医药开发者和医药企业合法获取收益的权利，使医药企业获得持续发展和投入的资金，承受药品研发创新过程中的高风险，吸引高科技人才并提供先进的制造研发设备，因而可以极大地推动医药科技的创新发展。

▶（二）提升医药产业竞争能力

对于商业社会来说，持续竞争优势的源泉只来自于有价值、稀缺、难以模仿和不可替代的资源，知识产权保护增加了医药企业产品的稀缺性，降低了企业产品被复制的可能性，提升了企业的产品价值，从而使得医药企业个体和产业产生持续的竞争优势，提升了产业的竞争能力。积极推动企业提高知识产权创造、运用、保护和管理能力，有助于加快企业转型升级，打造产业优势。

▶（三）增加企业创新合作机会

知识产权保护中的专利保护可以适当公开企业所研发的创新科技，增加行业之间的科技交流与融合，从而增加企业创新合作的机会。创新和知识产权保护将成为推动科技进步、促进产业升级和实现可持续发展的重要驱动力。

▶（四）促进资源合理规划配置

知识产权保护一方面有利于智力成果的公开发表，可让医药企业的开发者获知最新的成功思路和科技成果，及时调整自己的研究开发方向，从而促进创新资源的合理配置；另一方面创新的医药产品品种和升级方案可促使社会资源向着低成本低能耗的方向发展，从而提高社会整体效率。

知识链接 14-1　　　　　　　**我国医药知识产权保护现状**

2021年，中国知识产权保护成效显著，得到国际社会和各国创新主体广泛认可。知识产权保护社会满意度持续提高，满意度得分达到80.61分（百分制，不含港澳台地区）。世界知识产权组织（WIPO）发布的《2021年全球创新指数》报告显示，中国排名第12位，较上年上升2位，连续9年保持创新引领积极态势。中国知识产权保护成效显著，2021年中国通过《专利合作条约》（PCT）途径提交的国际专利申请量连续3年居全球第一位。中国欧盟商会《商业信心调查2021》显示，认为中国的知识产权执法力度足够或非常好的欧盟企业首次占到受访企业的一半。

审批登记方面，各类知识产权审批登记数量持续增长，审查质量与效率显著提高。2021年，我国发明专利授权69.6万件，同比增长31.3%。商标注册量773.9万件，同比增长34.3%，国内申请人提交马德里商标国际注册申请5928件，在马德里联盟中排名第三。著作权登记总量为626.44万件，同比增长24.30%。农业植物新品种权申请9721件，同比增长22.85%。

案例14-1　　　　　　　　　　　俄罗斯知识产权文化与法律保护困境

为了保护先进的科学技术成果，维护和巩固实力强大的国际地位，西方国家选择法律这个工具（因为文明时代仅靠武力手段行不通），培育知识产权保护意识和理念。因此，知识产权保护文化最初来自西方社会。现在，非西方国家纷纷加入WTO，实行知识产权保护，知识产权文化与法律保护在非西方国家普遍出现。

1. 知识产权文化缺失　从历史角度来看，包括俄罗斯在内，非西方国家最初缺失知识产权文化，俄国的知识产权文化也未培育起来。众所周知，苏联在建国不久就开始压制私有财产和思想自由。这导致"个人能控制其脑力劳动成果"的法律观念荡然无存，知识产权保护条款几乎不存在；相反，有关国家利益保护条款却成为法律条款或主要条款。苏联政府没收了那些经证明有用的创新成果，禁止那些被认为对国家安全或稳定具有潜在危害的创新成果的"存在"。

在西方国家的坚决要求下，苏联不得不承认知识产权，此时苏联正想将其经济融入世界经济体系。20世纪90年代初，苏联与美国达成协议，以签署《保护文学和艺术作品伯尔尼公约》作为两国贸易关系正常化条件。苏联首先努力适应国际知识产权标准。随后不久，苏联解体，俄罗斯同意履行先前承诺，于1992年通过了第一部版权法和商标法。但在俄罗斯，公众对于个人作品所享有的经济利益以及对于个人作品应给予尊重的思想非常薄弱。俄罗斯缺失知识产权文化教育。这既不利于知识产权保护观念的培育和树立，也不利于知识产权标准的推广和应用，导致民众不重视知识产权保护，甚至对知识产权持怀疑态度。

在相当长时期里，俄罗斯对知识产权保护不力。在俄罗斯"地下市场"，未经许可生产和销售著作权产品的数字多功能光盘（DVD）和激光唱片（CD）随处可见。软件盗版很猖獗，约70%左右的商业软件通过非法交易渠道获得。由于法律制度不健全，俄罗斯许多开办网站和提供网络服务的人普遍销售未经授权的著作权产品。除了侵犯他人版权现象较严重之外，在俄罗斯，侵犯诸如药品这样的专利产品行为和现象也很普遍。外国投资者在俄罗斯遭受的知识产权损失每年都达几十亿美元，仅美国投资者每年就会损失7.5亿美元。由于视听产品市场监管不力，俄罗斯政府自身每年也会丢失几百万美元的税收收入。

2. 司法体系监管不力　俄罗斯法律带有民法体系特色，俄罗斯法院对其成文法律经常作出多种不同解释。在解释法律时，俄罗斯法院却经常遵循以前法院裁决意见。在2013年2月1日俄罗斯知识产权法院成立之前，知识产权争议案通常由民事法院或者州立商事仲裁法院受理，民事法院主要受理来自个人的诉讼案件，州立商事仲裁法院主要受理企业间的争议案件。两个法院受理知识产权案件后都按各自的审理方法审理。通过比较发现，俄罗斯州立商事仲裁法院往往倾向于作出更有利于知识产权权利人的裁决。民事法院的做法则相反。这种差异造成当事人很难预测案件审判结果。

俄罗斯刑事司法对知识产权侵权行为打击不力使本来很差的行政执法行为越来越糟糕。刑事处罚条款多出现诸如"较大规模"或"严重损害"这样的含义不确定词语。虽然后来俄罗斯对这些处罚条款进行了一些量化规定或解释，但仍不足以威慑侵犯知识产权犯罪行为。俄司法机关在诸如知识产权法这样的不发达法律领域总是怠于适用最高处罚条款，而是经常适用缓刑条款处罚。虽然俄罗斯法院经常销毁知识产权侵权产品，但很少销毁用于生产侵权产品设备，使得伪造者能重复进行伪造活动。因此，俄立法机关所制定的较严厉的刑事处罚制度并未真正起到使盗版率相应下降的作用。

　　俄罗斯的官员腐败和黑社会集团犯罪加大了知识产权执法难度。苏联时期，政府通常不能满足人民的物质和服务需求，于是在实践中常常回避诸如高度依赖刑法手段来维持社会安定等话题。苏联政府部门及官员也经常利用其职务便利获取物质或谋求个人利益。首先，由于缺乏及时分发物资的能力，苏联政府部门及官员利用便利条件和地位为自己的"私人网"窃取各种物资。这些"私人网"成了一个系统，每一个系统成员利用行政职权获得各种恩惠。该系统解决了他们日常生活需求问题，但严重损害了作为中性人角色的政府形象。其次，政府及官员利用便利条件和地位将其地位及职位私有化，以谋取个人利益。最后，拥有相当大权力空间的政府部门以权为小集体谋取私利。这些私利的获得往往以牺牲知识产权等私权的利益为代价。

　　3. 市场经济发展停滞　经济因素有时也会妨碍知识产权保护制度的实施。20 世纪 90 年代，俄罗斯市场发展停滞对制造业的发展产生了不利影响，以致国内市场需求高度依赖进口。同时，它促使多种消费品市场涌现，出现了一种对知识产权不进行过严保护的客观需求。众多俄罗斯消费者购买不起受知识产权法律严格保护的价格昂贵的知识产权授权产品，各种廉价实惠知识产权侵权产品反而深受他们青睐。因此，"灰色市场"产品大量出现，公众对此却熟视无睹。更有甚者，公众普遍认为，"灰色市场"既满足消费者需求，又能在短期内快速促进生产发展。而执法部门并不清楚知识产权严格执法活动究竟能带来什么经济利益。

　　由于知识产权保护观念薄弱，俄罗斯在建立协调一致的知识产权执法体制方面似乎不可能做得更成功。俄罗斯领导人曾经公开披露他们对知识产权保护的解读和理解。俄罗斯总统普京和几位经济部长都赞成将知识产权保护纳入其经济计划中，以支持俄罗斯尚不发达技术工业的发展。不过，俄罗斯起诉知识产权侵权者的举措所体现出来的效益仍很低，其主要原因还在于知识产权保护观念的缺乏。

　　在俄罗斯，公众普遍不重视侵犯知识产权行为所致损害。这导致"灰色市场"的形成。消费者明知侵犯知识产权的产品是非法的，但是仍然愿意购买。他们认为，假冒等侵犯知识产权行为对整体经济危害不大，而且能刺激地方经济发展和满足消费者对实惠产品的需求。虽然国家出台了严厉的刑事制裁措施，但是俄罗斯执法机关并未严厉追究侵犯知识产权者的犯罪行为，以遏制假冒现象和行为。究其原因可能是由于知识产权保护观念的缺乏，一些法官并未完全真正理解知识产权法律条款的含义，一些执法机关也很少主动调查知识产权侵权行为，一些法官和检察官会对侵犯知识产权嫌疑人从宽处罚。

　　当然，随着俄罗斯对外贸易逐渐扩大，公众也逐渐意识到剽窃行为会对经济产生影响，越来越多的俄罗斯人支持加大知识产权保护力度。今后，俄罗斯各个方面的发展会比较快。但在短时期内，知识产权保护成效不会很大，因为现在的俄罗斯人毕竟还没有完全接受西方发达国家个人知识产权保护理念。

　　自 1999 年以来，俄罗斯的经济增长几乎主要归功于良好的自然资源世界市场行情。在冷战期间，苏联积累了深厚的技术资源基础。但是，目前，俄罗斯高端技术产品出口只占生产制造产品出口的 2% 以下。俄罗斯国内工业产品在全球几乎没有竞争力：只有 5% 的国内工业产品在独联体之外拥有竞争力。工业的不发达迫使俄依赖自然资源获得出口收入。这种出口依赖（特别是石油产品出口依赖）使得俄罗斯极易受到世界市场波动的影响，而俄对世界市场的控制力又很小。许多新材料价格的下降趋势加大了依赖自然资源出口以刺激经济发展的风险。

　　即使俄罗斯公众认识到需要加大知识产权保护力度，但是糟糕的经济状况也会使怀有这种理念的热情减退。特别是，俄地方政府既要考虑知识产权保护措施的合法性，又要考虑知识产权保护措施与其发展目标的趋同性。由于各国经济状况不同，中国发展经历和模式不可能是俄罗斯的理想发展经历和模式。俄罗斯当前并无中国曾有过的大量商品生产需求。俄罗斯过去的快速发展计划的失败导致相应的工业基础未真正建立起来。

> **问题：**
> 1. 知识产权保护的是什么？受益者是谁？对国家的经济发展有什么作用？
> 2. 俄罗斯建立知识产权保护体系的目的是什么？是否有必要？
> 3. 联系案例中的现象，想想药品作为社会经济中的一类重要商品，是否需要知识产权保护？

案例分析 14-1

知识产权保护人类的智力成果和资金投入成果，知识产权保护的直接受益者是智力成果和资金投入成果的持有人，间接受益者是知识产权所有者所在的国家或地域，从更广泛的角度来看，知识产权保护使社会乐于投入资金和时间进行创新活动，因而对整个社会的发展和创新具有积极作用。从西方发达国家的发展来看，知识产权的确立增加了社会的无形财富，增强了企业与行业的竞争优势，对国家的经济发展具有支持作用，但对于社会无形财富较少的发展中国家来说，知识产权保护使得他们获取创新成果时必须支付大量的费用，形成了高耸的知识壁垒，可能增加国家经济发展的负担从而阻碍国家经济发展。

俄罗斯作为曾经的世界经济强国，目前的世界第六大经济体，具有极强的创造性并积累了相当的无形财富，然而由于苏联时期对于知识产权文化的忽视使俄罗斯发展中的大部分智力成果没能得到有效保护，不仅使得社会的无形财富遭到了损失，也间接阻碍了俄罗斯享受世界先进科技成果的可能性，为此俄罗斯当前建立知识产权保护体系，以促进本国创新能力的发展和对外竞争能力非常有必要。

药品作为科技含量非常高的重要商品，从开发到生产过程中凝结着大量的智力和资金的投入，对药品进行知识产权保护可以提升投资者和研发者对开发新药的兴趣，促进医药科技创新发展，是药品开发与创新的重要基础。

第二节　药品专利保护

专利一词来自拉丁文 litteraepatents，含有公开之意，原指盖有国玺印鉴不必拆封即可打开阅读的一种文件。现在专利一词一般理解为专利证书或专利权。国家颁发专利证书授予专利权人，在法律规定的期限内，对制造、使用、销售（有些国家还包括进口该项专利发明或设计）享有专有权（又称垄断权或独占权）。其他人必须经过专利权人同意才能进行上述行为，否则即为侵权。专利期限届满后，专利权即行消灭，任何人皆可无偿地使用该项发明或设计。专利权是知识保护中力度最强、范围最广且具有独占性的保护，美国经济学家曼斯菲尔德经过研究分析后曾经得出结论，如果没有专利保护，60% 的新药品就不会被发明出来。

在西方国家，一般认为最早授权的专利是英王亨利三世 1236 年授予波尔多的一个市民以制作各色布的 15 年的垄断权。1474 年威尼斯颁布了第一部具有近代特征的专利法，被认为是第一个建立专利制度的国家。英国 1624 年颁布的《垄断法》是世界上第一部具有现代意义的专利法，从 18 世纪末到 19 世纪末，美国（1790 年）、法国（1791 年）、西班牙（1820 年）、德国（1877 年）、日本（1826 年）等西方工业国家陆续制定了专利法。到了 20 世纪，特别是第二次世界大战结束以后，工业发达国家的专利法陆续进行了修订，许多发展中国家也都制订了专利法。80 年代初期，约有 150 个国家和地区建立了专利制度。除各国建立专利制度外，专利法也日益国际化，如 1884 年生效的《保护工业产权巴黎公约》，1970 年签订的《专利合作条约》，1971 年签订的《专利国际分类协定》，1973 年签订的《欧洲专利条约》，1975 年订立的《欧洲共同体专利公约》，1975 年签订的《卢森堡公约》及 1977 年签订建立的"非洲知识产权组织"等也表明了这一点。

中华人民共和国建立后，1950 年政务院颁布了《保障发明权与专利权暂行条例》。侯德榜发明的侯氏制碱法就是根据该条例取得专利权的一项发明。后经一系列的调整，1984 年颁布的《中华人民共和国专利法》对鼓励发明创造、促进科技进步发展等方面有着积极的影响，但受到多方面因素，还存在着许多缺陷，为了改善旧有法律中的不足，1992 年 9 月，全国人大常委会通过了《中华人民共和国专利法》修正案，对《中华人民共和国专利法》做了重要修改，并于 1993 年开始施行。修改后的《中华人民共和国专利法》扩大了专利保护的范围，新化合物、药物制剂及新化合物和药物制剂的制备方法及新用途均可申请专利保护。为适应我国经济体制改革的不断深化的需要，2000 年 8 月 25 日，第九届全国人大常委会对《中华人民共和国专利法》进行了第二次修订，2008 年 12 月 27 日，第十一届全国人大常委会第六次会议对《中华人民共和国专利法》做出了第三次修订的决议，2020 年 10 月 17 日，全国人大常委会对《中华人民共和国专利法》进行了第四次修订，于 2021 年 6 月 1 日实施。

一、药品专利的概念与类型

（一）药品专利的概念

专利制度是由各国依法授权保护发明创造者的合法权益，用于鼓励社会中的发明创造行为，并以此作为公开发明创造成果的交换条件，以推动科技进步的一种制度。专利制度的内容通常包括专利的授予原则、授予的程序、授予的条件、专利权人的权利与义务、对专利的保护期限和保护范围等内容。目前，我国负责主管全国专利工作的部门是国家知识产权局，各省市场监督管理局负责属地的专利有关工作。

专利权（patent），是指专利申请人就一项发明、实用新型或外观设计向国家专利行政部门提出专利申请，经依法审查合格后，由国家专利行政部门向专利申请人授予的，在规定时间内对该项发明创造享有的专有权。在药物开发领域内依照一定的程序获得了国家授予专利保护权利的科技成果为药品专利。

（二）药品专利的法律特征

专利权是无形财产，与有形财产相比具有以下法律特征。

1. 独占性 专利权是由政府主管部门根据发明人或申请人的申请，认为其发明成果符合专利法规定的条件，而授予申请人或其合法受让人的一种专有权。它专属权利人所有，专利权人对其权利的客体（即发明创造）享有占有、使用、收益和处分的权利。

2. 公开性 专利权的获取以发明创造的公开为前提，专利申请人通过申请专利公开其发明成果的主要创造性，因此专利制度促进了社会的科技交流，在极大的程度上提升了社会创新的能力和科技进步的速度。

3. 时间性 专利权具有一定的时间限制，也就是法律规定的保护期限。各国的专利法对于专利权的有效保护期均有各自的规定，而且计算保护期限的起始时间也各不相同。我国《中华人民共和国专利法》第四十二条规定："发明专利权的期限为 20 年，实用新型专利权的期限为 10 年，外观设计专利权的期限为 15 年，均自申请日起计算。"

4. 地域性 地域性是对专利权的空间限制。它是指一个国家或一个地区所授予和保护的专利权仅在该国或地区的范围内有效，对其他国家和地区不发生法律效力，其专利权是不被确认与保护的。如果专利权人希望在其他国家享有专利权，那么，必须依照其他国家的法律另行提出专利申请。除非加入国际条约及双边协定另有规定之外，任何国家都不承认其他国家或者国际性知识产权机构所授予的专利权。

（三）药品专利的授予条件

根据我国《中华人民共和国专利法》第二十二条第一款规定，授予专利权的发明和实用新型应当具备新颖性、创造性和实用性，药品专利的授予同样要遵循这三个条件。

1. 新颖性 是指该发明或者实用新型不属于现有技术；也没有任何单位或者个人就同样的发

明或者实用新型在申请日以前向国务院专利行政部门提出过申请，并记载在申请日以后公布的专利申请文件或者公告的专利文件中。

新颖性的判断是建立在同已有技术（也称现有技术）相比较的基础上。已有技术是指某一技术领域的知识总和。即在申请日或优先权日之前，已经通过书面（包括公开发表的国内外各种出版物）、口头、公开使用或者以任何其他方式为公众所公知、公用的知识。

不丧失新颖性的条件：我国专利法规定，申请专利的发明创造在申请日以前 6 个月内，有下列情形之一的，不丧失新颖性。

（1）在中国政府主办或者承认的国际展览会上首次展出的。

（2）在规定的学术会议或者技术会议上首次发表的。

（3）他人未经申请人同意而泄露其内容的。

2. 创造性　是指与现有技术相比，该发明具有突出的实质性特点和显著的进步，该实用新型具有实质性特点和进步。

现有技术，是指申请日以前在国内外为公众所知的技术。发明有突出的实质性特点，是指发明相对于现有技术，对所属技术领域的技术人员来说，并非是显而易见的。如果发明是其所属技术领域的技术人员在现有技术的基础上通过逻辑分析、推理或者试验可以得到的，则该发明是显而易见的，则不具备突出的实质性特点。发明有显著的进步，是指发明与最接近的现有技术相比能够产生有益的技术效果，如发明克服了现有技术中存在的缺点和不足，或者为解决某一技术问题提供了一种不同构思的技术方案，或者代表某种新的技术发展趋势。

一件发明专利申请是否具备创造性，只有在该发明具备新颖性的条件下才予以考虑。

3. 实用性　是指该发明或者实用新型能够制造或者使用，并且能够产生积极效果。实用性是专利审查的实质性条件之一，这一条件是为了使发明人的发明创造真正能用于工农业生产，而不仅仅是丰富科学理论。

4. 不授予专利的发明创造　一项发明，必须同时具备新颖性、创造性及实用性才能授予专利权。此外，也有一些特殊规定的不授予专利的发明创造。

《中华人民共和国专利法》第五条规定，对违反法律、社会公德或者妨害公共利益的发明创造，不授予专利权。对违反法律、行政法规的规定获取或者利用遗传资源，并依赖该遗传资源完成的发明创造，不授予专利权。

除此外，《中华人民共和国专利法》第二十五条规定对下列各项不授予专利权：①科学发现；②智力活动的规则和方法；③疾病的诊断和治疗方法；④动物和植物品种；⑤原子核变换方法及用原子核变换方法获得的物质；⑥对平面印刷品的图案、色彩或者二者的结合作出的主要起标识作用的设计。因为这些科技活动本身不具有保护的可能性、或会严重阻碍社会的进步、或会损害社会公众的根本利益、或对社会公众造成安全威胁，故对其不进行专利保护。

（四）药品专利的授予类型

1. 发明专利　发明，是指对产品、方法或者其改进所提出的新的技术方案。发明专利包括产品发明和方法发明两类。

（1）产品发明专利：产品发明指人工制造的各种有形物品的发明。

药品发明如下。

1）新物质，指具有一定化学结构式或物理、化学性能的单一物质，包括有一定医疗用途的新化合物；新基因工程产品；新生物制品；用于制药的新原料、新辅料、新中间体、新代谢物和新药物前体；新异构体；新的有效晶型；新分离或提取得到的天然物质等。

2）药物组合物，指两种或两种以上元素或化合物按一定比例组成具有一定性质和用途的混合物，包括中药新复方制剂；中药的有效部位；药物的新剂型等。

3）生物制品、微生物及其代谢产物，可授予专利权的微生物及其代谢产物必须是经过分离成为纯培养物，并且具有特定工业用途。

（2）方法发明专利：方法发明是指为制造产品或解决某个技术课题而研究开发出来的操作方法、制造方法及工艺流程。

关于药品的方法发明如下。

1）制备和生产方法，如化合物的制备方法、组合物的制备方法、提取分离方法、纯化方法等。

2）用途发明，如化学物质的新的医药用途、药物的新的适应证等。

2. 实用新型专利　实用新型是指对产品的形状、构造或者其结合所提出的适于实用的新的技术方案。实用新型专利在创造性上较发明专利低，因此常被人称为"小发明"。

实用新型必须具备两个特征：第一，它必须是一种产品，该产品应该是工业方法制造的、占据一定空间的、具有实用性的物品，而不是方法；第二，它必须是具有一定形状和构造的产品，没有固定形状的物质，以及气体、液体、粉末物等不能被授予实用新型专利。

药品的实用新型专利如下。

（1）某些与功能相关的药物剂型、形状、结构的改变，如通过改变药品的外层结构达到延长药品疗效的技术方案。

（2）诊断用药的试剂盒与功能有关的形状、结构的创新。

（3）生产药品的专用设备的改进。

（4）某些与药品功能有关的包装容器的形状、结构和开关技巧等。

3. 外观设计专利　外观设计是指对产品的形状、图案或者其结合及色彩与形状、图案的结合所做出的富有美感并适于工业应用的新设计。

外观设计专利的特征：第一，必须是产品形状、图案、色彩或其结合的新设计；第二，必须与产品结合，并能在工业上应用。

药品的外观设计如下。

（1）药品的外观，如便于给儿童服用的制成小动物形状的药片。

（2）药品包装的外观，如药品的包装盒。

（3）富有美感和特色的说明书等。如前面所介绍，药品专利的保护遵照我国《中华人民共和国专利法》中有关规定进行。

二、药品专利权的申请与审批

（一）药品专利的申请过程

根据《中华人民共和国专利法》规定，专利申请人在申请专利时应遵循以下原则。

（1）书面申请原则：专利申请人应向专利行政部门提交一系列规定的书面申请文件，履行各种法律手续并缴纳一定费用。

（2）先申请原则：当两个以上的申请人分别就同样的发明创造申请专利的情况下，对先提出申请的申请人授予专利。

（3）单一性原则：指一份专利申请文件只能就一项发明创造提出专利申请。

（4）优先权原则：指将专利申请人首次提出专利申请的日期，视为后来一定期限内专利申请人就相同主题在他国或本国提出专利申请的日期。专利申请人依法享有的这种权利称为优先权，享有优先权的首次申请日称为优先权日。

知识链接 14-2　　　　　**专利优先权规定**

《中华人民共和国专利法》第二十九条　申请人自发明或者实用新型在外国第一次提出专利申请之日起12个月内，或者自外观设计在外国第一次提出专利申请之日起6个月内，又在中国就相同主题提出专利申请的，依照该外国同中国签订的协议或者共同参加的国际条约，或者依照相互承认优先权的原则，可以享有优先权。

申请人自发明或者实用新型在中国第一次提出专利申请之日起 12 个月内，或者自外观设计在中国第一次提出专利申请之日起 6 个月内，又向国务院专利行政部门就相同主题提出专利申请的，可以享有优先权。

同时，专利权人需按照法定要求撰写专利申请文件，申请文件需完整、准确，以确保获得完善的专利权保护范围。

（1）申请发明或者实用新型专利的，应当提交请求书、说明书及其摘要和权利要求书等文件。

请求书应当写明发明或者实用新型的名称，发明人的姓名，申请人姓名或者名称、地址，以及其他事项。

说明书应当对发明或者实用新型作出清楚、完整的说明，以所属技术领域的技术人员能够实现为准；必要的时候，应当有附图。摘要应当简要说明发明或者实用新型的技术要点。

权利要求书应当以说明书为依据，清楚、简要地限定要求专利保护的范围。

依赖遗传资源完成的发明创造，申请人应当在专利申请文件中说明该遗传资源的直接来源和原始来源；申请人无法说明原始来源的，应当陈述理由。

（2）申请外观设计专利的，应当提交请求书、该外观设计的图片或者照片，以及对该外观设计的简要说明等文件。

申请人提交的有关图片或者照片应当清楚地显示要求专利保护的产品的外观设计。

（二）药品专利的审批程序

1. 专利申请的受理　国家专利行政部门受理处或各专利行政部门代办处收到专利申请后，对符合受理条件的申请，将确定申请日，给予申请号，发出受理通知书。对申请人面交专利行政部门受理处或各专利行政部门代办处的申请文件，如果数量在 10 件以下的，当时进行申请是否符合受理条件的审查，符合受理条件的当场作出受理通知书。

2. 受理通知书　向专利行政部门受理处寄交申请文件的，一般在 1 个月左右可以收到国家专利行政部门的受理通知书，不符合受理条件的，将收到不受理通知书及退还的申请文件复印件。超过 1 个月尚未收到专利行政部门通知的，申请人应当及时向专利行政部门受理处查询，以及时发现申请文件或通知书在邮寄中可能的丢失。

3. 初步审查　专利行政部门收到发明专利申请后，经初步审查认为符合要求的，自申请日起满 18 个月，即行公布。专利行政部门可以根据申请人的请求早日公布其申请。

4. 实质审查　发明专利申请自申请日起 3 年内，国务院专利行政部门可以根据申请人随时提出的请求，对其申请进行实质审查；申请人无正当理由逾期不请求实质审查的，该申请即被视为撤回。

国务院专利行政部门认为必要的时候，可以自行对发明专利申请进行实质审查。

国务院专利行政部门对发明专利申请进行实质审查后，认为不符合本法规定的，应当通知申请人，要求其在指定的期限内陈述意见，或者对其申请进行修改；无正当理由逾期不答复的，该申请即被视为撤回。

发明专利申请经申请人陈述意见或者进行修改后，国务院专利行政部门仍然认为不符合本法规定的，应当予以驳回。

5. 发证　发明专利申请经实质审查没有发现驳回理由的，由国务院专利行政部门作出授予发明专利权的决定，发给发明专利证书，同时予以登记和公告。发明专利权自公告之日起生效。

实用新型和外观设计专利申请经初步审查没有发现驳回理由的，由国务院专利行政部门作出授予实用新型专利权或者外观设计专利权的决定，发给相应的专利证书，同时予以登记和公告。实用新型专利权和外观设计专利权自公告之日起生效。

6. 复审　专利申请人对国务院专利行政部门驳回申请的决定不服的，可以自收到通知之日起3个月内向国务院专利行政部门请求复审。国务院专利行政部门复审后，作出决定，并通知专利申请人。

专利申请人对国务院专利行政部门的复审决定不服的，可以自收到通知之日起3个月内向人民法院起诉。

三、药品专利权的保护与侵权

（一）保护期限与范围

发明专利权的期限为20年，实用新型专利权的期限为10年，外观设计专利权的期限为15年，均自申请日起计算。

自发明专利申请日起满4年，且自实质审查请求之日起满3年后授予发明专利权的，国务院专利行政部门应专利权人的请求，就发明专利在授权过程中的不合理延迟给予专利权期限补偿，但由申请人引起的不合理延迟除外。

为补偿新药上市审评审批占用的时间，对在中国获得上市许可的新药相关发明专利，国务院专利行政部门应专利权人的请求给予专利权期限补偿。补偿期限不超过5年，新药批准上市后总有效专利权期限不超过14年。

（二）保护终止与无效

1. 专利权终止　有下列几种情形之一的，专利权将终止。

（1）专利权期限届满将自行终止。

（2）没有按照规定缴纳年费的。

（3）专利权人以书面声明放弃其专利权的。

2. 专利权无效　自国务院专利行政部门公告授予专利权之日起，任何单位或者个人认为该专利权的授予不符合本法有关规定的，可以请求国务院专利行政部门宣告该专利权无效。

国务院专利行政部门对宣告专利权无效的请求应当及时审查和作出决定，并通知请求人和专利权人。宣告专利权无效的决定，由国务院专利行政部门登记和公告。

对于宣告无效的专利视为自始即不存在。宣告专利权无效的决定，对在宣告专利权无效前人民法院作出并已执行的专利侵权的判决、调解书，已经履行或者强制执行的专利侵权纠纷处理决定，以及已经履行的专利实施许可合同和专利权转让合同，不具有追溯力。但是因专利权人的恶意给他人造成的损失，应当给予赔偿。

（三）专利权人的权利与义务

1. 专利权人的权利

（1）独占权：专利权人享有实施其专利技术的独占性权利。

（2）禁止权：专利权人有禁止他人实施其专利技术的权利。

（3）许可实施权：专利权人享有许可他人实施其专利的权利。

（4）转让权：专利权人享有转让其专利的权利。

（5）署名权：发明人或者设计人有权在专利文件中写明自己是发明人或者设计人。

（6）标记权：专利权人有权在其专利产品或者该产品的包装上标明专利标识。

2. 专利权人的义务

（1）专利权人具有充分公开发明创造的义务。

（2）专利权人应按照专利法规定依法缴纳年费。

（四）侵权行为

药品专利侵权的行为主要指未经专利权人的许可，实施其专利而引起的侵权行为。侵权行为主要有以下三种。

（1）除法律另有规定以外，未经专利权人许可，为生产经营目的制造、使用、许诺销售、销售、进口专利产品或者使用专利方法及使用、许诺销售、销售、进口依照该方法直接获得的产品的行为。

（2）假冒他人专利的行为：指在与专利产品类似的产品或者包装上加上他人的专利标志和专利号，冒充他人专利产品，以假充真的行为。

当发生专利侵权引起纠纷的，由当事人协商解决，不愿协商或者协商不成的，专利权人或利害关系人可以向人民法院起诉，也可请求地方政府管理专利工作的部门协调处理。侵权行为若经认定，侵权人应立即停止侵权行为。侵权当事人不服可自收到处理通知之日起 15 日内向人民法院提起诉讼；侵权人期满不起诉又不停止侵权行为的，管理专利工作的部门可以申请人民法院强制执行。进行处理的管理专利工作的部门应当事人的请求，可以就侵犯专利权的赔偿数额进行调解；调解不成的，当事人可以依照《中华人民共和国民事诉讼法》向人民法院起诉。

（3）药品上市过程中的侵权行为：药品上市审评审批过程中，药品上市许可申请人与有关专利权人或者利害关系人，因申请注册的药品相关的专利权产生纠纷的，相关当事人可以向人民法院起诉，请求就申请注册的药品相关技术方案是否落入他人药品专利权保护范围作出判决。国务院药品监督管理部门在规定的期限内，可以根据人民法院生效裁判作出是否暂停批准相关药品上市的决定。

药品上市许可申请人与有关专利权人或者利害关系人也可以就申请注册的药品相关的专利权纠纷，向国务院专利行政部门请求行政裁决。

国务院药品监督管理部门会同国务院专利行政部门制定药品上市许可审批与药品上市许可申请阶段专利权纠纷解决的具体衔接办法，报国务院同意后实施。

四、国际专利保护

国际专利保护领域中《巴黎公约》、PCT、TRIPs 等提供了多地域知识产权联合保护的可能性，目前中国的申请人申请多个国家专利权主要受巴黎公约与 PCT 的框架影响。

（一）《保护工业产权巴黎公约》

《保护工业产权巴黎公约》（Paris Convention on the Protection of Industrial Property），简称《巴黎公约》，于 1883 年 3 月 20 日在巴黎签订，1884 年 7 月 7 日生效。最初的成员国为 11 个，到 2004 年 12 月底，缔约方总数为 168 个国家，1985 年 3 月 19 日中国成为该公约成员国。

《巴黎公约》的调整对象即保护范围是工业产权，包括发明专利权、实用新型、工业品外观设计、商标权、服务标记、厂商名称、产地标记或原产地名称及制止不正当竞争等。其基本目的是保证一个成员国的工业产权在所有其他成员国都得到保护。但由于各成员国间的利益矛盾和立法差别，该公约没能制定统一的工业产权法，而是以各成员国内立法为基础进行保护，因此它没有排除专利权效力的地域性。公约在尊重各成员的国内立法的同时，规定了各成员国必须共同遵守的几个基本原则，以协调各成员国的立法，使之与公约的规定相一致。

《巴黎公约》的基本原则和重要条款如下。

（1）国民待遇原则：在工业产权保护方面，公约各成员国必须在法律上给予公约其他成员国相同于其本国国民的待遇；即使是非成员国国民，只要他在公约某一成员国内有住所，或有真实有效的工商营业所，亦应给予相同于本国国民的待遇。

（2）优先权原则：《巴黎公约》规定凡在一个缔约国申请注册的商标，可以享受自初次申请之日起为期 6 个月的优先权，即在这 6 个月的优先权期限内，如申请人再向其他成员国提出同样的申请，其后来申请的日期可视同首次申请的日期。优先权的作用在于保护首次申请人，使他在向其他成员国提出同样的注册申请时，不致由于两次申请日期的差异而被第三者钻空子抢先申请注册。发明、实用新型和工业品外观设计的专利申请人从首次向成员国之一提出申请之日起，可以在一定期限内（发明和实用新型为 12 个月，工业品外观设计为 6 个月）以同一发明向其他成员国提出申请，而以第一次申请的日期为以后提出申请的日期。其条件是，申请人必须在成员国之一完成了第一次合格的申请，而且第一次申请的内容与日后向其他成员国所提出的专利申请的内容必须完全相同。

（3）独立性原则：申请和注册商标的条件由每个成员国的本国法律决定，各自独立。对成员国国民所提出的商标注册申请，不能以申请人未在其本国申请、注册或续展为由而加以拒绝或使其注册失效。在一个成员国正式注册的商标与在其他成员国（包括申请人所在国）注册的商标无关。这就是说，商标在一成员国取得注册之后，就独立于原商标，即使原注册国已将该商标予以撤销，或因其未办理续展手续而无效，但都不影响它在其他成员国所受到的保护。同一发明在不同国家所获得的专利权彼此无关，即各成员国独立地按本国的法律规定给予或拒绝、或撤销、或终止某项发明专利权，不受其他成员国对该专利权处理的影响。这就是说，已经在一成员国取得专利权的发明，在另一成员国不一定能获得；反之，在一成员国遭到拒绝的专利申请，在另一成员国则不一定遭到拒绝。

（4）强制许可专利原则：《巴黎公约》规定，各成员国可以采取立法措施，规定在一定条件下可以核准强制许可，以防止专利权人可能对专利权的滥用。某一项专利自申请日起的 4 年期间，或者自批准专利日起 3 年期内（两者以期限较长者为准），专利权人未予实施或未充分实施，有关成员国有权采取立法措施，核准强制许可证，允许第三者实施此项专利。如在第一次核准强制许可特许满 2 年后，仍不能防止赋予专利权而产生的流弊，可以提出撤销专利的程序。公约还规定强制许可，不得专有，不得转让，但如果连同使用这种许可的那部分企业或牌号一起转让，则是允许的。

（5）商标的使用：《巴黎公约》规定，某一成员国已经注册的商标必须加以使用，只有经过一定的合理期限，而且当事人不能提出其不使用的正当理由时，才可撤销其注册。凡是已在某成员国注册的商标，在另一成员国注册时，对于商标的附属部分图样加以变更，而未变更原商标重要部分，不影响商标显著特征时，不得拒绝注册。如果某一商标为几个工商业公司共有，不影响它在其他成员国申请注册和取得法律保护，但是这一共同使用的商标以不欺骗公众和不造成违反公共利益为前提。

（6）驰名商标的保护：无论驰名商标本身是否取得商标注册，公约各成员国都应禁止他人使用相同或类似于驰名商标的商标，拒绝注册与驰名商标相同或类似的商标。对于以欺骗手段取得注册的人，驰名商标的所有人的请求期限不受限制。

（7）商标权的转让：如果其成员国的法律规定，商标权的转让应与其营业一并转让方为有效，则只需转让该国的营业就足以认可其有效，不必将所有国内外营业全部转让。但这种转让应以不会引起公众对贴有该商标的商品来源、性质或重要品质发生误解为条件。

（8）展览产品的临时保护：公约成员国应按其本国法律对在公约各成员国领域内举办的官方或经官方认可的国际展览会上展出的产品所包含的专利和展出产品的商标提供临时法律保护。

按照巴黎公约规定，若想获得多个国家的专利，申请人应自优先权日起 12 个月内向多个国家专利局提交申请，并缴纳相应的费用。即申请人若想获得多国专利必须向多个国家的专利局分别递交申请，这样申请人需要承担较大的时间和经济压力。

（二）PCT

PCT 是专利领域的一项国际合作条约。自采用《巴黎公约》以来，它被认为是该领域进行国际合作最具有意义的进步标志。但是，它主要涉及专利申请的提交，检索及审查及其中包括的技术信息的传播的合作性和合理性的一个条约。PCT 不对"国际专利授权"：授予专利的任务和责任仍然只能由寻求专利保护的各个国家的专利局或行使其职权的机构掌握。PCT 与《巴黎公约》

互为补充，它是在《巴黎公约》下只对巴黎公约成员国开放的一个特殊协议。

PCT 的主要目的在于，简化以前确立的在几个国家申请发明专利保护的方法，建立一种专利国际体系，使得申请人只要在一个成员国内提出一件专利申请即可在申请人申请的任一 PCT 成员国内都有效，从而减少申请人的重复申请次数。

PCT 国际申请的审批程序包括国际阶段和国家阶段两个阶段。

（1）国际阶段：国际阶段是国际申请审批程序的第一阶段。它包括国际申请的受理、形式审查、国际检索和国际公布等必经程序及可选择的国际初步审查程序。国际检索是指中国专利局按条约的规定对国际申请主题进行检索，找出与其相关的文献并指明其相关程度。通常中国专利局在自国际申请日起 4 个月内做出国际检索报告。

（2）国家阶段：国家阶段是国际申请审批程序的第二阶段。国家阶段在申请人希望获得专利权的国家的专利局（称作指定局或选定局）里进行。国际申请进入国家阶段之后，由各国专利局按其专利法规定对其进行审查，并决定是否授予专利权。

知识链接 14-3　　　　　　　　专利豁免

除专利保护外，根据 TRIPs 协议，为帮助 WTO 组织成员国共同发展，发达国家可向最不发达国家提供一系列优惠政策，其中就包括专利豁免。2015 年 10 月 19 日美国与世界贸易组织最不发达国家（LDC）就 17 年的药品专利豁免达成一份暂定协议。专利豁免允许世界上最贫穷的国家将无须履行"执行或者适用"或者"实施"药品专利和试验数据保护，直到 2033 年。协议中规定 LDC 集团还获得邮箱义务和排他销售权义务的豁免，而且决议文本没有对此附加限制性的条件。

有了这些豁免，直到 2033 年，LDC 就没有义务为药品专利申请（邮箱）提供机制，也无须为此等申请授予排他销售权，不过这些豁免每年还须在 WTO 总理事会上进行审查。

案例 14-2　　　　　　　青蒿素为何没能获得专利保护？

北京时间 2015 年 10 月 5 日 17:30，我国 85 岁女药学家屠呦呦，凭借着发现抗疟疾特效药青蒿素，摘得本年度"诺贝尔生理学或医学奖"桂冠，成为首位获得诺贝尔科学类奖项的中国女科学家。青蒿素这一中国版的原创药在给中国科学家带来无上荣耀的同时，却难掩中国青蒿素在国际市场的尴尬境地。统计显示：每年青蒿素及其衍生物的销售额多达 15 亿美元，但中国的市场占有量不到 1%。而究其原因，就是作为中国唯一被世界承认的原创新药，却没有属于自己的专利。然而青蒿素为何没能获得专利保护？是否因为被他人抢注所造成？

青蒿素的发明诞生于 1971 年 10 月，当时我国的知识产权专利制度尚没来得及建立，1984 年第一部《中华人民共和国专利法》才问世，1985 年 4 月 1 日开始实施，国内的科研工作者对专利并没有深入的认识，知识产权保护意识薄弱，并未意识到这一发明是足可以申请国际专利的重大突破，使得过早地通过科技论文向世界披露了青蒿素发明的重要信息。

而在中国放弃了申请青蒿素基本技术专利之际，美国、瑞士等具有强烈知识产权保护意识和强大的研发能力的机构和制药公司都根据中国论文披露的技术在青蒿素人工全合成、青蒿素复合物、提纯和制备工艺等方面进行广泛研究，申请了一大批改进和周边技术专利。奠定了在青蒿素类药品的领先地位的基础。中国药企由于技术所限，虽几经努力，时至今日仍然在青蒿素相关技术上落后于美欧日，市场份额也集中在原料供应。

青蒿素基础技术一旦披露就完全进入公有领域，中国发明人和国外公司都不能拿已经公开的技术直接申请专利，而只能在已公开技术的基础上申请研究衍生技术的专利。罗氏、诺华、赛诺菲等国外药企在青蒿素技术研究上领先于中国是依靠自己的技术实力，在原有化合物的基础上进行了改进，以各种不同的改进专利形式出现。持续不断的技术改进，使专利保护通过对其衍生物的追加专利，超越了基础专利 20 年的保护期限，获得了持续的领先地位。

　　我国当前涉及青蒿素的专利申请，在数量上并不算少，却仍然无法在国际市场上打出一片天地，自1985年以来，向中国国家知识产权局递交的青蒿素相关专利申请约有826件左右，其中发明专利申请798件，实用新型申请22件，外观设计申请6件。而在798件发明专利申请中，有223件已获得授权。同时，截至目前，在三种类型的专利申请或专利中，有效专利占358件，无效专利291件，在审专利177件。而在826件涉及青蒿素及其衍生物的专利申请中，国外申请仅有94件，不足申请总量的15%，可以看出，我国围绕青蒿素进行的专利布局在中国本土已初显雏形。

　　不过，值得注意的是，虽然我国的许多科研机构和企业已经开始申请专利，但大多数申请仍局限于国内范围，只有极少数向国外申请专利保护。世界知识产权组织（WIPO）上的数据显示，与青蒿素相关的专利有几百件之多，申请人主要集中在美国、欧洲和印度等地。国外的专利申请虽然数量不多，但其专利主要为发明专利，从含金量上来比国内的实用新型和外观设计专利更足。因此虽然我国经过了几十年的发展，但是就青蒿素向国外申请专利的数量仍然屈指可数，中国的青蒿素在国际市场的占有率依旧不到1%。

　　随着我国知识产权意识的不断提升，这一现象通过政策对科技成果转化的有力支持，相信在未来的日子里我国的专利在数量和质量上都可以获得长足的进步。

　　问题：
　　1. 中国发明了青蒿素为何无法获得国际专利保护？申请专利保护都需要什么条件？
　　2. 发明专利的保护期有多长？为何青蒿素问世这么久依然存在大量的专利保护？

案例分析 14-2

　　青蒿素和麻黄素都是我国率先发明的药物，然而由于历史原因，在发明之初并未得到很好的保护，使得青蒿素的成果过早地发表，丧失了专利申请所必须具有的"新颖性"，因而失去了在国外注册专利的机会。根据《巴黎公约》和PCT协议，专利的申请必须具有新颖性、实用性、创造性，三者同时具备才可进行专利申请。

　　国际上发明专利的保护期限是20年，我国也与之一致。青蒿素问世之后，具有研究实力的大型药企通过不断地研究开发，对基础化合物进行了持续性的改良，基础化合物的衍生物及改良产品不受原专利保护期限的限制，可重新申请注册专利，为此获得了持久的专利保护期限，这与药物企业的研发努力是相适应的。

第三节　药品商标保护

一、药品商标的概念、特征及分类

（一）商标与药品商标的概念

　　商标（trade mark，TM）是市场交换中的商品的标记，是用来区别一个经营者的品牌或服务和其他经营者的商品或服务的标记。世界知识产权组织认为商标是将某商品或服务标明是某具体个人或企业所生产或提供的商品或服务的显著标志。《中华人民共和国商标法》中对商标的定义是"任何能够将自然人、法人或者其他组织的商品与他人的商品区别开的标志，包括文字、图形、字母、数字、三维标志、颜色组合和声音等，以及上述要素的组合，均可以作为商标申请注册。"可见商标含义广泛，具有多种多样的表现形式。其中，药品商标则特指用于药品及医药服务中所使用的将自然人、法人或者其他组织的商品与他人的商品区别开的标志。

（二）商标与药品商标的特征

　　商标是人类进行商业活动中用于区分不同商业主体所用的标识，其重要作用在于区分和标记，为此商标的特征主要有以下几点。

1. 专用性　商标的使用目的是区别他人的商品来源或服务项目，便于消费者识别。所以，注册商标所有人对其商标具有专用权和独占权，未经注册商标所有人许可，他人不得擅自使用，否则，即构成侵犯注册商称所有人的商标权。

2. 价值性　商标代表着商标所有人生产或经营的质量，信誉和企业信誉、形象，商标所有人通过商标的创意、设计、申请注册、广告宣传及使用，使商标具有了价值，也增加了商品的附加值。

3. 显著性　为便于消费者识别，商标必须具有显著的特征，并且放置在鲜明的位置，为此商标具有显著性。

4. 竞争性　生产经营者的竞争就是商品或服务质量与信誉的竞争，其表现形式就是商标知名度的竞争，商标知名度越高，其商品或服务的竞争力就越强。

药品由于身兼商品与公共品的双重性，药品商标除具有以上所述的特征之外，还具有以下特征。

1. 行业性　药品商标的文字、图形、颜色组合等元素通常具有非常典型的行业特征，能促使消费者联想到健康、安全、生命词汇或场景；同时，为避免对医生、患者用药产生误导和混淆，药品的商标要尽量避免与药品特性及功效的关联。

2. 公益性　药品商标在进行设计时通常要考虑到药用化合物使用的广泛性，不可直接使用药品通用名作为商标，以避免使消费者产生误解。

（三）商标的分类

1. 保护程度　根据商标是否进行依法注册并享受法律保护，可将商标分为普通商标和注册商标。我国商标法将经国家行政机关核准注册的商标称为注册商标。

2. 知名度　根据商标在市场中的知名度，可将商标分为知名商标、著名商标和驰名商标。

（1）知名商标：知名商标一般是指在本地（市）范围内商标所有人拥有的，在本地市场上享有较高声誉并为相关公众所熟知的注册商标。由当地（市）工商行政管理局负责本地（市）知名商标的认定和管理工作。

（2）著名商标：著名商标是指具有较高市场声誉和商业价值，为相关公众所熟知，并由省级工商行政管理局依法认定的注册商标。

（3）驰名商标：在中国为相关公众广为知晓并享有较高声誉的商标，一般是由商标局、商标评审委员会或人民法院依照法律程序认定的注册商标。

3. 产品特征　根据企业所提供的产品特征，商标又可分为商品商标和服务商标。

（1）商品商标指用于生产销售的商品上的标记。

（2）服务商标指用于服务行业以便与其他服务行业相区别的标记。

4. 特殊功能　根据商标的特殊功能，商标可分为集体商标和证明商标。

（1）集体商标指以团体、协会或其他组织名义注册，供组织成员使用表明成员资格的标记。

（2）证明商标指由对商品或服务具有检测和监督能力组织所控制，而由其以外的人使用在商品或服务上，用以证明该商品或服务的原产地、原料、制造方法、质量、精确度或其他特定品质的商品商标或服务商标。

二、药品商标的申请与审批

（一）药品商标的申请

按照我国 2019 年修订的《中华人民共和国商标法》要求，药品商标的申请需符合要求，按照规定向商标局依法申请注册。

1. 注册要求　《中华人民共和国商标法》规定，药品商标在申请注册时，应当具有显著特征、便于识别，并不得与他人在先取得的合法权利相冲突。

2. 禁止性规定

（1）按照《中华人民共和国商标法》规定，为防止商标对特殊的社会组织权益产生侵犯或容易引起社会矛盾，不得作为商标使用的标志包括下面的内容。

1）同中华人民共和国的国家名称、国旗、国徽、国歌、军旗、军徽、军歌、勋章等相同或者近似的，以及同中央国家机关的名称、标志、所在地特定地点的名称或者标志性建筑物的名称、图形相同的。

2）同外国的国家名称、国旗、国徽、军旗等相同或者近似的，但经该国政府同意的除外。

3）同政府间国际组织的名称、旗帜、徽记等相同或者近似的，但经该组织同意或者不易误导公众的除外。

4）与表明实施控制、予以保证的官方标志、检验印记相同或者近似的，但经授权的除外。

5）同"红十字""红新月"的名称、标志相同或者近似的。

6）带有民族歧视性的。

7）带有欺骗性，容易使公众对商品的质量等特点或者产地产生误认的。

8）有害于社会主义道德风尚或者有其他不良影响的。

县级以上行政区划的地名或者公众知晓的外国地名，不得作为商标。但是，地名具有其他含义或者作为集体商标、证明商标组成部分的除外；已经注册的使用地名的商标继续有效。

（2）按照《中华人民共和国商标法》规定，为便于消费者识别和选择商品，以下情况不得作为商标注册的标志。

1）仅有药品的通用名称、图形、型号的。

2）仅直接表示药品的质量、主要原料、功能、用途、重量、数量及其他特点的。

3）其他缺乏显著特征的。

（3）以三维标志申请注册商标的，仅由商品自身的性质产生的形状、为获得技术效果而需有的商品形状或者使商品具有实质性价值的形状，不得注册。

3. 提出申请　商标注册申请人应当按规定的商品分类表填报使用商标的商品类别和商品名称，提出注册申请。商标注册申请人可以通过一份申请就多个类别的商品申请注册同一商标。商标注册申请等有关文件，可以以书面方式或者数据电文方式提出。

（二）药品商标的审批

商标注册申请一经受理，需要经过以下程序获得审批。

1. 审查与公告　对申请注册的商标，商标局应当自收到商标注册申请文件之日起9个月内审查完毕，符合有关规定的，予以初步审定公告。在审查过程中，商标局认为商标注册申请内容需要说明或者修正的，可以要求申请人做出说明或者修正。申请人未做出说明或者修正的，不影响商标局做出审查决定。

公告期满无异议的，予以核准注册，发给商标注册证，并予公告。

2. 复审与起诉　对驳回申请、不予公告的商标，商标局应当书面通知商标注册申请人。商标注册申请人不服的，可以自收到通知之日起15日内向商标评审委员会申请复审。商标评审委员会应当自收到申请之日起9个月内做出决定，并书面通知申请人。有特殊情况需要延长的，经国务院工商行政管理部门批准，可以延长3个月。当事人对商标评审委员会的决定不服的，可以自收到通知之日起30日内向人民法院起诉。

三、药品商标的权益与保护

（一）药品商标的有效期与续展

注册商标的有效期为10年，自核准注册之日起计算。注册商标有效期满，需要继续使用的，商标注册人应当在期满前12个月内按照规定办理续展手续；在此期间未能办理的，可以给予6个月的宽展期。每次续展注册的有效期为 10 年，自该商标上一届有效期满次日起计算。如期满未办理续展手续的，注销其注册商标。

商标持有人通过续展可获得注册商标的永久保护。

（二）药品商标的侵权保护

1. 药品商标注册人的权益 国家对药品商标注册人的法定权益进行保护，包括如下。

（1）专有使用权：经注册的商标，其持有人依法享有该商标的专有使用权，任何人不得在未经许可的情况下擅自使用该商标。

（2）禁止权：商标注册人有权禁止他人未经许可使用其注册商标。

（3）转让权：商标注册人可以通过签订转让协议，并共同向商标局提出申请，将商标转让给他人使用。

（4）许可权：商标注册人可以通过签订商标使用许可合同，许可他人使用其注册商标。许可人应当监督被许可人使用其注册商标的商品质量。被许可人应当保证使用该注册商标的商品质量。

2. 药品商标的侵权保护 药品商标的侵权行为，指未经药品商标注册人许可侵犯其合法权益的行为，主要表现有未经许可使用、伪造标识、使用相近似的商标进行仿冒等。国家商标管理机关和司法机关依法对侵权行为进行打击以保护商标注册人的合法权益。侵权人通常需承担停止侵权的责任，明知或应知是侵权的行为人还要承担赔偿的责任。情节严重的，还要承担刑事责任。

药品商标遭受侵权行为后，商标注册人可以与对方进行协商，或向国家有关机构进行诉讼、举报、请求处理、海关备案等方式以保护自己的权益。国家行政和司法机关提供法律保护的主要方式如下。

（1）行政保护：是由国家各级工商行政管理部门或公安经济侦查部门主动行使权力对主管辖区内发生的假冒注册商标、商标侵权案件进行依法查处。

（2）司法保护：是由企业、个人向上述两个权力部门举报商标违法、犯罪行为或由相关商标使用权人向法院起诉商标侵权。

《中华人民共和国商标法》规定，地方工商行政管理部门及法院可要求商标侵权人停止侵权行为、没收和销毁侵权工具、没收违法所得、罚款、赔偿受害人，涉及犯罪的，还可追究侵权人的刑事责任。

知识链接 14-4　　　　　跨类保护

跨类保护指驰名商标的所有者可依据《中华人民共和国商标法》第十三条，要求对驰名商标容易导致混淆、误导公众的商标不予注册并禁止使用。这一要求可不局限在该驰名商标注册的使用类别内，被称为跨类保护。对显著性强、知名度高的驰名商标实行跨类保护，其理由在于：即使他人在不相同、不相类似的商品上注册了相同或近似的商标，也极有可能导致消费者误导。

案例 14-3　　　　　真假商标之争

原告中国北京 TRT（集团）有限责任公司（以下简称北京 TRT）是第 171188 号"TRT"注册商标权利人。国家商标局于 1989 年认定"TRT"商标为驰名商标，为全国首例被认定的驰名商标。被告中华 TRT 生物科技有限公司（以下简称中华 TRT）设立于我国台湾地区，于 2011 年在江苏省常州市设立代表处，以招商为目的，向客户提供台湾土特产、茶叶等赠品，在大陆地区寻求药品、养生及其他产品生产销售服务的合作机会。中华 TRT 在经营过程中，实施了对"TRT"商标的模仿装潢、虚假宣传、恶意诋毁等行为。为此，北京 TRT 诉至法院，请求判令中华 TRT 停止侵权及不正当竞争行为，消除影响并赔偿经济损失 500 万元。

江苏省南京市中级人民法院经审理认为，中华 TRT 在其店铺牌匾、装饰、赠品外包装、名片、宣传册及网站上，突出使用"TRT"字样的行为，侵害了北京 TRT 享有的注册商标专用权。同时，中华 TRT 在其网站上捏造、散布虚假事实，对北京 TRT 实施恶意诋毁，构成不正当竞争。遂判决：被告中华 TRT 立即停止侵害北京 TRT 注册商标专用权的行为，消除其不正当竞争行为给北京 TRT 公司造成的影响，赔偿北京 TRT 公司经济损失及因维权支出的合理费用共计 100 万元。

判决后，中华 TRT 不服，提起上诉。江苏省高级人民法院经审理认为，一审判决认定事实清楚，适用法律正确，判决驳回上诉，维持原判。

人民法院在审理商标纠纷案件中，根据当事人的请求和案件的具体情况，可以对所涉注册商标是否驰名依法作出认定。"TRT"商标既是有名的老字号，也是具有悠久历史的老商标，其药品和药膳以"配方独特、选料上乘、工艺精湛、疗效显著"而闻名。考虑到相关公众对"TRT"商标的知晓程度、使用的持续时间、宣传工作的持续时间、程度和地理范围及其受保护的记录，"TRT"商标已符合中国驰名商标的条件，依法应给予跨类保护。

北京 TRT 享有的"TRT"商标核定使用类别为中药商品，而被告中华 TRT 将"TRT"标识突出使用于其网页、店铺门头、内部装饰、宣传资料、赠品外包装及名片上，以招商为目的，进行中医、养生理念的宣传。二者在功能、用途、消费对象等方面均有不同，并不属于类似商品或服务。根据《最高人民法院关于审理商标民事纠纷案件适用法律若干问题的解释》相关规定，判断中华 TRT 是否侵权的前提为"TRT"是否为驰名商标。若"TRT"商标为非驰名商标，则二者的使用对相关公众不造成混淆，不会误导公众认为二者间存在特殊联系，亦不构成商标侵权。

本案中，中华 TRT 实施的侵权行为及不正当竞争行为可分为以下几种：①在其开设的店铺门头、牌匾、装饰、赠品外包装、名片、宣传册及网站上突出使用"TRT"标识，故意造成消费者混淆；②使用北京 TRT 公司特有的影像素材、历史图片、企业文化资料等作为店铺装饰，故意使其经营活动与"TRT"商标之间建立一定联系，诱使消费者及相关公众产生联想和误认；③在其网站上捏造、散布虚假事实，对北京 TRT 恶意诋毁，损害对方商品声誉和商业信誉。同时，中华 TRT 一再声称其相关权利应为乐氏后人享有，是经过 TRT 嫡传子孙乐某在台湾合法授权使用的企业字号。但经审理查明，乐某并不享有"TRT"注册商标专用权或者其他相关权利，且乐某在法院审理过程中出具声明书，称其并未授权中华 TRT 利用乐家历史进行宣传或经营。

显而易见，在具有极高知名度和认同感的"TRT"商标与中华 TRT 的行为相结合，必然会使相关公众产生"TRT"商标与中华 TRT 之间存在关联的联想，从而构成对相关公众的误导，并对驰名商标权利人的合法权益造成损害。这种损害主要表现为相关公众及消费者会产生误认，认为中华 TRT 的经营方式是北京 TRT 扩大经营范围和拓展经营项目的行为，本着对北京 TRT 及其商誉的信任而与其开展经营行为；一旦中华 TRT 的经营活动出现问题，相关公众和消费者便会降低对北京 TRT 及涉案商标的评价，北京 TRT 也会因此而丧失一定市场份额；即使相关公众在事后得知中华 TRT 的侵权行为与北京 TRT 没有任何关系，也会在一定程度上削弱"TRT"商标与北京 TRT 之间的特定联系，从而降低北京 TRT 品牌在相关公众中的知名度、影响力，降低"TRT"商标对消费者的吸引力，最终损害北京 TRT 所享有商标的市场价值。

因此，法院认定中华 TRT 侵害了北京 TRT 依法享有的商标专用权，实施了不正当竞争行为，损害了北京 TRT 合法权益，扰乱了市场经济秩序，应当承担停止侵权、消除影响、赔偿损失之民事责任。

问题：
1. 北京 TRT 的商标注册范围是什么？与中华 TRT 是否相同？
2. 中华 TRT 侵犯了北京 TRT 的什么权利？侵权的方式有哪些？违反了什么法律条例？
3. 北京 TRT 对侵权行为选择了何种保护方式？获得了什么效果？

案例分析 14-3

本案例中北京 TRT 作为中华老字号品牌，具有悠久的历史，其"TRT"商标注册用于中药产品。中华 TRT 的经营范围主要是台湾土特产、茶叶等赠品，在大陆地区寻求药品、养生及其他产品生产销售服务的合作机会。由于北京 TRT 历史悠久，在药品、养生、保健领域具有极高的知名度，虽与中华 TRT 的经营范围不完全相同，但容易使消费者产生误解和混淆。北京 TRT 商标早于 1984 年被认定为驰名商标，对其保护不仅局限于注册范围，而实行了跨类保护，中华 TRT 的宣传已经与跨类保护的范围产生了重叠。

中华 TRT 对北京 TRT 注册商标的专用权实施了侵害，在其店铺牌匾、装饰、赠品外包装、名片、宣传册及网站上，突出使用"TRT"字样的行为，并在其网站上捏造、散布虚假事实，对北京 TRT 实施恶意诋毁，构成不正当竞争。违反了《中华人民共和国商标法》第五十七条、《中华人民共和国反不正当竞争法》第五条、第十四条的要求。

北京 TRT 根据法律向人民法院提起了侵权诉讼，经审判最终获得支持，法院判处被告中华 TRT 立即停止侵害北京 TRT 注册商标专用权的行为，消除其不正当竞争行为给北京 TRT 公司造成的影响，赔偿北京 TRT 公司经济损失及因维权支出的合理费用共计 100 万元，有效地维护了自己的商标权，保护了自己的品牌形象。

第四节　医药商业秘密与未披露试验数据保护

一、医药商业秘密的概念、特征与内容

（一）医药商业秘密的概念

商业秘密（trades secrets）是指企业在商业活动过程中积累创造的具有价值的不愿公开的秘密。我国对于商业秘密的定义涵盖范围非常全面，基本与国际社会中所保护的内容区域一致。我国在 1991 年的《民事诉讼法》中首次作为法律用语使用了"商业秘密"一词，根据《最高人民法院关于适用中华人民共和国民事诉讼法若干问题的意见》第一百五十四条，商业秘密"主要是指技术秘密、商业情报及信息等，如生产工艺、配方、贸易联系、购销渠道等当事人不愿意公开的商业秘密。"《中华人民共和国反不正当竞争法》（2019 年修订版）规定："本法所称的商业秘密，是指不为公众所知悉、具有商业价值并经权利人采取相应保密措施的技术信息、经营信息等商业信息。"《最高人民法院关于审理侵犯商业秘密民事案件适用法律若干问题的规定》（2020 年）中明确说明："与技术有关的结构、原料、组分、配方、材料、样品、样式、植物新品种繁殖材料、工艺、方法或其步骤、算法、数据、计算机程序及其有关文档等信息，人民法院可以认定构成反不正当竞争法第九条第四款所称的技术信息。与经营活动有关的创意、管理、销售、财务、计划、样本、招投标材料、客户信息、数据等信息，人民法院可以认定构成反不正当竞争法第九条第四款所称的经营信息。前款所称的客户信息，包括客户的名称、地址、联系方式以及交易习惯、意向、内容等信息。"

医药商业秘密特指医药企业在经营过程中所拥有的，能为企业带来经济利益、具有实用性的，企业不愿公开的技术信息和经营信息。医药商业秘密权指医药商业秘密的拥有者具有保护其商业秘密不受他人非法侵犯的权利。

（二）医药商业秘密的特征

商业秘密不同于专利，它不需对社会公开就享有法律的无期限保护，因此具有以下特征。

1. 天然性　商业秘密权的获取不须经过任何机构的许可，企业所拥有的信息自产生之日起可天然成为商业秘密。

2. 价值性　商业秘密是企业在经营过程中获取的，本身可能就具有极高的经济价值，并通常带有极强的市场竞争价值，这一价值在过往的经营活动中可能已经得到体现，同时也可通过进一步的积累和利用成为企业未来发展的竞争优势，因此企业对商业秘密非常重视。在医药企业中，药品的开发方向、研究数据、生产记录、市场数据、市场战略、客户资料等对企业来说都具有极高的价值性。

3. 秘密性　商业秘密首先必须是处于秘密状态的信息，不特定人不可能从公开的渠道所获悉。使得商业秘密可在一定时间空间范围内产生信息价值的原因在其非公开性，一旦公开，商业秘密的价值性会显著降低，还可能导致企业丧失竞争优势，失去当前所拥有的市场地位。

4. 实用性　商业秘密与其他理论成果的根本区别就在于，商业秘密具有现实的或潜在的使用价值。商业秘密必须是一种现在或者将来能够应用于生产经营或者对生产经营有用的具体的技术方案和经营策略。不能直接或间接使用于生产经营活动的信息，不属于商业秘密。

5 声明性　即商业秘密权利人通过采取保密措施，包括订立保密协议，建立保密制度及采取其他合理的保密手段商业秘密才可获得切实的保护。由于商业秘密维权的举证难度较大，为此只有当权利人采取了能够明示其保密意图的措施，才能成为法律意义上的商业秘密。

（三）医药商业秘密的内容

1. 医药商业秘密的内容　医药商业秘密根据产生来源不同可分为技术信息和经营信息两类。

（1）医药技术信息：医药技术信息指医药企业在生产研究过程中积累的信息资料，主要包括药品生产过程中的产品开发信息、配方与工艺、设备组装与改进、研究开发资料、生产数据等。

（2）医药经营信息：医药经营信息指医药企业中与企业经营行为具有重大关系的信息内容，如财务信息、市场信息、采购计划、供应商资料、客户信息、管理方法等。

2. 医药商业秘密权的内容　作为一种无形财产权，商业秘密的权利人与有形财产所有权人一样，依法对商业秘密享有占有、使用、收益和处分的权利。

（1）占有权：商业秘密的占有权，是指权利人对商业秘密实际上的控制与管理。权利人对商业秘密实际上的控制与管理，是商业秘密带来竞争优势的前提。这种控制与管理包括采取合理的保密措施，防止他人采取不正当手段获取、泄露与使用。

（2）使用权：使用权是指权利人依照商业秘密的性质和用途对商业秘密加以利用。权利人有权依法使用自己的商业秘密，他人不得干涉。在法定或者当事人约定的情况下，非权利人也可以使用该商业秘密。

（3）处分权：处分权是指商业秘密的权利人有权处分自己的商业秘密，如放弃对商业秘密的占有、对商业秘密不再采取保密措施、赠与或转让商业秘密等。

（四）医药商业秘密的保护

1. 行政保护　行政保护指商业秘密权所有人可以对侵犯企业商业秘密权的个人或组织的不当行为寻求工商行政部门的行政保护。

《中华人民共和国反不正当竞争法》第九条规定了侵犯商业秘密的行为，第二十一条规定了侵犯商业秘密的，由监督检查部门责令停止违法行为，没收违法所得，处 10 万元以上 100 万元以下的罚款；情节严重的，处 50 万元以上 500 万元以下的罚款。

2. 法律保护　法律保护指企业商业秘密被侵犯后可依法向国家司法机关提出仲裁或诉讼请求，寻求保护或获取相应的赔偿。当前我国调整商业秘密权的法律法规包括《中华人民共和国民法典》

《中华人民共和国劳动法》《中华人民共和国合同法》《中华人民共和国反不正当竞争法》《中华人民共和国刑法》等，企业视被侵犯商业秘密的内容和方式不同，可通过以下行动进行解决：

（1）向仲裁机构申请仲裁解决：如果此前企业与侵权人之间签订了商业秘密保护合同，并且双方自愿达成仲裁协议的，可依据《中华人民共和国仲裁法》向双方仲裁协议中约定的仲裁机构申请仲裁。

企业与职工（包括离职的）之间因商业秘密引起的纠纷或签订劳动合同的职工，期限未满，擅自跳槽，带走企业商业秘密，侵犯企业利益的，企业可依据《中华人民共和国劳动争议调解仲裁法》向当地劳动争议仲裁委员会申请劳动仲裁。

（2）向人民法院提起民事诉讼：根据《中华人民共和国反不正当竞争法》《中华人民共和国民事诉讼法》等法律规定，企业的商业秘密被侵犯，可以直接向人民法院提起民事诉讼。

（3）刑事诉讼程序：侵犯商业秘密行为构成犯罪时，权利人应向公安机关报案，由公安机关立案侦查，侦查终结的案件，移送同级人民检察院。检察院认为事实清楚、证据充分，应该追究刑事责任的，向同级人民法院提起公诉。对于犯罪行为尚未对社会秩序和国家利益造成严重危害的案件，权利人可以自行向法院提起刑事自诉。在刑事公诉或自诉程序中，权利人可以提起附带民事诉讼，要求被告人赔偿自己遭受的损失。

3. 自我保护　自我保护指企业建立商业秘密保密制度，如建立对应的管理制度、要求员工签订保密协议、对员工进行保密教育，对特殊文件进行特别监管措施等方式完成对重要信息资料的保护。医药企业还通过采用保密和专利相结合的方式，将容易被他人获取的技术秘密申请专利保护，将其余资料利用保密制度管理起来，以达到对自我商业秘密的完整保护。

> **案例 14-4**　　　　　　　　　**香兰素商业秘密侵权纠纷案**
>
> "香兰素"是全球广泛使用的香料，本案原告嘉兴某化工公司与上海某公司共同研发出生产香兰素的新工艺，并作为技术秘密加以保护。
>
> 2010 年，嘉兴某化工公司前员工、被告傅某根从被告 WL 集团公司获得报酬 40 万后，将"香兰素"技术秘密披露给本案另一被告人王某军，王某军是 WL 集团公司（本案被告）监事、宁波 WL 科技股份有限公司（简称 WL 科技公司）法定代表人，傅某根随后进入被告 WL 科技公司的香兰素车间工作。
>
> 2011 年 6 月起，WL 科技公司等三被告公司开始生产香兰素，并很快占据 10% 左右的全球香兰素市场份额，原告公司市场份额则从 60% 滑落到 50%。
>
> 2018 年，原告向浙江省高院起诉，认为 WL 科技公司等三被告公司、傅某根、王某军侵害其享有的"香兰素"技术秘密，请求法院判令上述被告停止侵权并赔偿 5.02 亿元。一审法院认定 WL 科技公司等三被告公司、傅某根构成侵犯涉案部分技术秘密，判令其停止侵权、赔偿经济损失 300 万元及合理维权费用 50 万元。同时，一审法院在诉中裁定被告公司停止使用涉案技术秘密生产香兰素，但被告公司实际并未停止其使用行为。
>
> 除王某军外，本案各方当事人均不服一审判决，向最高人民法院提出上诉。二审中，二原告公司将其赔偿请求降至 1.77 亿元（含合理开支）。最高人民法院知识产权法庭二审认定，WL 科技公司等三被告公司、傅某根、王某军侵犯涉案全部技术秘密。判决撤销一审判决，改判上述各侵权人连带赔偿技术秘密权利人 1.59 亿元（含合理维权费用 349 万元）。
>
> 本案系我国法院生效判决赔偿额最高的侵害商业秘密案件，诉讼中原告对涉案的生产香兰素技术信息构成技术秘密的主张提供了大量的证据予以支持，对自身的损害金额及侵权方的获利金额也提供了有说服力的证据，这也是本案得以胜诉并高额判赔的根本性原因。以下对本案中的原被告的举证及法院事实认定进行分析归纳，以供借鉴。
>
> （一）民刑结合
>
> 在本案原告起诉之前，原告曾于 2010 年起诉后又撤回起诉、2016 年再次提起诉讼又被法

院驳回,从原告维权过程来看,原告对于其技术秘密受到侵害的范围、途径和具体侵权主体的认知是一个渐进的过程。直到冯某义(将傅某根将存有技术资料的U盘转交给王某军)于2016年12月向公安机关反映情况并提交图纸等证据后,公安机关委托知识产权司法鉴定机构对该证据与原告的秘密点进行比对,原告才基本掌握初步证据,明确其可能被侵害的技术秘密内容、可能的侵害人及侵害行为。

(二)举证期限内申请现场勘验

本案系诉争技术秘密包括287张生产设备图和25张工艺流程图,认定被告实际使用了多少涉案技术秘密尤为关键。本案原告在一审时没有在举证期限内申请现场勘验,导致一审法院拒绝现场勘验。在一审中仅认定了侵权人使用了17张设备图和5张工艺图,而二审法院认定了185张设备图和15张工艺图被使用。

(三)原告举证对商业秘密采取保密措施

商业秘密的构成要件之一是权利人采取了保密措施。本案中,2002年11月22日嘉兴某化工公司和上海某公司签订合同共同研发生产香兰素的新工艺,自2003年起,嘉兴某化工公司先后制订了文件控制程序规定、设备/设施管理程序、档案与信息化管理安全保密制度对涉案商业秘密予以保护。

(四)原告举证确认涉案技术具有较高商业价值

商业秘密的构成要件之一能带来经济利益,具备实用性。原告出具为研发涉案技术秘密的签订合作开发合同,支付技术转让款,为技改项目购买设备、工程安装支付的相关费用。由于涉案技术秘密研发完成,原告公司2005年完成3000万吨项目投产,2007年生产规模扩建到年产1万吨,证实涉案技术秘密对原告的香兰素生产贡献巨大。

(五)被告举证不能

被告未能提供有效证据证明其研发和试验,且在一年内上马了香兰素项目产线并实际投产,而原告从研发到建成生产线至少用了长达4年多时间。

(六)通过市场总量认定被告产能,作为赔偿额计算重要依据。

本案中香兰素的全球市场需求量相对稳定,每年的全球需求基本保持在两万吨左右,在被告生产香兰素之前,原告占据全球香兰素市场60%左右份额,法国一家生产商占据30%左右份额。被告生产香兰素之后,很快占据了10%左右的全球香兰素市场份额,原告市场份额则下降到50%左右。由此推算被告年产量为2000吨左右。

问题:

1. 商业秘密包括哪些内容?原告公司被窃取的资料属于商业秘密的哪类信息?

2. 原告公司为防止商业秘密泄露,都采取了哪些保护措施?商业秘密泄露后原告公司通过什么方式进行了处理?

3. 被告泄露商业秘密触犯了什么法律文件?需要承担什么法律责任?

案例分析14-4

商业秘密包括技术信息和经营信息,根据《最高人民法院关于审理侵犯商业秘密民事案件适用法律若干问题的规定》(2020年),与技术有关的结构、原料、组分、配方、材料、样品、样式、植物新品种繁殖材料、工艺、方法或其步骤、算法、数据、计算机程序及其有关文档等信息,人民法院可以认定构成反不正当竞争法第九条第四款所称的技术信息。本案中原告公司被窃取的秘密属于典型的技术信息。

本案例中原告公司不仅先后制订了文件控制程序规定、设备/设施管理程序、档案与信息化管理安全保密制度对涉案商业秘密予以保护,在与被告傅某根的劳动合同中也注明了合同双方对商业秘密进行保密的权利和义务，这也是使得本案在一、二审中能获得法院支持的关键。为证实傅某根与王某军侵犯了原告嘉兴某化工公司的商业秘密权，原告公司申请现场勘验确认了 WL 集团及下属公司在香兰素生产中采用了原告公司的图纸和技术资料，同时还找到了关键证人冯某义，证实了傅某根将相关资料 U 盘交给了王某军。这些都是原告公司获得诉讼胜利的关键因素。

二、医药未披露试验数据的概念和内容

（一）医药未披露试验数据的概念

医药试验数据是指在药物开发过程中，通过临床前和临床试验收集的药物安全性、有效性、质量可控性的测试数据。这些数据为企业的药物研究开发奠定了坚实的基础，同时也是国家药品监督管理部门审核药品是否能达到上市标准的重要参考依据，在药品注册申请过程时必须向药品监督部门提交完整的试验数据。

在药物开发竞争中，试验数据的泄露可使得药物研究遭到不同程度的模仿，甚至会出现仿造数据的情况，为此 TRIPs 明确要求将试验数据列为保护对象，我国《药品管理法实施条例》也对未披露的试验数据进行了说明。

由此我们可将医药未披露试验数据定义为，药品注册申请人在注册申请过程中为获得生产批准证明文件而向药品注册管理部门提供的通过临床前和临床试验获取的关于药品安全性、有效性、质量可控性的未披露的试验数据。

知识链接 14-5   **与医药未披露试验数据有关的法律条文**

TRIPs

第三十九条第三款　各成员如要求，作为批准销售使用新型化学成分制造的药品或农业化学物质产品的条件，需提交通过相当努力取得的、未披露的试验数据或其他数据，则应保护该数据，以防止不正当的商业使用。此外，各成员应保护这些数据不被披露，除非属为保护公众所必需，或除非采取措施以保证该数据不被用在不正当的商业使用中。

《药品管理法实施条例》（2019）

第三十四条　国家对获得生产或者销售含有新型化学成分药品许可的生产者或者销售者提交的自行取得且未披露的试验数据和其他数据实施保护，任何人不得对该未披露的试验数据和其他数据进行不正当的商业利用。

自药品生产者或者销售者获得生产、销售新型化学成分药品的许可证明文件之日起 6 年内，对其他申请人未经已获得许可的申请人同意，使用前款数据申请生产、销售新型化学成分药品许可的，药品监督管理部门不予许可；但是，其他申请人提交自行取得数据的除外。

除下列情形外，药品监督管理部门不得披露本条第一款规定的数据。

（1）公共利益需要。

（2）已采取措施确保该类数据不会被不正当地进行商业利用。

第六十七条　药品监督管理部门及其工作人员违反规定，泄露生产者、销售者为获得生产、销售含有新型化学成分药品许可而提交的未披露试验数据或者其他数据，造成申请人损失的，由药品监督管理部门依法承担赔偿责任；药品监督管理部门赔偿损失后，应当责令故意或者有重大过失的工作人员承担部分或者全部赔偿费用，并对直接责任人员依法给予行政处分。

《药品注册管理办法》（2020）

第一百零九条　……未经申请人同意，药品监督管理部门、专业技术机构及其工作人员、参与专家评审等的人员不得披露申请人提交的商业秘密、未披露信息或者保密商务信息，法律另有规定或者涉及国家安全、重大社会公共利益的除外。

（二）医药未披露试验数据的特征

1. 专用性 医药未披露试验数据为药品注册申请人在其特有试验条件下试验所得，仅供证明该申请人所生产药品的安全性、有效性和质量可控性，并不能证明其他机构所生产药品的安全、有效、质量可控，为此这一数据的有效性限制为原注册申请人进行药品开发和注册申请时专用。

2. 保密性 TRIPs 和我国的《药品管理法实施条例》中对所保护的试验数据均要求"未经披露"，即已经通过其他途径公开的试验数据并不在此保护范围内。

3. 价值性 医药未披露试验数据虽然具有专用限定，但药物研发的竞争者仍能从试验数据中反向推断试验的设计思路、工艺流程等商业秘密，进行技术秘密破解，为此具有显著的商业价值。

4. 非创造性 医药未披露试验数据虽然是通过试验新取得的，但数据本身并非创新成果，并不具有创造性。

（三）医药未披露试验数据的内容

1. 临床前研究数据 包括药物的合成工艺、提取方法、理化性质及纯度、剂型选择、处方筛选、制备工艺、检验方法、质量指标、稳定性、药理、毒理、动物药代动力学研究等。中药制剂还包括原药材的来源、加工及炮制等的研究；生物制品还包括菌毒种、细胞株、生物组织等起始原材料的来源、质量标准、保存条件、生物学特征、遗传稳定性及免疫学的研究等。

2. 临床研究数据 包括临床药理、人体耐受度、人体药代动力学、剂量调整、临床疗效、人体安全性、不良反应、生物利用度的研究等。

（四）医药未披露试验数据的保护

当前我国对医药未披露试验数据进行行政保护。

医药企业可对未披露试验数据的使用进行监测，如发现数据有被泄露的事实，可向药品监督管理部门提出异议，以消除被泄露的影响或寻求救济。根据《药品注册管理办法》和《药品管理法实施条例》要求，对未披露试验数据进行泄密的政府部门需承担对企业的赔偿责任，随意泄露的人员需要承受相应的处分。

思 考 题

（1）药品知识产权保护的内容和范围有哪些？

（2）药品专利申请的条件和原则是什么？

（3）药品专利侵权的主要行为表现是什么？主要承担的法律责任是什么？

（4）商标有哪些种类？药品商标注册有哪些禁止性规定？

（5）商业秘密包括什么内容？有哪些保护手段？

（6）医药未披露数据指什么？有哪些具体特征？

（张　琦）

参 考 文 献

常云成, 叶桦. 2007. 关于药事管理学科建设和研究生培养的思考 [J]. 中国药事, 21(5): 351-354.

褚童. 2013. TRIPS 未披露试验数据的反不正当竞争保护——以 TRIPS 与《巴黎公约》相关条款为中心 [J]. 兰州大学学报 (社会科学版), 41(6): 77-83.

党丽娟. 2005. 药事管理学 [M]. 北京: 中国医药科技出版社.

冯变玲. 2022. 药事管理学 [M]. 7 版. 北京: 人民卫生出版社.

冯洁菡. 2010. TRIPS 协议下对药品试验数据的保护及限制——以国际法和比较法为视角 [J]. 武大国际法评论, (1): 125-144.

海峡两岸药学名词工作委员会. 2008. 海峡两岸药学名词 [M]. 北京: 科学出版社.

洪青, 董雄报. 2015. 企业商业秘密的管理与法律保护 [J]. 中国集体经济, 24: 101-102.

胡明, 蒲剑, 蒋学华. 2008. 我国高等药学院校药事管理学科本科师资情况调查 [J]. 中国药房, 19(25): 1933-1935.

胡明, 蒲剑, 蒋学华, 等. 2008. 我国高等药学院校药事管理学科本科课程体系调查 [J]. 中国药房, 19(22): 1683-1687.

胡明, 蒲剑, 蒋学华, 等. 2008. 我国高等药学院校药事管理学科本科课程体系调查 [J]. 中国药房, 19(22): 1685.

胡明, 蒲剑, 蒋学华, 等. 2008. 我国高等药学院校药事管理学科师资情况调查 [J]. 中国药房, 19(25): 1934.

胡廷熹. 2004. 国际药事法规解说 [M]. 北京: 化学工业出版社.

黄方正. 2005. 市场营销学 [M]. 成都: 四川科学技术出版社.

黄丽萍, 吴淑娟. 2011. 论服务外包中的商业秘密保护 [J]. 广东外语外贸大学学报, 22(3): 15-18.

蒋学华. 2007. 临床药学导论 [M]. 北京: 人民卫生出版社.

李怀祖. 2004. 管理研究方法论 [M]. 西安: 西安交通大学出版社.

李钧. 2003. 实用药品 GMP 认证技术 [M]. 北京: 化学工业出版社.

李歆, 李锟. 2021. 药事管理学 [M]. 武汉: 华中科技大学出版社.

李志宁, 李钧. 2003. 药品 GMP 简明教程 [M]. 北京: 中国医药科技出版社.

梁志文. 2013. 药品数据的公开与专有权保护 [J]. 法学, (9): 102-112.

刘宇. 2013. 药品试验数据保护: 从《TRIPS 协定》到《TPP 协议》[J]. 国际经济法学刊, (3): 173-194.

刘宇琴, 孙玉珠. 2009. 我国药品召回制度研究 [J]. 中国药事, 23(2): 114-116, 121.

孟锐. 2007. 药事管理学 [M]. 北京: 科学出版社.

孟伟阳, 高远. 2014. 研究人员私存技术秘密文件被诉侵权 [N]. 法制日报, 2014-4-24.

缪德骅. 2001. 药品生产质量管理规范实施指南 [M]. 北京: 化学工业出版社.

邵瑞琪. 2007. 药事管理学 [M]. 北京: 人民卫生出版社.

田侃. 2004. 中国药事法 [M]. 南京: 东南大学出版社.

田丽娟, 李宝双, 黄泰康. 2007. 加强药物警戒, 促进合理用药 [J]. 中国药房, 17(7): 484-486.

吴春福. 2002. 药学概论 [M]. 北京: 中国医药科技出版社.

吴蓬. 1993. 药事管理学 [M]. 2 版. 北京: 人民卫生出版社.

吴蓬. 2007. 药事管理学 [M]. 4 版. 北京: 人民卫生出版社.

熊建军. 2014. 俄罗斯知识产权文化与法律保护 [J]. 欧亚经济, (3): 50-61.

徐蓉. 2008. 药事法教程 [M]. 北京: 化学工业出版社.

杨世民. 2006. 药事管理学 [M]. 2 版. 北京: 中国医药科技出版社.

杨世民. 2016. 药事管理学 [M]. 6 版. 北京: 人民卫生出版社.

药学名词审定委员会. 1999. 药学名词 [M]. 北京: 科学出版社.

余瀛波. 2015. 青蒿素尴尬: 中国原创新药却没有基本专利 [N]. 法制日报, 2015-10-7.

张汉华. 1999. 药品生产经营使用通典 [M]. 北京: 当代中国出版社.

张庆莉, 李双成, 隋丙运, 等. 2007. 临床药学服务干预对社区慢性病患者社会支持生活质量及治疗依从性的影响 [J]. 中国行为医学科学, 16(5): 414-415.

张晓东, 郭俊卿. 2015. 从真假 "TRT" 之争看驰名商标保护 [N]. 人民法院报, 2015-4-23(6).

中国药学会药事管理专业委员会. 2005. 中国医药卫生改革与发展相关文件汇编 [M]. 北京: 中国医药科技出版社.

Xu J, Huang J, Yu Y, et al. 2022. The impact of a multifaceted pharmacist-led antimicrobial stewardship program on antibiotic use: evidence from a quasi-experimental study in the department of vascular and interventional radiology in a Chinese tertiary hospital[J]. Front Pharmacol, (13): 832078.

Yang L, Liu C, Wang L, et al. 2014. Public reporting improves antibiotic prescribing for upper respiratory tract infections in primary care: a matched-pair cluster-randomized trial in China[J]. Health Res Policy Syst, 12(1): 61.